AF717356

E-Book inside

Gudrun Jecht, Georg Pelz et al.
Transaktionsanalyse

Mit dem untenstehenden Download-Code erhalten Sie die PDF-Version dieses Buches.

So laden Sie Ihr E-Book inside herunter:

1. Öffnen Sie die Website: http://www.beltz.de/ebookinside
2. Geben Sie den untenstehenden Download-Code ein und füllen Sie das Formular aus.
3. Mit dem Klick auf den Button am Ende des Formulars erhalten Sie Ihren persönlichen Download-Link.
   [Für den Einsatz des E-Books in einer Institution fragen Sie bitte nach einem individuellen Angebot unseres Vertriebs: buchservice@beltz.de. Nennen Sie uns dazu die Zahl der Nutzer, für die das E-Book zur Verfügung gestellt werden soll.]
4. Der Code ist nur einmal gültig. Bitte speichern Sie die Datei auf Ihrem Computer.
5. Beachten Sie bitte, dass es sich bei Ihrem Download um eine Einzelnutzerlizenz handelt. Das E-Book ist für Ihren persönlichen Gebrauch bestimmt.

Download-Code

LNL6M-S7VAN-VCPMY

Jecht/Pelz et al. | Transaktionsanalyse

Kindhaftigkeit lässt verstehen, wie Störungen als bestmögliche Lösung einer für das Kind unangenehmen oder auch gefährlichen Situation ausgetüftelt wurden. Das Problem besteht dann »nur noch« in der Beibehaltung dieser Lösungen im Erwachsenenalter.

Die **geschulte Intuition (Expertenintuition)** ist eine Weiterentwicklung dieser kindlichen Fähigkeit durch Integration des Fachwissens und der Erfahrung. Auch hier ist die Freiheit von gängigen Lösungsschemata nötig, um besonders den Blick für das Wesentliche, das Unsagbare oder Nicht-Gesagte zu ermöglichen. Im TA-Modell der Ich-Zustände kooperieren hierbei Kind-Ich und Erwachsenen-Ich unter Vorrang des Erwachsenen-Ichs. Diese Intuition hilft bei der Diagnose wie auch bei der Prognose, sie kann den Klienten sowohl als Kind sichtbar werden lassen wie auch seine Zukunft erahnen. *Bernd Schmid* (1991) spricht hier in Anlehnung an *C. G. Jung* von der ›Intuition des Möglichen‹ und sieht die dadurch entstehende Interaktion als Schaffung einer gemeinsamen Realität zwischen Klient und Therapeut/Beraterin.

Die **skriptgebundene Intuition** ist eine Folge der kindlichen Über-Lebens-Entscheidungen: Die Erfahrung von Schmerz, Angst und Scham binden den Menschen in seinem Bemühen, eine Wiederholung traumatischer Erfahrungen zu vermeiden. So werden auch intuitiv Hintertüren sowie Möglichkeiten von Skriptgefühlen und Spielen gefunden. Die Fähigkeit, in dem Therapeuten/Beraterin die Seiten zu entdecken, die das Problemverhalten unterstützen, ist immer wieder erstaunlich und oft nur in der Supervision aufzudecken.

Übersicht über die Arten der Intuition

Typus	Expertenintuition	Kindhafte Intuition	Skriptgebundene Intuition
Quelle	Erwachsenen-Ich (ER2)	Kind-Ich (ER1)	Kind-Ich (ER1)
Ziel	Wesenserkenntnis, effektives Handeln bei geringer Information	Neugierbefriedigung, Weltbewältigung, vorbehaltlose Erkenntnis	Schutz vor Schmerz, Angst, Scham, Skriptbestätigung
Inhalt	bildhafte Zusammenhänge	Transfer hilfreicher Erfahrungen	Übertragungsprozesse
Eigenschaften	schöpferisch, kreativ, weise, visionär	›naiv‹, spontan, treffsicher, kindhaft	regressiv, rebellisch, vermeidend, schädlich

Angestrebte Beziehungsform	Subjekt-Subjekt	Subjekt-Objekt	symbiotisch: Subjekt-Introjekt
Erfordernisse der Anwendung	Training, empirische Prüfung	Supervision	Therapie

Bedingungen für intuitive Erkenntnis

Berne (1991/1949) beobachtete, dass die äußere Situation (z. B. Raumgestaltung) wenig zur Verbesserung der Intuition beitrug. Innere Haltungen des Beobachters waren hingegen ausschlaggebend: Ein Zustand der Wachsamkeit und Empfänglichkeit mit intensiver Konzentration im Unterschied zu passiver Aufmerksamkeit fördert intuitive Erkenntnis. Dabei darf sich das Ich des Beobachters nicht zur zielgerichteten Beteiligung oder denkend-analytischen Arbeitsweise verführen lassen. Auch eine urteilende Bewertung behindert eher. Intuition ermüdet, sie ist anstrengend, daher nicht jederzeit willentlich abrufbar.

Förderung der Intuition

Das Einüben der intuitiven Erkenntnisprozesse bedeutet ein regelmäßiges Training im Loslassen von Sicherheiten, die uns die Rationalität vermittelt. Folgende Schritte haben sich als nützlich erwiesen:

Elemente der Schulung intuitiver Erkenntnis

- Grundhaltungen einüben: aufmerksam, neugierig, unvoreingenommen, interessiert, empfänglich
- analytische Denkregeln außer Kraft setzen: analoges (bildhaftes) Denken anstelle abstrakter Logik
- alle Sinnessysteme nutzen, mit allen Sinnen wahrnehmen
- die erste Idee, das erste Bild wahrnehmen
- Mehrdeutigkeit tolerieren, keine Eindeutigkeit erwarten oder suchen
- Ungewissheit als Chance begreifen, sich von der Angst vor Unsicherheit lösen
- Widersprüche suchen und verstärken, statt sie abbauen
- das ›Ungesagte‹ hören, ›Hören mit dem dritten Ohr‹ wie Otto Rank es nennt.
- mehr als eine Antwort suchen, ungewöhnliche Ideen aufgreifen, vorschnelle Bewertungen meiden

Die Rationalität

Das Gegengewicht zur Intuition und der Betonung der linkshemisphärischen Erkenntnis bilden die rationale Modellbildung und handlungsleitende Hypothesen. Die Praxis der Transaktionsanalyse besteht vielfach im Herausfiltern von Mustern des Verhaltens, Denkens, Fühlens und der Lebensgestaltung. Erst ihre Analyse und die Beobachtung ihrer Wiederholungen erlauben eine diagnostische und planerische Sicherheit. Die Stärke der TA-Modelle liegt in ihrer Pragmatik: Sie sind auch für den Laien verständlich, sprechen unmittelbar an und helfen so bei der Erkenntnis wie auch der Veränderung. Der Klient wird ermutigt mitzudenken, sich zu erforschen und seine Veränderung zu planen.

Transaktionen, Spiele, Skriptgefühle und Elemente des Lebensplanes haben die Funktion von Hypothesen, die Voraussagen über das künftige Verhalten einer Person liefern. Erst wenn solche Voraussagen eintreffen, kann die Hypothese als belegt gelten. So ist z.B. die Hypothese, dass einem bestimmten Verhalten ein Spiel zugrunde liegt, erst durch die Beobachtung der einzelnen Schritte bis zum Endgefühl und durch eine mehrfache Wiederholung gültig. Die Zuordnung eines Erlebens zu einem bestimmten Ich-Zustand braucht neben der subjektiven Erlebnisqualität und der Verhaltensbeobachtung die soziale Reaktion eines Partners und den historischen Bezug im Leben des Klienten.

Erst aufgrund dieser rationalen Beweisführung lassen sich sinnvolle Vertragsinhalte für eine Behandlung ermitteln, Zwischenziele festlegen und Veränderungsstrategien entwickeln. Zur Effektivitätsprüfung gehört auch die Reflexion der Tauglichkeit eines Modells für eine bestimmte Problemlage und der angemessenen Interventionsschritte. Damit wird eine Unterscheidung zwischen Zufalls- oder Umgebungseinflüssen und professioneller Wirksamkeit möglich.

> Erst die Wechselwirkung von intuitivem Erkennen und rationaler Analyse macht die Qualität und Stärke der transaktionsanalytischen Arbeitsweise aus.

1.4 Gesundheit – Krankheit – Heilung

Der Entwicklungspsychologische Ansatz und die gesunde Entwicklung wird in Beratung und Psychotherapie immer bedeutsamer. Bei der **Förderung der Autonomie** geht es nicht nur um innere oder äußere Konflikte, sondern auch um Entwicklungsdefizite, die erst dann entdeckt werden können, wenn wir das Normale kennen.

In den letzten Jahren ist der Begriff **Gesundheit** immer weiter in das Zentrum der psychosozialen Arbeit gerückt. Die Krankenkassen haben sich zum Teil in Gesundheitskassen umbenannt, da **Prävention** als notwendige Aufgabe gesehen wird. Nicht nur im Beratungsbereich ist die Erhaltung und Förderung der Gesundheit wichtig geworden, auch in der Psychotherapie beschäftigen wir uns mehr mit der Wiederherstellung der Gesundheit und der Heilung.

Gesundheit

Gesundheit wird häufig über ein »Nicht-vorhanden-Sein« von Krankheit definiert und als das »Normale« bezeichnet. In den Begriffen der TA wurden die Ziele von Therapie durch *Berne* (1972/1975) auch über die Abwesenheit von bestimmten Verhaltensmustern beschrieben z. B. der Spielfreiheit. Uns ist es jedoch wichtig, eine Definition von Gesundheit zu haben anstelle von einer Definition über Abwesenheit von Krankheit, um klare Ziele erarbeiten zu können.

Eine mögliche Definition von Gesundheit hat die Weltgesundheitsorganisation (WHO) erarbeitet: »Gesundheit ist ein Zustand von vollkommenem körperlichen, geistigen und sozialen Wohlbefinden und nicht allein das Fehlen von Krankheit und Gebrechen.« Bei der Arbeit im psychosozialen Bereich erschien uns diese Definition jedoch einerseits zu anspruchsvoll, andererseits zu wenig differenziert. Die Beschreibung von *Herzka* (1986) bietet für uns hingegen wichtige Aspekte von Gesundheit:

»Psychische Gesundheit ist die Fähigkeit des Menschen unter seelisch geistigen Spannungen in einer für ihn selbst und seine Mitmenschen sinnvollen, nicht destruktiven Weise zu denken, zu fühlen und zu handeln und diese Spannungen in für ihn tragbaren Grenzen zu halten.«

Die hier genannten seelisch geistige Spannungen gehören zum normalen Leben z. B. Bedürfnisse einerseits und Möglichkeit der Befriedigung andererseits; es gibt einen gesunden seelischen Spannungszustand. Abwesenheit dieser Spannung bedeutet den leiblichen bzw. seelisch geistigen Tod.

In der Beschreibung von **Gesundheit** wird häufig auch der Begriff **Normalität** im Gegensatz zu **Krankheit** gebraucht. Normal ist jedoch keine feste Größe, da viele unserer Klienten den Begriff in unterschiedlicher Weise verwenden. Wir haben aus dem Buch von *Herzka* (1986) eine Zusammenstellung übernommen, die Anregungen dazu gibt, die unterschiedlichen Aspekte von **normal** zu durchdenken.

- Normalität ist abhängig von Erfahrung und Erwartung;
- Normalität bildet sich infolge von Tradition, Institutionalisierung, Propaganda, Mode, und Abmachungen;
- Normalität wird statistisch (Häufigkeit), funktional (Funktionsfähigkeit) und teleologisch (Entwicklungsziel) verstanden;

- Normalität als Maßstab ist immer gegenwärtig, sowohl unreflektiert (was wir uns wünschen) als auch reflektiert (was wir kennen).

Die Normalitätsvorstellung enthält meistens eine Wertung, bei der Quantität in Qualität umschlägt.

Krankheit

Krankheit ist ein Begriff aus der Medizin. Lange Zeit wurde sie als etwas angesehen, das beseitigt werden muss und dass eine ›restitutio ad integrum‹ (eine Wiederherstellung des Ausgangszustandes) erreicht werden soll. Gesundheit und Krankheit sowie Heilung sind nicht absolut zu sehen. In der Medizin ist deutlich, dass Patienten mit vergleichbaren körperlichen Erscheinungen und Befunden eine ganz unterschiedliche Wahrnehmung haben, ob sie krank sind oder wie krank sie sind.

Die folgende Definition von Krankheit erscheint uns für den psychotherapeutischen und auch für den beraterischen Bereich sinnvoll:

»Seelische Störungen und psychische Krankheiten sind dann gegeben, wenn seelisch geistige Spannungen so heftig werden, dass sie unser Denken, Fühlen und Handeln während längerer Zeit beeinträchtigen oder anders gesagt: Wenn unsere emotionale und kognitive Selbstregulierung auf längere Zeit versagt« (Herzka 1986, S. 19). Für kurze Zeit kommt dieses Versagen bei uns allen immer wieder vor, auch Gesunde befinden sich in einem labilen Gleichgewicht.

Steiner (1982/1975) sah im Begriff Krankheit die Gefahr der Etikettierung. Um dies zu vermeiden haben wir die vorangehende Definition gewählt, da sie Krankheit über die Auswirkungen von Störungen zeigt und nicht als etwas Absolutes.

In der TA sehen wir die Ursachen von Störungen in den einschränkenden kindlichen Entscheidungen, die jeder von uns getroffen hat. Der Schweregrad dieser Entscheidungen und die Bereiche, in denen sie getroffen wurden, beeinflussen die Ressourcen und so auch die Intensität der Störung.

Heilung

Unter Heilung verstehen wir den Prozess, in Laufe dessen man von Krankheit oder Störung zur Gesundheit gelangt. Im Englischen wird für Heilung der Begriff *cure* verwendet, der nicht die Assoziation zur Heilslehre nahe legt. Es ist wichtig, dass ein Theoriegebäude und die daraus resultierenden Konzepte nicht zur Heilslehre erklärt werden und dann eine rege Missionarstätigkeit beginnt. Um dieser Problematik zu entgehen benutzen viele auch den Begriff des »Wieder-gesund-Werdens«. Wir verstehen unter Heilung den Weg, von einer **psychischen Störung** oder Krankheit wieder zu **psychischer Gesundheit** zu gelangen.

Häufig wird dieses Ziel von Klienten so formuliert: »Ich möchte wieder so sein wie früher, da war ich leistungsfähig, und das ist gesund.« Das formulierte Anliegen und das, was wir als Professionelle anbieten können ist oft divergent. Häufig war das, was Klienten als gesund erlebt haben erfüllt von Kompensationsmechanismen, die mit zu dem jetzigen Leiden beigetragen haben. Die Gedanken und Informationen hier sollen dazu dienen, einen eigenen Standpunkt in Bezug auf Krankheit, Gesundheit und Heilung zu entwickeln und damit Klarheit darüber, welche Vertragsziele in den unterschiedlichen Zusammenhängen sinnvoll sein können.

Ein häufiges Verständnis von Heilung ist das Wiederherstellen der Gesundheit, die vollständige Wiederherstellung des Normalen, des Ausgangszustandes. Doch dies ist selbst mit moderner Medizin nicht grundsätzlich möglich. Es gibt Erkrankungen, die nicht ganz heilbar sind oder sogar tödlich verlaufen. Deshalb ist es notwendig, die Begrenztheit der Möglichkeiten zu akzeptieren. Auch wenn ein Patient äußerlich den Anschein erweckt, wieder ganz gesund geworden zu sein, fast so, als wäre er wie vorher, gibt es oft Veränderungen. So trägt ein Patient zum Beispiel nach einer gelungenen OP doch eine Narbe oder ist andererseits nach einer Infektionskrankheit seine Abwehrkraft gestärkt. Letzteres ist vergleichbar mit der Behandlung seelischer Störungen, denn jede Problemlösung kann die Fähigkeit, mit weiteren Problemen leichter umzugehen, steigern.

Diese Vorstellung der Wiederherstellung hat einerseits den Vorteil, dass Klienten nicht auf die Idee kommen, sich Ziele zu setzen, die ihrer Persönlichkeit, ihren Temperament nicht entsprechen und andererseits die Zielsetzung sehr einschränken. Die illusionäre Vorstellung, dass ›alles‹ machbar sei, lässt Klienten und Berater/Therapeutinnen unrealistische Ziele setzen, die Folge sind häufig massive Enttäuschungen.

Schlegel (1991) hat die bis dahin erschienene Literatur zusammengestellt und zieht vor, von Lebensleitlinien zu sprechen, und fasst fünf Punkte zusammen: »Mut, Entscheidung und Fähigkeit zu Selbstverantwortlichkeit; dazu die Realität zu sehen, wie sie wirklich ist; zu redlicher Mitmenschlichkeit; zum Anpacken und selbständigen Lösen seiner Probleme; zu sozialer Verantwortlichkeit.« (S. 18).

Aus der transaktionsanalytischen Literatur haben wir folgende Gedanken zu Heilung ausgewählt

- *Berne* (1966) bezeichnet die Skriptveränderung, die zur **Heilung** gehört, als Entwicklung der Fähigkeit des Menschen, spontan bewusst und in intensivem Kontakt zu leben. Er unterscheidet ›Fortschritte machen‹ von Heilung. Er schreibt, dass jemand lange immer wieder eine Besserung erzielen kann, ohne dass es demjenigen wirklich gut geht und Erfolge deutlich werden. Er zeigt, dass diese Art, Fortschritte zu machen, eine Heilung verhindert. *Berne* beschreibt, dass Menschen als Prinzen und Prinzessinnen geboren werden und das Leben sie zu Fröschen macht. Mit Hilfe der Therapeutinnen/Berater und der

Gruppe können sie wieder Prinzen oder Prinzessinnen werden. Er geht dabei auch von der für Mediziner typischen Vorstellung des Zurück zur Gesundheit aus. Später führt *Berne* (1972 S. 299) aus: »Während einer Therapie entschließt sich ein Patient, nicht mehr ein kranker Mann, sondern ein gesunder Mann mit einigen Unzulänglichkeiten und Schwächen, mit denen er sich nun ganz objektiv befassen kann, zu sein«.

- *Woollams/Brown* (1978) schreiben: Bei Störungen, die das Gefühlsleben betreffen, ist das Zurück zur Gesundheit unüblich; ihnen ist Unterscheidung **unterstützende Therapie** und **wiederherstellendeTherapie** wichtig.
- *Summerton* (1994) beschreibt als Heilung die Möglichkeit, Antworten im aktuellen Leben zu finden und das Leben so wieder aufzubauen, dass wir nicht automatisch ohne Selbstreflexion über Gedanken, Verhalten und unsere Kommunikation mit anderen leben.
- *Clarkson* (1996/1992) unterscheidet die Psychotherapie mit **Heilung** von **Wachstumsprozessen**. Sie beschreibt Wendepunkte im Leben, die deutliche Veränderungen nicht nur im inneren System, sondern auch im allgemeinen Leben deutlich werden lassen, wie neue Freunde oder ein anderer Beruf. Diese Wendepunkte können entweder therapiebedingt sein oder aus Wachstumsprozessen stammen.

Daraus wird sichtbar, dass Heilung kein eindeutiger absoluter Begriff ist. Wir verwenden Heilung hier in dem Sinne, dass die Lösung eines definierten Problems als Heilung in diesem Bereich angesehen wird.

Das Konzept der Verträge ist eine gute Hilfe, festzulegen, was und in welchem Bereich Klienten etwas verändern möchten z. B. eine stützende oder eine wiederherstellende Therapie. An diesem Punkt entscheiden Klienten über das Ziel ihrer Arbeit, auch wenn Therapeutinnen oder Berater andere Vorstellungen entwickeln, was für diesen spezifischen Klienten schön oder gut sein könnte. Hier ist es wichtig, sich einerseits mit den eigenen Ideen zurückzuhalten, Angebote zu machen ohne Anpassung zu erwarten und andererseits Klienten, wenn Gefahren deutlich werden, darauf hinzuweisen.

Wir gehen davon aus, dass es nicht sinnvoll ist, den Versuch zu machen, alle Probleme zu lösen, damit derjenige nun für ›den Rest seines Lebens‹ geheilt ist und sich ›nie wieder mit Problemen herumschlagen muss‹. Wir sehen Heilung als das Heilwerden in einem spezifischen Bereich und die Fähigkeit zu entwickeln, Probleme zu lösen.

Hierbei ist es wichtig, die Grenzen der Veränderungsmöglichkeit zu sehen und zu akzeptieren. Im Zeitalter gigantischer technischer Entwicklungen ist eine häufige Illusion die Möglichkeit der grenzenlosen Veränderbarkeit, ohne die Persönlichkeit in ihrer genetischen Ausstattung mit Stärken und Schwächen zu respektieren.

2 Grundkonzepte der Transaktionsanalyse

Zur klassischen Transaktionsanalyse (bis ca. 1970) gehören verschiedene Theorie- und Anwendungskonzepte, die getrennt anwendbar sind. Sie überschneiden einander bisweilen, sie sind auch nicht immer theoretisch genau aufeinander abgestimmt. Neuere Konzepte werden in den verschiedenen Anwendungskapiteln dargestellt und als solche deutlich gemacht.

2.1 Persönlichkeitsanalyse: ›Ich-Zustände‹

Die **Persönlichkeitsanalyse** vermittelt Erkenntnisse über die Geschichte eines Menschen, ermöglicht Hypothesen über seine inneren Strukturen und bietet eine Basis für Interventionen. Für die Beschreibung konstanter (struktureller) Merkmale der Person wurden Modelle entwickelt, die das Erleben, die Einstellungen und das Verhalten erklären und eine Basis der Veränderung des Erlebens und Verhaltens bieten.

Berne schrieb, »Was immer mit den Ich-Zuständen zu tun hat, gehört auch in das Forschungsgebiet der Transaktionsanalyse, was sie nicht betrifft, hat auch mit ihr nichts zu tun.« (Berne 1997, S. 179). Diese Aussage macht deutlich, dass das Konzept der Ich-Zustände in der Theorie der Transaktionsanalyse eine zentrale Bedeutung hat.

Wurzeln und Definitionen

Ein und dieselbe Person nimmt sich in unterschiedlichen Erlebnisweisen wahr, die das Denken, Fühlen und die darauf bezogenen Verhaltensweisen beeinflussen. Ich-Zustände sind Einheiten des Erlebens. Sie beinhalten Denken, Fühlen und Verhalten, die eine geschlossene Gestalt bilden. Das Erleben wird in diesen Einheiten organisiert. Sie werden im Gedächtnis gespeichert und sind dadurch wichtige Faktoren in der Entwicklung der persönlichen Identität. Die Vorstellungen über das Hier und Heute, die Erinnerung an frühere Erlebnisse und die von außen integrierten Anteile machen die Persönlichkeit aus.

Definitionen und Grundideen über Ich-Zustände von Berne

»Da ein Ich-Zustand das gesamte Verhalten und die Erfahrung eines Menschen in einem gegebenen Moment umfasst, müsste ein aktiver ungetrübter Ich-Zustand eines beliebigen Typus einen charakteristischen Einfluss auf sämtliche Elemente des Verhaltens und Erlebens haben.« (Berne 1961/2006 S. 68)

Die Ideen, Konzepte, Theorien und Beobachtungen stammen aus *Bernes* Arbeit als psychoanalytisch ausgebildeter Psychiater, der in unterschiedlichen Bereichen wie Krankenhaus, Armee und ambulanter Praxis arbeitete. Seine Definitionen von Ich-Zuständen unterscheiden sich und sind vom Arbeitskontext und von der Zielgruppe für die sie gedacht sind, abhängig. Wir werden im Folgenden, soweit es möglich ist, die theoretischen Konzepte und **Modelle** zwei Bereichen zuordnen: wir werden die **externe, die Verhaltens- und Kommunikationsebene** von der **internen, verdeckten, der psychologischen Ebene** unterscheiden. Die erste ist beobachtbar, die zweite ist intuitiv erfassbar und erfahrbar. Das metaphorische, bildhafte Element, geht auf beide Ebenen ein und wird in den Begriffen wie Kind-Ich oder Eltern-Ich deutlich.

Berne beschreibt Ich-Zustände als Teile des Ichs, wobei er auf Arbeiten von *Federn* (1952) und *Weiß* (1950) zurückgreift. Er erweiterte die Konzepte aus der Ich-Psychologie durch Erfahrung und Beobachtung und verknüpfte in eleganter Weise das beobachtbare Verhalten und die Reaktionen darauf mit den innerpsychischen Prozessen.

Berne (1961) sieht das Erwachsenen-Ich als den an der aktuellen Realität orientierten Teil. Er beobachtete zwei weitere Bereiche der Persönlichkeit, die er als Kind-Ich-Zustand, den Speicher des von Erfahrungen, und als Eltern-Ich-Zustand, von anderen Übernommenes, bezeichnete.

»Der Begriff Ich-Zustand soll allein den Zustand des Bewusstseins und die darauf bezogenen Verhaltensmuster, wie sie natürlich vorkommen, beschreiben. Dieser Begriff vermeidet den Gebrauch von Konstrukten wie Instinkt, Kultur, Über-ich, Animus und das Eidetische und so weiter« (Berne 1961 S. 11, Übers. G. H.).

Weitere Entwicklungen zu Ich-Zuständen

Für dieses Buch haben wir die Definitionen gewählt, die uns theoretisch sinnvoll erscheinen in Bezug auf die Grundannahmen über Ich-Zustände und dabei auch relevant für die beratende und therapeutische Anwendung sind. Wir können in diesem Rahmen der umfassenden Diskussion der Ich-Zustände nicht gerecht werden. Unsere Auswahl richtet sich deshalb nach den genannten Kriterien, sie beinhaltet keine Wertung und bedeutet somit nicht, dass andere Konzepte irrelevant seien.

Trautmann und Erskine (1981) fassten die bis dahin beschriebenen Modelle zusammen und betonten die Wichtigkeit des Ursprungsmodelles von *Berne*, das in die Gruppe der historischen, lebensgeschichtlichen, Modelle gehört. Sie stellten die Modelle unter den Begriffen ›Struktur‹ und ›Funktion‹ zusammen, die in der praktischen Arbeit eine weite Verwendung gefunden haben. Die funktionalen Modelle haben sich dort bewährt, wo Verhaltensbeschreibungen und Funktionen wie z. B. Eltern-sein mit eingehen.

Erskine/Trautmann: Ego States. 1981

In der Systematik der Ich-Zustände haben wir den Artikel von *Drego* zugrunde gelegt, da die Art und Weise, in der sie die vorliegende Literatur bearbeitet, unserer Auffassung nach gut vertreten ist.

Drego: Paradigms and Models of Ego States. 1993

Modelle und Grundlagen von Ich-Zuständen

Drego systematisiert das Wissen über Ich-Zustände. Sie bezieht sich auf die Grundideen von *Berne* und moderne Wissenschaftstheorien. Dabei stellt sie den theoretischen Grundannahmen exemplarische Beispiele gegenüber.

Einerseits fasst sie diese Theorie in Modelle, die sie als Möglichkeit sieht, Aspekte in Systemen und Subsystemen darzustellen. Andererseits befruchten die Modelle in ihrer Anwendung nun ihrerseits die Theorie.

Die vier Diagnosearten von Ich-Zuständen sind die Basis eines Schemas, das die zugrundeliegenden Gemeinsamkeiten der Definitionen, Diagramme und Fallbeispiele der Ich-Zustände von *Berne* betont.

»cowpoke story«

Berne (1991/1957, S. 131) berichtet von Gesprächen mit einem Rechtsanwalt, der von früheren Zeiten aus seinen Ferien erzählt. Damals half er auf einer Ranch mit und wurde von dem Rancher als ›cowpoke‹ bezeichnet. Er kommentiert das mit: »Ich bin kein Cowboy, sondern nur ein kleiner Junge«. Während des Berichtes erlebt Berne ihn wie einen kleinen Jungen, der gerade in den Ferien ist. Dieses Beispiel war eine Grundlage bei der Entwicklung seiner Ich-Zustands-Konzepte

Drego erläutert an der inzwischen legendär gewordenen ›cowpoke story‹ von *Berne* vier exemplarische Beispiele für vier Grundannahmen zur Theorie der Ich-Zustände und entwickelt daraus vier Ich-Zustandsmodelle.

Primäre Grundannahme. Die Beobachtungen aus der ›cowpoke story‹				
Kriterien für die Definition	Erfahrung	lebensgeschichtliche Erinnerungen	metaphorisch bildhafter Ausdruck	Beziehung
Bilder der Realität	phänomenologische Modelle	lebensgeschichtliches Modell	Verhaltensmodell	soziales Modell

Die Grundannahmen über Ich-Zustände sind metaphorisch, transaktional/beziehungsorientiert, erfahrungsorientiert und biographisch/historisch. Die daraus entwickelten Modelle sind die verhaltensorientierten, die sozialen, die erfahrungsmäßigen und die lebensgeschichtlichen Modelle.

Für die praktische Arbeit stehen die Modelle und ihre Anwendung im Vordergrund, sodass wir bei der Darstellung hier den Weg gewählt haben, zuerst die Modelle darzustellen und dann den Bezug zu den Grundannahmen, dem theoretischen Hintergrund, herzustellen.

Modelle, die sich auf den äußeren Prozess beziehen

1. **Das auch als Funktionsmodell bekannte Verhaltensmodell** ist eine Darstellungsweise der Ich-Zustände. Es dient der Verhaltensbeschreibung, -diagnose und -veränderung.

Eltern-Ich-Zustand

Berne unterschied im Funktionsmodell zuerst den Eltern-Ich-Zustand in **kritisches und fürsorgliches Eltern-Ich** und den Kind-Ich-Zustand in **freies** und **reagierendes, angepasstes Kind-Ich**. *Kahler* (1978) differenzierte das Funktionsmodell weiter aus und stellte die positiven und negativen Anteile von Eltern-Ich und Kind-Ich dar.

Das fürsorgliche oder nährende Eltern-Ich wird oft als rein positiv angesehen, es gibt aber auch negative Anteile wie z. B. die überfürsorgliche Haltung Kindern gegenüber, die das Kind in seinen Fähigkeiten abwertet. Ebenso ist es anfänglich für viele schwierig, die positiven Anteile des kritischen Eltern-Ichs zu sehen, da Kritik in unserem Sprachgebrauch häufig einen negativen Beigeschmack hat. Ein Beispiel für positiv kritisches Eltern-Ich zeigt ein Vater in der Situation mit seinem Kind am Straßenrand, wenn er in strengem Ton sagt: »Bleib stehen, es kommt ein Auto«.

Kind-Ich-Zustand

Wir verwenden für die Verhaltensbeschreibung lieber den Begriff ›**reagierendes**‹ als ›angepasstes‹ **Kind-Ich**, da Anpassung in der Regel als brav angesehen wird. Die Reaktion auf Elterliches kann jedoch einerseits brav und andererseits rebellisch sein. Der Begriff ›reagierendes Kind‹ umfasst beides. Anpassung kann sinnvoll und angemessen sein; wenn jemand den positiven elterlichen Anweisungen folgt, dann kommt sie aus dem positiv reagierenden Kind. Der negative Kindanteil ist zum Beispiel das rachsüchtige Kind, das auf eigene Kosten Aufmerksamkeit erzwingt, z. B. ein Kind, das mit dem Kopf an die Wand schlägt, um von der Mutter gesehen zu werden (Kahler 1978). Zur Information über die weiteren Differenzierungen im Funktionsmodell empfehlen wir:

Kahler: Transactional Analysis Revisited. 1978

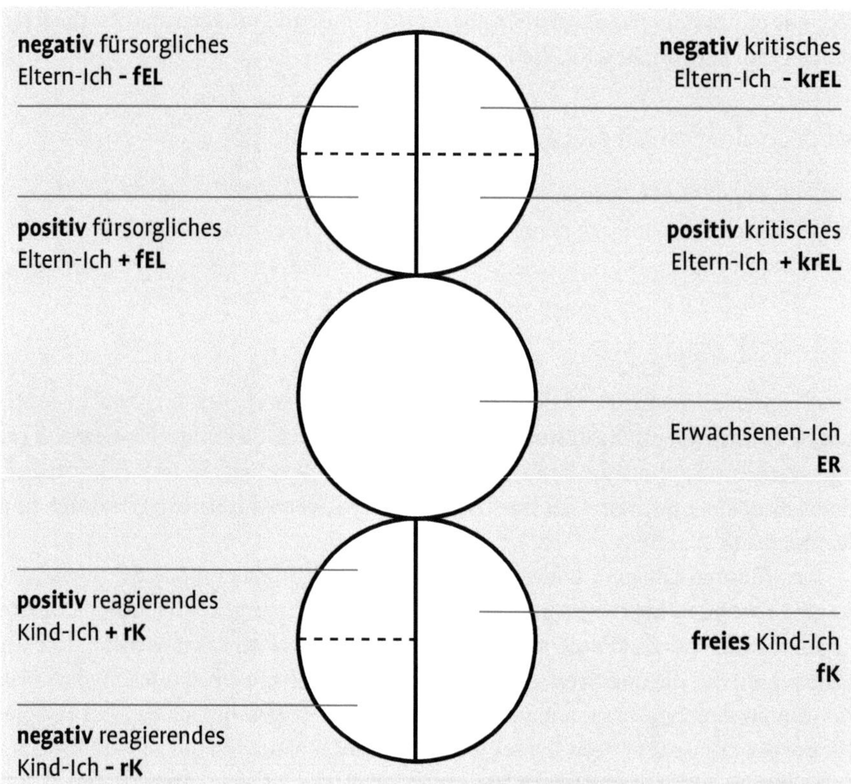

Dieses Modell basiert auf der **metaphorischen, bildhaften** Grundlage der Ich-Zustände in ihrer Verhaltensmanifestation. In seinem Beispiel beschreibt *Berne* »der Ausdruck des Rechtsanwaltes erschien wirklich mehr wie der eines kleinen Jungen«. In diesem Zusammenhang ist Kind eine Metapher, eine Benennung für das Verhalten.

Entsprechende Metaphern gibt es auch für die anderen Ich-Zustände: z. B. das freie Kind, das Kind das irgendwo spielend mit sich zufrieden sitzt, für das kritische Eltern-Ich der strafende Vater mit den Falten auf der Stirn und lauter Stimme oder die schrille Stimme einer schimpfenden Mutter, die auf heftige Weise für Ordnung sorgt. Eine Metapher für Fürsorglichkeit ist z. B. eine stillende Mutter oder ein Vater mit einem Kind an der Hand.

Der klar denkende und überlegt handelnde Wissenschaftler ist ein Bild für das *Erwachsenen-Ich.*

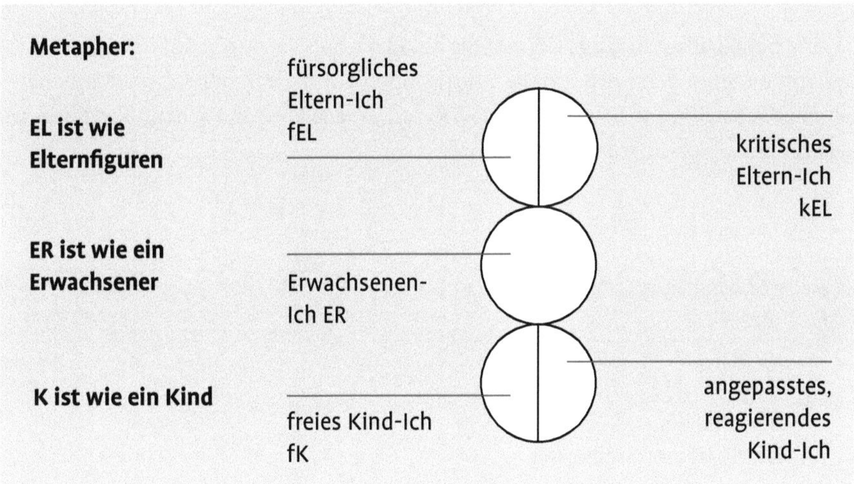

2. Das soziale Modell ermöglicht die Beschreibung von Kommunikation und wird zur Diagnose der Ich-Zustände verwendet.

Die Pfeile in diesem Modell zeigen, an welchen Ich-Zustand die Botschaften gesendet werden. Das Gegenüber kann aus der eigenen Reaktion auf den Ich-Zustand des Absenders schließen. So wird von einer elterlichen Aussage der Kind-Ich-Zustand des Gegenübers angesprochen. In diesem Modell kommen die inneren Prozesse der Beteiligten nicht zum Tragen, es bezieht sich allein auf die Kommunikation.

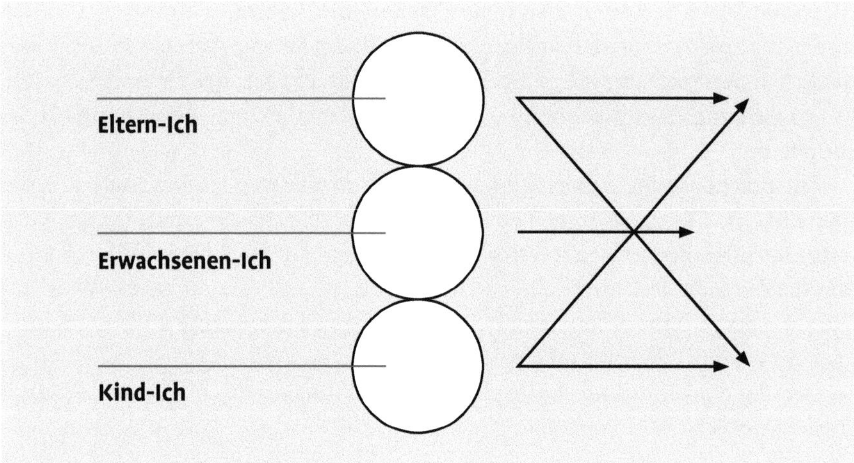

Die **beziehungsmäßige** Grundlage hat ihren Schwerpunkt auf den Interaktionen mit anderen Personen, mit den Reaktionen auf die von den Ich-Zuständen des Senders ausgehenden Stimuli. Dies wird mit einem Pfeil in Richtung auf den angesprochenen Ich-Zustand dargestellt.

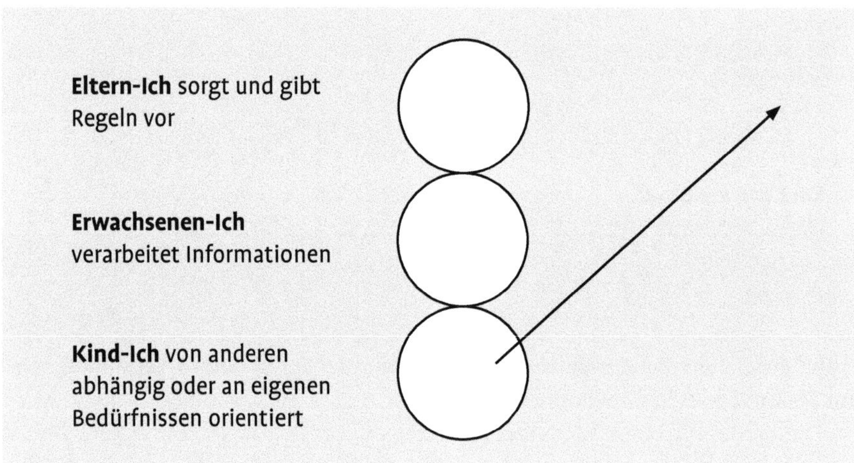

In dem Beispiel von Berne sagt der Rechtsanwalt: »Das ist das wie ich mich fühle. Ich bin nicht wirklich ein Rechtsanwalt, ich bin gerade ein kleiner Junge.« Er spricht damit den Eltern-Ich-Zustand des Gegenübers an.

Modelle, die sich auf den inneren Prozess beziehen.

3. Die phänomenologischen bildhaften Modelle

Das phänomenologische Modell zeigt, wie jeder von uns sich in einer bestimmten Situation seines Lebens erlebt hat oder wenn sich heute jemand wie Vater oder Mutter erlebt. Es sind gleichsam Momentaufnahmen aus dem Erleben eines Persönlichkeitsanteiles als ganze Person, die anderen Persönlichkeitsanteile treten dabei in den Hintergrund. Daher wurde die Darstellung so gewählt, dass eine Persönlichkeit innerhalb eines Ich-Zustandes dargestellt wird (nach Berne 1961 S. 186).

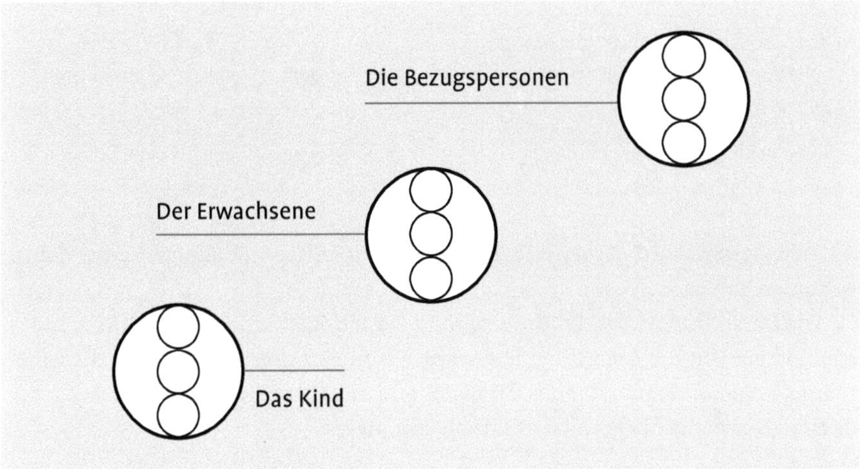

Die **erfahrungsmäßige phänomenologische** Grundlage zeigt, dass Individuen sich in bestimmten Situationen erleben wie in ihrem früheren Leben. Im Beispiel von *Berne* sagt der Klient: »Ich bin kein Rechtsanwalt, ich bin nur ein kleiner Junge.« Er beschreibt hier sein inneres Erleben, das eines kleinen Jungen aus früherer Zeit.

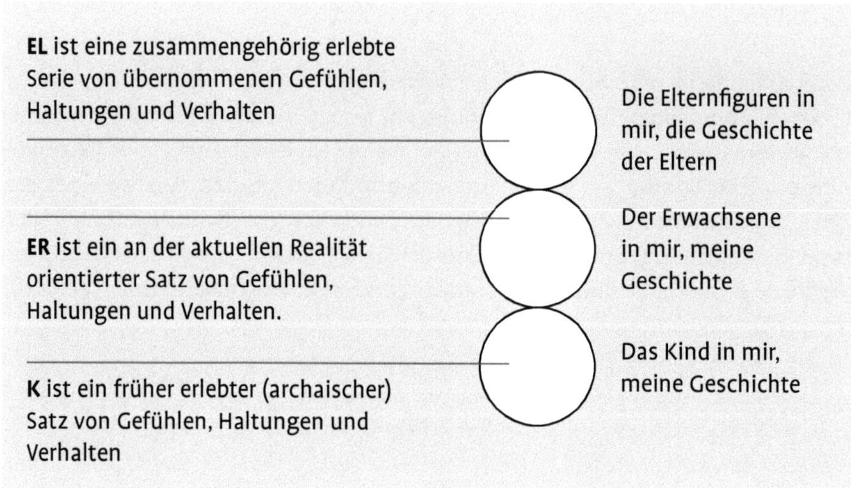

4. Die lebensgeschichtlichen Modelle, die als Strukturmodelle viel Verwendung gefunden haben.

Die Darstellung zeigt die Unterteilung der Ich-Zustände der erwachsenen Persönlichkeit. Um die Abbildung übersichtlich zu gestalten wurde links die Unterteilung des Kind-Ich-Zustandes dargestellt, in der Mitte die des Eltern-Ich-Zustandes und rechts die des Erwachsenen-Ich-Zustandes.

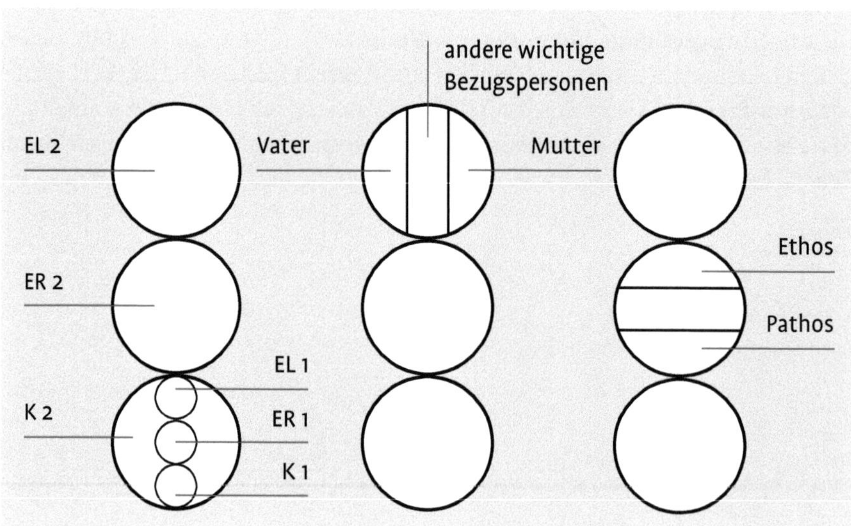

Der Kind Ich-Zustand

Der Kind-Ich-Zustand ist von den Persönlichkeitsanteilen her noch einmal in EL1, ER1 und K1 gegliedert.

Es handelt sich hier um Anteile im Kind-Ich (K2) in dem Sinne, dass diese Qualitäten in kindlicher Weise vorhanden sind. Das Eltern-Ich im K2 das **EL1** hat unterschiedliche Benennungen erhalten wie z. B. **Elektrode**, mit der Bedeutung, dass dieser Teil schnell anspringt (*Berne*, 1975/1972) oder **Schweine-Eltern-Ich** (*Steiner* 1982), dies bezieht sich auf die destruktiven elterlichen Botschaften im **EL1**. Das Erwachsenen-Ich im **K2** wird der **kleine Professor** genannt, er hat noch wenig Informationen und denkt noch kindlich ganzheitlich.

Zur Darstellung der lebensgeschichtlichen Anteile werden unterschiedliche Modelle verwandt, je nachdem auf welchem Persönlichkeitsaspekt der Schwerpunkt liegt, z. B. Persönlichkeitsentwicklung oder Eltern-Ich-Strukturen. Die Informationen erhalten wir aus der biographischen Anamnese oder durch gezielte Befragung zu wichtigen Themen, z. B. wie die Einschulung verlaufen ist, wie es war, wenn der Vater in der Wohnung etwas reparierte, wie Mutter das erste Mal Auto fuhr oder wie die große Schwester Hausaufgaben machte. Diese Beispiele geben Informationen über Rollenverhalten, Geschwisterposition oder wichtige Lebensereignisse.

Der Eltern-Ich-Zustand

Im Eltern-Ich sind die Elternfiguren als ganze Personen introjiziert und sie werden dort auch als solche wirksam. In der Darstellung des inneren Dialoges werden diese Anteile deutlich. Im Eltern-Ich sind nicht nur ›Personen‹ sondern auch Wertvorstellungen, Haltungen und Meinungen verankert.

Der Erwachsenen-Ich-Zustand

Obwohl *Berne* nicht explizit über die geschichtliche Dimension des Erwachsenen-Ich schreibt, bringt er diese Dimension über seine Begriffe wie **Ethos** und **Pathos** als Unterteilung dieses Persönlichkeitsanteils mit hinein, denn sie beschreiben Anteile des Erwachsenen-Ichs, die inhaltlich zu den elterlichen bzw. kindlichen Bereichen gehören und eine Entwicklung des Erwachsenen-Ichs bedeuten. Es sind die ethisch bestimmten und die gefühlsmäßig bestimmten Anteile (Berne 1961 S. 209).

Die **biographische** Grundlage kommt aus der Erlebnisgeschichte, das heißt den Erinnerungen eines Ich-Zustandes. Diese geschichtliche Dimension wird auch in der Vorstellung der **psychischen Organe** als Hintergrund der Ich-Zustände deutlich. Hier gebrauchte *Berne* die aus der Gehirnentwicklung geprägten Begriffe für die Beschreibung der psychischen Strukturen. Er erwartete, dass in der weiteren Forschung Hirnstrukturen für die psychischen Organe gefunden werden würden. Heute verwenden wir diese Begriffe als Beschreibung der Herkunft der Inhalte. *Berne* bezeichnete die übernommenen Anteile als die **Exteropsyche**, die Erfahrungen aus der Kindheit als **Archeopsyche** und die Anteile, die mit der heutigen Zeit in Verbindung stehen, als die **Neopsyche**.

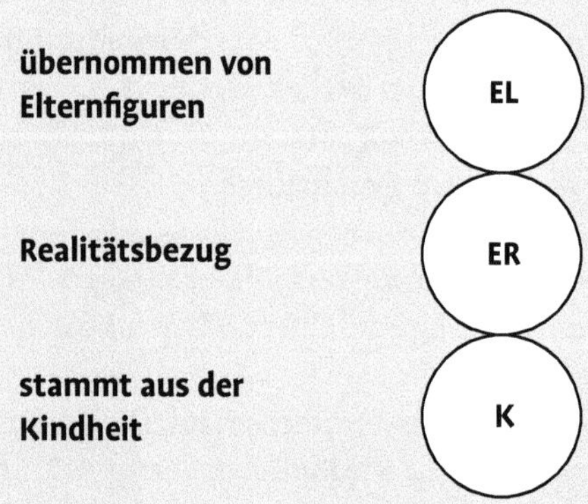

Modelle werden zur Darstellung von bestimmten Aspekten des Systems verstanden und nicht als Abbildung der Realität. Sie sind vergleichbar mit Landkarten, die die Orientierung erleichtern.

Diagnose der Ich-Zustände

Aus diesen vier Modellen werden vier Wege der Diagnose von Ich-Zuständen abgeleitet, um diese bestimmen zu können. Hier nur eine kurze Zusammenstellung dazu, da sie im Kapitel »Die Diagnose« ausführlich besprochen werden.

Vier Diagnosekriterien von Ich-Zuständen

Verhaltensbeobachtung	→	Verhaltensdiagnose
Beziehungsangebot	→	soziale Diagnose
Lebensgeschichtliche Information	→	historische Diagnose
Inneres Erleben	→	phänomenologische Diagnose

Sowohl für Therapie als auch Beratung benötigen wir alle vier Darstellungen der Ich-Zustände, denn nur wenn alle vier Diagnosemöglichkeiten genutzt werden können, ist die Diagnose eines Ich-Zustandes sicher.

Dies erklärt, weshalb immer wieder heftige Diskussionen bei der Bestimmung von Ich-Zuständen entstehen, denn selten sind alle vier Diagnosearten möglich.

In der Beratung ist die Kenntnis der inneren Prozesse sinnvoll, um die Beratung angemessen planen zu können. Für die Überprüfung des Verlaufs von Beratung und Therapie sind die vier Diagnosearten hilfreich und dienen dem Erkennen der Veränderung, also dem Erfassen der Wirksamkeit.

Die Modelle brauchen die theoretische Einbindung. Die folgende Definition beinhaltet die Überlegungen der vorangegangenen Darstellungen und ist in dieser Weise noch einmal eine Zusammenfassung, die einen weiteren Rahmen gibt als die vorangegangenen Definitionen.

»Ein Ich-Zustand ist eine Sammlung von stimmigen und zusammenhängenden Mustern des Seins, Entscheidens, Denkens, Fühlens, Verhaltens, das eine Person als stimmige Einheit erlebt und nach außen hin zeigt« (Summerton 1994, Übers. G. H.).

Psychische Energie

Für jegliche Veränderung benötigen wir eine Veränderung der Ich-Zustandsbesetzung. Ich-Zustände sind durch psychische Energie, sogenannte ›Besetzungsenergie‹ aktivierbar. Im Amerikanischen wird dies als ›cathexis‹ bezeichnet.

Der Begriff ›Besetzungsenergie‹ ist dem analytischen Begriff der Libido gleichzusetzen. Berne (1961) bezieht sich in seiner Betrachtung auf einen frühen Artikel von Freud, der schon 1924 in englischer Sprache erschien, darin heißt es: »Libido bedeutet in der Psychoanalyse zunächst die Kraft der auf das Objekt gerichteten Sexualtriebe. Bei weiterem Studium ergab sich die Nötigung, dieser ›Objektlibido‹ eine der auf das eigene Ich gerichtete ›narzisstische oder Ichlibido‹ an die Seite zu stellen, und die Wechselwirkung dieser beiden Kräfte haben es gestattet, von einer großen Anzahl normaler wie pathologischer Vorgänge im Seelenleben Rechenschaft zu geben« (Freud 1926 S. 195).

Arten der psychischen Energie

Die Besetzung der Ich-Zustände, sowohl der innere Prozess als auch die Aktivität nach außen, ist davon abhängig, wo die psychische Energie gebündelt ist. *Berne* (1961) beschreibt drei unterschiedliche Energieformen: Es gibt die **freie Energie**, die leicht beweglich ist, die **gebundene Energie**, von der ein Teil jedem Ich-Zustand eigen ist. Ein weiterer Teil ist die Energie, die in einen anderen Ich-Zustand wechseln kann und dann als **ungebundene Energie** der Besetzung eines Ich-Zustandes dient. Der Begriff der ›ungebundenen Energie‹ stiftet immer wieder Verwirrung, sodass *Glöckner* (1992) die ›entbundene Energie‹ vorschlägt nach der Übersetzung von *Schlegel* (1988). Dadurch wird der Wechsel von Bindung und ›Entbindung‹ deutlich. Zusammen mit der **freien Energie**, die uns ohne Bezug zu einem Ich-Zustand zur Verfügung steht, wird sie als aktive Energie bezeichnet. Wichtig dabei ist, dass eine Person sich als **ichsynton** erlebt, wenn alle **drei Energieformen** in einem Ich-Zustand vereint sind. Befinden sich die ungebundene Energie und die freie Energie in unterschiedlichen Ich-Zuständen wird dies als Spannung erlebt, wenn eine solche Situation über einen längeren Zeitraum besteht, bedeutet dies ungesunden Stress.

Energiebewegungen

Beispiel

Eine Klientin erlebte immer wieder, dass, wenn sie aus ihrem Erwachsenen-Ich reagierte, sie sich als nicht ganz ›da‹ empfand und dann ganz schnell innerlich elterliche Botschaften hörte. In diesem Fall war die energetische Besetzung so, dass sich die freie Energie und die gebundene Energie im Erwachsenen-Ich befanden, die ungebundene und die gebundene Energie hingegen im Eltern-Ich. Die Klientin hielt die Spannung des erwachsen Seins bei bestimmten Themen nicht lange aus, sondern wechselte dann in den Kind-Ich-Zustand.

In dem Beispiel wird deutlich, wie Energie gebunden ist und die Klientin bei bestimmten Themen, ›bei denen die Eltern mitreden konnten‹, Spannung spürte und die Energie im Erwachsenen-Ich-Zustand nicht halten konnte. Der beeinflussende Ich-Zustand war in diesem Fall das Eltern-Ich und der beeinflusste Ich-Zustand das reagierende Kind-Ich.
Graphisch ist diese Energieverteilung folgendermaßen darstellbar:

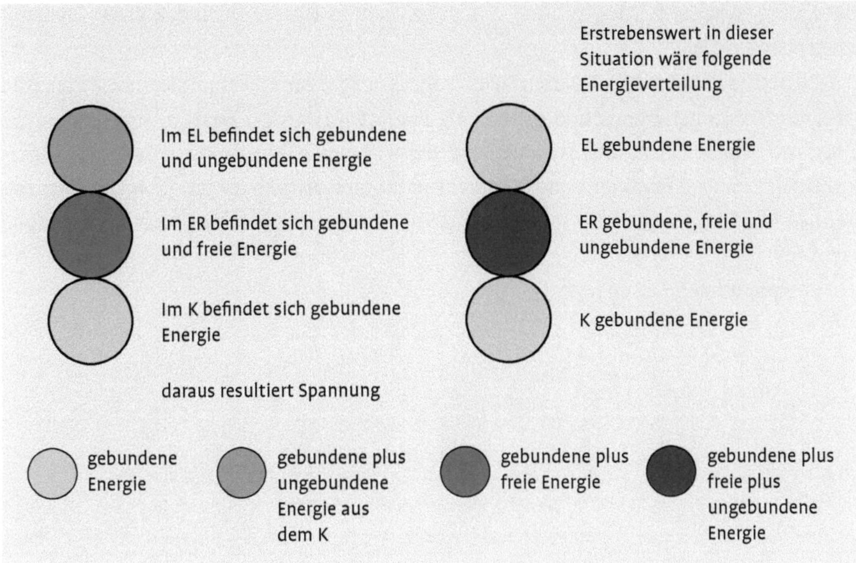

Es wird hier deutlich, dass die ungebundene Energie den ›Introjekten‹ entspricht, die in dieser Weise wirksam werden. Sie lösen das Festhalten der Energie, die Fixierungen im Kind-Ich-Zustand aus, sodass die eindeutige Besetzung eines Ich-Zustandes behindert wird. Bei Besetzung eines Ich-Zustandes mit allen drei Energieformen erlebt sich die Person als ichsynton. Berne hat dies als das Erleben des realen Selbst bezeichnet.

Von Patientinnen kommt oftmals während der therapeutischen Arbeit in befreienden Situationen, z. B. Gefühlsarbeit, die Rückmeldung über plötzliche Wärme im Sinne eines Hitzeschubes, der mit der Befreiung der Energie gleichgesetzt werden kann.

Ich-Zustandsgrenzen

Die Ich-Zustandsgrenzen stellte sich *Berne* wie durchlässige Membranen von unterschiedlicher Durchlässigkeit vor, die die Geschwindigkeit des Energieflusses bestimmen. Es gibt sehr bewegliche Personen, die schnell den Ich-Zustand wechseln, und solche, die eher träge sind und sich langsam bewegen.

Egogramm

Aus dem funktionalen Modell in seiner Aufteilung in fürsorgliches Eltern-Ich, kritisches Eltern-Ich, Erwachsenen-Ich, angepasstes Kind-Ich und freies Kind-Ich hat *Dusay* (1972) eine Möglichkeit der graphischen Darstellung der Energieverteilung entwickelt.

Er geht davon aus, dass die psychische Energie einer Person konstant ist und in einer für diesen Menschen typischen Besetzung der Ich-Zustände gezeigt wird. Er nannte diese Darstellung das **Egogramm.***Dusay* schreibt, dass das Egogramm auf Intuition und Beobachtung basiert und logisch aufgebaut ist. Er verwandte folgendes Modell, in dem die Ich-Zustände in einer horizontalen Skala aufgetragen werden.

Beispiele nach *Dusay* (1977)

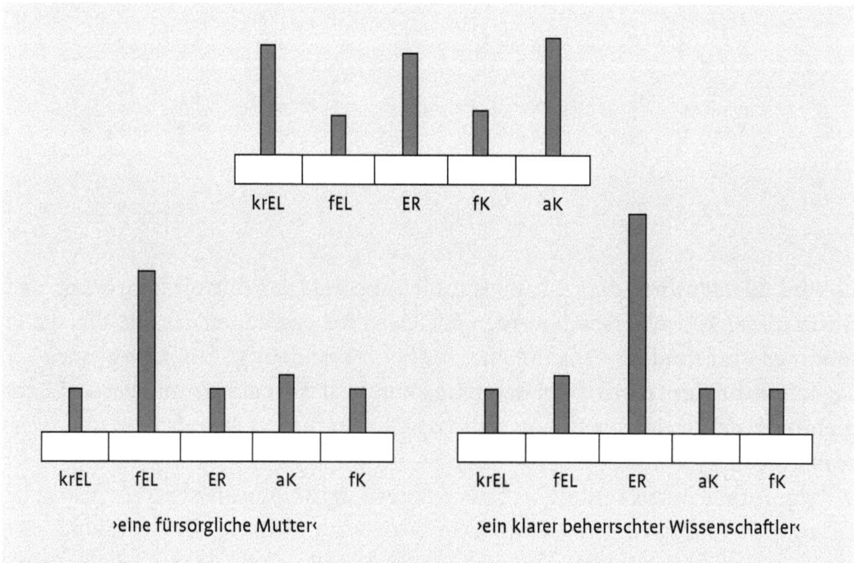

Diese dargestellten Egogramme sind typisch für bestimmte Persönlichkeiten. Da die innere Empfindung und das äußere Verhalten oft nicht übereinstimmend erlebt werden, kann die Beobachtung von außen mit dem inneren Erleben gegenübergestellt werden. Die Darstellung der Eigenbeobachtung wird als Psychogramm bezeichnet. Diese beiden Grafiken werden gegeneinander aufgetragen.

Wenn sich beispielsweise jemand innerlich kindlich unsicher erlebt, zeigt sich dies nicht unbedingt nach außen. Der Ich-Zustand der dann in einer solchen Situation nach außen gezeigt wird, ist häufig das Eltern-Ich. Diese Person erlebt sich dann ichdyston.

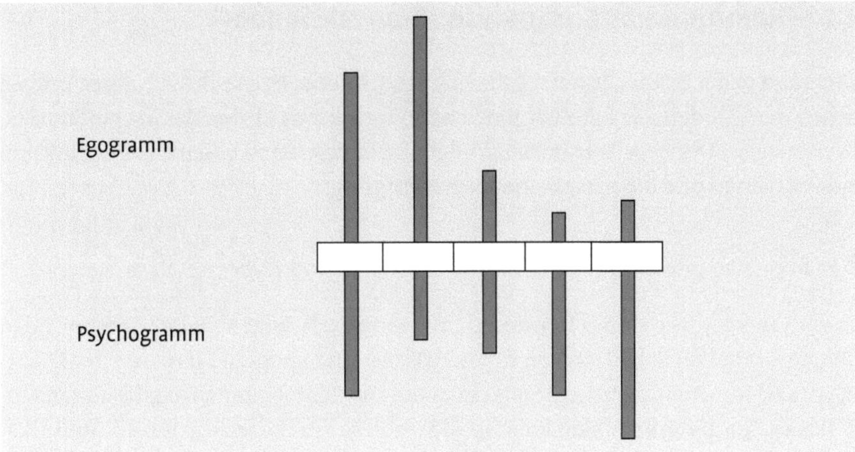

Anwendungsbereiche von Egogramm und Psychogramm

Aus diesen Beispielen wird deutlich, dass die **Anwendung** des Egogramms, auch in Verbindung mit dem Psychogramm, für **Beratungssituationen** hilfreich ist. Die Beraterin / Der Therapeut kann sich nach einem Gespräch in dieser Übersichtsform das Egogramm ihrer bzw. seiner Klientinnen aufzeichnen und in weiteren Gesprächen andere Ich-Zustände, die erforderlich sind, aktivieren (s. Kapitel »Analyse kommunikativer Muster: ›Spiele‹«).

Beispiel

Ein Arbeitssuchender, der überwiegend seinen reagierenden, braven Kind-Ich-Zustand besetzt, wird sich kaum Informationen über Arbeitsstellen oder Umschulung beschaffen oder aufnehmen, sondern abwartend auf Hilfe hoffen.

Hier ist es notwendig, diesen Mann einzuladen, seinen Erwachsenen-Ich-Zustand mit Energie zu besetzen. Nach der These der konstanten Energiemenge werden in diesem Fall, wenn der Klient seinen Erwachsenen-Ich-Zustand vermehrt energetisch besetzt, andere in ihrer Häufigkeit abnehmen. Das bedeutet, wenn der Erwachsenen-Ich-Zustand aktiviert wird, hat die Klientin die Möglichkeit, die Energie im kritischen Eltern-Ich oder reagierenden, angepassten Kind-Ich zu reduzieren.

Das Psychogramm ist hilfreich, um Diskrepanzen zwischen innerem Erleben und äußerer Beobachtung aufzudecken und in den Beratungsprozess einzubeziehen, z. B. in der Paarberatung.

2.2 Kommunikationsanalyse: ›Transaktionen‹

Die Analyse der Transaktionen gab der Transaktionsanalyse ihren Namen und ist neben dem Modell der Ich-Zustände charakteristisch für die klassische Transaktionsanalyse. Der Begriff stammt aus dem Bankwesen und beschreibt eine Aktion eines Klienten und die entsprechende Bestätigung.

Der Ausgangspunkt bei Informationstheorie und Kybernetik

In der Entwicklung seines Kommunikationsmodells setzt sich *Eric Berne* mit den damals aktuellen Schriften von *Norbert Wiener* und anderen Pionieren der Kybernetik und Informationstheorie auseinander. Die Radiotechnik und die ersten Modelle des Computers standen Pate für die Analyse des menschlichen Kommunikationsgeschehens.

Kommunikative Ketten

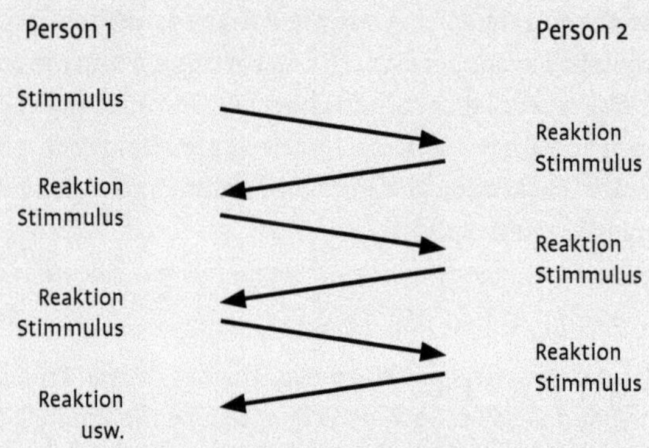

Jeder Pfeil stellt eine Transaktion dar.

Das **›Sender- und Empfängermodell‹** ist typisch für diese Betrachtungsweise: Die Analyse bezieht sich auf Merkmale des Senders, des Empfängers und die Art der Übermittlung einer Botschaft.

Da die Antwort des Empfängers in sich auch wieder eine Botschaft darstellt, entsteht daraus eine **kommunikative Kette**: Jede Reaktion des Empfängers macht ihn zum Sender einer neuen Botschaft für den ursprünglichen Sender.

Da menschliche Kommunikation bei Kontakten fortwährend stattfindet, ist der Anfangspunkt (die **›Interpunktion‹**) subjektiv. Zu der aktuellen Situation gibt es immer ein Vorher und Nachher, was ebenso in die Analyse einbezogen werden könnte.

Berne (1991/1953) erweitert diese vereinfachte Form der informationsbezogenen Analyse um den Aspekt der ›latenten Kommunikation‹ und betont die Wichtigkeit der nonverbalen Botschaften, die vom Empfänger intuitiv erspürt werden können. Das Gelingen der Kommunikation hängt von der Reaktion des Empfängers auf diese nonverbalen Anteile ab.

Das Kommunikationsmodell der Transaktionsanalyse

Die ›Transaktion‹

Eine ›Transaktion‹ ist die kleinste kommunikative Einheit und besteht aus einer Botschaft des Senders (›Stimulus‹) und einer Reaktion des Empfängers (›Response‹) darauf. ›Stimulus‹ und ›Response‹ können non-verbal sein.

Die parallele Transaktion

Die einfachste und klarste Form der Kommunikation findet statt, wenn der Sender aus einem bestimmten Ich-Zustand eine Botschaft an einen entsprechenden Ich-Zustand des Empfängers richtet, dort empfangen wird und die Antwort des Empfängers denselben Weg an den ursprünglichen Sender zurückgeht. Diese Form der Kommunikation nennt *Berne* entsprechend der graphischen Darstellungsmöglichkeit eine **parallele Transaktion**.

Parallele Transaktionen sind grundsätzlich zwischen allen Ich-Zuständen möglich, wenn sie die Bedingung erfüllen, dass der Empfänger aus dem angesprochenen Ich-Zustand heraus an den aktiven Ich-Zustand des Senders reagiert. Im technischen Bild gesprochen, liegen Sender und Empfänger auf der gleichen Wellenlänge, sind aufeinander abgestimmt.

Die ›parallele‹ Transaktion

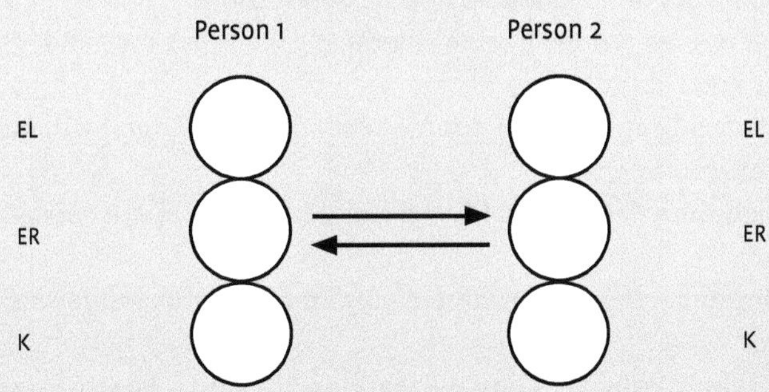

Der psychologische Effekt ist, dass sich Sender und Empfänger verstehen. Nach der **ersten Kommunikationsregel**, die *Berne* daraus ableitet, kann eine solche Kommunikation ungehindert fortfließen.

Die gekreuzte Transaktion

Erfolgt die Reaktion des Empfängers aus einem anderen Ich-Zustand als dem vom Sender angesprochenen oder wendet sich an einem anderen Ich-Zustand als den des Senders, spricht *Berne* von einer gekreuzten Transaktion. Im Schaubild kreuzen sich hier die Kommunikationspfeile. Der Sender erfährt nicht die erwartete Reaktion, fühlt sich oft nicht verstanden, die Kommunikation ist momentan unterbrochen.

Nach der **zweiten Kommunikationsregel** führt die Kreuztransaktion zu einer Unterbrechung, einer ›Schaltpause‹. Damit eine Verständigung wieder erreicht wird, muss eine der beiden Personen den Ich-Zustand wechseln.

Die Kreuztransaktion

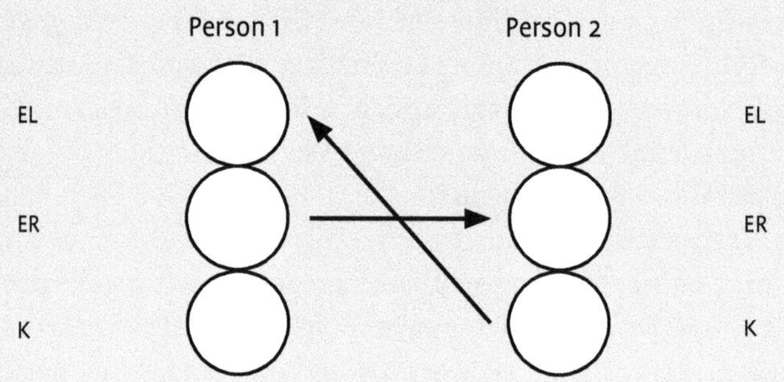

Kreuztransaktionen können nützlich oder hinderlich sein, sie entstehen entweder durch bewusste oder unbewusste interne Prozesse z. B.:

- durch andere Erwartungen – der Empfänger vermutet eine andere Botschaft, ist von der Botschaft überrascht;
- durch Entscheidung – der Partner (Sender oder Empfänger) will einen Ich-Zustandswechsel erreichen;
- durch Ablehnung der Botschaft – der Empfänger will diese Botschaft so nicht annehmen;
- durch einen anderen Bezugsrahmen – der Empfänger kann die Botschaft nicht verstehen;
- durch Einschränkung der Kommunikationsfähigkeit – Ausschluss von Ich-Zuständen oder Mangel an Flexibilität;

- als rebellische Reaktion – absichtliches oder unabsichtliches ›Missverstehen‹;
- aus Machtkampf- und Kontrollgründen – wer kann wen kontrollieren;
- aus Projektionen – der Sender wird in einem anderen Ich-Zustand gesehen, daher erfolgt die Antwort ›vermeintlich parallel‹, insbesondere bei Übertragungs- und Gegenübertragungsphänomenen.

Latente, doppelbödige oder verdeckte Transaktion

In seiner Erweiterung des informationstheoretischen Modells betrachtet *Berne* (1991, S. 81ff) das ›Rauschen‹, die Zwischenzeileninformation als den für den Psychologen interessanteren Aspekt der Kommunikation, da es über den ›inneren Zustand‹ des Senders Auskunft gibt. Daher unterscheidet er zwischen ›offener‹ und ›latenter Botschaft‹. Die offene Botschaft, d. h. der Inhalt der Mitteilung, wird in der TA ›soziale Ebene‹ genannt.

Die latente Transaktion

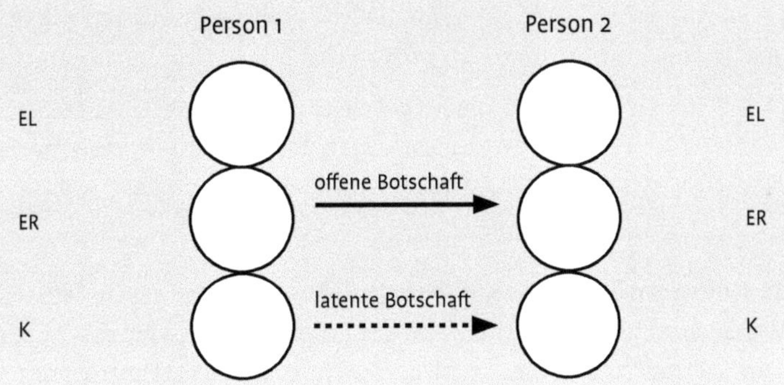

latentes, verdecktes Beziehungsangebot von ›K‹ zu ›K‹, z. B. beim Flirt

Der Erfolg der Kommunikation hängt allerdings davon ab, ob der Empfänger die ›latente Botschaft‹, die Weise, wie der Inhalt gemeint ist, verstehen und darauf eingehen kann.

Die ›psychologische‹ Ebene gibt also Auskunft über den inneren Zustand, die Motivation des ›Senders‹ und die Beziehung zum Empfänger. Diese kann

- bewusst doppeldeutig gestaltet sein (z. B. Ironie),
- vorbewusst wesentliche, meist emotionale Seiten der kommunikativen Beziehung mit ausdrücken oder auch
- eine unbewusste Aktivität aus ›Eltern-Ich-‹ oder ›Kind-Ich‹-Zuständen signalisieren.

Je nach Zusammenhang wird in der Transaktionsanalyse von Doppelbotschaften oder verdeckten bzw. heimlichen Botschaften gesprochen.

Stimmen Inhalt und Ausdruck überein, werden sie graphisch nicht gesondert dargestellt. Hervorgehoben werden dagegen Botschaften aus verschiedenen Ich-Zuständen, die beim Gegenüber Verwirrung auslösen können: Welcher Teil der Botschaft ist nun wesentlich?

Da der latente Aspekt der Kommunikation die Motivation des Senders enthält, besagt die daraus abgeleitete dritte Kommunikationsregel, dass das Ziel der Kommunikation durch die psychologische Ebene bestimmt wird.

Ebenen der Kommunikation	
Soziale Ebene	**Psychologische Ebene:**
Inhalts- bzw. Sachaspekt	aktueller innerer Zustand des Senders: Stimmungen, Emotionen, Bedürfnisse
	Beziehung zwischen Sender und Empfänger: Motivation, emotionaler Bezug, Bindungsform (z. B. Symbiose)
	überdauernder innerer Zustand des Senders: Einstellungen, Entscheidungen, ›Lebensplan‹ (Skript)

Die **dritte Kommunikationsregel** besagt daher, dass die psychologische Ebene das Ziel des Gespräches bestimmt. Kann der Empfänger die verdeckte Ebene wahrnehmen und darauf reagieren, wird dieser Teil zum Mittelpunkt der weiteren Kommunikation. Wird die verdeckte Ebene hingegen nicht wahrgenommen und/oder geht der Empfänger daher nicht darauf ein, ist der Sender gezwungen, diesen Teil der Kommunikation, der ihm wichtig ist, deutlicher darzustellen.

Für Psychotherapie und Beratung ist diese Regel besonders wichtig, da die verdeckte Ebene für das Anliegen des Klienten mehr Bedeutung hat als die Information auf der ›sozialen‹ Ebene.

Nachteile dieser Kommunikationsform sind darin zu sehen, dass der Empfänger verdeckte Botschaften nicht unbedingt wahrnehmen muss (›Missachtung‹) oder aber umgekehrt verdeckte Botschaften vermuten kann (›Fantasie‹), wo sie nicht enthalten sind.

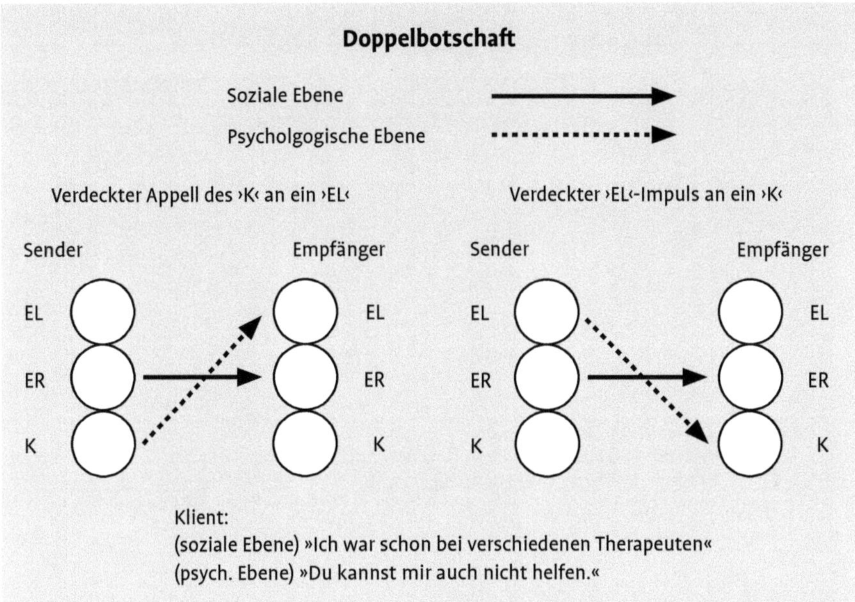

Motive für Doppelbotschaften sind u. a.:

- Sie enthalten den Reiz des Versteckspiels und ›Entdecktwerdens‹ (z. B. Bedürfnis nach An-/Aufregung, Flirt).
- Jemand kann einen Teil der Botschaft verbergen wollen, weil die offizielle Regel von Anstand nicht erlaubt, diese Botschaft offen und direkt auszusprechen (z. B. Scham als Hindernis).
- Es kann sein, dass es zu ängstigend wäre, diese Botschaft direkt zu sagen (z. B. Ärgerreaktion).
- Es kann vorkommen, dass jemand prüft, ob der Gesprächspartner die versteckte Botschaft erkennt (d. h. empathisch genug ist).
- Ebenso können verdeckte Botschaften in Form von Ironie gebraucht werden und damit die Beziehung zwischen Sender und Empfänger verschleiern helfen.
- Die verdeckte Botschaft kann auch eine erhöhte Wachsamkeit beim Empfänger bewirken.

Anguläre Transaktion als Verführung des ›K‹

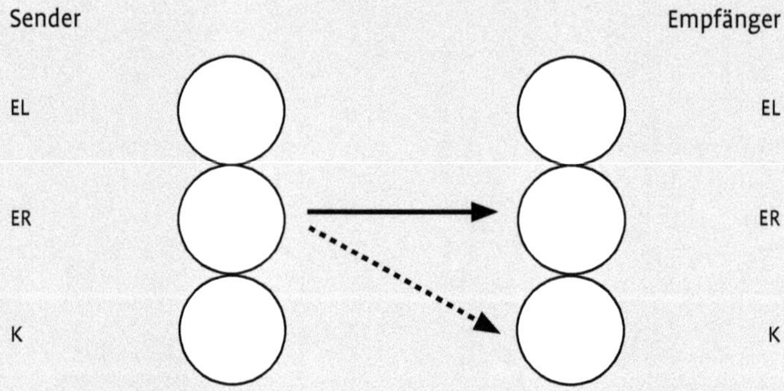

Therapeut/Berater:
»Es wird nicht leicht sein, ihnen zu helfen. Aber wenn sie gut mit mir zusammenarbeiten, wird es schon gehen.«

Praktische Kommunikationsanalyse

Analyse einzelner Transaktionen

Für den Anfang und zur Übung ist es sinnvoll, Transaktionen Schritt für Schritt zu analysieren. Hierzu werden üblicherweise Tonaufzeichnungen verwendet. Hören Sie jeweils nur einen Satz und die zugehörige Reaktion und fragen sich dann:

1. Aus welchem Ich-Zustand heraus sendet eine Person?
2. An welchen Ich-Zustand des Empfängers wendet sich der Sender?
3. Aus welchem Ich-Zustand heraus reagiert der Empfänger?
4. An welchen Ich-Zustand des Senders wendet sich der Empfänger?

Energiebesetzung in ›Erwachsenen-‹, ›Kind-‹ oder ›Eltern-ich‹

- Sind die Inhalte und Ausdruck situationsbezogen und führen das Gespräch auf ein klares Ziel hin? (›ER‹-Aktivität)
- Wirken die Inhalte und der Ausdruck wie Wiedergaben von einem inneren ›Tonband‹ und ein wenig mechanisch oder rollenhaft? (›EL‹-Besetzung)
- Haben Sie eher den Eindruck, einem Kind zuzuhören? Sind Inhalt und Ausdruck eher jünger als die sprechende Person? (›K‹- Besetzung)

Latente und verdeckte Transaktionen

In einem zweiten Durchgang achten Sie nur auf die Stimme, die Intonation, den Sprechfluss und die Pausen.

- Stimmen Inhalt und Ausdruck überein? (z. B. spricht jemand gefühlvoll oder nur über ein Gefühl?)
- Ist ein ›Unterton‹ wahrnehmbar? Ist er eher elterlich oder kindlich?
- Was ist Ihr intuitiver Eindruck? Fühlen Sie sich beim Hören klar oder eher unsicher bis verwirrt?
- Spüren Sie eine Tendenz anders zu reagieren, als der Sprecher dies offen erwartet?
- Haben Sie den Eindruck, dass der Sprecher noch etwas anderes will, als er sagt?

Kommunikative Muster

Aus der Analyse einzelner Transaktionen ergeben sich oft typische Kommunikationsmuster:

- dauerhaft parallele Kommunikation ohne Ich-Zustandswechsel (Hinweise auf gemeinsamen Bezugsrahmen, Risiko von Zeitvertreib, Rollenfestschreibung)
- Gesprächsunterbrechungen durch wiederholte Kreuztransaktionen: Sind sie hilfreich oder blockierend (Hinweise auf rebellische Gesprächsführung, Machtkampf)?
- Gebrauch aller Ich-Zustände: Sind bestimmte Ich-Zustände überhäufig, werden eher gemieden oder sind nicht wahrnehmbar (Hinweise auf konstanten Ich-Zustand oder Ausschluss)?
- längere Sequenzen verdeckter Transaktionen (Hinweis auf Psychospiele)

›Nützliche‹ und ›problematische‹ Kommunikation

Die Transaktionsanalyse untersucht in erster Linie Störungsformen der Kommunikation und betont den Wert einer offenen, direkten Transaktion. Im Alltag wie in Therapie und Beratung können jedoch alle Transaktionsformen nützlich sein.

Starre Kommunikation als Ausdruck einer symbiotischen Beziehung

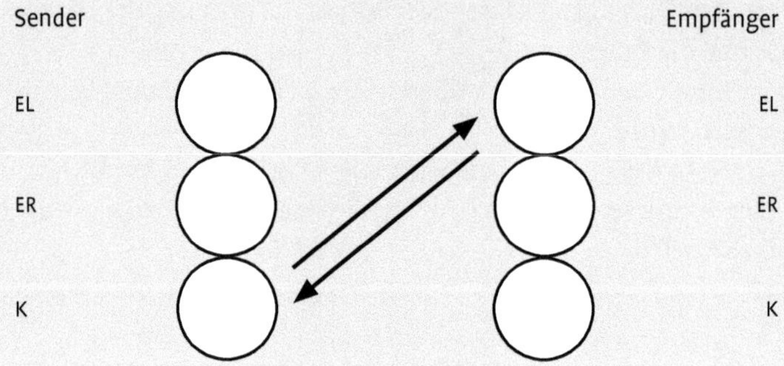

›Ausbeutungstransaktion‹ nach *F. English*

›Strukturelle‹ und ›funktionale‹ Betrachtungsweise

Häufig wird in der transaktionsanalytischen Literatur für die Kommunikation das ›funktionale Modell‹ oder auch ›Verhaltensmodell‹ der Ich-Zustände verwendet. Hierbei wird hilfreiche und störende Kommunikation nur durch ihre Angemessenheit (Bezug zur äußeren Situation, Freiheit von Über- oder Untertreibungen sowie positive Reaktion des Empfängers) unterschieden.

Theoretisch exakter können wir hingegen sagen, dass hilfreiche und angemessene Kommunikation aus der Bewusstheit des ›Erwachsenen-Ich‹ des Senders unter Einbeziehung der Ressourcen des ›K‹ und ›EL‹ stammen. Problematische Kommunikation wird hingegen unter Vermeidung eines oder mehrerer Ich-Zustände (Ausschluss), unklarer Integration (Trübung) oder direkt aus dem ›Eltern-Ich‹- oder ›Kind-Ich‹- Repertoire gestaltet.

Spezielle inhaltliche Probleme der Kommunikation

Eine Kommunikation, die nach den oben beschriebenen Merkmalen eine parallele Transaktion wäre und dennoch zu Problemen führt, soll noch näher beschrieben werden: Die **›Redefinierende Transaktion‹**.

Redefinieren bedeutet, der Empfänger ›hört‹ die Botschaft nicht oder in veränderter Weise. Bei der Redefinition wird also der Empfänger, nicht der Sender untersucht. Sie kann absichtlich geschehen (siehe ›Therapeutische Redefinition‹), ebenso aber auch unbewusst, unabsichtlich aufgrund einer veränderten Wirklichkeitssicht, eines anderen Bezugsrahmens.

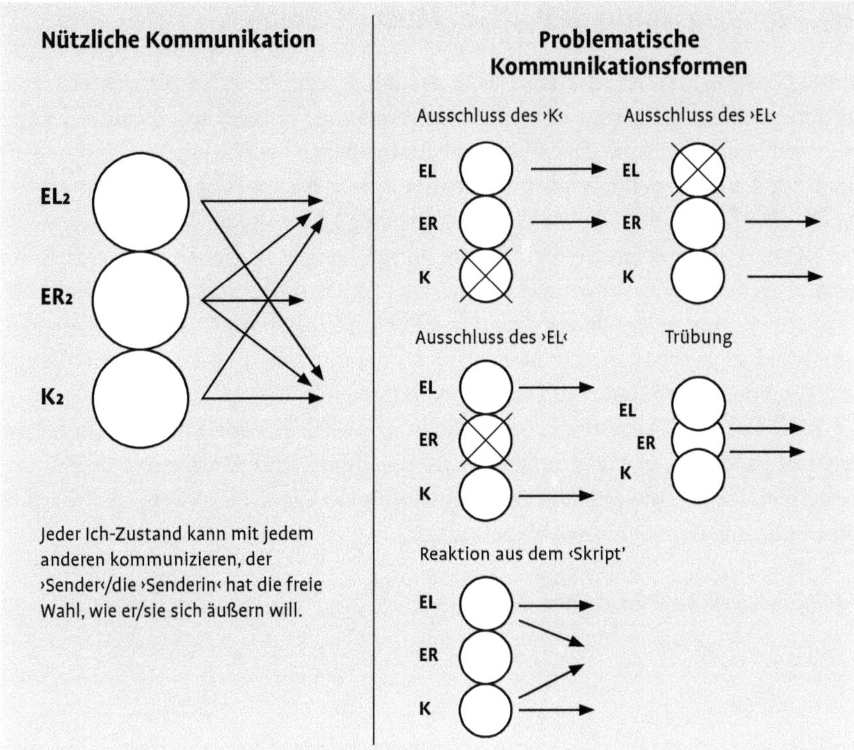

Nimmt jemand die Botschaft nicht wahr und übergeht den Senderimpuls, sprechen wir von **blockierender Transaktion**. Wird der Senderimpuls nur teilweise oder verzerrt wahrgenommen, nennt die Transaktionsanalyse dies eine **tangentiale Transaktion**.

In beiden Fällen braucht es zunächst eine Klärung des Hintergrunds der Redefinition, um mit dem Gespräch fortfahren zu können. Sie weisen gewöhnlich auf zentrale Probleme der Gesprächspartner hin.

Redefinierende Transaktionen	
Tangentiale Transaktion	**Blockierende Transaktion**
Th/B.: »Was haben sie gesagt, als sie von den schlechten Noten ihres Sohnes erfuhren?« Kl.: »Ich war total wütend.«	Th/B.: »Was haben sie gesagt, als sie von den schlechten Noten ihres Sohnes erfuhren?« Kl.: (weint) »Sie verstehen mich nicht!«

2.3 Analyse kommunikativer Muster: ›Spiele‹

Unter ›Spielen‹ im Sinne der Transaktionsanalyse werden Serien verdeckter Transaktionen mit einem vorhersagbaren Ende verstanden, es sind also regelhafte Kommunikationsmuster. Im Deutschen ist dieser Begriff nicht eindeutig, da er oft auch auf das freie, genussvolle und kreative Spiel des Kindes bezogen wird.

Das Buch ›Spiele der Erwachsenen‹ (2002/1964), das schnell zum Bestseller wurde, ist wohl die bekannteste Veröffentlichung *E. Bernes*. Die Ideen und Begriffe der Spielanalyse entnahm er weitgehend der mathematischen Spieltheorie, deren Ziel es ist, bei Regelspielen Wahrscheinlichkeiten und regelhafte Zusammenhänge im Entscheidungsverhalten von Menschen zu bestimmen. Für die Theoriebildung wurden Spiele wie Schach und Poker bevorzugt.

Berne hat eine Vielzahl von sozialen Situationen einer spieltheoretischen Analyse unterzogen, d. h. wiederholte Verhaltens-, Denk-, und Fühlmuster als Systeme von Spielregeln, Spielplänen, Eröffnungen, Spielzügen, Einsätzen, bis hin zum Spielende und dem Spielgewinn betrachtet.

Berne: Spiele der Erwachsenen. 2002

Grundlagen

»Mathematische Spielanalyse betrachtet ›ER-ER‹ Transaktionen, während transaktionale Spielanalyse sich mit den verborgenen, verdeckten Transaktionen befasst, die im Alltagsleben die materiellen und die transaktionalen Gewinn-Auszahlungen bestimmen. Während die mathematische Spielanalyse die Regeln, wie ein Poker-Spieler gewinnen kann, bedenkt, fragt die transaktionale Spielanalyse, wieso jemand trotz der Absicht zu gewinnen diese Regeln verletzt und so am Ende verliert. Die mathematische Spielanalyse erklärt, was jemand tun muss, um zu gewinnen, die transaktionale Spielanalyse sagt, was er tut, um zu verlieren.« (Berne, 1962 S. 24, Übers. G. P.)

Gewinner- und Verlierer-Spiele

Während die mathematische Spieltheorie ihre Zielsetzung in der Erforschung von Gewinnerverhalten und Gewinnoptimierung sucht, lenkte *Berne* die Aufmerksamkeit auf das skriptgebundene Spielverhalten und damit auf die Seite der Verlierer. Auch die sogenannten ›positiven‹ Spiele wie ›Kavalier‹, ›Hilfreiche Hand‹ oder ›Die werden noch einmal froh sein, dass sie mich gekannt haben‹, die er in ›Spiele der Erwachsenen‹ beschreibt, sind keine eigentlichen Gewinnerspiele, sondern eher Nicht-Verlierer-Spiele.

Berne weitete den logisch-kognitiven Ansatz der mathematischen Spielanalyse aus, indem er verdeckte Transaktionen, psychologische und existentielle Spielgewinne und deren Einbettung in den Lebensplan berücksichtigt. Die ›Währung‹, in der gespielt wird, sind nun Gefühle (Skriptgefühle), der ›Spielgewinn‹ ist kein Geldbetrag wie beim Poker, sondern Triumpf oder Enttäuschung. Die klassische Transaktionsanalyse untersucht in der Spielanalyse Kommunikationssequenzen und regelhaftes (stereotypes) Verhalten, die zu einem emotional negativen Ziel, der ›Auszahlung‹ (der Skriptbestätigung und -verstärkung) führen.

Wir sind der Meinung, dass auch die positive Seite der regelhaften Kommunikationsmuster als ›Gewinner-Spiele‹ ihren Ort in der Transaktionsanalyse haben sollte und beziehen daher die nützliche Seite der Spiele in die Diskussion mit ein.

Einteilung von Spielen nach der existentiellen Grundeinstellung (OK-Positionen)

Grundeinstellung:	Ich bin OK	Ich bin nicht OK
Du bist OK	Gewinner- Spiele: beide profitieren vom Umgang miteinander	Unterlegenheitsspiele: Ich verliere, weil andere gewinnen.
Du bist nicht OK	Überlegenheitsspiele: Ich gewinne auf Kosten anderer	Verlierer-Spiele: beide haben den Schaden aus der Beziehung

Spiele als Beziehungsgestaltung

Beispiel

›Ich versuche nur, dir zu helfen‹ (Therapiespiel):

Ein Klient kommt wegen Schlafstörungen. Nach der Analyse der Situation empfiehlt die Therapeutin erst schlafen zu gehen, wenn er wirklich intensive Müdigkeit verspüre. Bei der nächsten Sitzung berichtet der Klient, die Empfehlung habe nicht geholfen, denn er sei untertags eingeschlafen und doch nachts wach gelegen. Die Therapeutin sucht nach einer weiteren Möglichkeit, der Klient berichtet seine Misserfolge. Die Therapeutin entwickelt dabei immer mehr Ärger, den sie nicht zum Ausdruck bringt (›Rabattmarken‹, siehe Kapitel 2.5, ›Analyse der Skriptgefühle‹) und spürt die eigene Hilfslosigkeit (›Ich bin dem nicht gewachsen‹). Der Klient bricht dann die Behandlung ab mit der Bemerkung, bisher habe die Behandlung nur Geld gekostet und nichts gebracht. Die Therapeutin denkt sich oder sagt sogar laut: ›Ich wollte Ihnen doch nur helfen!‹

Während in ›Spiele der Erwachsenen‹ oft die Erlebnis- und Handlungsweise eines Spielers betrachtet wird, zeigte die Praxis bald, dass im sozialen Feld Spielangebote einer Person meist auf eine Spielbereitschaft einer zweiten Person treffen müssen, damit ein Spiel durchgeführt und zu seinem Ende gebracht werden kann. Die Analyse von Familien, Gruppen, Teams etc. ergibt meist kombinierte Spiele mit verteilten Rollen oder Spiele, bei denen eine Partei durch mehrere Personen vertreten wird (z. B. Mobbing).

›Gesunde‹ und ›schädliche‹ Spiele: Schweregrade von Spielen

Da Regel-Spiele unsere Bedürfnisse nach Struktur und Wettbewerb (An- und Aufregung) erfüllen, reicht ihre Spannbreite von genussvollem Zeitvertreib, Training von Kontaktfunktionen oder Regeln am Arbeitsplatz bis zu schweren Störungen mit schädlichem Ausgang (psychische und psychosomatische Erkrankungen, Sucht, Suizid oder Mord).

Bei den Formen der Spiele unterscheidet die TA daher Schweregrade (Berne, E. 1970, S. 79):

- **Gewinner-Spiele**: Sie sind in einer bestimmten Umgebung nützlich, dienen der persönlichen Identitätsbildung, der Gruppenzugehörigkeit und regeln einen befriedigenden Umgang miteinander.
- **Spiele 1. Grades**: Sie kommen in unserem Alltag häufig vor, sind mäßig unangenehm in ihrem Ausgang und werden allgemein toleriert.
- **Spiele 2. Grades**: Sie werden vor der Öffentlichkeit verborgen, sind bei Bekanntwerden peinlich und sind mit körperlichen und psychischen Schädigungen verknüpft (z. B. Prügeln in der Ehe).
- **Spiele 3. Grades**: Sie sind mit massiven körperlichen und/oder psychischen Schädigungen verbunden, enden in der Öffentlichkeit des Krankenhauses, der Psychiatrie, vor Gericht oder auf dem Friedhof (z. B. sich einen Rausch antrinken, jemanden oder sich selbst umbringen).

Beispiel

›Schlemihl‹-Spiel 1. Grades (Berne 1970, S. 75)

Eine Klientin kommt regelmäßig zu spät, entschuldigt sich immer wieder wie peinlich es ihr ist, aber sie könne es nicht ändern. Irgendwann ist es dem Therapeuten zu viel und er zeigt vehement seinen Ärger. Beide fühlen sich nicht wohl, wollen am liebsten die Situation ungeschehen machen und fahren im Therapieprozess fort als sei nichts gewesen.

Spielketten und -varianten: eingebettete Spiele

Jede Person hat eine Sammlung bevorzugter Spiele, die je nach äußerer sozialer oder innerer psychischer Situation verwendbar sind. Oft sind die Spielvarianten in ihrer Struktur ähnlich und durch eine typische Rollenwahl zu Beginn und am Ende eines Spiels zu erkennen.

Spiele können manchmal sehr kurz, in wenigen Transaktionen ablaufen, andere auch eine lange Zeitspanne (evtl. das ganze Leben) umfassen. Für den Fortgang eines langdauernden Spiels können Ketten kürzerer Spiele wesentlich sein, z. B. können für das langfristige berufliche Scheitern Ketten von »Dumm-Spielen« eingesetzt werden. Oft lassen sich in längeren Spielsequenzen auch verschiedene Varianten von Spielen eingebettet finden.

Beispiel

So lässt sich das Scheitern einer Ehe als langfristiges Spiel betrachten, in der z. B. der Glaube, nicht geliebt zu werden, bestätigt wird. Bis zur Trennung tragen Spiele wie ›wenn du nicht wärst‹, ›Schlag' mich!‹ oder ›Jetzt hab' ich dich endlich, du Schweinehund!‹ zur Sammlung von ›Rabattmarken‹ bei, die am Ende der Ehe ein ›Gerichtssaal-Spiel‹ (etwa Sorgerecht um die Kinder) und das öffentliche Ausbreiten der gegenseitigen Vorwürfe erlauben.

Die Systematik: Spielanalyse nach Bernes ›Spiele der Erwachsenen‹

Nach den ersten Veröffentlichungen von *Berne* wurden in der Transaktionsanalyse eine Vielzahl von Spielen untersucht, die vor allem durch ihr Thema oder Motto charakterisiert wurden. Heute ist diese differenzierte inhaltliche Analyse zugunsten der Prozessanalyse (Spielformel) zurückgetreten. Da sie auch den positiven Ansatz enthält (Ressourcen), sei sie dennoch hier beispielhaft aufgeführt.

- **Spieltitel** oder **These**: Jedes Spiel hat eine Überschrift, in der das Spielziel angekündigt wird. So führt auch ›Mensch ärgere dich nicht!‹ in der Regel zu Ärger bei einem oder mehreren Mitspielern. Er beschreibt den ›Eröffnungszug‹, auf den der Mitspieler reagieren soll (auch ›Haken‹ oder ›attraktive Falle‹).
- **Ziel:** Das positive Ziel des Spiels, z. B. Rechtfertigung, Ermutigung, Gerechtigkeit
- **Rollen:** Beteiligte Personen mit typischen Rollenzuweisungen (z. B. Richter, Verteidiger, Ankläger)
- **Dynamik:** Emotionaler Teil der Zielsetzung, oft als Wiederholung von Kindheitsszenen (analog zur psychodynamischen Erklärung von Symptomen in der Psychoanalyse)

- **Paradigma:** Das typische Muster des Spiels (beteiligte Ich-Zustände, offene und verdeckte Botschaften, typischer Wechsel)
- **Einzelaktionen:** Typische Schritte, analog zu den Akten eines Dramas mit Eröffnung, Eskalation, Finale
- **Nutzeffekte:** Der Spielgewinn auf verschiedenen Ebenen (siehe ‚Das erlebnisgeschichtliche Modell‹)
- **Antithesis**: Interventionen, die helfen können, die positive Seite zu betonen, sich aus dem Spiel herauszuhalten, es am Anfang zu stoppen, oder das schlechte Gefühl am Ende zu vermeiden.

Das Erlebnismodell: Spiele als Serie verdeckter Transaktionen mit vorhersagbarem Ausgang

Die einfachste und ursprüngliche Definition der Spiele beruht auf einer konsequenten Fortführung des Modells der verdeckten Transaktionen und lautet:

> »Ein Spiel besteht aus einer fortlaufenden Folge verdeckter Komplementär-Transaktionen, die zu einen ganz bestimmten, voraussagbarem Ergebnis führen.« (Berne, 1970, S. 57)

Nach der dritten Kommunikationsregel bestimmt die verdeckte Ebene das Ziel der Kommunikation. Der Kommunikant teilt also seinem Gesprächspartner unabsichtlich oder unbewusst mit, was er als Ziel des Gesprächs erreichen möchte (z. B. eine Bestätigung eines Skriptsatzes wie ›Du kannst mir auch nicht helfen‹). Während die soziale Botschaft als ›ER‹-›ER‹-Transaktion erscheint (z. B. Gespräch über Alternativen zum Problemverhalten), handelt es sich aus der psychologischen Ebene üblicherweise um Botschaften von ›EL‹ des Senders zum ›K‹ oder vom ›K‹ zum ›EL‹.

Antwortet die andere Person in entsprechender, komplementärer Weise finden wir auf der sozialen und auf der psychologischen Ebene eine parallele Kommunikation. Diese kann eine Weile andauern. Das Ende des Spiels – der vorhersagbare Ausgang – ist erreicht, wenn eine oder beide Personen die verdeckte Ebene der Kommunikation offensichtlich werden lassen.

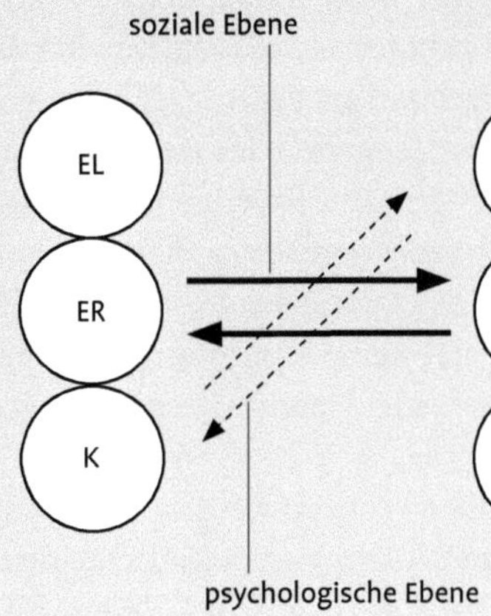

Das Soziale Modell: Spiele als Rollenverhalten mit Rollenwechseln

Das Drama-Dreieck

Steven Karpman (1968) untersuchte Märchen und Dramen nach typischen Spielsequenzen. Er fand drei charakteristische Rollen:

Opfer	Retter	Verfolger/Ankläger
eine Person, die vorgibt, ○ dass ihr die Kraft zum Problemlösen fehlt, ○ dass andere sich ändern müssen für ihr Wohlbefinden, ○ dass ihre Bedürftigkeit sie vom Problemlösen abhält, ○ dass ihre Denkfähigkeit nicht ausreicht.	eine Person, ○ die sich auf grandiose Art zutraut, anderen zu helfen, ○ die Denken und Problemlösen für andere übernimmt, ○ die mehr für andere tut, als sie ihnen mitteilt, ○ die Dinge tut, die sie eigentlich nicht tun mag.	eine Person, ○ die andere herabsetzt, sie verletzt und übermäßig kritisiert, ○ die andere bestrafen will, ○ unter deren Verhalten andere leiden.

Spannung entsteht dadurch, dass diese Rollen öfter gewechselt werden, sodass Verwirrung entsteht, wer nun gerade welche Rolle innehat. Das Spielende wird in jedem Fall durch einen Rollenwechsel ausgelöst.

Karpman entwickelte daraus das Modell des **Dramadreiecks**, das die sozialen Rollen (äußerlich sichtbar) darstellt. Der jeweilige Rolleninhaber versucht dabei, passende Mitspieler zu finden oder andere Personen in die komplementären Rollen zu bringen, damit das Spiel seinen Lauf nehmen kann. Die Pfeile zeigen die möglichen Rollenwechsel an, sind also keine Kommunikationspfeile. Alle Rollen sind gekennzeichnet durch eine Über- oder Untertreibung (Abwertung) der eigenen Fähigkeiten und Bedeutung.

Durch die Betonung des Rollenwechsels werden Spiele von **Zeitvertreibsmustern** unterscheidbar. Zeitvertreib kennt keinen Rollenwechsel, oder anders ausgedrückt, eine soziale Situation kann durchaus als Zeitvertreib beginnen, wird aber durch den Rollenwechsel zum Spiel. (s. a. Racketeering, Kapitel »Analyse von Gefühlen – ›Grundgefühle und Skriptgefühle‹«)

Das Drama- oder Karpman-Dreieck

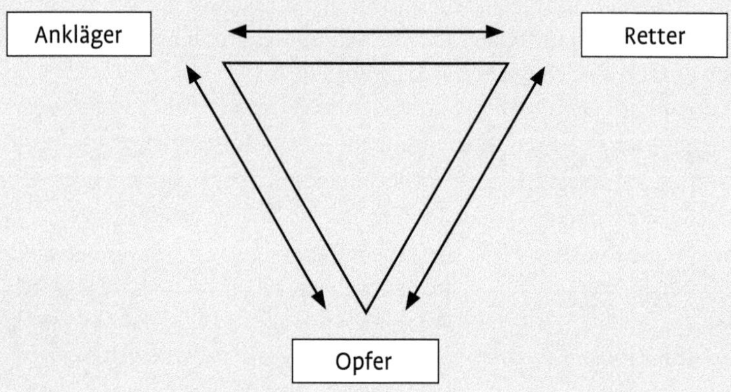

Beispiel

In einer Beratungsstelle klagt jemand, kein Geld zu haben, um sich für eine Bewerbung neue Kleider kaufen zu können (Opfer). Das Anliegen klingt vernünftig. Aber auf die Hinweise, dass für Unterstützung mit Geldmitteln zum Kleiderkauf das Sozialamt zuständig sei, wird die Person ärgerlich und beschimpft den Berater, wozu sie eigentlich da seien und von ihrem dummen Geschwätz hätte er nun genug (Verfolger/Ankläger).

Das Redefinitions-Sechseck

Da das Drama-Dreieck nur die externe, soziale, nicht aber die interne, psychologische Ebene erfasst, wurde das Modell von *Mellor/Schiff* (1977) erweitert zum **Redefinitions-Sechseck** (Redefinition meint hier die Umdeutung der Wirklichkeit zur Erhaltung eines vorgefassten Bildes, des Bezugsrahmens). Das Spiel wird beendet, wenn die ursprünglich verdeckte Seite (Rolle) offensichtlich wird. Vorher sind aber innerhalb der Rolle noch Varianten möglich, um das Spielende zu vermeiden.

Der Retter hat dabei die Charaktere des ›immer Bemühten‹, ›hart Arbeitenden‹ (hard worker) aus dem Kind-Ich heraus oder ›des Versorgers‹ (Care taker) aus dem Eltern-Ich. Er »endet« auf einer Position der Hilflosigkeit als Opfer, die vorher schon unterschwellig zu spüren war (die ›hilflosen Helfer‹).

Der ›Selbstgerechte‹ oder ›Rechthaber‹ (righteous) als Verfolger/Ankläger hat die Möglichkeiten zwischen Klage und Betrübnis über die anderen und der anklagend ärgerlichen Rolle zu wählen, so bietet er sich einmal aus der Opferposition an und ist verdeckt der verfolgerische Aggressor oder er ist offen aggressiv, fühlt sich aber unterschwellig als Opfer.

Ähnlich ist es mit dem ›Versager‹ oder ›Übeltäter‹ (wrongdoer), der zwischen Reumütigkeit, jammernd mit gutem Vorsatz und wütender Herausforderung schwankt, sich entweder offen als Opfer zeigt oder offen aggressiv ist, dabei unterschwellig jeweils das Gegenteil verspürt.

Das Redefinitions-Sechseck nach K. Mellor und E. Schiff

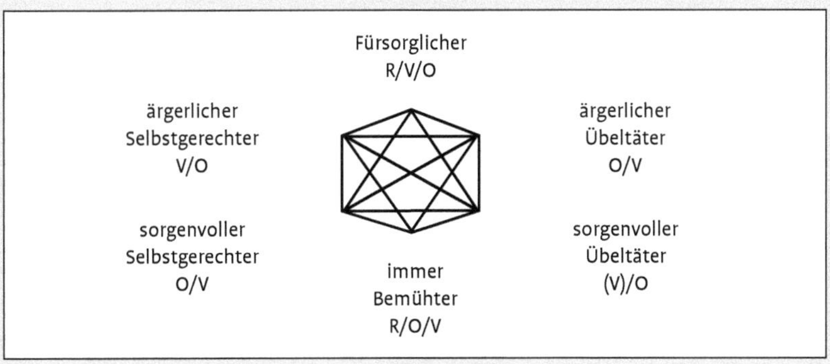

Beispiel

Eine Sonderform des Dramas aus dem Alltag: Das ›einhändige Drama-Spiel‹:
Durch den inneren Dialog zwischen den negativen Ausprägungen des kritischen Eltern-Ich, fürsorglichen Eltern-Ich und des angepassten Kind-Ich lassen sich leicht Grübelsequenzen und Entschlusslosigkeit darstellen: Die Person wechselt innerlich ständig zwischen gutem Vorsatz (Retter-Position), Energielosigkeit (Opfer-Position) und Selbstvorwürfen (Verfolger-Position).

Beispiel aus dem Alltag als Spiel 1. Grades im inneren Dialog: ›Heute Abend täte es dir gut, statt fernzusehen noch eine Runde spazieren zu gehen‹ (Retter-fEL), ›Aber leider fühle ich mich so müde nach der vielen Arbeit‹ (Opfer-aK), ›Du bist einfach zu willensschwach und solltest dir mehr Mühe geben und deine Vorsätze halten!‹ (Verfolger-krEL)

Spiele als Versuch der Wiederherstellung einer symbiotischen Beziehung

Die Schiff-Schule sieht Spiele als den Versuch an, durch geschickte Manipulation eine symbiotische Beziehung herzustellen, die der handelnden Person die Art von Zuwendung, die in der Kindheit vermisst wurde, ermöglichen soll. Ähnlich wie in der Darstellung nach *Kupfer/Goulding* (s. o.) wird eine Person auf die Dominanz des Eltern-Ich, die andere auf das Kind-Ich festgelegt.

Spiele als Scheitern der Ausbeutungstransaktion

F. *English* (1988, S. 44) sieht den Beginn der Spiele in einer Ausbeutungstransaktion. Eine **untersichere** (Typ I) und eine **übersichere** (Typ II) Person stehen in einer parallelen Kommunikation, die komplementär einen Teil der Persönlichkeit des anderen ausnutzt bzw. unterdrückt. Droht nun das Scheitern einer solchen symbiotischen Beziehung (z. B. weil eine Person sich ändert), zieht die ängstlichere Person (manchmal können es auch beide sein) die ›Notbremse‹, d. h. sie wechselt den Ich-Zustand und löst die Endauszahlung aus (den ›Trostpreis‹, wie *English* die Auszahlung nennt). Spiele lassen sich demnach auch nach dem Auslöser der Auszahlung klassifizieren, nach Typ I, Typ II oder beiden Personen. Dabei betont *English*, dass Typ II (übersicher) durch den Zusammenbruch der Ausbeutungsbeziehung mehr bedroht ist (bis zur Suizidgefahr) als der Typ I (untersicher).

Das Verhaltensmodell: Die Spielformel

In der ersten Definition *Bernes* (2002/1964) waren die Serie verdeckter Transaktionen und das vorhersagbare Ende wesentlich. Durch die Erweiterung um den Positionswechsel und die daraus resultierende Enttäuschung/Verblüffung entstand schließlich (1975/1972) die **›Formula G‹** (›G‹ steht für ›Game‹)

Haken + Öse = Antworten → Wechsel → Enttäuschung → Auszahlung
(Con + Gimmik = Responses → Switch → Crossup → Payoff)

oder mit den Begriffen von *Stewart/Joines* (1990)

Attraktive Falle + (Mit-)Spielinteresse = harmlose Reaktionen → Rollenwechsel → Moment der Perplexität → Auszahlung

Die **Spieleröffnung** wird als **›Haken‹** bezeichnet: Jemand versucht eine andere Person in ein bestimmtes Spielmuster zu manipulieren. In der **Spielannahme** greift der andere den ›Haken‹ auf. Er hat dann die passende **›Öse‹**, d. h. einen entsprechenden **›wunden Punkt‹**, und das Spiel kann starten. ›Haken‹ und ›Öse‹ sind somit die sozialen und psychologischen Botschaften, die parallel zueinander passen.

Eine andere Betrachtungsweise (Hine, 1990) sieht Haken und Öse gleichzeitig bei einer Person wirksam als externe/soziale und interne/psychologische Spielbereitschaft: Demnach haben beide Personen gleichzeitig Haken und Öse als äußeres Verhalten und inneren ›wunden Punkt‹. Dieses Modell hat den Vorteil, dass Verhalten und innerer Prozess beider Spieler konsequent durchanalysiert werden können, während in der Spielformel Spieler 1 und Spieler 2 in ihrem Verhalten und ihrem Denken und Fühlen nicht immer klar getrennt sind.

Sitzen Haken und Öse, beginnt der **Verlauf des Spiels (Antwortreaktionen)**, dessen zeitliche Dauer nicht unmittelbar vorgegeben ist. Es kann sich um wenige Transaktionen oder auch langdauernde Verläufe handeln.

Während zunächst das Offenwerden der verdeckten Botschaft (d. h. ein Wechsel von der sozialen zur psychologischen Ebene) das Ende des Spiels auslöste, ist nun der **Wechsel des Ich-Zustands** wesentliches Kriterium. So sind auch Wechsel auf der psychologischen Ebene von ›El‹ nach ›K‹ und umgekehrt möglich.

Beispiel

Der Klient offenbart dem Berater: Mensch, bist Du toll!

Klient:	offen:	»Es gibt wirklich wenig kompetente Berater.«
	verdeckt:	»Ich kann das schließlich beurteilen.«
Berater:	offen:	»Da haben Sie völlig recht.«
	verdeckt:	»Es tut so gut; einen Bewunderer zu haben.«

Später kritisiert der Berater den Klienten wegen mangelnder Mitarbeit:

Klient:	offen:	»So hätten Sie das wirklich nicht sagen dürfen! Ich bin enttäuscht von Ihnen!«
Berater:	offen:	»Wieder mal keinen Erfolg gehabt, ich bin nicht gut genug!«

Beispiel

Depression:

Klient:	offen:	»Ich will meine Einsamkeitsprobleme bearbeiten.«
	verdeckt:	»Ich möchte umsorgt sein.«
Berater:	offen:	»Bitte beschreiben Sie diese Probleme genauer.«
	verdeckt:	»Ich sorge für dich.«

Es folgen viele Privattelefonate mit dem Berater außerhalb der Stunden.
Die Beratung endet:

Klient:	offen:	»Gestern waren Sie nicht erreichbar und ich wusste nichts davon.«
	verdeckt:	»Vertraue keinem!«
Berater:	offen:	»Ich habe mir doch so viel Mühe gegeben.«
	verdeckt:	»Ich schaff's nie, ein guter Berater zu werden.«

Die Enttäuschung nach dem Positionswechsel besteht darin, dass der Wechsel überraschend kommt oder eine Äußerung enthält, die man nicht vermutet hatte. Der typische Gedanke ist: »Ich hätte nie von dir gedacht, dass du so ... sein kannst!« Je nachdem, wer das Spielende auslöst, ist die Enttäuschung bei der Person, die das Spiel noch weiterführen wollte, oder aber bei beiden.

Die Auszahlung (Payoff) besteht in einem unangenehmen Gefühl (auch Überlegenheitsgefühle gehören dazu). Da dieses Gefühl künstlich herbeigeführt wurde, handelt es sich um ein Skriptgefühl. Meist wird dieses Gefühl als **Rabattmarke** für weitere Spiele und das Skript gesammelt. Mit dem Gefühl werden auch Gedanken aktiviert, die die Ansichten über sich selbst, andere und die Welt bzw. das Leben bestätigen, wie zum Beispiel: »Ich habe doch geahnt, dass ich es nicht schaffe, andere rücksichtslos sind und das Leben wenig Freude enthält.«

Interagierende Spiele mit zwei oder mehr Spielpartnern

Die Spielformel bezieht sich auf zwei beteiligte Personen (Pn 1 + Pn 2) am Spiel:

Haken	+ Öse	= Reaktionen	→ Wechsel	→ Enttäuschung	→ negatives Endgefühl
Pn 1	Pn 2	Pn 2	Pn 1	Pn 2	Pn 1 + 2

Ebenso können mehrere Personen (Familie, Team) wechselweise Rollen im Spiel übernehmen und das Spiel erweitern, verlängern oder zu Ende bringen z. B. können Eltern »Jetzt hab' ich Dich endlich, du Schweinehund!« mit einem Kind spielen, das in der Schule »dumm« spielt, während ein Lehrer in Bezug auf die Eltern »wenn Du nicht wärst« spielt, um seine didaktischen Schwächen zu rechtfertigen.

Zalcman: Spielanalyse und Maschenanalyse. 1993

Das erlebnisgeschichtliche Modell: Zusammenhänge zwischen Spielen, Skriptgefühlen (Maschengefühlen) und Skript

Das Verhaltenslernen: Modell, Verstärkung und Transfer

Allgemein wird angenommen, dass Gewinner- und Verliererspiele durch Modelle erlernt und durch Anerkennung (Verstärkung) gefestigt werden.

Auslöser für schädliche Spiele ist die Verweigerung von Wünschen und Bedürfnissen zunächst durch konkrete Personen der Umgebung später durch verinnerlichte elterliche Botschaften (Einschärfungen, Gegeneinschärfungen z. B. Antreiber). Spiele erlauben oberflächlich den Ge- und Verboten des ›Eltern-Ichs‹ zu folgen und dennoch mindestens einen Teil der Bedürfnisse und Wünsche erfüllen zu können. Durch Generalisierung und Transfer werden die gelernten Spiele verfeinert und auf ähnliche Situationen übertragen, z. B. aus der schulischen Leistungssituation in den beruflichen Alltag. Da der Ausgang der Spiele vorhersehbar ist, setzt ein wiederholter Selbstverstärkungsmechanismus ein, der durch seinen Belohnungswert (»ich habe es doch geahnt!«) Spiele weiter stabilisiert.

Das Kulturlernen: Spiele als Identitäts- und Zugehörigkeitsbeweis

Nach *Berne* (1966) und *Kahler* (1978) dienen Spiele unterschiedlichen **positiven** Zwecken:

- **Historische Identität**: Sie schaffen eine Einbettung in die Generationenfolge
- **Kulturelle Identität**: Dokumentation von Zugehörigkeit zu Rasse, Religion, gesellschaftlicher Klasse etc.
- **Soziale Identität**: Sie schaffen ein Kontinuum in der Zeitstruktur, machen soziale Situationen berechenbar, erlauben Kontakt bei bestimmter Distanz.
- **Persönliche Identität**: Sie bestimmen den Kontakt zu Freunden und Bekannten, regeln das eigene Verhalten in Gruppen.

Der Umgangston, Rede- und Verhaltensgewohnheiten in der Familie charakterisieren für alle Mitglieder und Bekannten die Zugehörigkeit (»Wir XYs können was vertragen, uns hat noch niemand unter den Tisch gesoffen!« – »Bei uns redet man hart aber herzlich, da nimmt man das nicht krumm!«). Typische Spiele sind für Familiensysteme charakteristisch (z. B. ›Völlig überarbeitet‹, ›Schlemihl‹ oder ›Kick-me‹): »Wenn jemand noch gehen kann, ist er nicht krank« – »Sieh, was du angerichtet hast« – »Er ist ja so ungeschickt, haha«.

Ebenso lässt sich beobachten, wie doppelbödiges Verhalten zu bestimmten Subkulturen gehört (Kirchgang und Bordellbesuch), auch verkettete Racheakte wie Prügeleien (im Extrem: Blutrache) werden als Zugehörigkeitsbeweis zu einer Gruppe, Nationalität, Kultur oder Subkultur angesehen.

Der Nutzen der Spiele

Bei Gewinner-Spielen ist der Nutzen offensichtlich. Aber auch Verlierer-Spiele helfen, Grundbedürfnisse auf indirekte Art zu erfüllen.

Analog zur Kommunikationsanalyse werden auch bei dem Nutzen der Spiele die soziale und psychologische Ebene unterschieden, hinzu kommt der existenzbezogene Teil, der das Skript bestätigt.

	externer Nutzen	interner Nutzen
soziale Ebene	oberflächlicher Umgang mit Leuten, Zeitvertreib, Geplauder	berechenbare Zeit verbringen mit sogenannten »guten« Freunden
psychologische Ebene	Vermeidung von Intimität, Verantwortung, keine direkte Nachfrage nach Strokes	ein Muster zum Gewinnen von schlechten Gefühlen
existentielle Ebene	biologische Bedürfnisse nach Stimulation und Beachtung »negative Zuwendung ist besser als keine«	OK-Lebenspositionen werden bestätigt, Rackets unterstützt, das Skript verstärkt.

Spiele als Ausdruck des Wiederholungszwangs (tiefenpsychologisches Modell)

Die Annahme, dass Spiele als Reaktion auf frühkindliche Versagungssituationen entwickelt werden und in dem negativen Endgefühl einen ›sekundären Krankheitsgewinn‹ enthalten, führt zu der Folgerung, dass sie sich im psychoanalytischen Pathologiemodell als Wiederholungszwang und damit als Teil der Übertragungsreaktion verstehen lassen.

2.4 Motivationsanalyse: ›Grundbedürfnisse‹

Der Wunsch nach Kontakt ist so zentral, dass wir viel Energie in die Kontaktgestaltung setzen, die Motivation dafür werden wir in diesem Abschnitt zeigen. Die Kontaktgestaltung ist abhängig von der Persönlichkeit dessen, der den Kontaktwunsch hat. Ein wichtiger Motor zur Kontaktaufnahme ist der Wunsch nach der Erfüllung von Bedürfnissen. In diesem Abschnitt werden die Grundbedürfnisse besprochen und in ihrer Bedeutung eingeordnet.

Die **Grundbedürfnisse** des Menschen sind sowohl körperlicher als auch seelischer Art. *Berne* (1947) bezeichnet auch die seelischen Grundbedürfnisse nach Beachtung und Stimulierung als **Hunger** wie auch den Hunger nach Nahrung. Er sieht sie als gleichrangig an.

Beispiel

Wahrnehmen eines Bedürfnisses, Ausdruck desselben und Bedürfnisbefriedigung am Beispiel des Hungers nach Nahrung beim Säugling

Bei dem Hunger nach Nahrung lässt sich gut die Verbindung von innerem Stimulus und dem Verhalten, das zur Bedürfnisbefriedigung führt, zeigen. Der Säugling spürt den Hunger körperlich, schreit daraufhin, der Such- und Saugreflex wird ausgelöst. Er fordert damit Nahrung als Bedürfnisbefriedigung. Es folgt der Zustand des Satt-Seins der Bedürfnisbefriedigung nach der Aufnahme von Essen. Es gibt kaum einen schöneren Ausdruck, als den eines wohlig zufriedenen satten lächelnden Säuglings. Das mechanische Füttern reicht nicht aus, die liebevolle Beachtung dabei ist lebensnotwendig. Auch hier ist die Leib-Seele-Einheit und die ganzheitliche Reaktionsweise von Säuglingen deutlich. Jede Trennung von Leib und Seele ist künstlich, denn die gegenseitige Beeinflussung ist kontinuierlich. Ein Säugling ist überwiegend auf die Bedürfnisbefriedigung von außen angewiesen. Mit zunehmendem Alter kann der Mensch immer mehr diese Aufgaben selbst übernehmen.

Berne sieht in den Grundbedürfnissen die Motivation für Kontaktaufnahme und Kommunikation. Er beschreibt, dass die Fähigkeit der menschlichen Psyche, kohärente Ich-Zustände aufrecht zu erhalten, von der Stimulierung abhängt. (Berne 1961, S. 77) Diese Beobachtung sieht er als die Grundlage der Sozialpsychiatrie.

Entwicklungspsychologischer Hintergrund

Die Säuglingsforschung hat im Zusammenhang mit der Theorieentwicklung über seelische Störungen immer mehr an Bedeutung gewonnen. Die Beschäftigung mit der ›frühen Bemutterung‹ ist ein wichtiges Thema geworden.

René Spitz (1976) beschrieb **affektive Mangelkrankheiten**, die die Reaktionsweise von Kindern auf den Mangel an emotionaler Zuwendung zeigen. In verschiedenen Studien wurden Kinder beobachtet und deren Symptomatik beschrieben. Die Symptome reichten von Depression über Schlafstörungen, Anfälligkeit gegenüber Infektionskrankheiten bis zur Retardierung der psychomotorischen Entwicklung. Dies zeigt, dass der affektive Mangel alle Lebensbereiche beeinflussen kann, und macht deutlich, dass die frühere Annahme, dass die körperliche Versorgung mit guter Hygiene für Kinder zum Leben ausreicht, nicht zutrifft. Die seelischen Grundbedürfnisse und deren Befriedigung sind lebensnotwendig. Bei seelischen Mangelzuständen ist nicht allein die Erkrankungshäufigkeit, sondern auch die Sterberate höher als bei Vergleichsgruppen, die oft sogar schlechtere körperliche Versorgung hatten, so Spitz.

Mahler (1979) sieht den Säugling noch als passiv, sie beschreibt die erste Lebensphase als ›normalen Autismus‹. In dieser Phase würden die Bedürfnisse des Kindes durch die Bezugspersonen erfüllt, ohne dass entscheidende Interaktionen stattfinden. Das hohe Maß an Interaktion, die Entwicklung des **›kompetenten Säuglings‹**, wurde durch die neue Säuglingsforschung deutlich gemacht. Schon beim Neugeborenen sind Bedürfnisse nach Austausch wahrnehmbar.

Es wurden nicht nur die Theorie der Einseitigkeit widerlegt, sondern andererseits die Annahme des Modells der primären Objektliebe von *Balint* (1960) und die Bedeutung der Mutter-Kind-Beziehung und die Rolle der ›Umwelt- oder Objektmutter‹ *Winnicots* (1974) bestätigt.

Papussek und *Papussek* (1995) beobachteten und beschrieben den Dialog zwischen Neugeborenen oder Säuglingen und den Müttern mit differenzierten Lautäußerungen, die zum Teil einen deutlichen Aufforderungscharakter besitzen. *Stern* (1995) befasste sich in seinen Forschungen auch intensiv mit der mütterlichen Rolle und dem intuitiven Verständnis kindlicher Bedürfnisse. Die **Interaktionen von Mutter und Kind** wurden in ihrer zentralen Bedeutung für die **Bindung** und spätere Bindungsfähigkeit beschrieben. Diese Forschung hat viele Annahmen aus Erwachsenentherapien über kindliche Entwicklung revidiert, Vermutungen wurden durch konkrete Beobachtungen ersetzt. Zur Vertiefung empfehlen wir folgende Literatur:

Brisch/Hellbrügge (Hrsg.): Der Säugling – Bindung, Neurobiologie und Gene: Grundlagen für Prävention, Beratung und Therapie. 2010
Dornes: Der kompetente Säugling. 1993
Dornes: Die Modernisierung der Seele 2012
Petzold (Hrsg.): Die Kraft liebevoller Blicke, Bd. 1 und 2. 1995

Grundbedürfnisse

Berne (1961) setzte schon den Schwerpunkt auf die Interaktion zwischen Mutter und Kind, die transaktionale Sichtweise. Er beschrieb zuerst drei Gruppen von Grundbedürfnissen, die auch durch die Säuglingsforschung in ihrer Bedeutung bestätigt wurden:

Die Bedürfnisse nach

- Struktur,
- Stimulierung,
- Anerkennung.

Später beschrieb *Berne* (1971) bezogen auf das Erwachsenenalter diese Bedürfnisse differenzierter als Hunger nach Beachtung, Anerkennung, (Körper-)Kontakt, Sexualität, (Zeit-)Struktur, Stimulierung und Erlebnissen.

English (1982) geht von der Triebtheorie *S. Freuds* aus. Sie beschreibt drei Triebe, die unser Verhalten beeinflussen: den Überlebenstrieb, den Gestaltungstrieb und den Ruhetrieb. *Schneider* (1995) teilt entsprechend diesen Trieben die Bedürfnisse in drei Kategorien auf: **Überlebensbedürfnisse, Gestaltungsbedürfnisse und Ruhebedürfnisse.** Diese drei Kategorien treffen ähnliche Bereiche wie die drei ursprünglichen Bedürfniskategorien von *Berne*, dem Bedürfnis nach **Anerkennung, Stimulierung und Struktur.**

Grundbedürfnisse

nach Struktur	nach Stimulierung	nach Anerkennung
↑↓	↑↓	↑↓
nach Ruhe	nach Gestaltung	nach Überleben

Das Strukturbedürfnis

Wiederkehrende Strukturen geben Sicherheit. Jeder möchte Vorstellungen darüber haben, wie er seine Zeit verbringt, das bezieht sich auf die inhaltliche Gestaltung und auf den emotionalen Austausch. *Berne* (1966) hat Möglichkeiten, die Zeit zu strukturieren, in eine Systematik gebracht und nach emotionaler Intensität geordnet. Er untersucht diese im sozialen Kontext, also wenn zwei oder mehr Menschen zusammen sind. Die Reihung stellt keine Wertung in dem Sinn dar, dass die eine oder andere Möglichkeit besser oder schlechter sei.

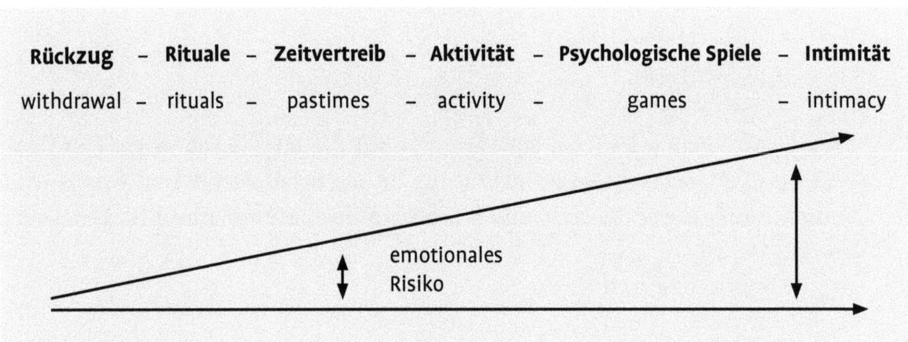

Eine befriedigende Zeitstrukturierung ist abhängig von der Situation, die bestimmt, welche emotionale Nähe angemessen ist. Es besteht ein Unterschied, ob es sich z. B. um einen geschäftlichen Kontakt oder um eine Liebesbeziehung handelt.

Die individuellen Muster der Gestaltung der Zeit werden aus dem in der Kindheit Erlebten, vom Temperament und dem persönlichen Stil geprägt.

Zur Illustration der Zeitstrukturierung einige Beispiele aus dem täglichen Leben:

- *Rückzug:* Ein Jugendlicher sitzt mit den Eltern am Tisch und reagiert nicht darauf, wenn er angesprochen wird und geht in sein Zimmer, obwohl die Mahlzeit noch nicht zu Ende ist.
- *Rituale:* Eine Mutter bringt ihr Kind jeden Abend mit demselben Schlaflied ins Bett.
- *Zeitvertreib:* Eine Kaffeerunde, bei der die Neuigkeiten aus dem Umkreis ausgetauscht werden.
- *Aktivität:* Ein Kind macht seine Hausaufgaben konzentriert.
- *Psychologische Spiele:* Ein Paar diskutiert zum hundertsten Mal dieselbe Situation, und beide sind am Ende mit dem Ausgang unzufrieden.
- *Intimität:* Ein intensives Gespräch unter Freunden, in dem die Gefühle wichtig sind.

Zu einem gesunden Leben gehören alle diese Möglichkeiten; jeder von uns entwickelt ein persönliches Muster, die Zufriedenheit oder Unzufriedenheit mitbestimmen.

Beispiel

Im Kontakt zu anderen sucht jeder von uns nach Menschen deren Art, die Zeit zu strukturieren in das persönliche Muster passt; es ist selten, dass dies nun in allen Bereichen stimmig ist so gibt es vor allem bei Paaren häufig Konflikte. Trifft ein Mann, der für sein persönliches Wohlbefinden häufig Rückzug braucht, auf eine Frau, die viel Kontakt im Sinne von Intimität leben möchte, ist es schwierig, einen gemeinsamen Weg zu finden. Es bedarf der Bewusstheit und des Austausches darüber. Eine Beratung kann notwendig sein, da die objektive und die subjektive Sichtweise häufig differieren.

Im Beratungs- oder Therapieprozess ist es wichtig darauf zu achten, ob jemand bestimmte Arten der Zeitstrukturierung gar nicht nutzt oder andere in übermäßiger Weise lebt. In der Einzel- wie in der Gruppenbehandlung sollte die Zeitstruktur vertraglich entsprechend dem Therapieziel geregelt sein. Das Maß der unterschiedlichen Zeitstrukturmöglichkeiten wird zum Thema gemacht.

Beispiel

Eine Patientin beteiligt sich über mehrere Sitzungen nicht am Gruppengeschehen. Sie befindet sich im Rückzug. In einer solchen Situation ist es notwendig, mit ihr zu klären, ob dieses Verhalten sinnvoller Schutz oder Passivität, Skriptverhalten oder Spieleinladung ist.

Ein dauerhafter Mangel an Struktur bewirkt Unsicherheit und führt zum **kopflos**-Skript nach *Steiner* (1982), da Strukturlosigkeit die Angst, verrückt zu werden, und Verwirrung fördert.

Die Autonomie wird in der Aussage von *Berne* (1966) »time is not going, we are going through the time« betont, die beschreibt, dass jeder die Möglichkeit besitzt, seine Zeit zu strukturieren und für sich selbst passend zu gestalten.

Der **Positionshunger** bezieht sich auf die existentiellen Grundpositionen, die im Skript festgelegt sind (s. Kapitel »Erlebnisgeschichtliche Analyse: Lebensplan«), sie geben jedem seine Grundlage für den Stil der Kontaktaufnahme zu anderen. Auch hier wird Sicherheit in der Festlegung erlebt. *Steiner* (1982) sieht den Positionshunger als eigenes wichtiges Bedürfnis. Da der Positionshunger Beziehungen strukturiert, ordnen wir ihn dem Strukturhunger zu.

Das Bedürfnis nach Stimulierung

Dieses Bedürfnis nach anregenden und aufregenden Sinnesreizen wird häufig dem von Anerkennung gleichgesetzt. Wir halten es für sinnvoll, diese beiden Formen zu unterscheiden.

Für die Therapie und Beratung ist die getrennte Betrachtung notwendig, denn wenn das Bedürfnis nach Stimulation unbefriedigt geblieben ist, suchen Klienten eine Ersatzbefriedigung, wie sie in Symptomen von Angst, Sucht oder selbst zugefügtem körperlichem Schmerz sichtbar werden.

Wichtige Arten der Stimulierung:	
Berührung	Streicheln Kraulen, Massieren, Temperatur z. B. kaltes Wasser oder Sauna, Sonne und Wind.
Hören	Musik (die allerdings auch die Körperwahrnehmung betreffen kann), Geräusche, Wasserfall, Blätterrascheln.
Sehen	Bewegte Bilder (äußere und innere Bilder), Farben, Formen.
Riechen und Schmecken	haben eine enge Verknüpfung, da wir Nahrung über Geschmack (Zunge) und über den Geruchssinn aufnehmen. Duftstoffe, Parfum, Kräuter, Gewürze.

Das Bedürfnis nach Aufregung und Spannung, der gesunde Stress, gehört in diese Gruppe, die meisten Menschen haben Angst vor Langeweile und greifen in ihrer Angst eher zu Ersatzbefriedigung, als das Risiko einzugehen, Langeweile zu erleben. Ein zu viel oder ein zu wenig der Stimulierung führt zu Such- oder Abwehrformen, die bei extremen Zuständen z. B. Haft oder bei lang anhaltenden Mangel- oder Überflusssituationen zu emotionalen Problemen führen, dies ist zusammengefasst im **freudlos**-Skript nach *Steiner* (1982).

Beispiel

Die Ess-Brechsucht ist hier ein Beispiel. Patientinnen erleben den Ablauf häufig so, dass eine massive innere Unruhe, eine Überstimulierung, zu einem Essanfall führt, die darauffolgenden häufig zwanghaften Gedanken (meistens über Gewichtszunahme) führen zu der Idee des Erbrechens, es folgt dann das Erbrechen. Die Angst vor Langeweile hindert viele Patientinnen lange daran, diese Stimulierung aufzugeben.

Berne (1971) sieht den Hunger nach Abenteuern als eine Kompensation des Bedürfnisses nach Stimulation, im Extrem kann er sich zur Abenteuersucht steigern (z. T. gefährliche Sportarten).

Die Überstimulierung ist heute bei häufig gleichzeitigem Mangel an Beachtung und Kontakt (Verkehrslärm, Rollenvielfalt, Zeitdruck) ein Problem geworden (Pelz 1991). Die Unterstimulierung hat ihre Ursachen häufig in der heutigen Kleinfamilie, die wenig Abwechslung und Kontakt bietet. Es wird häufig versucht, dies durch ein Übermaß an Stimulierung zu kompensieren.

Das Bedürfnis nach Anerkennung

Berne (1966) sieht das ganze Leben als einen Austausch von Anerkennung, dadurch wird die Anwesenheit von anderen deutlich. Dies ist ein Vorteil des sozialen Kontaktes. Er gebraucht dafür den Begriff ›stroke‹, der im Deutschen unterschiedlich übersetzt wird. Im Englischen umfasst der Begriff die Spannbreite von Streicheln bis Schlagen und deckt damit den gesamten Bereich ab. Im Deutschen gibt es keinen ähnlich treffenden Begriff. Der Begriff Zuwendung ist gebräuchlich geworden, da er wertfrei ist. Das Wort Streicheleinheit erscheint uns unpassend, da es für die Beschreibung der negativen Beachtung ungeeignet ist und sich auch mehr auf die körperliche Zuwendung bezieht. Wir werden die Begriffe Beachtung und Zuwendung synonym gebrauchen.

Arten der Zuwendung

In der TA werden vier Grundformen der Zuwendung unterschieden: positive und negative, bedingte und bedingungslose. Sie kann sowohl verbal als auch nonverbal sein.

positive Zuwendung	negative Zuwendung
bedingungslos eine herzliche Umarmung oder »Ich liebe dich!«	*bedingungslos* »Ich hasse dich!« oder ein Schlag (ohne Ankündigung)
bedingt »Ich mag dich, wenn du deine Schuhe aufräumst« oder »Ich lobe dich, wenn du die Dinge so machst, wie ich es möchte«	*bedingt* »Du bekommst eine Ohrfeige, wenn du nicht parierst« oder »Ich mag nicht, wenn du rauchst

Bedingungslose Beachtung bezieht sich auf das **Sein** und **bedingte** auf das **Handeln**, sie kann sowohl verbal als auch nonverbal gegeben werden.

Die Bedürfnisbefriedigung durch positive Zuwendung setzt Energie und Lebensfreude frei. Die Anerkennung wird durch Gesten, Lächeln, Versorgen, Blicke, durch Stimme und inhaltlich gegeben. Es gibt Zuwendung hoher und niedriger Intensität. Dies ist einerseits davon abhängig wie intensiv die Beziehung der beiden Beteiligten ist und davon, wie viel Energie der Absender hineinlegt.

Die Art der Beachtung, die jemand haben möchte, wird im Skript festgelegt. Es ist wichtig, nicht jede Zuwendung anzunehmen, denn dann werden negative Skriptanteile bestätigt, wird das Skript dadurch verstärkt und damit dem negativen Ausgang näher gebracht.

Zuwendungsmangel

Eine schädliche Form ist die unechte oder sogenannte **›Plastik‹- Zuwendung**. Darunter verstehen wir nicht ernst gemeinte oder gekünstelte Zuwendung, durch sie wird das Bedürfnis nicht befriedigt.

Diese Skriptentscheidungen in Bezug auf das Annehmen von Zuwendung werden auch als **Zuwendungsfilter** bezeichnet. Dieser Filter dient dazu die Zuwendung so zu verändern, dass sie in die Überzeugungen passt, oder sie skriptgemäß nicht wirksam werden zu lassen (Woollams/Brown 1978).

Beispiel

Ein 40-jähriger Klient glaubt von sich, nicht erfolgreich zu sein. Zwar erringt er über sein Antreiberverhalten (»Streng' Dich an!«) viele Erfolge, vor allem im beruflichen Bereich. Doch jegliche Anerkennung für seine Erfolge schmälert er oder lehnt sie ab. Er verarmt damit an der für ihn so notwendigen Anerkennung für Leistung und bestätigt sich seine Überzeugung über das ›nicht erfolgreich sein‹. Anerkennung für Leistung erreicht ihn nicht.

Oft wird also nicht nur wenig Anerkennung gegeben, sondern die gegebene wird zudem häufig geschmälert oder gar nicht angenommen.

Bekommt ein Kind oder ein Erwachsener zu wenig positive Zuwendung oder solche, die er nicht verwenden/wahrnehmen kann, wird er dafür sorgen (durch Verhaltensauffälligkeiten), wenigstens negative Beachtung (Strafe) zu bekommen. Denn es ist besser, Negatives zu bekommen als Nichts; das Negative hilft zum Überleben, der Mangel führt zu lebensbedrohlichen Schwierigkeiten.

Beispiel

Übergewicht ist oft ein Zeichen für den Mangel an bedingungsloser positiver Zuwendung. Das Bedürfnis nach Anerkennung oder Liebe wird versucht über Essen (Ersatzbefriedigung) zu stillen. Dadurch wird jedoch keine Befriedigung erreicht. Als Folge davon wird entweder eine Steigerung der Ersatzbedüfnisbefriedigung stattfinden, oder derjenige wechselt in einen anderen Bereich wie z. B. Überstimulierung.

Der von *Steiner* (1982) beschriebene Skripttyp **lieblos**, der im Extrem Depression zur Folge hat, ist hier einzuordnen.

In vielen Kulturen handeln Menschen, als hätten sie Regeln zum sparsamen Umgang mit Beachtung gelernt, sodass ein Mangel die Folge ist. *Steiner* (1982) nimmt an, dass Eltern unbewusst diese Regeln anwenden und vermitteln, um Einfluss auf ihre Kinder zu haben. Er nennt das die ›Stroke-Economy‹, die ›Streichelsparwirtschaft‹. Der Glaube an diese Regeln ist Teil unserer Sozialisation.
Leitsätze der Stroke-Ökonomie:

- Gib keine Zuwendung, auch wenn du gerne möchtest!
- Bitte nicht um Zuwendung, wenn du welche brauchst!
- Nimm keine Zuwendung an, wenn du welche willst!
- Lehne keine Zuwendung ab, selbst wenn du sie nicht möchtest!
- Gib dir selbst keine Zuwendung!
- Das Annehmen und Sammeln von Zuwendung

Um den ungesunden Zuwendungsaustausch zu verändern, empfiehlt *Steiner* folgende Regeln:

- Frag nach gesunder Zuwendung, die gewünscht ist!
- Nimm gesunde Zuwendung, die du möchtest!
- Weise ungesunde Zuwendung zurück, die du nicht möchtest!
- Gib anderen gesunde Zuwendung!
- Gib dir selbst gesunde Zuwendung!

Jedem Menschen begegnen Zeiten von Mangel an Zuwendung, z. B. das Leben mit einem Neugeborenen, in denen es wichtig ist, in der Lage zu sein, sich selbst Zuwendung geben zu können.

English (1971) vergleicht das Sammeln von Zuwendung mit einem Sparbuch bei der Bank, ähnlich wie von einem Sparbuch können wir von einer Ansammlung von Zuwendung zehren. Ebenso besteht die Möglichkeit, sich an positive Erlebnisse zu erinnern.

Beispiel

Eine Mutter berichtet in einem Beratungsgespräch, dass sie immer wieder Schwierigkeiten habe, ihrer Tochter zu zeigen, dass sie sie lieb habe, sodass diese es ihr glaubt. Sie berichtet, wie die Tochter sich immer wieder anstrengt, indem sie intensiv zu Hause hilft, um von ihr Liebe zu bekommen. Die Tochter erlebt offensichtlich einen Mangel, da sie immer wieder darum kämpft. Die Mutter ist sich nicht bewusst darüber, dass die bedingte Zuwendung das Bedürfnis nach bedingungsloser Zuwendung nicht stillt und auch nicht über den eigenen Anerkennungsmangel. Auf Fragen bemerkt sie, dass sie als Kind wenig unbedingte Liebe bekommen hat, sodass es für sie ein bisher unerfülltes Bedürfnis ist, Anerkennung für ihr ›da sein‹ zu bekommen. Dies könnte in der Beratungssituation in der Weise erfüllt werde, dass der Berater z. B. sagt: »Ich spreche gerne mit Ihnen.«

Für Beraterinnen und Therapeuten ist es notwendig selbst einen ausgeglichenen Zuwendungshaushalt zu haben, um Klienten davor zu schützen, diese zum Ausgleich eines eigenen Mangels zu benutzen. Es ist notwendig zu üben, angemessene Anerkennung zu geben und im eigenen Geben und Nehmen Beispiel für Klienten zu sein.

Ebenso wie in der Kindheit sind in den verschiedenen Beratungs- und Therapiephasen unterschiedliche Arten von Zuwendung erforderlich.

Das Zuwendungsprofil einer Person (sowohl für Zuwendung geben, als auch für Zuwendung annehmen) kann in folgender Weise dargestellt werden. Es werden die beobachteten Zuwendungsarten zusammengetragen und in dem Feld dargestellt:

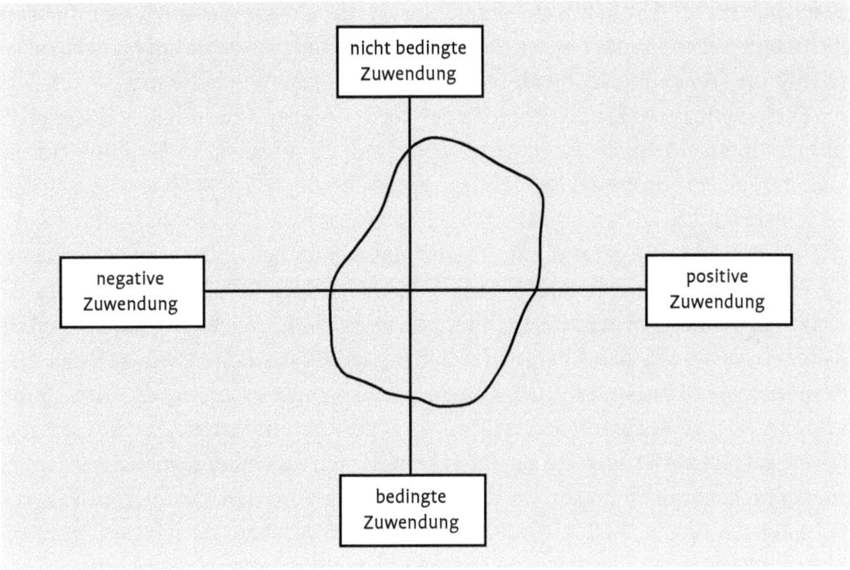

In dieser Weise ist es möglich eine Vorstellung darüber zu bekommen, von welcher Art der Zuwendung das Leben von Klienten bestimmt wird.

Zuwendung und Leistungsmotivation

Für die Entwicklung einer Leistungsmotivation ist bedingte positive Zuwendung nötig. Probleme entstehen häufig durch ein zu viel an bedingungsloser und zu wenig an bedingter Zuwendung. Da in vielen Erziehungsratgebern die bedingungslose Liebe in ihrer Bedeutung herausgestellt wurde und dadurch die Wichtigkeit der bedingten Anerkennung vernachlässigt wurde, nehmen viele Eltern diese Information als Regel. Sie geben überwiegend unbedingte positive Zuwendung als die ›bessere‹ und kaum bedingte. Das verursacht bei den Kindern und Jugendlichen einen Mangel an Anerkennung für Leistung und dadurch fehlt ein Leitfaden für angemessene Leistung.

Ersatzbefriedigungen

Werden Bedürfnisse nicht erfüllt, wird eine Ersatzbefriedigung gesucht. Es wird z.B. ein seelisches Bedürfnis durch ein anderes ersetzt, sodass Stimulierung an

Stelle von Bedürfniserfüllung von Liebe stehen kann oder es wird versucht ein seelisches Bedürfnis durch eine körperliche Befriedigung zu stillen. Der Versuch einen Mangel auszugleichen kann auch ein Übermaß (in Suchtform) an vermeintlicher Bedürfnisbefriedigung sein. Die Befriedigung wird in einem anderen Bereich gesucht. Ähnlich wie bei den Ersatzgefühlen kann es auch hier mehrere ›Schichten‹ übereinander geben. Erkennbar sind diese Prozesse am Mangel an Befriedigung (Tendenz zur Steigerung oder zwanghaften Wiederholung).

Ebenso wie in der Kindheit sind in den verschiedenen Beratungs- und Therapiephasen unterschiedliche Arten von Zuwendung erforderlich. In der Entwicklung sind die Schwerpunkte der Bedürfnisse unterschiedlich. Daher ist es hilfreich diese Schwerpunkte in den einzelnen Stadien zu kennen. Die Entwicklungsstadien wie sie *Pamela Levin* gezeigt hat, können dabei eine Leitlinie sein (siehe Kapitel 3.5 »Therapie- und Beratungsplanung«). Ein wichtiger Teil der Arbeit in der Erziehungsberatung besteht darin, Eltern zu vermitteln, welche Grundbedürfnisse Kinder in verschiedenen Altersstufen haben, und sie anzuleiten, wie sie ihren Kindern diese Bedürfnisse erfüllen können. Für Eltern ist es notwendig, den Unterschied zwischen Bedürfnisbefriedigung und Verwöhnung zu lernen. Bedürfnisbefriedigung ist notwendig, dabei gibt es kein zu viel, da Kinder signalisieren, wenn sie genug bekommen haben. Bei der Verwöhnung wird den Kindern aus inneren Gründen der Eltern ein Zuviel z. B. an Materiellem gegeben. Nach dieser Beschreibung ist Verwöhnen durch Geschenke ein Ersatz für emotionale Beziehung.

Beispiel

Ein Junge wird zur Erziehungsberatung vorgestellt, weil er in der Schule immer wieder den Klassenkameraden gegenüber aggressive Ausbrüche hat. Die Mutter berichtet, dass sie und ihr Mann durch Berufstätigkeit zwar wenig Zeit für ihr Kind hätten, dass sie ihm aber nahezu jeden Wunsch erfüllen würden. Sie erlebte den Jungen als undankbar, er hätte doch alles und wäre so schwierig. In dieser Beratung könnte ein Schwerpunkt das Bedürfnis des Jungen nach Kontakt und Beachtung sein und auch die Information an die Eltern über das, was Kinder brauchen um eine gesunde Entwicklung zu nehmen.

Obwohl das Erfüllen der Ersatzbedürfnisse keine wirkliche Befriedigung erzeugt, wird immer wieder versucht über denselben ineffektiven Weg doch noch zu einer Befriedigung der Bedürfnisse zu kommen. Daraus resultieren die in den Beispielen beschriebenen Mangelzustände, die auf den ersten Blick wie eine große Fülle aussehen.

2.5 Analyse von Gefühlen: ›Grundgefühle und Skriptgefühle‹

Arten von Gefühlen

Gefühle sind Steuerungsprozesse unseres Lebens, sie stimulieren Denken und Verhalten und sind gleichzeitig Reaktion auf beides. Die Auseinandersetzung mit Gefühlen ist für effektive Therapie und Beratung eine notwendige Voraussetzung. Gefühle sind definiert als physio- psychologische Grundphänomene, ein Zusammenspiel körperlicher und seelischer Phänomene. Am Beispiel Angst ist diese gegenseitige Beeinflussung der Seite des vegetativen Nervensystems mit schnellerer Herzfrequenz und beschleunigter Atmung und der seelischen Seite der Intensität der Angst deutlich.

Gefühle sind begleitet von unterschiedlichen, oft gegensätzlichen Empfindungen wie ›Erregung – Beruhigung‹ oder ›Lust – Unlust‹.

Sie sind ein subjektives inneres Erleben, das in den Emotionen, den Gefühlsbewegungen, nach außen gebracht wird.

Der Ausdruck eines Gefühls und eine entsprechende Antwort von außen ermöglicht eine Bedürfnisbefriedigung und lässt Lebensenergie deutlich werden. Es folgt daraus Aktivität, nicht allein im Sinne von Arbeit, sondern auch von Genuss in unterschiedlicher Form. Werden Gefühle nicht nach außen gebracht, bindet dies Energie.

Zum Umgang mit Gefühlen ist es hilfreich, sie nicht nur hinsichtlich ihrer Art zu beschreiben, sondern auch zu sehen, in welchen Zusammenhang sie ausgedrückt oder wie sie verwendet werden. Wir unterscheiden:

- Grundgefühle wie Freude, Trauer, Angst, Wut und Zuneigung. Ausdruck und angemessene Antwort bewirken Befriedigung und Beruhigung.
- Soziale Gefühle wie Gelassenheit, Vertrauen sowie Scham und Schuld gehören zu den originären gelernten Gefühlen.
- Skriptgefühle (Ersatzgefühle) unterscheiden sich im subjektiven Erleben nicht von den genuinen Gefühlen, sie sind in frühen Beziehungen gelernt. Ihr Ausdruck bewirkt keine Befriedigung und Beruhigung, daher besteht eine Wiederholungstendenz.
- Komplexen Gefühle wie Liebe, Geborgenheit, Ohnmacht, Enttäuschung und Hoffnung. Diese Gefühle bestehen einerseits aus der Ebene der Grundgefühle und Skriptgefühle und einer zweiten Ebene der Reflektion dieser Gefühle.

Ein wichtiger Ansatz der TA ist die Unterscheidung von angemessenen und unangemessenen Gefühlen. Zur inneren und äußeren Situation passende Gefühle lösen oder beenden eine Situation durch die Abfolge von Ausdruck des Gefühls und entsprechender Antwort aus der Umgebung. Die unangemessenen Gefühle, die

Skriptgefühle, sind nicht auf eine bestimmte innere Situation bezogen, sie führen zu einer unpassenden Antwort, daraus folgt Wiederholung und Steigerung des Skriptverhaltens.

Beispiel

Ein Ehepaar trennt sich. Die Frau erlaubt sich, ihre dabei erlebte Trauer zuzulassen und sich Trost zu holen. Sie erfährt dadurch eine Erleichterung und schafft es, sich aus der Beziehung zu lösen. Der Mann überdeckt seine Trauer mit Ärger und schimpft häufig über seine missliche Situation. Er erlebt durch den Ausdruck des Ärgers keine Erleichterung und kommt auch dadurch viel schwerer von seiner ehemaligen Partnerin los.

Thomson (1989, S. 59) unterscheidet Gefühle in zweckmäßige und unzweckmäßige Gefühle »Unter vielen Umständen sind Angst, Zorn und Traurigkeit zweckmäßig, d. h., sie sind nützlich bei der Identifizierung und Lösung von individuellen Problemen. Diese Gefühle sind in anderen Fällen unzweckmäßig, und zwar wenn sie Unbehagen in dem Individuum hervorrufen, ohne eine hilfreiche Bewusstmachung oder Handlungen zum Problemlösen anzuregen.« Diese unzweckmäßigen Gefühle entsprechen den Skriptgefühlen, zu denen *Berne* zur späten Kindheit schreibt »Während dieser Periode trifft *Jeder* auch eine definitive Entscheidung über die Art der Gefühle. Er hat bereits damit experimentiert und sich abwechselnd zornig, verletzt, schuldig, erschreckt, unzulänglich, rechtschaffen und siegreich gefühlt. Er hat gleichzeitig entdeckt, dass seine Familie bestimmten Empfindungen dieser Art gleichgültig begegnet oder sie sogar ausdrücklich missbilligt, während eines dieser Gefühle akzeptiert wird und auf gute Resonanz stößt.« (Berne 1975/1972, S. 127)

Garcia (1995) trifft die Unterscheidung in gesunden und ungesunden Ärger. Er ordnet sie den Ich-Zuständen im Verhaltensmodell zu.

Gesunden Ärger gibt es in und aus:

- dem positiv kritischen Eltern-Ich-Zustand,
- dem Erwachsenen-Ich-Zustand als verantwortlicher Ärger,
- dem freien Kind.

Der ungesunde Ärger entsteht im und kommt aus:

- dem negativ kritischen Eltern-Ich-Zustand,
- dem reagierenden Kind-Ich-Zustand.

Im folgenden Modell sind Beispiele dafür enthalten

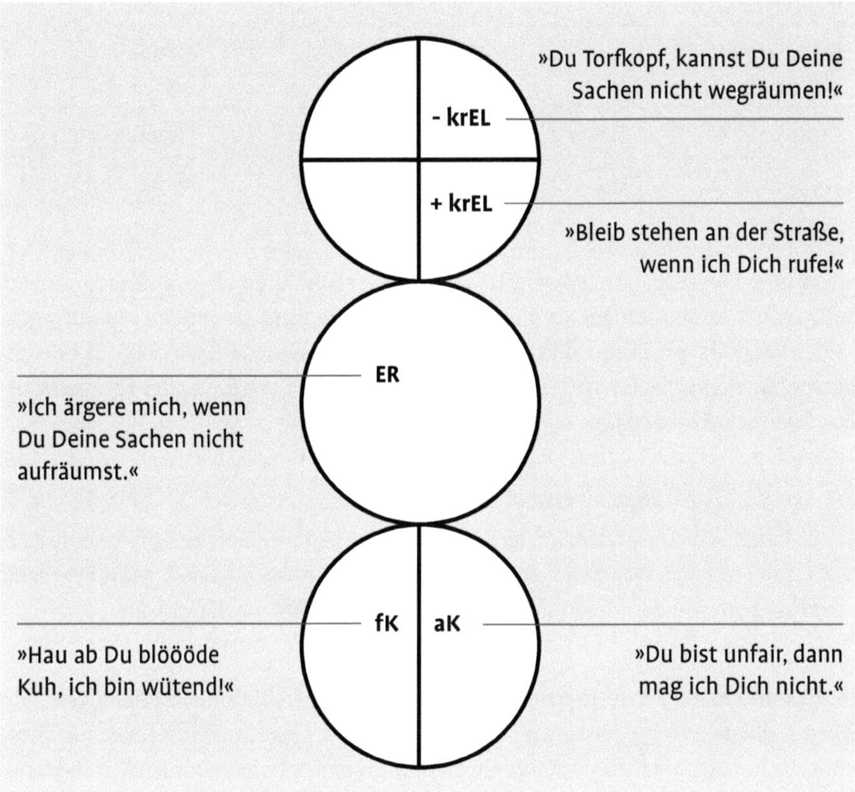

Diese Darstellung von *Garcia* (1995) lässt sich insofern verallgemeinern, als Gefühle, die zweckmäßig sind, wenn wir sie im Verhaltensmodell beschreiben, aus dem ER oder den positiven Persönlichkeitsanteilen des EL und des K kommen und die unzweckmäßigen Gefühle aus den negativen Anteilen des EL und des K stammen.

Grundgefühle

Die zweckmäßigen, angemessenen oder passenden Gefühle sind beschreibbar hinsichtlich ihres Anlasses, ihres Zeitbezugs und des daraus folgenden angemessenen Verhaltens. Dies ist in der folgenden Übersicht zusammengestellt.

Anlass	Gefühl	Zeitbezug	Verhalten
Bedrohung	Angst	Zukunft	Flucht
Schädigung/ Verletzung	Wut	Gegenwart	Kampf
Verlust	Trauer	Vergangenheit	Rückzug
Spaß/Genuss	Freude	Gegenwart	Kontaktaufnahme

Situationen werden zufriedenstellend erlebt und können abgeschlossen werden bei Ausdruck des Gefühls und den damit in Beziehung stehenden Handlungen. In der Folge davon klingt das Gefühl ab. Die angemessene Reaktion der Bezugspersonen, wenn das Gefühl in einer Beziehung erlebt wird, gehört zu einem befriedigenden Ablauf dazu.

Beispiel

Beispiel: Fühlt sich ein Kind im Kindergarten, weil ihm andere Kinder zu nahe kommen, bedroht, kann es durch Wahrnehmen von Aggression den anderen Kindern gegenüber seine Raum behaupten, indem das Kind die anderen wegschiebt oder zurückdrückt.

In diesem Beispiel wird deutlich, dass Wut als Aggression nach außen gebracht nicht Destruktivität oder Gewalt bedeuteten muss. Das Kind entwickelt auf diese Weise seine Eigenständigkeit, indem es sein ursprüngliches Gefühl Wut in Handlung umsetzt, und damit seinem Bedürfnis gerecht wird. Im Gegensatz dazu steht die destruktive Emotion Aggression, z. B. randalierende Jugendliche. Bei ihnen zeigt sich eher die Wiederholungstendenz der Skriptgefühle.

Verschiedene Wut- und Ärgerformen

Schneider (1995) bezieht in die Grundgefühle Schuld und Scham mit ein. Er sieht Scham durch Abwertung des **So-seins** eines Individuums, bei Übertreten der persönlichen Grenze und unterscheidet damit das ursprüngliche Gefühl von dem Skriptgefühl, das aus einer bewussten oder unbewussten moralischen Haltung vermittelt wird. Schuld bezieht sich nicht auf das **Sein** sondern auf das **Handeln**. Etwas getan oder nicht getan bzw. unterlassen zu haben, das der eigenen inneren Ethik nicht entspricht, löst Schuldgefühle aus. Das Skriptgefühl Schuld ist ein gelerntes Gefühl, das der inneren Ethik nicht entspricht und häufig übergeneralisierenden Haltungen entstammt.

Entwicklung des Gefühlsausdrucks und Entscheidungen in Bezug auf Gefühle (nach Moiso 1984)

Die Bedeutung der adäquaten Reaktion der Bezugspersonen für die Gefühlsentwicklung und Stabilität der Gefühlswelt wird in dieser Zusammenstellung deutlich. Auch hier ist notwendig zu sagen, dass jeder von uns nicht auf der einen oder auf der anderen Seite dieser Entwicklung lebt, auch hier dient die Polarisierung dem Verständnis der Entwicklungsabläufe. Jeder lebt mit dem persönlichen Muster aus dem was ihr/ihm mitgegeben wurde und den Entscheidungen, die in diesem Zusammenhang getroffen wurden.

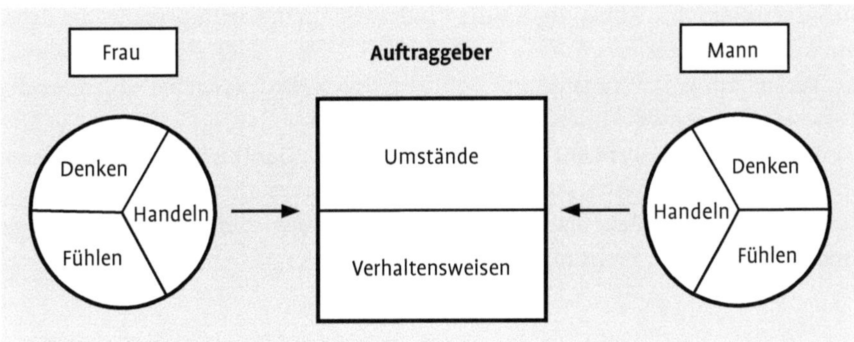

Beispiel

Ein Vater zeigt seinen Kindern eine neue Sportart. Er hat die Erwartung, dass sein Sohn diese schnell beherrscht, und kommentiert Unsicherheit und Fehler spöttisch, dies erlebt der Junge als Bedrohung und zeigt Angst. Diese Angst ist dem Vater unangenehm, und er weist den Jungen an, mit Schwung weiterzumachen. Dieser reagiert mit depressivem Rückzug. Die Tochter soll es auch so schnell lernen wie der Bruder, auch bei ihr kommentiert der Vater Unsicherheit und Fehler mit Ärger. Die Tochter zeigt daraufhin dem Vater ihren Unmut. Sie legt das Sportgerät zur Seite und gibt dem Vater klar zu verstehen, dass sie sich ärgert und dann keine Lust mehr hat mitzumachen.
Der Vater reagiert auf den Ärger indem er zu ihr hingeht nachfragt, was los ist und sie aktiviert wieder weiterzumachen.

Der Vater reagiert aus dem neg. kritischen EL mit Ärger auf das Grundgefühl Angst seines Sohnes, eine unangemessene Antwort.
Der Junge überdeckt seine Angst mit dem Skriptverhalten Depression, zeigt diese. Da dies nicht seiner inneren Situation (Angst) entspricht, erlangt er keine angemessene Reaktion und dadurch auch keine Bedürfnisbefriedigung, die Situation bleibt offen.

Der Ärger des Vaters in Bezug auf die Tochter kommt aus einem anderen Ich-Zustand, da der Vater zu ihr eine wohlwollende Beziehung hat, die nicht von Konkurrenz bestimmt ist. Der Vater reagiert aus seinem K und gibt ihr damit die Möglichkeit, aus ihrem Kind zu antworten und ihr Grundgefühl, die Wut, zu zeigen. Der Kontakt bleibt bestehen, die Situation ist für beide befriedigend gelöst, die Situation abgeschlossen.

Ob eine solche einmalige Situation skriptbildend ist, hängt von der Gesamtsituation und dem Beziehungsgefüge ab. In diesem Fall erlebt der Junge den Unterschied in der Reaktionsweise des Vaters (er behandelt die Tochter liebevoll und den Jungen ärgerlich); dies ist für den Jungen sicher besonders prägend und von daher wirksam. Die Abhängigkeit der Kinder von ihren Bezugspersonen ist dabei ein wichtiger Faktor.

Veränderung des Umgangs mit Gefühlen und Bedürfnissen bei zunehmender Persönlichkeitsentwicklung:

Diese folgende Übersicht zeigt den Umgang mit Gefühlen und Bedürfnissen in unterschiedlichen Altersstufen, die Übergänge in der altersgerechten Entwicklung sind fließend. Bei einschränkenden Skriptentscheidungen kann es Brüche und Stillstand der Entwicklung geben.

Kleinkind	Schulkind	Erwachsener
reflexhaftes unmittelbares reagieren, der K1 Ich-Zustand	Kognition, Beschreiben und Benennen möglich, Aufschub möglich, K2 Ich-Zustand	reflektierter Umgang, Einbettung in Selbst- und Weltbild, Verzicht auf Bedürfnis- und Gefühlserfüllung möglich, integrierte Persönlichkeit

Analyse der Skriptgefühle

Berne bezeichnete Skriptgefühle als ›gelernte Gefühle‹. Viele Autoren haben sich seitdem mit Skriptgefühlen beschäftigt und mit Theorieerweiterungen dazu beigetragen, die unterschiedlichen Aspekte der Skriptgefühle und skriptbedingten Verhaltensweisen zu zeigen.

Beispiel

Beispiel: Ein Mann überdeckt Angst mit Aggression, dies lernen viele Jungen schon früh. Dies bewirkt z. B. beim Autofahren einen aggressiven Fahrstil mit häufigen Rempeleien, da die Angst mit ›Flucht‹, also das Bremsen, nicht stattfindet, sondern ›Kampf‹, das Gas geben.

In einer weit gefassten Definition von *Moiso* (1984) sind viele der bekannten Skriptgefühl-Definitionen enthalten. Er schreibt, dass ein Skriptgefühl ein Gefühl ist, das zu Skriptüberzeugungen passt und durch eine Ersatzhandlung, die von Elternfiguren unterstützt wird, verstärkt wird. Die Skriptgefühle werden entweder nach außen gezeigt, oder sie bleiben unausgedrückt und werden auch in der Weise wirksam, indem sie gesammelt werden. Dieses Sammeln von Gefühlen wird von *Berne* (1973) mit Rabattmarken verglichen, die früher in Geschäften gesammelt wurden, um sie gegen Geld oder einen Gegenstand einzutauschen.

Für die Vertiefung der Theorie über Skriptgefühle sind folgende Artikel hilfreich:

Erskine/Zalcman: Das Maschensystem. 1979
Zalcman: Spielanalyse und Maschenanalyse: Überblick, Kritik und zukünftige Entwicklungen. 1993

Im Folgenden werden wir die Aspekte von Skriptgefühlen und Skriptverhalten, die wir für Beratung und Therapie wichtig halten, darstellen und soweit möglich den vier Ich-Zustands-Modellen zuordnen.

- Lebensgeschichtliches Modell: Skriptgefühle sind Gefühle die verwendet werden, um andere zu beeinflussen in der Weise, wie es in der Kindheit gelernt wurde. (Berne 1972, Steiner 1978, Goulding 1981). **Ersatzgefühle** (English 1971) sind Ersatz für unterdrückte oder verbotene Gefühle. Sie sind Gefühle, die als Endauszahlung in Spielen erfahren werden und damit auch ein Grund für das Spielen von Spielen; sie sind skriptgebunden. Skriptgefühle werden mit der Währung verglichen, in der bei Spielen bezahlt wird.
- Phänomenologisches Modell: Skriptgefühle sind Gefühle, die nicht zum Hier und Jetzt gehören und auf diese Weise erkannt werden können (Goulding 1981).
- Beziehungsmodell: Das Skriptgefühl ist ein verdeckter erpresserischer Plan, um unerfreuliche Gefühle zu erleben (Holloway 1973). Das **Racketeering** (English 1971, 1972) beschreibt Verhaltensmuster, mit denen versucht wird, andere dazu zu bewegen, wie die Elternfiguren zu handeln. Ist dies nicht erfolgreich, werden als Steigerung des Anreizes psychologische Spiele eingesetzt.
- Verhaltensmodell: Als Kind gelernten Verhaltensweisen einzusetzen, um bestimmte Dinge zu erreichen oder zu vermeiden, wird als **Skriptverhalten** be-

schrieben. Wenn beispielsweise ein Mann versucht, als ›Sonnyboy‹ Beachtung zu bekommen und gleichzeitig damit auch intensiven Kontakt vermeidet, ist dies ein gelerntes, skriptgebundenes Verhalten.

Die Zuordnung zu den Ich-Zustandsmodellen zeigt, dass Skriptgefühle sowohl interne Vorgänge, als auch externe Prozesse beinhalten. Dabei sind Skript- Verhaltensweisen stereotype Verhaltensweisen, die denselben Zielen dienen wie die Skriptgefühle.

Auch wenn es unterschiedliche Definitionen gibt, die wie *Erskine/Trautmann* (1981) schreiben, unterschiedliche Anteile eines großen Ganzen zeigen, gibt es über die Funktion von Skriptgefühlen kaum Differenzen.

- Skriptgefühle sind zielorientiert auf andere Menschen.
- Skriptgefühle dienen der Verstärkung des Skripts.
- Skriptgefühle sind ein Weg der kontrollierten Kontaktgestaltung.
- Skriptgefühle erzeugen Spannung, vermeiden Langeweile.
- Skriptgefühle unterstützen die Fantasie des Einflusses auf andere.
- Skriptgefühle unterstützen die Fantasie der Kontrolle über sich selbst.
- Das Sammeln von Skriptgefühle als Rabattmarken zur Rechtfertigung von sonst nicht erlaubten Verhaltensweisen wird im Kapitel 5.2 »Persönliche Stile und das Modell der Türen, Fenster und Fallen« unter »›Fallen‹« dargestellt.

In der Entwicklung ist das natürliche erste Bedürfnis, ein Grundgefühl auszudrücken. Macht jemand damit schlechte Erfahrungen, wird er als zweite Wahl, als ›Trostpreis‹ (F. English) die Macht des (erlaubten) Skriptgefühls wählen. Wenn er schon keine befriedigende Beziehung erreichen kann, dann soll es wenigstens die Machtposition sein. Im Hintergrund bleibt die machtlose Position wirksam.

Für Kinder hat die Entwicklung eines Skriptgefühlszwei Seiten: die eine bedeutet Ohnmacht den Bezugspersonen gegenüber und ist der Anlass die eigenen Gefühle zu unterdrücken und zu ersetzen, um Anerkennung zu bekommen. Ist dieses Verhalten erfolgreich, entwickeln Kinder häufig die Fantasie, sie hätten nun die Möglichkeit gefunden, Einfluss auf andere zu nehmen. Dabei wird im Allgemeinen nicht wahrgenommen, wie teuer dies bezahlt wird, denn dafür müssen sie ihre eigenen Gefühle und Bedürfnisse zurückstellen. In der resultierenden Bedürftigkeit wird die Fantasie wichtig, dass sie so mächtig sind, Einfluss auf die Erwachsenen zu nehmen, sodass ihnen nichts Schlimmes mehr passiert oder etwas Gutes stattfindet. *Summerton* (1994) nennt dies die Magie in den Skriptgefühlen. Diese Fantasie haben in der Regel nicht nur Kinder, sondern viele nehmen diese neurotische Überzeugung mit in das Erwachsenenalter. Diese beiden Seiten sind auch deutlich darin, dass Skriptgefühle entweder in dem Eltern-Ich-Zustand oder aus dem angepassten Kind-Ich-Zustand wahrgenommen werden und in der Regel auch aus diesen ausgedrückt werden.

Beispiel

Eine Frau erlebt immer wieder Angst in vielen unterschiedlichen Situationen; sie hat auch Schwierigkeiten, einkaufen zu gehen, sie vermeidet dies, wenn möglich. Ihr Gedankengang dazu ist, dass ihr etwas passieren könnte, sie könnte ohnmächtig werden und komplett hilflos sein. Dann würden in ihrer Vorstellung alle Leute in diesem Geschäft zu ihr hinschauen und etwas Negatives über sie denken. Dieser fantasierte Ablauf beinhaltet sowohl die Seite der Ohnmacht, die Hilflosigkeit und auch die Machtseite, die oft zuerst nicht wahrgenommen wird. Dass alle Menschen auf sie schauen und sich für ihr Verhalten interessieren, ist sicher unwahrscheinlich.

Diese Frau hat in ihrer Kindheit gelernt, Wut, die sie erlebte, durch Angst zu überdecken, da in ihrer Familie für ein Mädchen Angst akzeptiert war und Wut den männlichen Familienangehörigen vorbehalten war.
Diese Äußerung kommt wie die Angst aus dem reagierenden Kind-Ich-Zustand.
In diesen Fantasien werden die typischen Merkmale von Skriptgefühlen deutlich, Macht auf der einen Seite und die Ohnmacht auf der anderen Seite, sowie die darauffolgende Passivität und die offenbleibende unbefriedigende Situation.

Das zeigt, dass die als Kind entwickelten Mechanismen auch im Erwachsenenalter wirksam bleiben.

Wir halten es für wichtig, in der Diskussion über Skriptgefühlen immer wieder darauf hinzuweisen, dass derjenige, der ein Skriptgefühl erlebt, für sich im Moment des Erlebens nicht unterscheiden kann, ob es sich um ein originäres oder ein Skriptgefühl handelt. Auch wenn hier bei dem Skriptverhalten von Manipulation gesprochen wird, sind dies keine bewussten Vorgänge und sind daher erst durch Reflexion bewusst zu machen. Daher ist eine Konfrontation mit Skriptgefühlen am Anfang einer Beratung oder Therapie nicht sinnvoll, dafür muss eine Reflektion über das eigene Verhalten und über innere Prozesse möglich sein.

Autonomie und Gefühle

Goulding/Goulding (1981) weisen immer wieder darauf hin, dass Menschen anderen Menschen keine Gefühle machen können. Diese Aussage wird häufig verallgemeinert in dem Sinne, dass wir frei seien, zu empfinden oder auch nicht. Doch Aktionen haben Wirkung. Dazu schreibt *Schneider* (1996, S. 15) »Wir sind nicht frei, auf innere und äußere Reize nichts zu empfinden. Unser Organismus antwortet mit einer körperlichen und seelischen Empfindung, Reaktion«. *Gouldings* beziehen sich in ihrer Aussage auf die oben erwähnten Machtfantasien über Skriptgefühle. Sie legen Wert darauf, in ihrer Arbeit diese Überzeugungen deutlich zu machen, damit Klienten einen Weg finden, zu ihren eigenen Gefühlen und Bedürfnissen zu kommen und so Eigenständigkeit zu entwickeln. *Steiner* (1996) nennt diese Abhängigkeit emotionale Symbiose, die beide Beteiligten bremst; hier haben die Beteiligten Schwierigkeiten, ihre Gefühle von denen des anderen zu trennen. Eine ähnliche Situation besteht bei emotionalen Forderungen, die Menschen auf dem Boden von Schuldgefühlen aneinander stellen. Diese emotionalen Forderungen werden in Form von Skriptgefühlen ausgedrückt. Es ist wichtig, diese ungesunde Beziehungsgestaltung zu unterbrechen und eine Trennung von *ich* und *du* zu ermöglichen in dem Sinne, dass es darum geht eigene Gefühle auszudrücken und die Reaktion von anderen zu erleben, ohne zu glauben, sie kontrollieren zu müssen. In dieser Diskussion betont *Steiner*, dass Menschen bei anderen Gefühle auslösen können.

Wäre dies nicht möglich, könnten wir keine Empathie für Klienten entwickeln, in der Berater und Therapeutinnen intuitiv ihre Gefühle wahrnehmen und sich in bestimmte Situationen einfühlen. Es wäre dann z. B. auch nicht möglich, zwischen Skriptgefühl und ursprünglichem Gefühl zu unterscheiden.

In Beratung und Therapie ist es wichtig, dass Klienten möglichst häufig ihre ursprünglichen Gefühle erleben und dadurch eine Befriedigung erfahren. Hier besteht ein Zusammenhang zu den Grundbedürfnissen, die auch durch Ersatzbedürfnisse überdeckt werden können.

Skriptgefühle werden in den Lebensplan integriert und bilden dort mit den Skriptüberzeugungen, den Fantasien, den Erinnerungen ein System von Gedanken, Gefühlen und Verhalten, das Skriptsystem.

Racket- oder Skriptsystem

Erskine/Zalcman (1979) entwickelten das Racketsystem, das von uns hier als Skriptsystem übersetzt wird. In ihm werden die Zusammenhänge zwischen Skriptgefühlen und Skriptverhalten als äußere Manifestation des Skriptes mit den inneren unbewussten Skriptstrukturen in Verbindung gebracht. Dieses Theoriekonzept ermöglicht die unterschiedlichen Aspekte von Skriptgefühlen und -verhalten einzuordnen und im Zusammenhang mit den Skriptinhalten zu sehen.

Für die Einschätzung von Klienten und auch im aktuellen Umgang ist die Kenntnis des Skriptsystems hilfreich. Es dient dazu, Vertragsziele zu definieren und gezielt zu intervenieren. In der Übersicht haben wir das Modell von *Erskine/Zalcman* verwendet und durch den unterschiedlichen Hintergrund externe und interne Anteile unterschieden.

Die Erfahrungen des aktuellen Lebens bestätigen Skriptinhalte und ebenso die Erinnerungen an Fantasien werden so eingesetzt, als seien sie Realität. Dieses System ist für einzelne Skriptüberzeugungen und die dazu gehörigen Verknüpfungen darstellbar, es zeigt sozusagen eine ›Scheibe‹ aus dem Skript.

Skriptsystem		
lebensgeschichtlich:	**verhaltensmäßig:**	**beziehungsmäßig:**
Skriptglaubenssätze	**Skriptverhalten**	**Verstärkende Erfahrungen**
über Selbst	beobachtbares Verhalten	gegenwärtige Ereignisse
Andere		
Qualität des Lebens		
Verdrängte Bedürfnisse und Grundgefühle	**phänomenologisch**	**phänomenologisch**
	berichtete innere Erfahrungen	alte emotionale Erinnerungen
	Fantasien	Erinnerungen an die Fantasien als Realität

Erskine (1991/1988, S. 46) schreibt zum Skriptsystem: »Das Skriptsystem dient der Abwehr der bewussten Wahrnehmung von Erfahrungen und Bedürfnissen der Kindheit sowie der damit verbundenen Gefühle und ist gleichzeitig eine Wiederholung der Vergangenheit«.

Es dient damit der Verzerrung der Gegenwart und ermöglicht die Sicherheit, das schon ›Bekannte‹ zu erleben. Dies ergibt einen sich selbst verstärkenden Kreislauf. Wird nun dieser Kreislauf immer wieder durchlaufen, kann der Klient, wenn er so weit gekommen ist, ihn zu erkennen, ihn an jedem Punkt unterbrechen und neue Wege einschlagen. Dies ist sowohl auf dem kognitiven Weg als auch über Gefühlsarbeit möglich.

Partner werden ›passend‹ zu diesem System ausgesucht, mit dem unbewussten Ziel, jemanden zu haben, der wie die Mitglieder der Ursprungsfamilie handelt. Diese Beziehung zu den Partnern kann durch die ineinandergreifenden Skriptsysteme dargestellt werden, um Verständnis für das Ineinander-Haken zu gewinnen und Änderungen möglich zu machen. Die ineinandergreifenden Skriptsysteme finden Verwendung in der Einzelarbeit, um Klienten aufzuzeigen, in welcher Weise sie sich in ihren aktuellen Beziehungen mit anderen verknüpfen und wie das mit den Beziehungen in der Ursprungsfamilie zusammenpasst.

2.6 Erlebnisgeschichtliche Analyse: ›Lebensplan‹

Theoretische Grundlagen

Eines der zentralen theoretischen Konzepte für Therapie und Beratung ist das Modell des Lebensplanes (Skript), definiert als »unbewusster Lebensplan des Individuums, der auf Entscheidungen, die in früher Kindheit getroffen wurden, basiert« (Berne 1966, S. 285f) oder präziser: »Ein Skript ist ein fortlaufendes Programm, das in früher Kindheit unter elterlichem Einfluss entwickelt wurde und dadurch das Verhalten eines Individuums in den meisten wesentlichen Aspekten seines Lebens beeinflusst« (Berne 1972/1975, S. 343). Diese Definition ist entwicklungs- und pathologieorientiert, sie beinhaltet sowohl fördernde als auch einschränkende Anteile, die in einem System miteinander vernetzt sind.

Daher wird in der Transaktionsanalyse zwischen **Gewinnerskripts**, **banalen Skripts** und **Verliererskripts** (hamartischen Skripts) unterschieden. Das **Gewinnerskript** erlaubt, die eigenen Ziele im Leben zu erreichen und ein zufriedenes, sinnerfülltes oder glückliches Leben zu führen. **Banale Skripts** sind durch Zeitvertreib gekennzeichnet, das Leben verrinnt durch sie ohne besondere Höhen und Tiefen. Hamartische Skripts oder **Verliererskripts** führen zu einem tragischen Lebensende der Skriptendauszahlung (Skript-Payoff) in Form von schwerer Krankheit, Verwahrung in Psychiatrie oder Gefängnis, Sucht, Suizid oder Sterben in Isolation (Einsamkeit).

Aus diesen Basisdefinitionen haben sich verschiedene Auffassungen über den Lebensplan entwickelt z. B.:

- Skript als inneres Programm aus der Erfahrung der frühen Bezugspersonen (Berne/Steiner),
- Skript als Reaktion auf erfahrene Förderung oder Behinderung in bestimmten Entwicklungsphasen (Levin),
- Skript als Sammlung von (Über-)Lebensentscheidungen (Goulding),
- Skript als Anpassung an ein bestimmtes Milieu (Schiff),
- Skript als Reaktion auf frühkindliche Traumen (Erskine),
- Skript als Ordnungsprinzip des Lebens, als bewusste und vorbewusste Lebensplanung (English),
- Skript als biographische Sinnfindung (Allen/Allen),
- Skript als Verhaltenssteuerung unter Stress (Kahler).

Gemeinsam ist allen diesen Auffassungen von Skript, dass der Lebensplan das Denken, Fühlen und Verhalten in aktuellen Situationen beeinflusst und dass durch seine Bearbeitung innerpsychische und Verhaltens-Änderungen möglich und notwendig sind.

Wir werden an dieser Stelle nur die wichtigsten Aspekte darstellen, im Laufe der verschiedenen Anwendungskapitel werden weitere Modelle besprochen.

Die Diskussion um das Konzept ›Skript‹ bezieht sich auf die Fragen seiner theoretischen Grundlegung (Skript als phänomenologische Erfahrung, hypothetisches Konstrukt, Modell, Hypothese), der Bedeutung der Kindheitserfahrung für den Erwachsenen (wie gültig sind frühkindliche Entscheidungen im Gegensatz zu späteren Einflüssen), seiner pragmatischen Funktion als Therapiemodell (Skript als konkrete Erfahrung, Bild, Allegorie, innere Landkarte) sowie der postmodernen Sichtweise (Skript als Wirklichkeitskonstruktion, Projektion von Vergangenheit und Zukunft, Ergebnis eines Diskurs, erzählte Subjektivität).

Themenheft: Scripts des TAJ 18,4. 1988

Der **menschliche Lebenslauf** wird von verschiedenen Faktoren bestimmt:

- der **genetischen** Grundsituation eines Individuums,
- **nicht beeinflussbaren Bedingungen** der Lebenssituation (Schicksal),
- den **Umwelteinflüssen** der frühen Kindheit, Anpassung an ein bestimmtes Milieu,
- den frühen **Konflikten** und daraus resultierenden Entscheidungen,
- **Glaubenssätzen** (Konstrukten) über das Ich, die anderen, das Leben oder die Welt generell,
- bewussten späteren **Entscheidungen** und deren Folgen.

Bei der **Lebensplananalyse** untersuchen wir Kindheitskonflikte vor allem in der Gefühlswelt, die Entstehung von Glaubenssätzen und Entscheidungen sowie deren Auswirkungen auf das momentane Leben der Klienten.

Die genannten Faktoren führen zu einer Entwicklung eines Bildes von sich, den anderen und dem Leben allgemein, das vorbewusst wesentlich Entscheidungen mitbestimmt und dadurch Wiederholungen von Konfliktsituationen bewirkt.

Das Skript wird demnach als ein sich wiederholendes Muster im Lebensvollzug sichtbar, wodurch eine bestimmte Vergangenheit die Gegenwart und bisweilen auch die Zukunft eines Menschen in seinen Entscheidungen bestimmt. Therapeutisch und beraterisch wird es in Situationen bedeutsam, in denen ein Mensch – soweit möglich – nicht frei über Gegenwart und Zukunft bestimmen kann. Dies gilt auch für positive Entscheidungen und Anpassungen, besonders aber, wenn das Skriptmuster auf ein unglückliches, einsames, krankes oder suizidales Lebensende hinzielt.

Bei vielen Menschen kann der Lebensplan als komplexes Bild verstanden werden, das durch eine Art Überschrift (Motto) gekennzeichnet ist und – wie beim Bild eines Malers – nur ansatzweise verbal beschreibbar ist.

In der Therapie/Beratung wird also nie der ganze Lebensplan in allen seinen Facetten sichtbar und bearbeitet, sondern nur jeweils dominante Teile, die mit der aktuellen Konfliktsituation zusammenhängen.

Skriptmodelle der TA sind somit als Zugänge zum Lebensplan aufzufassen, die je nach Fragestellung und der Zielsetzung der therapeutischen und beraterischen Tätigkeit variieren können. Den Sinn der Skriptanalyse sehen wir darin, dass sowohl Therapeuten/Beraterinnen als auch die Klienten selbst das innere System des Klienten verstehen, um Zielsetzungen für eine Therapie oder Beratung zu entwickeln. Die Diagnostik im Sinne der Skriptanalyse und die Therapie/Beratung sind ineinandergreifende Prozesse, die einander beeinflussen und gezielte Interventionen ermöglichen. Die Skriptanalyse ist für Klienten ein intensiver Bewusstwerdungsprozess und damit ein wichtiger Teil der Arbeit. Zum Schutz der Klienten findet sie entlang des Therapievertrages und an der jeweiligen Zielsetzung orientiert statt.

Das entwicklungspsychologische Modell

Als wesentliche Grundlagen des Skriptes werden die frühkindlichen Einflüsse von Eltern und wichtigen Bezugspersonen sowie die kindlichen Entscheidungen angesehen. Als ›Entscheidungen‹ des Kindes werden die Anpassungsleistungen (Akkommodationen) im Sinne *Piagets* (1973) verstanden.

Die Grundlage pathologischer Muster sind kindliche Entscheidungen, die zum Teil massiv einschränkend sind, da Kinder in allen Bereichen z. B. Zuwendung oder Ernährung auf die Bezugspersonen angewiesen sind. Zudem haben sie eine geringere Frustrationstoleranz als Erwachsene und noch wenig Informationen. Sie treffen Entscheidungen so, um aus ihrer Sicht möglichst gut mit den Bezugspersonen auszukommen. Diese Konflikte der frühen Kindheit werden nicht erinnert, daher gilt der Lebensplan als unbewusst.

Die Bezugspersonen vermitteln Botschaften sowohl aus ihren bewussten, als auch aus ihren unbewussten Anteilen, die förderlich oder einschränkend sein können. Dies geschieht in der Beziehung zum Kind und aus Fürsorge. Die Familie in ihrer Struktur (Teilfamilien, Geschwistersituation, Einfluss von Verwandten) ist nur ein Teil eines übergreifenden Erziehungssystems. Die Kinder erfahren Einflüsse aus mehreren Generationen, der gesamte kulturelle, religiöse und historische Hintergrund einer Familie hat hier Bedeutung.

Skriptarbeit ist daher keine Anklage an die Eltern, sondern eine distanzierte, wertneutrale Betrachtung der Einflüsse.

Skript bzw. **Lebensplan**

entsteht aus

Kindlichen Entscheidungen **Elterlichen Einflüssen**

Beispiele der Lebensweise aus anderen Kulturen (›kulturelle Skripts‹) sind für uns manchmal schwer einfühlbar, helfen aber die Bedeutung eigener Sichtweisen zu relativieren und traditionelle Regeln infrage zu stellen.

Nach Auffassung von *Berne* ist das Skript ist ein Entwicklungsprozess, der mit perinatalen Erfahrungen als ›protocol‹ beginnt und mit dem ›palimpsest‹ als einem ersten Entwurf im Alter von etwa 5 Jahren fortgesetzt wird. Diese frühen Stadien werden verdrängt. Die danach folgende Fassung des Skriptes, das ›script proper‹ ist dagegen dem Bewusstsein zugänglich und wird als vorbewusst gesehen (Berne 1963, S. 227–231).

Die Entstehung des Skripts

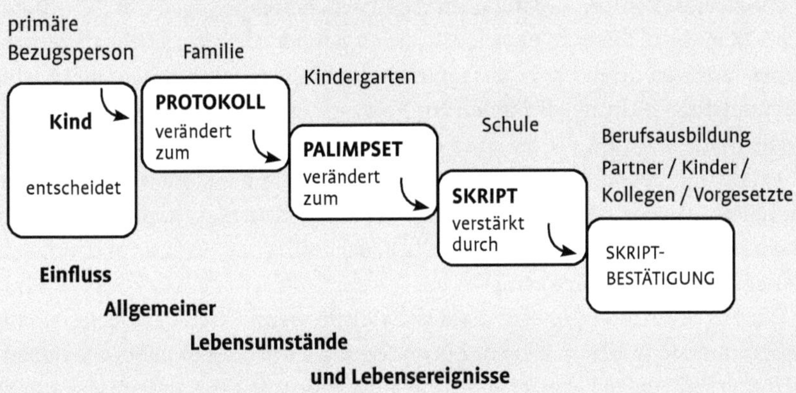

Wesentliche Aspekte des Skriptes sind in der Skriptformel zusammengefasst: »frühe elterliche Einflüsse → Programm → sich dem Programm unterziehen (compliance) → wichtige Lebensumstände → Endauszahlung (payoff) (Berne 1975, S. 344). Sie ermöglicht die Einordnung von Skripteinflüssen in einer zeitlichen und inhaltlichen Dimension und bezieht den auch unbewussten Endausgang mit ein. Diese Einteilung beschreibt drei Möglichkeiten, das Gewinner, Verlierer oder banale Skript.

Grundpositionen, das ›OK-Konzept‹

Aus den frühen Erlebnissen entwickeln wir weitreichende Einstellungen zu uns selbst und der Umgebung, die ›Lebensgrundposition‹ (Berne, 1962). Sie bestimmt, ob wir uns als angenommen und wertvoll erleben, also ›OK‹ fühlen. Diese Position wird auch auf andere bezogen: wie sehe ich die anderen, sehe ich sie als vollständig und wertvoll als ›OK‹ an?

Sind diese Grundeinstellungen einmal entwickelt, werden sie in das Skript integriert und wie die anderen Skriptinhalte immer wieder selbst bestätigt.

Vier Grundpositionen, die auch als ›Basisposition‹ (Ernst 1971) oder als ›existentielle Position‹ (Harris 1975) bezeichnet wurden, sind charakteristisch:

- ich OK – du bist OK (+ / +)
- ich bin OK – du bist nicht OK (+ / -)
- ich bin nicht OK – du bist OK (- / +)
- ich bin nicht OK – du bist nicht OK (- / -)

Wir gehen davon aus, dass Kinder in der ersten Position (+/ +) geboren werden und, solange ihre Bedürfnisse erfüllt werden, sie auch darin bleiben und sich zu Gewinnern entwickeln.

Die zweite Position (+ /-) dient im rebellischen Kampf gegen das Gefühl, selbst nicht OK zu sein. Sie wird entwickelt, wenn Kinder die Umgebung als feindselig erleben, z. B. von ihren Eltern ausgenutzt oder missbraucht werden. Meist lebt ein Elternteil diese Haltung als Modell vor.

Die dritte Position (-/+) ist eine resignierend-depressive Haltung. In ihr sind die Erfahrung des Kleinseins, der Ohnmacht und Abhängigkeit von anderen generalisiert. Werden z. B. einem Kind wesentliche Bedürfnisse nicht erfüllt, sieht es häufig in sich selbst die Ursache für die Benachteiligung. Es interpretiert sich als unattraktiv oder minderwertig.

Die vierte Position (-/-)wird dann entwickelt, wenn Kinder schlecht behandelt werden und sie weder sich noch die anderen als wertvoll erleben. Sie haben die Hoffnung auf eigene Lebensgestaltung aufgegeben. Die Grundstimmung ist Verzweiflung und Hass. Diese Einstellung führt zu einem Verlierer-Skript.

English (1976) unterscheidet bei der ersten Position zwischen einem symbiotischen, grenzenlosen OK-Gefühl des Säuglings und dem ›OK-realistisch‹ des Erwachsenen, der seine Grenzen und die Begrenztheit der anderen und des Lebens allgemein akzeptiert, ohne zu resignieren, sondern darauf eine gesunde Lebenseinstellung und Lebensplanung aufbaut.

Die Grundposition wirkt als Organisationsprinzip für das Denken, Fühlen, Handeln und die Beziehungsgestaltung. *Steiner* (1982) zählt das Bilden und Bestätigen der Grundposition zu den Grundbedürfnissen.

Ernst (1971) ordnet die Grundpositionen zu einem Quadrat und schreibt ihnen typische Reaktionsweisen der Problemlösung zu:

Das OK-Gitter (OK-corral)

	Du bist OK	
	sich zurückziehen, von anderen die Lösung erhoffen	sich aktiv zuwenden, konstruktiver Umgang mit Problemen
Ich bin nicht OK		**Ich bin OK**
	stecken bleiben, destruktiv agieren	den anderen oder das Problem loswerden wollen
	Du bist nicht OK	

In diesem Zusammenhang ist die Sprache wichtig. Berne bezog die Begriffe, die er einführte, aus der Umgangssprache, um seine Theorie allgemein verständlich zu machen im Gegensatz zum ›Fachchinesisch‹ vieler Berufe. Dies ist ihm für die zu seiner Zeit in den USA Lebenden gut gelungen. Die Metaphern, die er verwendet, stammen sowohl aus der europäischen als auch aus der amerikanischen Kultur. Die weiteren Entwicklungen in den Staaten hatten zur Folge, dass für Europäer diese Metaphern schwer nachzuvollziehen sind, wie z. B. der OK-corral, dabei klingt für einen in den Staaten Aufgewachsenen sofort die Geschichte von Whyatt Earp an, die bei uns nur speziellen ›Western‹-Fans vertraut ist. So ist leider das, was Berne wollte, die Fachsprache abzuschaffen, wieder entstanden: einerseits die Wörter, die bei der Übersetzung schwer in Umgangssprache zu bringen sind, wenn sie ihre Bedeutung nicht verlieren sollen, und andererseits die verwendeten Bilder, die zu unserer Kultur häufig eine große Distanz haben.

Der Einfluss elterlicher Botschaften

Bei der Bildung des Protokolls, des Palimpsets und des eigentlichen Skripts wird den Eltern, bzw. wichtigen Bezugspersonen ein wesentlicher Einfluss zugeschrieben. Im Rahmen der Bindungsforschung wurden einige dieser Theorien mittlerweile bestätigt, allerdings auch eine größere Variabilität in der späteren Entwicklung festgestellt, die einen zwingenden Zusammenhang zwischen der Kleinkinderfahrung und dem Erleben und Verhalten des Erwachsenen infrage stellen.

Für Therapie/Beratung sehen wir daher die elterlichen Botschaften, wie sie verbal ausgedrückt werden, als Metaphern an, die helfen, die vom Erwachsenen erinnerte Beziehung in einen Sinnzusammenhang zu bringen und Wege zur Veränderung zu finden.

Es gibt unterschiedliche Darstellungen der Wirkungsweise elterlicher Botschaften in der Skriptmatrix, die für verschiedene Fragestellungen hilfreich sein können. Wir benutzen unter Verwendung des Struktur-Modells der Persönlichkeit eine Abwandlung der Skriptmatrix von Woollams/Brown (1978, S. 177).

Die Skriptmatrix

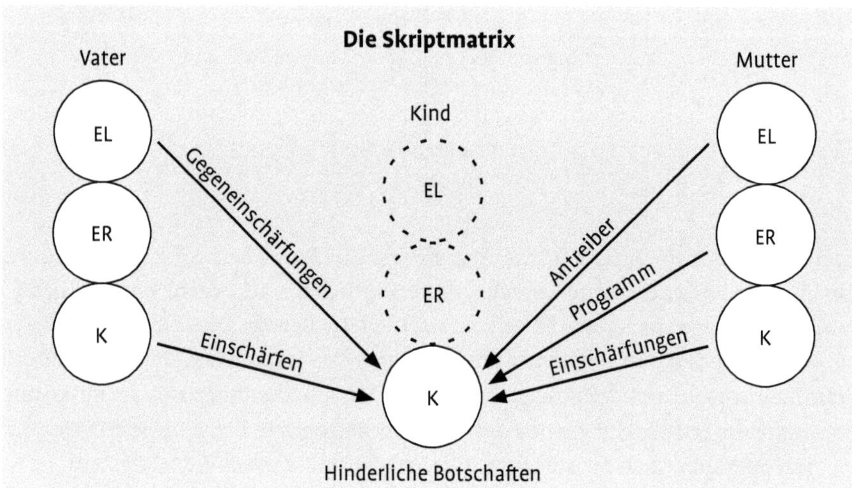

Die elterlichen Einflüsse sind in prägnanter Weise erstmals von *Steiner* (1966) in der Skriptmatrix zusammengestellt.

Das Kind wird zwischen den Elternteilen dargestellt. Zur Verfügung steht ihm das Kind-Ich mit den Unterstrukturen des kindlichen Eltern-Ichs (EL1), des kindlichen Erwachsenen-Ichs (ER1 oder auch ›kleiner Professor‹) und des Kindes im Kind-Ich (K1). Ihm stehen zur Bewältigung seines Lebens kindliche Eltern- und Erwachsenenstrukturen zur Verfügung, die die elterlichen Einflüsse verarbeiten und mit den eigenen Bedürfnissen aus dem K1 in Einklang bringen. Es koordiniert seine Bedürfnisse (K1) mit den wahrgenommenen Forderungen der Umwelt (ER1) und löst Konflikte, wenn eigene Bedürfnisse und Umweltanforderungen divergieren. Diese Lösungen entsprechen dem Erleben der Kinder in ihrem jeweiligen Entwicklungsstand.

Die Eltern (Bezugspersonen) reagieren mit allen Ich-Zuständen auf das Kind, teils verbal, teils nonverbal und geben ihm so unterschiedliche Botschaften, die seine Person, sein Leben und die Umgebung betreffen. Diese Botschaften werden in der klassischen Skriptmatrix in Einschärfungen, Gegeneinschärfungen und das vorgelebte Programm eingeteilt.

Die Skriptmatrix ist sozusagen das Inhaltsverzeichnis des Skriptes, das Skriptsystem wird in diesem Modell in Faktoren zerlegt und hilft dadurch, die Klienten zu verstehen, Interventionsstrategien zu entwickeln und an relevanten Punkten anzusetzen. Es ermöglicht auch dem Klienten, Verständnis für sich in seiner Geschichte zu entwickeln.

Während in der TA-Literatur oft nur das Pathologie-Modell aufgeführt wird, legen wir auch Wert auf die positiven Botschaften als Quellen der persönlichen Stärken eines Klienten. *Levin* (1982) listet sie altersabhängig als Erlaubnisse, Ermutigungen und Bestätigungen auf, die wir für ein gesundes Leben brauchen.

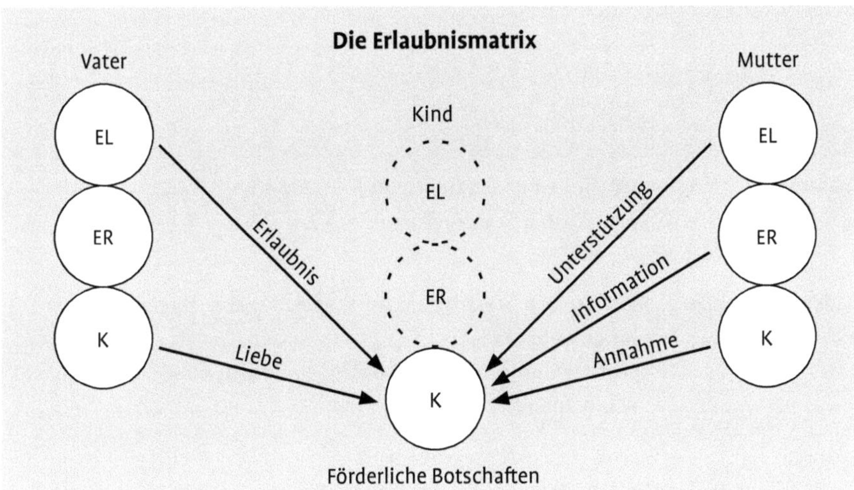

Die Erlaubnismatrix von *Woollams* und *Brown* (1979) legt den Schwerpunkt auf die förderlichen Botschaften.

Im Lebensplan ist im Allgemeinen ein Zusammenspiel dieser unterstützenden und hemmenden Entscheidungen, Anweisungen und Modellverhaltensweisen gegeben.

Grundbotschaften

Die entwicklungsgeschichtlich älteste Ebene sind die Überzeugungen, die ein Mensch über sich entwickelt, wie er ist oder wie er glaubt, sein zu sollen. Diese entstehen z. T. schon pränatal und nach der Geburt vor allem durch den (nonverbalen) Umgang der Personen der Umgebung mit dem Kind. Diese Überzeugungen können fördernd oder hemmend sein.

Die **Einschärfungen** beschreiben Einflüsse, die als Verbote erlebt und gespeichert sind. Sie stammen meist aus unbewussten Persönlichkeitsanteilen der Bezugspersonen und werden nonverbal vermittelt. *Goulding/Goulding* (1975) haben zwölf typische Einschärfungen in Kurzformeln gebracht: »sei nicht« oder »existiere nicht«, »sei nicht du selbst«, »sei kein Kind«, »schaff's nicht«, »tu es nicht«, »sei nicht wichtig«, »gehör' nicht dazu«, »sei nicht nahe«, »sei nicht gesund«, »fühl' nicht«, »denk' nicht«.

Für das Verständnis und die Einordnung ist die vereinfachende Prägnanz hilfreich. Im einzelnen Fall ist es notwendig, die exakte Formulierung und individuelle Bedeutung für den einzelnen Klienten herauszufinden. Diese Botschaften werden auch als ›Bannbotschaften‹ bezeichnet. Wir haben sie nach unterschiedlichen Bereichen in der folgenden Tabelle zusammengestellt.

Bereich:	Fördernde Botschaft/ Bestätigung	Einschränkende Botschaft/ Verbot
Dasein:	Wir freuen uns, dass Du da bist! Du hast ein Recht, hier zu sein!	Sei nicht! Existiere nicht!
Identität/Selbst:	Ich bin froh, dass Du ein Junge / ein Mädchen bist! Erprobe und erfahre, wer Du wirklich bist!	Hab' keine eigenen Empfindungen! Sei nicht, der Du bist!
Wert:	Dein Dasein, Deine Bedürfnisse, Dein Fühlen, Dein Denken, Deine Ansichten und Erfahrungen sind uns wichtig!	Sei nicht wichtig!
Nähe und Kontakt:	Es ist schön, Dich zu halten, Dich zu berühren, Dir nahe zu sein!	Sei nicht nahe! Traue niemandem! Gehöre nicht dazu!
Empfindungen, Wünsche und Bedürfnisse:	Deine Bedürfnisse sind in Ordnung! Du kannst Dir Deine Zeit nehmen! Ich bin froh, dass Du größer wirst!	Habe keine eigenen Bedürfnisse! Sei kein Kind! Werde nicht erwachsen!
Fühlen:	Trau Deinen Gefühlen als Führer!	Habe keine eigenen Gefühle!

Denken:	Du kannst neugierig und intuitiv sein! Du kannst beim Fühlen denken und beim Denken fühlen! Du kannst für dich selbst denken!	Denke nicht!
Fähigkeiten und Fertigkeiten:	Entdecke Deine Welt und probiere etwas aus! Du kannst etwas unternehmen und Unterstützung dabei bekommen! Es ist gut, Verantwortung für eigene Bedürfnisse, Gefühle und Handlungen zu übernehmen!	Schaff's nicht! Tu's nicht!
Gesundheit:	Sorge für Dich! Lass' es Dir gutgehen!	Sei nicht gesund! Sei nicht normal!
Glück und Zufriedenheit:	Es ist in Ordnung, selbständig zu sein!	Sei nicht glücklich! Sei nicht zufrieden!

Programm

Weiterer wesentlicher Bestandteil des Skripts ist das **Programm**: Die Vorstellung der Eltern, wer das Kind ist, was aus ihm werden soll, wie es leben soll. Meist wird es von den Eltern vorgelebt und oft übernimmt das Kind es vom gleichgeschlechtlichen Elternteil. Es enthält Informationen darüber, wie positive oder negative Lebensziele erreicht werden.

Gegenskriptbotschaften

Wenn Kinder einschränkende und festlegende Botschaften erhalten und akzeptiert haben, entwickeln sie sich oft nicht in der Weise, wie die Eltern es sich wünschen. Deshalb erhalten sie aus dem ›Eltern-Ich‹ der Eltern erzieherische, bewusste Anweisungen (Erlaubnisse/Verbote), um das Leben in der gewünschten Weise zu bewältigen. Dadurch soll sich das Kind in den sozialen Rahmen einfügen. Sie beziehen sich auf alle Lebensbereiche. In generalisierter und übertriebener Form werden sie zu **Antreibern**. *Kahler* (1974) beschreibt fünf wichtige Typen: **»tu es mir zuliebe / mach's mir recht«, »beeil dich«, »sei stark / zeige keine Gefühle«, »streng dich an, arbeite hart«, »sei perfekt«.**

Die Wirkung des häuslichen Erziehungsklimas

Von *Steiner* werden drei **Skripttypen** beschrieben, die auf einem Mangel in der Kindheit beruhen, eine bestimmte Pathologie fördern und einen typischen Skriptausgang provozieren.

Ihre Analyse hilft zur Schwerpunktsetzung in der Therapie/Beratung. Diese Sichtweise verknüpft Inhalte des Skripts mit typischen Ursachen, Störungsbildern und zentralem Behandlungsansatz. Depression, Verrücktheit und Abhängigkeit sind die drei seelischen Hauptstörungen: das ›lieblos‹-, ›kopflos‹- und ›freudlos‹-Skript (Steiner 1975, übers. G. H.).

Skripttyp	lieblos	kopflos	freudlos
verlorene Funktion	**Intimität**	**Bewusstheit**	**Spontaneität**
Einschärfungen	sei nicht! sei nicht nahe!	denk' nicht! sei nicht du selbst!	fühle nicht! schaff's nicht!
typische Beschwerden	Mangel an Zuwendung, Anerkennung, starke Einsamkeit	Verwirrung, Angst, verrückt zu werden, Abwertungen von sich und anderen	Verlust von Körperempfindungen, Körpermissempfindungen, Gefühllosigkeit
Endauszahlung			
banales Skript	Depression	Konfusion	Langeweile
tragisches Skript	Suizid	Verrücktheit/ Psychose	Abhängigkeit / Sucht
Therapeutische Schwerpunkte			
	Zuwendung emotionsbezogene Arbeit	**Erklärungen** kognitive Arbeit	**Zentrierung** körperbezogene Arbeit

Das Skript als Zeitstruktur im Lebenslauf

Betrachtet man das Skript als eine Gestaltung des Lebenslaufes (Ordnungsprinzip oder Sinnfindung) lassen sich verschiedene typische Muster aufzeigen, für die die

Transaktionsanalyse in der Tradition der Psychoanalyse auf Gestalten der griechischen Mythologie zurückgreift.

Die subjektive Lebenszeit kann in sehr unterschiedlichem Maß erlebt und gestaltet werden. Sie wird immer eine Mischung aus schicksalhaften Faktoren (Klein 1981), altersentsprechenden Aufgaben (Erikson 1976, Levin 1988) und autonomen Entscheidungen sein. In der griechischen Sage kann Odysseus als Modell für eine gelungene Bewältigung von Schicksal dienen, wenn er nach all seinen Abenteuern zu Hause ankommt. Ähnlich ist Ödipus trotz aller schicksalhaften Verstrickungen und seiner Blindheit am Ende seines Lebens ein hochgeachteter Seher.

Muster der Lebenszeitstrukturierung nach Berne

Für pathologische Skripts beschreibt *Berne* eine Anlehnung an die ›Lebensstile‹ *Adlers*, typische Muster, die sich im Lebenslauf als eine wiederholte Struktur zeigen. Sie bilden eine Art ›Motto‹ für die Lebensgestaltung.

Adler (1973) spricht von der Existenz eines unbewussten Lebensplanes, der in der frühen Kindheit in der Auseinandersetzung mit der familiären Umwelt entwickelt wird. Er untersucht die Biographie des Menschen besonders unter dem Konflikt zwischen Minderwertigkeitsgefühl und dem Streben nach Macht und Überlegenheit. Die Versuche, das primäre Minderwertigkeitsgefühl zu überwinden, führen zu Leitbildern und zu Kompensations- bzw. Überkompensationsmustern wie z. B. das ›als ob‹, ›dennoch‹ etc.

Er verwendet hierfür Beispiele aus der griechischen Mythologie, wobei er allerdings nur die jeweiligen ›Bestrafungen‹, nicht aber die gesamte Sage verwendet. Um die Hintergründe und Bedeutung der Muster zu verstehen, lohnt es allerdings, die Sagen vollständig zu lesen.

Übersicht der Lebenszeitstrukturierung nach *Berne*

Motto	Mythologisches Beispiel	Leitsätze
Niemals	Tantalos	Ich werde nie erreichen, was ich will. Das Leben ist mir oft zu schwierig.
Für immer	Arachne	Ich habe mich entschieden, das ist nun nicht mehr zu ändern. Wie man sich bettet, so liegt man.

Danach	Damokles	Das dicke Ende kommt noch, alles hat seinen Preis. Freue Dich nicht zu früh. Es muss noch was Schlimmes passieren.
Erst wenn	Herakles	Erst die Arbeit, dann das Vergnügen! Wenn alles erledigt ist, werde ich genießen. Es gibt im Leben nichts umsonst.
Immer wieder	Sisyphos	Fast wäre ich soweit gewesen, aber dann...Vielleicht schaffe ich es dieses Mal.
Offenes Ende	Philemon und Baucis	Ich habe keine Pläne. Wie die Zeit vergeht.

Die Wirkung des Skript in der aktuellen Situation (Mini-Skript)

Kahler/Capers (1974) entwickelten ein praktisches Modell, wie Skriptwirkungen im aktuellen Verhalten und im Gefühl wahrnehmbar sind, die unter Stress zu kommunikativen Problemen führen und das Verhalten einengen.

In einer stressfreien Situation haben wir die Freiheit, aus unserem Repertoire frei zu wählen und autonom zu entscheiden, was wir tun.

Unter leichtem Stress wird diese Freiheit eingeengt und der Mensch greift auf seine typischen ›Rezepte‹ aus dem Eltern-Ich, die Antreiber zurück. Innerlich fühlt er sich dabei verunsichert (nur noch bedingt OK), hofft aber, die Verunsicherung zu meistern: 1. **Antreiber**-Position.

Steigt der Stress und versagen die Lösungsrezepte, fühlen wir die in der Kindheit erfahrene Situation der Unterlegenheit wieder. Wir sehen uns unfähig, die Situation zu bewältigen (ich bin nicht OK, die anderen sind OK), spüren innerlich eine Blockade und hören auf die hemmenden Botschaften des Eltern-Ich: 2. Bremser-Position.

Bei hohem Stress haben wir die Möglichkeit, dem Gefühl des Unfähig-Seins durch eine Umkehrung der Abhängigkeitssituation zu entgehen. Statt die Blockade im angepassten Kind-Ich zu spüren, können wir auf das Repertoire des rebellischen Kind-Ich zurückgreifen, definieren uns als OK und schieben die Schuld an der Stress-Situation auf die anderen. Das Verhalten wird aus dem kritischen Eltern-Ich bestimmt: 3. Rachsüchtige Position.

Scheitert auch dieser Versuch, das Problem zu lösen, spüren wir Verzweiflung und Isolation, sehen uns selbst und die anderen als unfähig an. (ich bin nicht OK, du bist nicht OK). *Kahler* nennt diese 4. Position auch den Mini-Skript-Payoff, da hier Bestätigungen und Rabattmarken für das Scheitern im Leben (Hamartisches Skript) gesammelt werden.

Die verschiedenen Positionen des Mini-Skript werden unterschiedlich schnell durchlaufen, bestimmte Positionen sind vertrauter als andere und werden unter Dauerstress auch lange Zeit beibehalten. Sie stellen untereinander einen circulus vitiosus, einen Teufelskreis, dar, da jede Position die andere bestätigt und fördert.

Beispiel

Am Arbeitsplatz geht das Gerücht von anstehenden Entlassungen um. Ein Mitarbeiter reagiert darauf mit verstärkter Anstrengung (Antreiber: Arbeite hart!), obwohl er die Kriterien für die Maßnahmen nicht kennt. Bei Fortdauer der Unsicherheit wächst die innere Blockade, er macht Fehler, wird von seinem Vorgesetzten getadelt (Bremser-Position). Aus Wut beginnt er Dienst nach Vorschrift und schimpft bei seinen Kollegen auf die Betriebsführung und isoliert sich dadurch zunehmend (Rachsüchtige Position). Als die konkrete Frage gestellt wird, wer von der Abteilung eingespart werden könne, wird er von Kollegen und Vorgesetzten benannt (Payoff-Situation).

In der Therapie/Beratung erscheinen Klienten meist, wenn sie die zweite oder vierte Position erleben, bzw. in der dritten Position sprechen sie davon, dass andere sich ändern sollten, damit es ihnen gut geht. Im Gespräch lassen sich dabei meist auch die Erfahrungen der anderen Positionen, deren Betonung und die typischen Wechsel ermitteln (Hierzu mehr im Kapitel »Die Anfangsphase von Psychotherapie/Beratung« – »Die Voraussetzungen«).

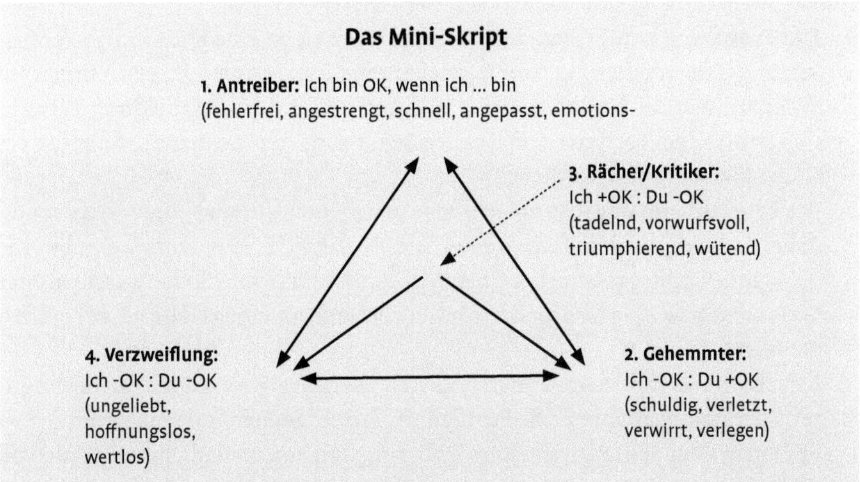

3 Die Anfangsphase von Psychotherapie/Beratung

Die theoretischen Grundlagen bieten die Voraussetzung für eine qualifizierte Arbeit. Zunächst werden wir ganz allgemeine Fragen der Berufsausübung und der Praxisgestaltung besprechen.

Der Hauptteil des folgenden Kapitels bezieht sich auf den Anfang der Arbeit: Die Anamnese unter Skriptgesichtspunkten, Vertrag und Diagnose sie sind eng miteinander verknüpft, aber zum leichteren Verständnis getrennt dargestellt. Die Therapie- und Beratungsplanung leitet zu den typischen transaktionsanalytischen Arbeiten über.

3.1 Die Voraussetzungen

Gestaltung der Arbeitsräume

In seinem Buch über Gruppentherapie nennt *Berne* (1966, S. 15–60) die Voraussetzungen für die therapeutische Arbeit ›preparing the scene‹, er bezieht sich dabei auf die äußere und innere Vorbereitung. Zur Vorbereitung der äußeren Bedingungen (Räume) sind folgende Punkte bedenkenswert:

- **Die Trennung von Privat- und Arbeitsräumen** ist eine notwendige Voraussetzung. Die Vorstellung, wenn jemand eine Praxis anfängt, erst einmal im Wohnzimmer zu beginnen, ist unpassend, da die Unterscheidung privater und beruflicher Bereiche dem eigenen Schutz und dem Schutz der Klienten vor Grenzüberschreitungen dient.
- Die **Einrichtung der Räume** soll eine angenehme Atmosphäre schaffen und dabei nicht regressionsfördernd wirken. Es ist wichtig Bewusstheit über die Einladung zur Regression bei einer ›Kissenlandschaft‹ am Boden zu haben oder zu Protest bzw. Steigerung der Abwehr bei unbequemer Haltung auf steifen Stühlen.
- **Kuscheltiere,** in der Größe auch für Erwachsene geeignet, können in bestimmten Therapiesituationen, wie Bearbeitung früher Szenen, hilfreich sein.
- Für einen Gruppenraum ist eine Möblierung mit einer ausreichenden Zahl von **Sitzgelegenheiten** notwendig.

- Die **Bilder** dürfen persönlichen Stil zeigen, sollen aber nicht so persönlich sein, wie z. B. Familienbilder.
- **Schallisolierung** ist dafür wichtig, dass Gespräche nicht mitgehört werden und dass Außengeräusche nicht die Arbeit stören.

Regeln für die Berufsausübung

- Es gibt **gesetzliche Regeln** für die Ausübung von Therapie und Beratung. Die Gesetze für Beratung sind weiter gefasst, während die Gesetze für Psychotherapie enger sind.
- Die **Schweigepflicht** gilt nicht nur für Berater/Therapeutinnen, sondern auch für alle weiteren Mitarbeitenden der Einrichtungen (z. B. Praxis oder Klinik) und alle Teilnehmenden von Gruppen. Dabei geht es nicht nur um Inhalte, um das, was jemand gesagt hat, sondern auch um die Personen, wer Klient ist.
- **Information auch an Kollegen** können nur nach Entbindung von der Schweigepflicht gegeben werden.
- Die **Erreichbarkeit** bedeutet, dass Klienten Informationen darüber brauchen, wie Berater/Therapeutinnen zu erreichen sind und welche Schritte sie unternehmen können, wenn sie die gewohnten Ansprechpartner nicht erreichen z. B. Beratungsstellen, Urlaubsvertretung.
- Das **Verbot,** mit Erfolgen, Methoden Versprechungen **zu werben** besteht noch. Bei Praxiseröffnung und Urlaub darf inseriert werden. Ansonsten gilt das Heilmittelwerbegesetz (HWG) in seiner Fassung von Oktober 1994, letzte Änderung vom Mai 2021.
- Eine **Dokumentation** über Therapie ist vorgeschrieben, die Unterlagen müssen mindestens 10 Jahre aufbewahrt werden.

Persönliche Voraussetzungen

Die folgenden Punkte sehen wir als notwendig an, sie sind bisher nicht grundsätzlich festgeschrieben. Sie gehören zur Vorbereitung der inneren Dinge.

Die **Supervision** ist eine zentrale Notwendigkeit in der beraterischen/therapeutischen Arbeit; sie ist in manchen Bereichen z. B. psychologischen Fachverbänden vorgeschrieben. Die Supervision beinhaltet sowohl die Vorbereitung einer Beratung/Therapie z. B. Zusammenstellung einer Gruppe, Beratungsplanung als auch die Betrachtung der einzelnen Transaktionen.

Die **technische Ausrüstung** z. B. für Bild- und Tonaufzeichnungen ist ein für die Supervision wichtiges Werkzeug. Die Klienten müssen zwingend sowohl über die Aufnahmen als auch über Supervision informiert werden. Das gilt auch für das Benutzen einer Einwegscheibe mit Beobachtungsmöglichkeit von außen. Der Datenschutz muss gewährleistet sein.

Supervision ist nicht nur für die Ausbildungszeit wichtig. Sie ist für das gesamte Berufsleben hindurch notwendig, zum Wohle der Klienten und zur eigenen Psychohygiene, die natürlich auch wieder den Klienten zu Gute kommt.

Eine weitere gute Möglichkeit die eigenen ›Fälle‹ zu reflektieren und sich selbst zu entlasten, ist die **Intervision**: eine kollegiale Fallbesprechung in einer Gruppe von Fachleuten.

Professionelles Verhalten mit klarer ethischer Grundhaltung z. B. eigener Schutz, Schutz der Klienten. Eine **verantwortliche Arbeitshaltung** beinhaltet, als Beraterin/Therapeut in guter körperlicher und seelischer Verfassung zu sein. Dazu gehört auch, ausgeschlafen zu haben und ohne Alkohol- und Medikamenteneinfluss zu sein.

Berne (1966, S. 61) betont, wie wichtig es ist, frisch und aufnahmefähig sozusagen als ›weißes Blatt‹ an die therapeutische Arbeit heranzugehen.

Vor- und Nachbereitung der jeweiligen Sitzung

Gobes hat für **Beratungsprozesse** eine Kurzformel (C4/P4) entwickelt, die sich analog auch in der Vor- und Nachbereitung der jeweiligen Stunde oder eines mittleren Zeitraums verwenden lässt:

1. Kontakt (contact): Wie gelingt der Kontakt zum Klienten? Wo sind Kontaktabbrüche?
2. Vertrag (contract): Ist der Vertrag klar, wesentlich, zielorientiert?
3. Inhalt (content): Was ist/war das Ziel der Stunde?
4. Umfeldbedingungen (context): Was sind wesentliche problem- oder lösungsfördernde Bedingungen?
5. Beratungsprozess (process): Wo fördert oder hemmt die beraterische Beziehung die Zielerreichung?
6. Hier-und-Jetzt-Bezug (parallel process): Tauchen in der Sitzung ähnliche Muster auf wie im Alltag? Lassen sich diese Parallelen für die Beratung nutzen?
7. Entwicklungsstand (prof. stage of development) des Klienten in Bezug auf die Problemlösung?
8. Weitere Planung (plan for the future): Was ist für das nächste Mal wichtig?

Gobes, L.: C4/P4 A Consultation Checklist. 1993

Der Erstkontakt

Für den Aufbau und weiteren Verlauf einer Arbeitsbeziehung ist der **erste Kontakt** häufig von Bedeutung. Dies bezieht sich sowohl auf den ersten Anruf als auch auf das erste Gespräch. Daher ist es sinnvoll, schon beim ersten Anruf kurz zu notieren, wie dieser abgelaufen ist. Gesichtspunkte dafür können sein: wie war die Stimme, die Sprache, war derjenige fordernd, freundlich oder ängstlich, was war das geschilderte Anliegen, hat derjenige schon am Telefon die ganze Lebensgeschichte erzählt.

Im **ersten Gespräch** geht es häufig um das intuitive Erfassen der Situation, da noch nicht viele Informationen vorhanden sind. *Berne* (1966, S. 61f) hält diese Phase für so wichtig, dass er den ›ersten drei Minuten‹ ein Kapitel gewidmet hat. Die ersten Hypothesen sind wichtig zu notieren, um später darauf zurückgreifen zu können. Diese diagnostischen Hinweise sind bedeutsam; dazu gehört auch der Prozess der ersten Stunde, z. B. wie wird der Kontakt gestaltet.

Festlegung der Rahmenbedingungen

Regeln für den Aufenthalt in den Arbeitsräumen

Die folgenden Punkte dienen als Anregungen zum Nachdenken, Auch hier ist es wichtig, einen persönlichen Stil zu finden, der im Laufe der Zeit auch variieren kann.

- Es ist notwendig, Regeln über Essen und Trinken während der Sitzungen einzuführen.
- Es ist erforderlich festzulegen, ob und wo geraucht werden darf.
- Die Frage der Schuhe sollte auch geklärt werden: sind Hausschuhe notwendig, oder darf die Praxis mit Straßenschuhen betreten werden.

Verträge für die Rahmenbedingungen

- Wann muss eine Stunde spätestens abgesagt werden z. B. 24 Stunden vorher, und werden Ausfallgebühren bei zu später Absage fällig.

Es ist bei Gruppen notwendig, als Regel festzulegen, dass jeder für sich verantwortlich ist. Während der Zeit der Therapie ist es sinnvoll, dass Gruppenmitglieder keine partnerschaftlichen Beziehungen unter-einander anzufangen, da dies den therapeutischen Prozess beeinflusst. Wenn sich Gruppenmitglieder außerhalb der Sitzungen treffen, sollten Probleme, die dabei auftreten, in die Gruppe eingebracht werden, damit ihr Verschweigen nicht die Arbeit in der Gruppe stört.

3.2 Die Anamnese in der Transaktionsanalyse: Praxis der Skriptanalyse

Beispiel aus der Psychotherapie einer Patientin

In der Beschreibung der Anwendung von Transaktionsanalyse-Methoden werden wir nach Möglichkeit immer wieder das Beispiel derselben Patientin verwenden, um nicht nur einzelne Elemente deutlich zu machen, sondern auch die Vernetzung und die Bedingtheit der einzelnen Anteile.

Beispiel

Die Patientin meldete sich telefonisch an und machte persönlich mit der Therapeutin einen Termin aus. Die Patientin gab an, seit einigen Monaten immer wieder depressiv zu sein und zeitweise unvermittelt Ängste zu haben. Sie brauche dringend Hilfe. Sie klagte auch über eine massive Konzentrationsschwäche, die am Arbeitsplatz und auch im täglichen Leben deutlich werde.

Der Hausarzt behandelte medikamentös, schlug auch eine Psychotherapie vor, da dies der Patientin vor einigen Jahren schon einmal gutgetan hatte. Diese Gespräche hatten für etwa 6 Monate stattgefunden.

Es wurde bei der Patientin eine selbstkritische Haltung deutlich durch Äußerungen wie »das hab ich schon wieder falsch gemacht«, »ich kann mich überhaupt nicht mehr konzentrieren«, »ich schaff überhaupt nichts mehr«, »ich mach nur noch Mist«. (In Skriptbegriffen: »denk nicht«, »schaff's nicht«) Außerdem berichtete die Patientin, dass sie sich ganz oft nach der Meinung anderer richte. Wenn Freunde oder Arbeitskollegen zum Beispiel Ideen von ihr in Frage stellten, nähme sie dann ihre Ideen zurück und verfolge die der anderen (skriptgebunden: »tu's mir zu liebe«, »werde nicht erwachsen«). Sie fühle sich dauernd verpflichtet, für andere mitzudenken und für diese Menschen auch zu sorgen (Einschärfung: »sei kein Kind«). Sie berichtet, dass sie seit acht Jahren einen Freund habe, aber auch mit dieser Beziehung, wie auch in ihrem Leben überhaupt, unzufrieden sei. Sie habe ihrem Freund gegenüber wenig Gefühle. Zum Beispiel wisse sie nicht, ob sie ihn liebe. Wenn sie sich über ihn ärgere, würde sie ihm dies nicht zeigen (Einschärfung: »zeig' keine Gefühle«). Ergänzend wurde bei dieser Patientin die Angst, verrückt zu werden als Skriptendauszahlung deutlich. Sie gab diese Gedanken direkt an und berichtete von Selbstmordideen, auch die Vorstellung, irgendwann in die Psychiatrie zu kommen (»sei nicht«, »sei nicht gesund«).

Im ersten Gespräch dienen die Informationen dazu, Hypothesen über die Ursache der Problematik zu bilden und Vorstellungen zu entwickeln, ob eine Behandlungsbedürftigkeit vorliegt, welche Ziele der Klient hat und welche Ziele aus Sicht der Therapeutin sinnvoll sein können.

Schon im ersten Gespräch ist es nützlich, die Informationen, die Klienten hereinbringen, nach Skriptgesichtspunkten zu registrieren. Diese werden als Hypothesen verstanden, die später bestätigt oder widerlegt werden.

Wie den meisten Patientinnen fehlte auch ihr die Bewusstheit darüber, dass die berichtete Symptomatik irgendetwas mit der Lebensgeschichte zu tun hat. Sie sprach immer wieder von einer wunderschönen Kindheit und davon, dass die Eltern immer für sie da gewesen seien.

Im Gespräch werden die Leitsätze (Antreiber, hemmende Grundbotschaften und Programm) zu ihrer Quelle im kindlichen Erleben zurückverfolgt und den Eltern zugeordnet. Die Skriptmatrix zeigt diese Zuordnungen:

Väterliche Botschaften	Mütterliche Botschaften
1. Tu's mir zuliebe, streng' dich an	1. Streng' dich an, sei perfekt
2. so wirst du im Beruf erfolgreich	2. so wirst du als Frau unzufrieden
3. sei kein Kind, denk' nicht (außer im Beruf), schaff's nicht, sei nicht gesund	3. werde nicht erwachsen, zeige keine Freude, zeige keine Gefühle, die mir unangenehm sind, falle nicht aus dem Rahmen, den wir dir setzen; sei nicht

Nach der *Steiner*schen Einteilung liegt hier eine Mischung aus dem »lieblos« und »kopflos« Skripttyp vor. In den folgenden Gesprächen wurden weitere Skriptelemente deutlich, die später beschrieben werden.

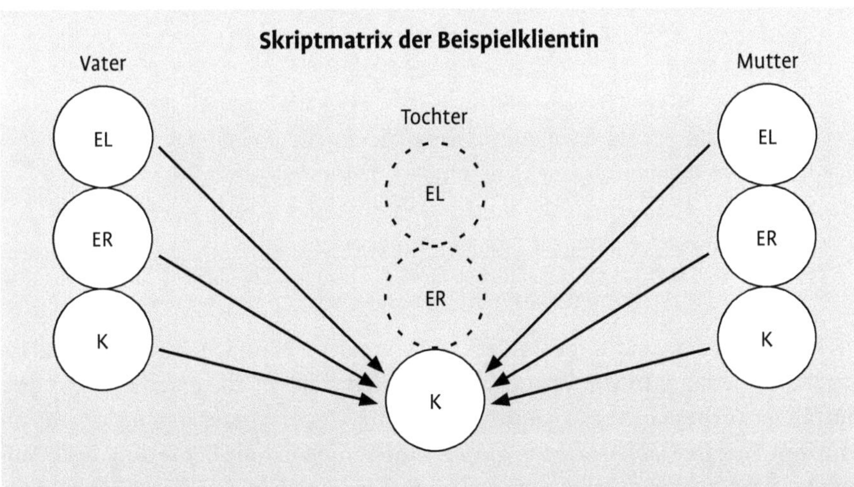

Praktische Skriptanalyse

Wie erkenne ich, dass ein aktuelles Problem auf einem Skriptmuster basiert?

Wenn wir davon ausgehen, dass die Skriptbotschaften und Entscheidungen im ›Eltern-Ich‹ und ›Kind-Ich‹ eines Menschen gespeichert sind, können wir in der Schilderung des aktuellen Problems darauf achten, wo sich diese Ich-Zustände bemerkbar machen. Dabei ist wichtig zu beachten, dass nicht alles, was eine Person beschreibt, skriptbedingt ist und nicht jede Problemstellung durch Skriptgebundenheit verursacht wird. Auch sind die Skriptbotschaften nicht jederzeit wirksam, treten aber unter Stress (wozu der Beginn einer Beratung oder Therapie sicherlich gehört) deutlicher zutage. Gleichzeitig ist nicht jede Skriptgebundenheit therapiebedürftig.

Auffällig sind dabei einige **sprachliche Verhaltensweisen**, die Vermutung der Skriptwirkung nahelegen:

Typische Hinweise auf die Wirkung eines Skripts

- gehäufte Wiederholungen von Konflikten und Problemen, typischen Denkweisen und Gefühlen
- Ich-ferne Äußerungen (es geschieht mir..., man erlebt...)
- überstarke Gefühle, die aus der Vergangenheit bekannt sind (›Gummibänder‹)
- Überbetonung oder Bagatellisierung von problematischen Kindheitserlebnissen
- starke Abhängigkeitsgefühle von Eltern, Nachbarn, Vorgesetzen, öffentlicher Meinung
- pseudorationale Erklärungen und Rechtfertigungen (Rationalisierungen)
- magische Erwartungshaltungen (Zeit, Retter, Wunder)
- Festhalten an kindlichen Illusionen von eigener oder fremder Bedeutsamkeit (Grandiosität)
- Bevorzugung von Fantasien, Vorstellungen gegenüber realen Erfahrungen
- Galgenlachen und Galgenhumor (Lachen über eigene Leiden)
- Gehäufte Konditionalsätze (wenn ich ... wäre, dann hätte/würde ich ... etc.)
- Mangel an Alternativen (ich kann, ich kann nicht, muss immer, was soll ich nur? ...)
- starke Verallgemeinerungen (immer, nie, überhaupt ...)

Weiterhin bedeutsam für die Entdeckung von skriptgebundenen Themen sind typische Körpersignale, wie Vermeidung von Blickkontakt, tic-artige Bewegungen, auffällige Körperhaltungen, Gesten etc. Solche Körpersignale lassen sich im Verlauf von Therapie oder Beratung gut als Indikatoren für die Lockerung oder Auflösung von Skripteinflüssen verwenden. Daher ist es wichtig, solche Verhaltensweisen wahrzunehmen, aber nicht immer nötig, den Klienten damit zu konfrontieren. Sie werden als ergänzendes Kriterium neben der Selbstbeschreibung der Klienten vermerkt und beobachtet.

Zeichen skriptgebundener Äußerungen – ›Skriptsignale‹	
gebunden	frei
Atmung	
überwiegend in Brustraum unregelmäßig, flach	überwiegend in Bauchraum regelmäßig
Stimme	
gepresst, unnatürlich hoch oder tief, wenig moduliert	schwingt, klingt moduliert
Sprache	
kindliche oder elterliche Ausdrucksweise, übertriebenes oder untertriebenes Sprechtempo	erwachsene Ausdrucksweise, angemessenes Sprechtempo
Lachen	
Galgenlachen, Skriptlachen	fröhliches Lachen, erkennendes Lachen
Körperbewegung	
hölzern, hektisch	gezielt, koordiniert

Nachdem der Klient sein **aktuelles Problem** geschildert hat, können wir gezielt die Entwicklungsgeschichte nach Skriptelementen untersuchen. Auffällig sind dabei zunächst gewöhnlich die **verstärkenden Erfahrungen** (»Was passiert Ihnen immer wieder?«). Hierfür lassen sich dann oft besonders bedeutsame Erlebnisse (ermutigende und traumatische Erfahrungen) in der Kindheit finden. Durch die spätere Wiederholung sind erlaubende und einschränkende Botschaften meist sprachlich zugänglich, auch wenn sie ihren Ursprung in der vorsprachlichen Zeit des Individuums haben.

Für die skriptbezogene Anamnese stehen dann die **Beziehungsmuster** der Kindheit im Mittelpunkt. Das subjektive Erleben ist hierfür wichtiger als die objektiven Daten, die erst später in Beratung und Therapie zur Gegenüberstellung von Erleben und äußerer Wirklichkeit gebraucht werden. Wer sind die frühen Bezugspersonen, und wie wurden sie erlebt? Welche Situationen werden erinnert, wo bestimmte Eigenschaften der Eltern, Geschwister u. a. erfahren wurden?

Dokumentationsblatt zur Skriptanalyse

- Gegenskriptbotschaften/Antreiber
- Informationen/Programm
- Grundbotschaften
  - fördernd
  - einschränkend
- Zuschreibungen
- (Über-)Lebensentscheidungen
- Notausgänge/Endauszahlung
- typische Spiele
- Lieblings-Skriptgefühl

Informationen und **Programm** werden meist aus der Beschreibung des vorgelebten Modells ersichtlich (erfolgreicher oder erfolgloser Vielarbeiter, anerkannte Person, Alkoholiker, ständig krank etc.).

Am Anfang fällt es zuweilen noch schwer, nicht zu viele Daten zu erheben. Die Skriptanalyse bezieht sich immer nur auf das **zentrale Problem**, nicht auf die gesamte Person in allen ihren Merkmalen, denn dann würden wir bei fast jeder Person zu irgendeinem Zeitpunkt alle Antreiber und einschränkenden Botschaften finden, was für die Problembearbeitung irrelevant wird).

Lassen sich Schlüsselsituationen finden, weiß die Person auch oft, welche **Folgerungen** sie für das **künftige Leben** (›Über- Lebensschlussfolgerungen‹) zu ihrer eigenen Person, den anderen und dem Leben allgemein gezogen hat (»... das soll mir nie wieder passieren, deshalb werde ich ...«).

Unter **Notausgängen** (Hintertüren) werden Entscheidungen eines Menschen verstanden, was er tun wird, wenn alle Lösungsversuche scheitern. Typische Notausgänge sind:

- Selbsttötung oder Selbstschädigung (z. B. Alkoholismus)
- Tötung oder Schädigung anderer
- Ausflippen z. B. süchtig, verrückt oder kriminell werden
- Soziale Isolation, sich völlig zurückziehen

Die wesentlichen Daten lassen sich dann in der Skriptmatrix bzw. auf einem Dokumentationsblatt darstellen.

Von verschiedenen Autoren sind ›**Skriptfragebogen**‹ entwickelt worden (Woollams/Brown 1978, Holloway/Holloway 1973, Berne 1972), um von Klienten umfassende und direkte Informationen zu erhalten. Der Umfang und die Art der Fragen können dabei durchaus ungewohnt oder sogar erschreckend zu Beginn der Beratung/Therapie wirken. Dies insbesondere bei Klienten, die sich bisher wenig mit sich selbst und ihrer Geschichte befasst haben. Auch fällt es ihnen bisweilen schwer, sich konkret verbal zu äußern. Die Anwendung sollte also gut überlegt sein. Für den Therapeuten / die Beraterin ist es nützlich, die Fragen zu kennen und sie im passenden Moment den Klienten zu stellen.

Eine Auswahl bewährter Fragen der Skriptanalyse soll den Einstieg in die Technik der Befragung erleichtern.

Fragen zur Skriptanalyse

- Was wird über Deine Geburt erzählt?
- Was weißt Du von der Zeit vor Deiner Geburt?
- Wie beschreibt Deine Mutter / Dein Vater Dich?
- Wie beschreiben Dich andere Verwandte (Geschwister, Großeltern u. a.)?
- Beschreibe oder male Dich selbst!
- Wie wurde Dein Name ausgewählt?
- Hast Du einen Spitz-/Kosenamen?
- Was soll/sollte nach dem Wunsch Deiner Eltern mal aus Dir werden?
- Wie wird Dein Leben in 10 (20, 50) Jahren aussehen, wenn es so weitergeht?
- Wie könnte es aussehen, wenn Du die aktuelle Problematik lösen kannst?
- Welche Gefühle hast Du häufig im Leben?
- Was möchtest Du Deinen Kindern fürs Leben mitgeben?
- Was würdest Du auf Deinen Grabstein schreiben?
- Was würden die anderen darauf schreiben?

Das Erkennen von Antreibern und Einschärfungen

Unter leichtem Stress lässt sich die Wirkung von Antreibern im Verhalten relativ leicht erkennen. Sie werden entweder direkt aus der angepassten Kind-Haltung heraus praktiziert (mach's anderen recht!), aus der Eltern-Position von anderen verlangt, um ihnen zu helfen (mach's mir recht!), oder aus einer rebellischen Kind-Haltung heraus in ihr Gegenteil verkehrt (mach's keinem recht!).

Antreiber aus der Kind-Haltung	Sprache	Stimme	Gestik	Ausdruck
Mach's recht!	könntest du? meinst du? wirklich? richtig? ist es recht?	bittend, leise, hoch, weinerlich verführerisch	bittend, ausgestreckte Hände	ausweichend, unterwürfig, Blick nach oben
Beeil' dich!	Halbsätze, Wortschwall, wir müssen, fangen wir an, keine Zeit	sehr schnell, ungeduldig, bewegt	hektisch, sich winden, aufgeregt, zappelig	schnelle Bewegungen, unruhiger Blick, verkniffene Augenbrauen
Sei stark!	über Gefühle reden, es macht mir nichts, du musst damit fertig werden, ist mir egal	barsch, hart, monoton	Arme verschränkt, fester Stand, starre Haltung	verhärtet, kalt, bewegungslos, maskenhaft, versteinert
Sei perfekt!	nummerieren und alphabetisieren, Schachtelsätze, exakte Ausdrucksweise, »vielleicht, wahrscheinlich«	abgehackt, fordernd, gut moduliert, verhalten	Zeigefinger betont, angespannte Handgelenke, abgezirkelte Gestik	streng, ernst, gerötet vor Anspannung, aufrecht, herab-schauend
Streng' dich an!	zwei Fragen nacheinander stellen, ohne Antwort abzuwarten; Fragen wiederholen, die verstanden wurden; kann nicht, weiß nicht, »versuchen«	vorwurfsvoll, ungeduldig	drängend, ungestüm, vorgebeugt, steife Schultern	verwirrter Blick, zu viel Mimik und Pantomimik

Hemmende Grundbotschaften (Einschärfungen) sind schwerer erkennbar. In der Übersicht sind Hinweise zusammengestellt, die aber der sorgfältigen Überprüfung bedürfen, bevor die Einschärfungen als wirksam angenommen werden können.

Grundbotschaft	sprachliche Hinweise	nonverbale Hinweise
Sei nicht!	Suizidversuche, Suizidideen, »ich bin dem Tod schon von der Schippe gesprungen«, »wieso habe ich überlebt und nicht der andere?«, »wenn ich nicht wäre, wäre es besser«, »was nicht tötet, macht härter«	Unfälle, riskante Unternehmungen (z. B. Extremsport), selbstschädigendes Verhalten, Sucht, extremes Über- oder Untergewicht, riskantes Autofahren
Sei nicht du!	»Ich kenne mich nicht«, »ich bin genauso wie...«, wenig »Ich«-Aussagen	starke Orientierung an oder Identifikation mit anderen
Sei nicht wichtig!	»man muss zufrieden sein«, »ich komme zuletzt«, »meine Meinung ist doch unwichtig«	große Zurückhaltung, übertriebene Bescheidenheit, keine eigenen Wünsche
Gehöre nicht dazu!	»ich bin (denke, fühle) da ganz anders«, »ich bin was Besonderes«, »andere mögen mich nicht«	Abseitsstehen, eine besondere Rolle spielen
Lass' dich nicht ein!	»ich habe keine Lieblingssachen«, »mir ist alles recht«, »ich sehe bei anderen.«	Zögern, Zaudern, Beobachterrolle, vermeiden von Kontakt und Berührung
Sei kein Kind!	»ich war schon immer sehr verantwortlich«, »mit solchen Spielereien habe ich nichts im Sinn«	altklug, nur ernsthafte Interessen, sich sorgen um andere, Betonung von Sauberkeit und Ordnung
Werde nicht erwachsen!	»Erwachsensein ist hart und anstrengend«, »ich habe noch so viel Zeit«, »das ist zu viel für mich«	kindliches Aussehen und auftreten, Vermeiden von Verantwortung,

Sei nicht gesund! **Sei nicht normal!**	»wenn man krank ist, wird man wenigstens umsorgt«, »ich bin viel empfindlicher als andere«, »manchmal spinne ich, raste aus, bin ich ein bisschen komisch«	gehäuft Krankenhausaufenthalte, Operationen, auffälliges Verhalten, Clownereien
Schaff's nicht!	»das klappt doch nicht«, »ich muss mich immer mehr mühen als andere«, »ich bin einfach nicht so begabt«	gehäufte Misserfolge, Umständlichkeit, viel Fleiß ohne Effekt, gehäufte Ungeschicklichkeiten
Tu's nicht!	»ich habe immer Angst etwas falsch zu machen«, »ist das nicht gefährlich«, »da warte ich lieber ab«, »andere sind so spontan«	körperlich sichtbare Bremse beim Handeln, Ausreden für Nichts-Tun, Abwarten, kein Handeln trotz Einsicht in die Notwendigkeit

Ergänzende Methoden als Zugang zum Skript

Neben der kognitiven Analyse des Skripts bieten sich als ganzheitlichere Verfahren **bildhafte Zugänge zur Skriptanalyse** an. Die Formulierungen sind Anregungen für Therapeutinnen/Berater:

- **Theaterfantasie**: Stellen Sie sich vor in einem Theater zu sitzen, das Stück trägt Ihren Namen. Immer wieder öffnet sich der Vorhang für eine Szene aus Ihrem Leben. Wie sind die verschiedenen Akte des Lebens von Geburt bis zum Tod? Wie erleben Sie die Darstellung, was sind bekannte oder überraschende Momente? Wenn Sie am Ende anderen zuhören, was sagen andere Zuschauer?
- **Lebenskurve malen:** Tragen Sie auf einem Papier waagrecht die Lebensjahre und senkrecht die Lebensenergie ein. Malen Sie dann eine Kurve von Geburt bis Tod und tragen die Lebensereignisse dazu ein. Was sind die Höhen und Tiefen im Leben? Wie erleben Sie die gesamte Energieverteilung? Was sind Phasen gleicher Energie oder markante Veränderungen und Brüche? Für welches Alter glauben Sie, ist Ihr Tod vorgesehen? Ist dann die Energie aufgebraucht, oder sterben Sie plötzlich?
- **Skripttanz:** Zu verschiedenen Musiken lassen sich im freien Tanz Lebensphasen nacherleben und ausdrücken. Was gelingt leicht oder schwer? Was betrifft emotional? Wo erlebe ich Befreiung oder Hemmung? Welche Erinnerungen und Bilder tauchen beim Tanzen auf? Musikvorschläge: Lalo: La Création du Monde, Vivaldi: Vier Jahreszeiten,

- **Bewegungsübungen:** Im Stehen und Gehen lassen sich bestimmte Haltungen (z. B. Antreiber, Einschränkungen, Konflikte, Symbiosen) körperlich ausdrücken und darstellen. Hierfür ist eine gute Anleitung wesentlich, damit der eigene Bezug zu den verschiedenen Botschaften spürbar wird.
- **Body-Skript:** Ausgehend von dem Modell des Sweatshirts in der Skriptanalyse und der bioenergetischen Analyse haben verschiedene Autoren die Idee des Körper-Skripts entwickelt und praktische Anwendungen erprobt. Hier sei nur auf die Literatur verwiesen, da eine Beschreibung den Rahmen dieses Buches sprengen würde.

Kottwitz/Lenhard: Wege zur Orientierung und Autonomie. 1992
Cassius: Horizons in Bioenergetics. 1980
Childs-Gowell: Bodyscript Blockbusting: A Transactional Approach to Body Awareness. 1978

Der ganzheitliche Zugang über Muster der Lebens-(Zeit-) Strukturierung

Das Skript als inneres Bild für die Lebensgestaltung kann auch durch den Vergleich mit typischen Lebensmustern erkannt werden, wie sie in Romanen und Biographien beschrieben sind. Oft beziehen sich Klienten von sich aus auf solche Beschreibungen (Lieblingsliteratur, Filme, bestimmte Persönlichkeiten). Der Therapeut / Die Beraterin kann aber auch bestimmte Angebote machen, die in der Regel den Klienten unmittelbar ansprechen. Oft lassen sich durch solche Geschichten weitere Zusammenhänge mit der Lebensgeschichte von Klienten finden und verstehen.

Zugang über Beispiele aus der Mythologie

Die Vorlagen aus der griechischen Sagenwelt, die *Berne* schon verwendet hat, sollen hier ausführlicher dargestellt werden:

Tantalos steht nach der Sage in der Unterwelt in der Hitze mitten in einem Teich. Doch wenn er sich durstig nach Wasser bückt, weicht es zurück. Über ihm sind Zweige mit Früchten. Greift er hungrig nach ihnen, treibt sie ein Sturm nach oben. Zudem hängt über ihm ein mächtiger Fels, der jederzeit herabstürzen und ihn zerschmettern kann.

Menschen mit diesem Lebensmuster beschreiben sich als erfolglos. Sie haben wichtige Dinge nie erreicht, scheitern in Beziehungen, können Aufgaben nicht zu Ende bringen. Meist versagen sie beim Abschluss von Schule, Ausbildung oder Studium, insbesondere wenn danach die Selbständigkeit ansteht. Auffällig ist die

Passivität in diesem Muster, Hauptskriptverhalten ist das Warten. Die heftige und wiederholte Klage führt nicht zum Handeln, auch wenn für den Außenstehenden Alternativen sichtbar sind (für Kontakte muss ich aus dem Haus, Prüfungen kann man vorbereiten, Geld lässt sich durch Arbeit verdienen).

Nach *Berne* (1975, S. 181) wurde solchen Menschen von den Eltern verboten, was sie am liebsten tun wollten. »Sie beugen sich dem elterlichen Fluch, denn das Kindheits-Ich in ihnen fürchtet sich gerade vor den Dingen, die sie am liebsten tun möchten, und damit verurteilen sie sich im Grunde genommen selbst zu den Qualen, die sie ständig erleiden.«

Unter der gezeigten Hilflosigkeit lässt sich allerdings meist ein Überanspruch spüren. Nimmt man die gesamte Sage als Hintergrund des Lebensplanes sind die Ursachen der Unzufriedenheit in Selbstüberschätzung und Gier zu sehen. »Der Gierige missbraucht seinen Körper bis zur Selbstzerstörung und wird dafür mit Genussunfähigkeit geschlagen« (Schellenbaum 1990, S. 117).

Beispiel: Tantalos

Eine musisch begabte junge Frau beschreibt ihre Situation als aussichtslos: Um etwas ›Ordentliches‹ zu werden, hat sie auf Wunsch der Eltern Bürokauffrau gelernt, fühlte sich im Büro aber völlig fehl am Platz, wurde immer öfter krank und verlor den Arbeitsplatz. Die Chance, an einer musischen Akademie teilzunehmen, sagte sie ab und ging stattdessen in eine psychosomatische Klinik. Dort fühlte sie sich recht wohl. Nach dem Klinikaufenthalt wohnte sie wieder bei den Eltern, sollte umgeschult werden im Verwaltungsbereich, wurde wieder krank. Von ihrer Neigung her möchte sie künstlerisch arbeiten, hat dafür aber außer Talent keine Ausbildung vorzuweisen, machte einige schlechte Erfahrungen mit Galeristen, für ein Kunststudium fühlt sie sich zu alt. So lebt sie mittlerweile von Sozialhilfe, grübelt die meiste Zeit, selbst ihre künstlerische Tätigkeit ist nicht mehr motivierend.

Es fällt schwer, sich nicht durch die Aussichtslosigkeit der Situation beeindrucken zu lassen. Das ›Kind‹ des Klienten braucht Anerkennung selbst für kleine Schritte, Unterstützung für die Intuition und Fantasie des ›freien Kindes‹ und die Erlaubnis, Erfolge auch ohne Schwerarbeit (›Streng Dich an!‹-Antreiber) erreichen zu können.

Arachne wird von den Göttern für ihre Respektlosigkeit gestraft, indem sie ihre Lieblingstätigkeit für immer tun muss: Statt Teppiche zu weben, muss sie als Spinne immer Netze weben.

Menschen mit diesem Muster wissen, dass sie falsche Entscheidungen getroffen haben. Aber anstatt diese zu ändern – sich neu zu entscheiden – kehren sie nach ›schlechten Erfahrungen‹ wieder zur alten Entscheidung zurück. Oft wurde diese Entscheidung aus Trotz gegen den Willen der Eltern getroffen, gegen ihren Rat oder auch ihre Forderung wurde der falsche Mann, die falsche Frau, der falsche Beruf, der falsche Wohnort etc. gewählt. Die trotzige Rebellion wird zum identitätsstiftenden Merkmal, alle Wege zu einem ›echten Selbst‹, einer angemessenen Identität erscheinen unmöglich, zu schwierig oder gefährlich. Im Gespräch wird diese Haltung durch einen ständigen Wechsel des Fokus auffällig: Wie beim ›Hasen auf der Flucht‹ wird ständig die Richtung gewechselt, steht Eile im Vordergrund und wird eine tiefer gehende Besprechung oder die Zeit zum Nach-Fühlen vermieden.

Nach *Berne* (1972, S. 181) folgen die Kinder dem Fluch der Eltern: »Wenn es das ist, was du so gern tun möchtest, dann kannst du den Rest Deines Lebens damit zubringen, dies unaufhörlich zu tun.«

Beispiel: Arachne

Gegen den Willen der Eltern entschied sich ein junger Mann für das Studium der Sozialpädagogik. Sie hatten vorgesehen, dass er das Geschäft der Eltern übernehmen solle. Schon in den Praktika stellte sich heraus, dass er sich durch die Konfrontation mit sozialen Konflikten überfordert sah. In der inneren Haltung ›Ich wollte es, also muss ich es durchstehen‹ quälte er sich mehrere Jahre mit dem Beruf. In der Therapie auf mögliche Veränderungen angesprochen (anderes Studium, Umschulung, freiberufliche Tätigkeit) entstand das klassische ›Ja, aber‹-Spiel. Versuche, etwas anderes zu erproben, scheiterten. Schließlich bekam er durch Beziehungen der Eltern das Angebot, in einem Jugendamt zu arbeiten, nahm die Stelle an und ist nun beamtet, unglücklich bis verzweifelt, überfordert und als Formalist und Schreibtischmensch gefürchtet.

Die Gefahr des ›Ja, aber‹- Spiels ist im Beispiel gezeigt. Der Klient braucht bei einem solchen Skript-Muster zunächst die Förderung einer klaren Erwachsenen-Ich Struktur, um sich von dem inneren Konflikt zwischen ›Eltern‹- und ›Kind-Ich‹ distanzieren zu können. Die Überanpassung kann anfangs nur schwer konfrontiert werden, dagegen ist jede Äußerung des ›freien Kindes‹ zu unterstützen. Ziel ist das Erkennen eigener Wünsche, die Entscheidung zu kleinen Veränderungen und die Übernahme von Verantwortung für das eigene Glück und Wohlergehen.

Das Schwert des **Damokles**, das an einem Haar über dem Haupt hängt, ist den meisten ein Begriff. Das Lebensmotto bei solchen Skripts lautet: »Du kannst das Leben eine Zeitlang genießen, aber danach beginnen für dich Unannehmlichkeiten« (Berne 1972, S. 182).

Vermittelt wird diese Lebenshaltung durch die Prophetie des ›bösen Endes‹, die zur ›Selffulfilling Prophecy‹ wird. Genuss ist immer nur von kurzer Dauer und er wird geschmälert durch das bevorstehende Tief. Dieses »warte nur ... bis du in die Schule kommst, ... bis du arbeiten musst, ... bis du verheiratet bist, ... bis du Kinder hast, ... bis du alt bist« schmälert die Lebensfreude oder nimmt sie völlig. In einer magischen Beschwörung wird oft sogar das Unangenehme herbeigeführt, sich selbst der Spaß verdorben, sich Leiden und Schmerz zugefügt, um das drohende Unheil unter Kontrolle zu bekommen.

Beispiel: Damokles

»Ich kann es nicht lange aushalten, glücklich zu sein« war die Eingangsäußerung eines Mannes, der in Beruf und Familie zufrieden sein konnte, aber immer wieder Krisen herbeiführte, Streit vom Zaun brach, Ängste um die Familienmitglieder hatte, nur unter großer Mühe Auto fahren konnte und sich übertriebene Sorgen um seine Gesundheit machte. In der Beratung kam er bald auf sein Gottesbild zu sprechen. Gott sehe alles und strafe jede kleine Sünde. Dabei war es ihm durchaus möglich, die Hintergründe seiner einengenden religiösen Erziehung zu sehen. Auch ein Gespräch mit einem Pfarrer brachte ihm keine Erleichterung. Zwei Therapieversuche hatte er abgebrochen, als es ihm zunehmend besser ging, die Therapeuten ihn aber nicht vor seinen wachsenden Ängsten schützen konnten.

Klienten mit diesem Muster kommen in die Therapie oder Beratung wegen Ängsten, ihrer Unfähigkeit, angenehme Dinge zu tun, ihrer mangelnder Freude am Leben, wegen gehäufter Unfälle oder körperlicher Beschwerden.

Da bei dieser Skriptform das magische Denken des ›Kindes‹ eine wesentliche Rolle spielt, lassen sich erste Erleichterungen durch Rituale, Suggestionen oder paradoxe Interventionen (Verordnung kleiner ›Strafen‹ für Glück) erzielen. Gefahr ist, dass die Therapeutin / der Berater als Garant für die ›Straffreiheit‹ herhalten muss. Daher ist es wichtig, erwartete Folgen oder Selbstbestrafungen anzusprechen und Mittel gegen die Selbstsabotage zu finden. Gleichzeitig ist es gut, die Konzentration auf das ›Hier-und-Jetzt‹ einzuüben, aktuelle Gefühle zu unterstützen und anzuerkennen.

Herakles war ein Halbgott mit übermenschlichen Kräften und kann zum ›echten‹ Gott werden, wenn er schwere oder sogar für unlösbar gehaltene Aufgaben bewältigt. Sein Genie und sein Wahnsinn liegen eng beieinander, und seine Kräfte können hilfreich und mörderisch sein.

Das Lebensmuster des ›Erst wenn‹ oder ›Bis‹ ist in unserer Gesellschaft weit verbreitet und angesehen. Es lässt den Menschen in dem Glauben leben, dass er zunächst viele Aufgaben erfüllen muss, dann kommt die Belohnung. Zunächst werden die unangenehmen Aufgaben erledigt, Entspannen kann man später. Das Fatale ist, dass nach einer gelösten Aufgabe die nächste schon wartet, dass die Belohnung oft ausbleibt oder nicht angenommen wird (in Erwartung einer noch größeren Belohnung) und dass, wenn die Zeit für die Ruhe gekommen wäre, die Fähigkeit, zu genießen, verlernt wurde oder der erträumte Ausgleich aus körperlichen Gründen nicht mehr möglich ist. Der ›Workaholic‹ ist der Prototyp dieses Lebensplanes.

»Erst die Arbeit, dann das Spiel«, »...nach langem Arbeitsleben die Rentenzeit genießen«, »...wenn die Kinder aus dem Haus sind«, »...wenn die Eltern gestorben sind«, »...wenn ich in meiner Karriere ... erreicht habe«, »...wenn das Haus gebaut ist« u. ä. sind Leitsätze bei diesem Skript.

Auch »...wenn ich die Therapie erfolgreich beendet habe«, gehört zu diesem Muster.

Beispiel: Herakles

»Seit 12 Jahren mache ich nun Therapie, habe fast alle Richtungen kennengelernt und sehr viel profitiert. Aber immer wieder gibt es Probleme, die ich nicht lösen kann.« Nach dem Bericht in der Anamnese hat diese Frau therapeutische Schwerstarbeit geleistet, sich immer wieder mutig therapeutischen Ritualen unterworfen und galt als ›Musterklientin‹. Dennoch ist sie nicht zufrieden, hofft auf die entscheidende Intervention und ist völlig verblüfft als ich die Therapie ablehne mit dem Argument, sie sei fit für das Leben und könne ab und zu ein Beratungsgespräch bekommen, um sich Anerkennung zu holen und sich zu versichern, dass ihre Problemlösungen gut genug seien.

Bei diesem Skriptmuster kommt es darauf an, den Klienten zu unterstützen, jetzt kurze und befriedigende Tätigkeiten fertigzustellen und sich dafür Anerkennung und Belohnung zu geben. Dabei ist es nicht nötig, dass alle Schritte klar sind, ungeplante, spontane Aktivitäten sollten anerkannt werden. Gerade zu Beginn ist es wichtig, ein Maß der Zufriedenheit zu finden (acht Stunden Arbeit am Tag sind genug; plane Pausen ein, nimm Dir genügend Zeit, um nicht unter Druck zu kommen; wer viel arbeitet, muss auch viel feiern).

Die Strafe des **Sisyphos** besteht darin, dass er einen schweren Stein einen Berg hinaufrollen muss, der immer wieder kurz vor dem Erreichen der Erlösung hinabrollt und die Arbeit beginnt von neuem. ›Immer wieder‹ oder ›Beinahe‹ sind die typischen Aussagen von Menschen mit diesem Muster, die kurz vor dem Ziel abbrechen, andere Wege mit demselben Ergebnis versuchen und im ›hätte ich doch nur‹ verweilen.

In der griechischen Sage ist Sisyphus als einer der listigsten Menschen beschrieben, der sogar den Tod für eine Weile besiegen kann, dann aber doch von ihm überrascht wird. Die äußerlich ungeschickte und hilflose Erscheinungsweise kann also durchaus von innerlicher Grandiosität begleitet sein.

Beispiel: Sisyphos

Ein Mann kommt zur Beratungsstelle, weil er die letzte Urinkontrolle als Bewährungsauflage versäumt hat und ihm nun der Widerruf der Bewährung droht. Im Gespräch stellt sich heraus, dass er immer wieder kurz vor dem Erfolg stand, dann aber in Volltrunkenheit eine Schlägerei begann und so die Stelle verlor, oder in der Psychiatrie mehrfach vor der Entlassung stand, trank, randalierte und wieder eingewiesen wurde. Nun steht er kurz vor Ende der Bewährungszeit und wenn er die Urinkontrolle nicht zulässt, muss er die Haftstrafe wegen Körperverletzung antreten.

In der Therapie wird bei diesem Lebensplan tatsächlich oft eine Todesfurcht sichtbar, die sich in dem magischen Glauben äußert, »solange ich im Leben das oder jenes noch nicht erlebt habe, kann ich nicht sterben«. Auch die magische Vermeidung des Erfolgs, des Abschlusses beruht oft auf dem Aberglauben, danach bliebe nur noch das Warten auf den Tod. Manche Menschen berichten auch voller Stolz, wie oft sie schon ›beinahe‹ ums Leben gekommen wären bei Unfällen, Abenteuern etc.

Die Klienten haben meist auch andere Beratungen oder Therapien *fast* beendet, hatten aber immer einen guten Grund, sie nicht abzuschließen.

Da evtl. auch die Therapie/Beratung dem gleichen Muster folgen kann, ist es wesentlich, eine klare Absprache über das Ende der Zusammenarbeit zu haben und mögliche Sabotageakte früh zu erkennen. Auch in kleinen Sequenzen (Gesprächsführung und Tätigkeiten) braucht der Klient immer wieder die Erfahrung, zunächst eine Sache abzuschließen, das Ergebnis zu sehen, den nächsten Schritt zu planen und nicht mehrere unvollendete Aufgaben nebeneinander stehen zu lassen.

Philemon und Baucis sind wunschlose Menschen, die sich als Belohnung von Göttervater Zeus nur erbitten, immer so beieinander bleiben zu dürfen. Sie werden in zwei Lorbeerbäume verwandelt, die nebeneinander stehen.

Die Lebensstruktur solcher Menschen ist von wenig Bewegung gekennzeichnet. Es gibt keine Ziele, für die eine Anstrengung lohnt. »Sie verbringen den Rest ihres Lebens wie dahinwelkende Pflanzen.« (Berne 1972, S. 181). Die elterlichen Aufträge sind erfüllt und eigene Motivation wurde unterdrückt. Im Unterschied zu zufriedenen Menschen, die ihre Muße genießen, sind solche Personen ›nicht unzufrieden‹, ›nicht unglücklich‹, ›nicht unbedingt gelangweilt‹. Eine interessante, weiterführende Interpretation bietet *Raab* (1995) an.

Sie suchen selten Beratung oder Therapie, erwarten auch dort nur »ein bisschen mehr…«.

Beispiel: Philemon und Baucis

Eine Frau klagt über depressive Zustände. Sie hat vor 10 Jahren ihren Mann verloren, mit dem sie über zwanzig Jahre zufrieden zusammengelebt hat. Er hatte eine gute Stellung, sodass sie keine Geldsorgen hatte und auch jetzt nicht hat. Sie brauchte nie zu arbeiten, hat ein Haus, in dem sie alleine lebt, erwachsene Kinder, die sie ab und zu besuchen, einige oberflächlich Bekannte über ihren Mann. Bisher hatte sich immer alles so ergeben, dass sie keine größeren Entscheidungen zu treffen hatte. Sie ist mit ihrem Leben grundsätzlich zufrieden, fühlt dennoch keine Energie mehr, sitzt grübelnd zu Hause, bisherige Aktivitäten, so auch der Urlaub, haben ihren Reiz verloren. Im Gespräch stellt sich heraus, dass sie für ihr weiteres Leben keine Ziele mehr kennt. Sie sitzt da und wartet auf den Tod.

In Beratung und Therapie ist es wichtig, bei solchen Personen ein Gespür für die eigenen Wünsche und Bedürfnisse (›freies Kind‹) zu fördern, da die ›Zufriedenheit‹ meist nur ein Sich-Fügen oder eine Bequemlichkeit darstellt. Hierzu dient die ständige Kombination von Fühlen, Denken und Handeln (Wenn Sie so denken, wie fühlen Sie dabei? Wenn Sie das tun, was denken Sie darüber? Wenn Sie das fühlen, was tun Sie dann?). Erste wirkliche Entscheidungen in Bezug auf Therapie/Beratung werden betont (Wollen Sie mit mir arbeiten? Woran wollen Sie zunächst arbeiten? Wie häufig, wie intensiv, wie lange?).

Fokus zum Beginn der Beratung/Therapie ist demnach die Förderung von Spüren und Empfinden, die Entscheidung für eine Sache und die Übernahme von Verantwortung für das eigenen Denken, Fühlen und Handeln.

Zugang über Lieblingsgeschichten und Märchen

Märchen, Mythen, Romane, Lieblingsgeschichten und Lieblingslieder enthalten oft auch Hinweise auf Lebensentscheidungen, Muster der Lebensplanung, Erwartungen, Wünsche, Berufs- und Partnerwahl oder auch das angestrebte Lebensende. Eine besondere Fundgrube hierfür sind die gesammelten Märchen der Gebrüder Grimm. Märchen von Pädagogen oder Dichtern sind bisweilen zu sehr zielorientiert, um der Komplexität eines Skripts gerecht zu werden. Heute müssen auch Fernsehserien- und Comic-Helden (z. B. Superman/Supergirl) als skriptbeeinflussend angenommen werden.

Die Beschäftigung mit Märchen und deren Deutung ist seit *Bettelheims* »Kinder brauchen Märchen« (1977) verbreitet und wird von unterschiedlichen therapeutischen Schulen in sehr verschiedener Weise gebraucht. Gemeinsam ist allen – auch der TA – durch den Gebrauch der Bilder ein Verständnis für die Problemlage, Erwartungen und Befürchtungen, Konflikte, Lebensaufgaben, magischen Lösungsvorstellungen (Happy End) und tatsächliche Lösungsmuster zu finden.

»Drei-Geschichten-Methode« (English 1980)

- Finde drei Geschichten, die Dich besonders beeindruckt haben:
- aus der frühen Kinderzeit
- aus der Pubertätszeit
- aus der Erwachsenen-Zeit
- Diese Geschichten können Märchen, Kinderlieder, Sagen, und Romane, sollen aber keine Sachbücher, wissenschaftliche Abhandlungen, Biographien u. ä. sein.
- Schreibe diese Geschichten auf.
- Fragen zur Auswertung:
- Gibt es einen ›roten Faden‹ der Geschichten (die Pubertätsgeschichte enthält manchmal die Umkehrung der Situationen im Gegenskript).
- Was hast Du mit den Helden und Heldinnen gemeinsam?
- Wo stimmen Lebenssituationen und Lebenserfahrungen überein?
- Wo erfüllen die Helden und Heldinnen Deine eigenen Sehnsüchte, Wünsche, Illusionen?
- Gibt es hilfreiche oder skriptgebundene Lösungswege für Konflikte?

Das typische transaktionsanalytische Vorgehen im Umgang mit Märchen verzichtet allerdings weitgehend auf die Mitteilungen von Interpretationen und Deutungen, sondern nimmt die Märchenvorlage als eine Möglichkeit für Klienten, ihre eigene Interpretation zu finden. Bedeutsam ist hierfür das ›marsische Denken‹ (Berne 1972) der Beraterin / des Therapeuten, eine intuitive und naive Betrachtungsweise, die das Bild des Märchens und der erzählerischen Abfolge auf das Leben des Erwachsenen bezieht, dabei parallele Muster erkennt, die Wirkung bestimmter Ich-Zustände analysiert und durch Nachfragen, Präzisieren oder Aufzeigen von Unstimmigkeiten die Verwirrung aufhebt und der Lösung zugänglich macht.

Berne (1972) verwendet selbst verschiedene Märchen zur Skriptanalyse. Am bekanntesten ist Rotkäppchen. In der ›marsischen‹ Betrachtung wird daraus eine Frau, die gerne für andere sorgt (›Mach's anderen recht!-Antreiber‹), naiv mit Männern flirtet (›Hilfe-Vergewaltigung-Spiel‹), und im Bett der Großmutter nicht den Wolf, sondern den Großvater findet.

Themenbereiche bei Märchen/Erzählungen

- Familiäre Ausgangssituation (Eltern, Geschwister)
- typische Skriptbotschaften (Erlaubnisse, Zuschreibungen, Einschärfungen, Antreiber, Fluch)

- Aufgabenstellung der Heranwachsenden
- Versagen/Fluch/Verwandlung
- Suchwanderung (Lösung von den Eltern)
- Erlösung/Rückverwandlung
- Belohnung/Bestrafung

Methoden der Skriptanalyse mit Märchen

Die Instruktionen in der folgenden Zusammenstellung sind wieder als Anregungen zu verstehen.

- Märchen erzählen: Klienten/Gruppenteilnehmer erzählen ihre Lieblingsmärchen. Dabei achten die anderen auf Ähnlichkeiten mit realen Personen oder Geschehnissen. Hilfreich ist auch, auf Erinnerungslücken und Verzerrungen zu achten und den Klienten mit dem üblichen Text zu konfrontieren. Dabei kann es sein, dass der Klient das Märchen nur in veränderter Form von Märchenbüchern oder Tonkassetten her kennt.
- Märchen vorlesen: Klienten oder Gruppenteilnehmer besprechen dann Szenen, die sie emotional angeregt oder betroffen haben und stellen den Bezug zu ihrer eigenen Geschichte und aktuellen Lebenssituation her.
- Bilder malen: Ein Märchen wird vorgelesen und die Teilnehmenden malen intuitiv selbstgewählte Szenen. In der Besprechung liegt der Akzent weniger auf der kognitiven Bedeutung, die der Malende dem Bild gibt, als auf dem Prozess des Malens, gefühlshaften Reaktionen, Betonung und Vermeidung von bestimmten Elementen der Szene und deren Bezug zum aktuellen Leben.
- Märchenanfänge: Der Beginn eines Märchens wird vorgegeben und die Klienten setzen die Geschichte fort.
- Märchen erfinden: Klienten schreiben ein Märchen, in denen König/Königin, Prinz/Prinzessin, Hexe/Zauberer und mindestens eine Verwandlung vorkommen sollen.
- Märchenszenen spielen: Zur vertieften emotionalen Erfahrung können Märchenszenen gespielt werden. Dabei sind Rollenwechsel, Verfremdung und Kostümierung hilfreich.
- ›Märchenzug‹: Situationsvorgabe ist eine Bahnreise, die Szenen spielen in einem Zugabteil. An verschiedenen Bahnhöfen steigen Personen ein und aus, die sich als Märchenfiguren herausstellen und im Abteil ein Gespräch in ihrer typischen Art mit den Mitreisenden führen.

Praktische Hinweise für die Skriptanalyse mit Märchen-, Sagen oder Romanstoffen

- Lassen Sie die Texte aufschreiben! Ähnlich wie bei Traumanalysen verändert sich die Fantasie beim Berichten.
- Der Umgang mit Bildern ist für viele ungewohnt. Beginnen Sie mit einfachen Bildern, einfachen Geschichten.
- Je einfacher das Bild ist, umso wirksamer ist es meist.
- Zentrieren Sie sich auf einige wesentliche Punkte, Vielfalt erlaubt auch eine leichte Flucht.
- Je mehr Bezug zum Alltagsverhalten hergestellt werden kann, umso wirksamer ist die Arbeit. Im Denken und in der Fantasie ist alles möglich, die Realität wird durch Fühlen und Handeln spürbar.
- Formulieren Sie Ihre Ideen und Interpretationen in Fragen an den Klienten um: »Wie sprachen Ihre Eltern miteinander«? statt: »Ihre Eltern hatten wohl oft Streit miteinander«!
- Werden einfache Fragen vom Klienten nicht beantwortet, verzichten Sie auf eine Deutung und merken sich das Bild und die entsprechende Hypothese für die spätere Arbeit.

3.3 Der Vertrag – Anfang und roter Faden der Behandlung

Beispiel

Die Klientin war schon wegen Depression und Panikattacken eine Weile beim Hausarzt in Behandlung, bis sie sich zur Therapie anmeldete.

Die formalen Bedingungen einer Behandlung waren schnell abgeklärt, es wurden fünf probatorische Sitzungen vereinbart, die Kosten übernimmt die Krankenkasse. Ob eine Kurzzeittherapie ausreichen würde, oder eine Verlängerung dann nötig würde, blieb noch offen. Der Anfangswunsch der Klientin war, die Depression, diffuse Ängste und Konzentrationsschwäche loszuwerden.

Gleichzeitig fühlte sie sich ohnmächtig, etwas zur Verbesserung ihrer Lage beizutragen. In ihrer Selbstkritik war sie gnadenlos mit sich, konnte dann aber wieder in heftiges Selbstmitleid verfallen.

Der intuitive erste Eindruck war, dass die Klientin einen hohen Leidensdruck in ihrem ›Kind-Ich‹ verspürte und über viel Energie verfügte, die sie aber nicht sinnvoll verwendete. Sie machte den Eindruck eines einsamen und verlassenen Kindes, das alles alleine können muss. Als erster Behandlungsschritt wurde daher vereinbart, eine ausführliche Skriptanalyse zu erstellen, um die Hintergründe ihrer Symptomatik zu erhellen.

Zudem sollte in der ersten Zeit auch die Bereitschaft, sich helfen zu lassen gestärkt werden. Hierzu wurde die Aufmerksamkeit der Klientin auf den »Zuwendungshaushalt« gerichtet: Die Therapeutin gab der Klientin immer wieder positive Anerkennung und besprach deren Wirkung. Außerdem sollte die Klientin in ihrer Umgebung beobachten, wann und von wem sie Beachtung und Anerkennung erhielt.

Auch wenn die Depression die massivste Beeinträchtigung darstellte, wurde der nächste Teil-Vertrag auf die Ängste zentriert, da sie für eine Therapie am ehesten zugänglich erschienen. Die Klientin sollte einen verbesserten Realitätsbezug herstellen und die Irrationalität der Ängste erkennen.

Der Vertrag wurde operationalisiert: die Klientin wird pro Tag zuhause nur noch maximal eine Stunde mit ihren Angstfantasien verbringen und ansonsten ihre Arbeit effektiv und zielstrebig erledigen.

Die Klientin hat schon Erfahrung in erfolgloser medikamentöser Therapie, das kann die Bereitschaft zu einer Psychotherapie stärken.

Da es sich um eine ärztliche Psychotherapie handelte, waren die formalen Bedingungen einfacher als bei Psychologen, Heilpraktiker und anderen Heilberufen.

Sinnvoll ist es hier auch zu klären, ob eine Eigenleistung des Klienten nützlich ist.

Das »Loswerden« eines Symptoms ist einer der häufigsten Wünsche, in die viel Energie gesetzt wird, aber wegen der Negation kein Ziel darstellen. Nötig ist eine positive Zielformulierung.

Bei der Hilfslosigkeit ist es sinnvoll, die bisherigen Versuche zu eruieren und statt einer Kritik neue Möglichkeiten anzubieten, ohne allerdings Erfolg zu versprechen.

Der intuitive Kontakt zum ›Kind-Ich‹ der Klientin war spontan möglich, was eine gute Voraussetzung für erfolgreiche Zusammenarbeit ist.

Die methodische Seite des Vertrags hilft der Klientin, eine Struktur zu sehen, sich sinnvoll mit sich und ihrer Vergangenheit zu beschäftigen.

Das ›Kind-Ich‹ der Klientin braucht zunächst das Gefühl einer kompetenten und schützenden Autorität zu begegnen: Daher ist der Verzicht auf Kritik und die positive Anerkennung wesentlich.

Die »Hausaufgabe« bietet zudem eine Möglichkeit, zu prüfen, wie weit die Klientin bereit ist, die Zeit zwischen den Therapiesitzungen für ihre Verhaltensänderung zu nützen und wie stark der Widerstand gegen Veränderung wirkt.

Obwohl die TA es vorzieht, sich möglichst schnell dem zentralen Problem zuzuwenden, ist die Anfangsphase wichtig, in der die Klientin lernt, sich mit therapeutischen Fragestellungen und Sichtweisen zu befassen.

Methodisch zielt das auf eine Stärkung der ›Erwachsenen-Ich‹ und Enttrübung ab.

Es handelt sich hier um einen Selbstkontrollvertrag mit dem Ziel, dass die Klientin die Kontrollierbarkeit der Symptomatik erfährt.

Die Erwartung bei Erfüllung des Vertrags ist, dass die Klientin durch die Minderung der Ängste eine Erleichterung von psychischem Druck und gleichzeitig eine Verdeutlichung bzw. Verstärkung der Depression erfährt und dann daran weiterarbeiten wird.

Was meint der Begriff »Vertrag«

Ein wesentliches Merkmal der angewandten Transaktionsanalyse ist der Behandlungs-/Beratungsvertrag (›Contract‹). Hier werden mündlich oder schriftlich die wesentlichen Bedingungen der Zusammenarbeit festgelegt: zeitlicher und finanzieller Rahmen, Arbeitsweise, Rechte und Pflichten des Therapeuten / der Beraterin und des Klienten sowie das Ziel der Zusammenarbeit. Neben den formalen Bedingungen ist das klare Ziel des gemeinsamen Tuns zentral.

Bisweilen löst der Begriff »Vertrag« beim Behandler wie auch beim Klienten Befangenheit (Ängste) aus und erinnert an juristische oder wirtschaftliche Verträge. In der TA ist dabei diese Verbindlichkeit durchaus intendiert. Weniger belastet, wenn auch weniger verbindlich, ist der Begriff »Vereinbarung«.

Die Phase der Vertragsbildung ist schon Teil der Behandlung. Ebenso ist die Beziehung zwischen Klient und Behandler Teil der Vertragsarbeit. Er ähnelt damit in seiner Beziehungsorientierung dem psychoanalytischen Begriff des »Arbeitsbündnisses«, das allerdings einseitig vom Klienten ausgeht, während der TA-Vertrag zweiseitig orientiert ist.

Ein solcher Vertrag kann beinhalten:
- Behandlung körperlicher Leiden/Symptome mit psychologischen Mitteln (wie beispielsweise Migräne oder Schlaflosigkeit),
- Behandlung psychischer Leiden/Symptome (zum Beispiel Depression, Zwang oder auch Angst und Phobie),
- Veränderung problematischer Verhaltensweisen (beispielsweise Partnerschafts- oder Arbeitsprobleme) (vgl. James 1977).

Nach Art und Umfang wird hierbei unterschieden zwischen:
- **allgemeinem Vertrag:** formale Bedingungen der Zusammenarbeit
- **Behandlungsvertrag:** längerfristiges, inhaltliches Ziel der Behandlung
- **Stundenvertrag:** Ziel für die aktuelle Sitzung
- **momentanem Vertrag**: gilt für die gerade angewandte Methode

Vertragsorientierte Behandlung

Die Entwicklung des Behandlungsvertrags beginnt mit dem ersten Kontakt und bleibt durch wiederholte Überprüfung und Revision bis zum Ende der Behandlung wie ein roter Faden erhalten. Der Vertrag ist in seinen Details immer Verhandlungsgegenstand, der globale Behandlungsvertrag verliert allerdings bei häufiger Veränderung seine Funktion als Maßstab der Entwicklung. Das Gespräch über den Vertrag, die Ziele und Planungen bietet auch für den Klienten die Möglichkeit, die

Behandlung auf einer Meta-Ebene zu betrachten, auf sie Einfluss zu nehmen und zu modifizieren. Dadurch werden gleichermaßen Eigenverantwortung des Klienten und erste Enttrübungsprozesse initiiert.

Der Prozess der Vertragsfindung als Konstruktion gemeinsamer Arbeit

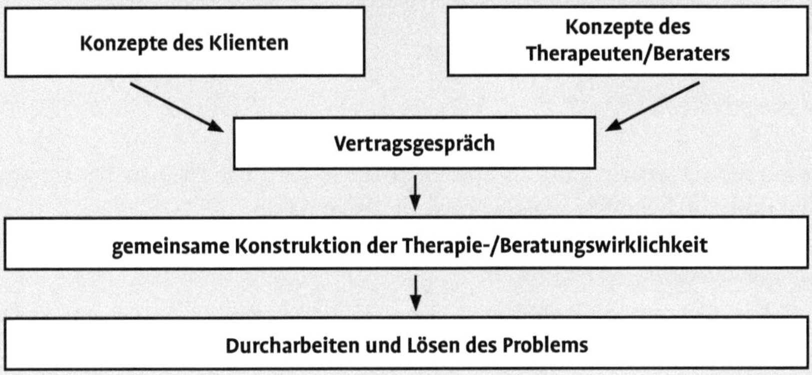

Holloway/Holloway (1973a) beschreiben fünf **Phasen der vertragsorientierten Behandlung**:

1. **Intention:** Schon beim ersten Kontakt prüfen Klient und Therapeutin/Berater direkt und indirekt ihre Erwartungen an die andere Person. Im Sinne des von *Berne* beschriebenen ›First imago‹ sind hier die intuitiven ersten Eindrücke besonders wichtig und bestimmen bewusst oder unbewusst den weiteren Behandlungsverlauf.
2. **Gegenseitiges Interesse:** In dieser Phase testet der Klient unbewusst oder bewusst die Fähigkeiten und die Kompetenz des Behandlers. Gleichzeitig prüft der Behandler die Bereitschaft des Klienten zu einer effektiven Zusammenarbeit, die Bereitschaft, das Skript zu ändern, und den Widerstand gegen eine Veränderung. Aufgabe ist hierbei, die Veränderungsbereitschaft zu unterstützen und Hoffnung auf Erfolg zu stärken. Ziel ist, eine Übereinstimmung zwischen Klient und Therapeutin/Berater zu erreichen, an der Aufgabe arbeiten zu wollen.
3. **Kontraktspezifizierung:** Die genaue Klärung von Global-Ziel, Zwischenzielen und Methoden sowie der möglichst im Verhalten zu beobachtenden Veränderungen ist der nächste Schritt der Behandlung. Auch hier ist es wichtig zu bemerken, dass die Ausarbeitung der spezifischen Schritte schon Teil der Behandlung selbst ist, sodass die kognitive Klärung alleine schon Bewusstseinserweiterung, verändertes Erleben und Verhalten bewirken kann.

4. **Exploration und Klärung:** Inhalte des Vertrags werden nun mit den geplanten Methoden erarbeitet und Veränderungen überprüft. Diese Phase bedeutet die Skriptbehandlung im engeren Sinn.
5. **Bestätigung und Festigung:** Veränderungen werden in der sozialen Umgebung des Klienten erprobt und der Transfer gefestigt.

Holloway/Holloway: The contract setting process. 1973a, S. 34–39

Was regelt der Vertrag?

Die folgende Übersicht kann als Checkliste für wesentliche Themen dienen, wobei nicht immer alle Punkte angesprochen werden müssen.

Die formalen Bedingungen:
- Ort der Behandlung/Beratung
- Dauer einer Sitzung
- Häufigkeit
- Anzahl der Gespräche
- Kosten, Modus der Bezahlung
- besondere Umstände: Versäumnisse, Ausfallkosten

Die Verantwortlichkeiten:
- ethische Grundhaltung (Ethikrichtlinien der EATA/ITAA/DGTA)
- Erfahrung und Kompetenz von Therapeut/Beraterin
- Möglichkeiten von Schutz bei Krisen
- Eigenverantwortung (Mündigkeit) des Klienten

Die Methoden:
- Einzel- oder Gruppensitzungen, Paar- oder Familiensetting
- Einbezug und/oder Information anderer Personen (Eltern, Partner, Lehrer, Ärzte)
- Transaktionsanalyse und/oder andere Verfahren
- verbale, nonverbale, körperorientierte Methoden

Die Ziele:
- Veränderung des Verhaltens
- Veränderung von Fühlen und Denken
- Stabilisierung der Befindlichkeit und des sozialen Umfeldes
- Unterstützung und Fürsorge im Alltag
- Vermeidung von Sabotage bei Veränderungsprozessen

Die inhaltliche Seite des Vertrags

Clarkson (1988) beschreibt mögliche Ergebnisse der Behandlung (Veränderungs-Pentagon). Zur Veranschaulichung verwendet sie Mythen der griechischen Sagenwelt. Die dauerhafte Veränderung (Heilung) ist dabei das oberste Ziel.

Je nach Zielvorstellung, Motivation und Veränderungsmöglichkeiten enthalten Verträge verschiedene Intensitäten der Therapie-/Beratungsaufgabe: In der TA werden üblicherweise der Veränderungs- (Heilungs- oder Autonomie-)Vertrag und der Vertrag über Selbst-Kontrolle (›social control contract‹) unterschieden.

Das Veränderungspentagon		
Verlauf der Therapie/Beratung	**Veränderungserfahrung**	**Archetyp**
dauerhafte Veränderung und Heilung, Erreichen des Vertragsziels	Zufriedenheit bei Klient und Therapeutin/Berater, Autonomie	**Odysseus**
trotz Fortschritten keine Änderung	verunsichernd, demotivierend bis erschreckend,	**Echo**
Desillusionierung: Veränderung ist unmöglich	frustrierend, Resultat: Verzweiflung	**Ikarus**
Illusion von Autonomie: Änderung als Verstärkung des Gegenskript	scheinbare, nicht haltbare Veränderung durch Vermeidung an Skriptbotschaften, Selbsttäuschung	**Ödipus**
Therapieabbruch und Chaos als Bestätigung der Nicht-OK-Einstellung	schädlich bis katastrophal für Klient und Therapeutin/Berater	**Medea**

Der Veränderungs-(Heilungs-)Vertrag

Zum Begriff der Heilung gibt es in der TA-Literatur sehr unterschiedliche Auffassungen, die von einer grundlegenden Änderung der Persönlichkeitsstruktur bis zur Lösung aktueller Verhaltensprobleme reichen.

Wir betrachten mit *Erskine* (1980) Heilung als das dauerhafte Beenden skriptkonformen Verhaltens. Ausgangspunkt und Endpunkt der Behandlung ist das Verhalten, die Struktur-Veränderung muss auch innere Prozesse wie Denken und Fühlen und körperliche Reaktionen (z. B. Muskelspannungen, vegetative Reaktionen) umfassen, um stabil zu werden. Eine neue Struktur wird auch in andersartigen Träumen und Fantasien deutlich. Eine kognitive Erweiterung ist erreicht, wenn die Person nicht mehr länger durch Skriptglaubenssätze und einengende

Bezugsrahmen getrübt ist. Körperliche Reaktionen werden sichtbar im Abbau von Körperspannungen (Body Skript), Bewegungseinengungen, Einschränkungen der Empfindungen und des Fühlens. Ziel ist nicht die immerwährende Problemfreiheit, sondern, so Erskine, der »Glaube und das entsprechende Gefühl, dass alles, was geschieht und wie schlecht auch die Situation sein mag, eine Aufgabe zu weiterem Lernen und Wachstum durch Erfahrung ist«.

Erskine: Script Cure. 1980 (sowie gesamtes Themenheft)

Der Vertrag über Selbst-Kontrolle (social control contract)

Vor dem Veränderungsvertrag steht zum Schutz des Klienten oft ein Vertrag auf Selbst-Kontrolle: der Klient bespricht mit dem Therapeuten / der Beraterin die Möglichkeiten, das Symptom zu vermeiden oder zu reduzieren. Hierbei kann der Therapeut / die Beraterin in der Zeit zwischen den Gesprächen die Einhaltung des Vertrags nicht überprüfen. Daher ist ein Minimum an Selbstverantwortung und Stärke des ›Erwachsenen-Ichs‹ Voraussetzung. Situationen, in denen ein solcher Selbst-Kontroll-Vertrag geschlossen wird, sind vor allem selbst- und fremdschädigende Impulse bei dem Klienten, die als ›Hintertüren‹ für ein Scheitern der Therapie oder Beratung missbraucht werden könnten. Der Klient braucht Alternativen, angemessen und aktiv an dem aktuellen Problem weiterzuarbeiten.

Wesentlich ist, dass solche Verträge für den Klienten erfüllbar sein müssen, die Formulierung sollte positiv gewählt sein (möglichst keine Verneinungen) und das gesunde ›Kind-Ich‹ unterstützen. Außerdem werden Verträge meist zeitlich befristet (überschaubare Zeiträume) und genügend Handlungsalternativen für den Fall besprochen, dass gerade eine Kontrolle nicht möglich ist. Die Arbeit an solchen Vertragsformulierungen bewirkt gewöhnlich schon eine tiefere Einsicht und Einstellungsänderung bei dem Klienten.

Selbst-Kontroll-Verträge	Formulierungsvorschläge
Zur Vermeidung von Suizid	»Ich schütze mein Leben. Ich setze es weder absichtlich noch unabsichtlich aufs Spiel. Falls ich den Gedanken oder Impuls spüre, werde ich ...«
Zur Vermeidung von Gewalttätigkeit/Mord	»Ich werde meine Angst und Wut wahrnehmen, das Gefühl anderen sagen und es in ungefährlicher Weise ausdrücken, indem ich ...«
Zur Vermeidung von Verrücktwerden	»Wenn ich denke oder fühle, ich könnte nun verrückt werden, werde ich Kontakt aufnehmen und mit ... sprechen.«

Übersicht und weitere Vertragsarten

Im folgenden Schema sind die Vertrags-Arten noch näher aufgeschlüsselt:

Niveau und Typ	Klientel	Fokus der Interventionen	Behandlungs-methode
Fürsorge und Kontrolle von außen	Personen mit geringem Erwachsenen-Ich: z. B. Betreute, schwer geistig Behinderte, Hirnfunktionsstörungen	Verminderung von Spielen, Rackets und Skriptauszahlungen	Angebot von Schutz, Betreuung, körperlicher Fürsorge
Selbst-Kontrolle und Motivationsarbeit	Personen mit massiv schädlichem Verhalten, geringer Motivation oder sehr wenig Einsicht in innerpsychische Prozesse	Vermeidung des Problemverhaltens, Gebrauch des Erwachsenen-Ich, Kontamination und Ausschlüsse	Krisenintervention, Zeitstruktur und Stroke-Ökonomie, Strukturanalyse, kognitive Veränderungsarbeit, Enttrübung
Kurztherapie/ Fokaltherapie	Personen mit begrenztem Therapie-/ Beratungsinteresse, zeitlichen (finanziellen) Einschränkungen, spezifischen Fragestellungen	spezifische Skriptentscheidungen, Beziehungsmuster, stark wirksame oder traumatische frühe Situationen	Transaktions-, Spiel-, Skriptgefühls-, und Skript-Analyse, Gestalt- und Neuentscheidungsarbeit
Langzeittherapie	Personen, die eine umfassende Therapie machen wollen	gesamtes Skript, dauerhafte frühe Entscheidungen, vorsprachliche, kinästhetische Muster	Skriptanalyse, Neuentscheidungsarbeit, verschiedene Methoden des Beelterns

Loomis: Contracting for Change. 1982

Beispiele der Vertragsarten:

Fürsorgevertrag: z.B. täglicher (wöchentlicher) Besuch, von Problemen erzählen, telefonisch erreichbar sein, Teestube besuchen, vom Bett aufstehen, sich waschen und pflegen (lassen), Medikamente einnehmen.

Vertrag auf Selbst-Kontrolle: z.B. einen Job für ein halbes Jahr behalten, sich täglich mindestens einmal loben, Kinder nicht prügeln, allein sein üben, die Wahrheit sagen, rechtzeitig um Hilfe bitten.

Fokalvertrag: z.B. statt ›fühle nicht‹ und ›sei nicht gesund‹ (Ärgervermeidung und Migräne) lernen zu entspannen, Stress zu reduzieren (sich ohne Kopfschmerzen auf ein Sofa legen), Gefühle wahrzunehmen und adäquat auszudrücken. Ebenso gehört dazu, traumatische Situationen, in denen Lebensentscheidungen getroffen wurden, durchzuarbeiten.

Langzeittherapievertrag: z.B. den Skript-Hintergrund der Suchtthematik aufzuarbeiten, neue elterliche Botschaften zu entwickeln, Verwirrung im Kind-Ich aufzulösen und Zugang zu eigenen Wünschen und Bedürfnissen zu haben und Möglichkeiten zu kennen, sich diese zu erfüllen.

In der Praxis werden Fürsorge und Kontrollverträge mehr in Beratung und Betreuung, Fokalverträge in Beratung und Therapie, Langzeitverträge eher in der Therapie angewandt.

Das zentrale Thema der Zusammenarbeit

Das zentrale Problem lässt sich aus der Beschreibung der Situation durch den Klienten (Wortlaut), typische Skriptsätze, tangentiale und blockierende Transaktionen, Vermeidungsverhalten, Überanpassung, Skriptgefühle und Psychospiele erschließen.

Die primäre Fragestellung des Klienten weist meist den **Zugang** auf, für die Lösung ist die Integration von Fühlen, Denken und Handeln nötig:

- Wissen: kognitive Arbeit
- Können: Verhaltensorientierung
- Erfahren: emotionale Arbeit
- Ganzheitlichkeit: Integration der Faktoren

Um eine beobachtbare Ausgangssituation zu finden und der Gefahr der Schuldzuweisung des Klienten an sich selbst oder die Partner zu entgehen, empfiehlt es sich, die Situation, in der das Problem sichtbar wird, nach Umständen und jeweiligen Verhaltensweisen zu beschreiben.

Die Fragestellung ist dann: Was trägt jemand zu der problematischen Situation bei, die das Skript bestätigt? Das Problem hat gewöhnlich drei Aspekte, die eine spezifische Situation zwischen Partnern schaffen:

Beispiel

Klient: »Meine Frau streitet dauernd mit mir!«

Therapeutin: »Beschreiben Sie einmal eine konkrete Situation, wie sie entsteht. Wie kommen Sie immer wieder in solche Situationen?«

Welche Umstände führen zu typischen Verhaltensweisen? Durch welches Denken, Fühlen und Handeln entsteht immer wieder die Konfliktsituation?

Beispiel

Klient: »Ich hatte wieder mal ihren Geburtstag vergessen, hatte Schuldgefühle deswegen. Ich habe ihr dann einen Strauß Rosen gekauft und heimlich in die Vase gestellt. Sie hat das gar nicht bemerkt, sondern mir wütend Vorwürfe gemacht, dass ich immer nur meine Arbeit im Kopf hätte und nie an sie denke.«

Therapeutin: »Wir können daran arbeiten, wie Sie Ihre Verhaltensweisen oder die Umstände ändern können, damit eine andere Situation entsteht.«

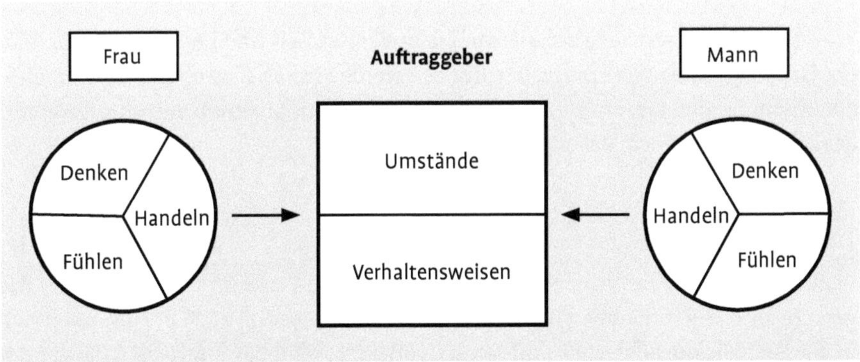

Hart: The Problem Diagram. 1975

Methoden der Vertragsfindung

Interview

Die häufigste Form ist das Interview. Durch die Anwendung der typischen Gesprächstechniken nach *Berne* (1966) wie: Befragung, Spezifizierung, Konfrontation und Erklärung wird das zentrale Problem herausgearbeitet. Dabei ist die Zielformulierung, die der Klient gebraucht, nicht schon der Vertrag. Dennoch ist der Wortlaut wesentlich, weil er den Bezugsrahmen des Klienten enthält. Der Therapeut / Die Beraterin sollte bei der Formulierung möglichst Worte des Klienten verwenden.

Typische Fragen zur Vertragsarbeit zur Bearbeitung durch die Klienten:

- Was will ich erreichen?
- Woran werden ich und andere den Erfolg sehen?
- Was sind die Folgen des Erfolgs?
- Was sind die ersten Schritte zum Erfolg?
- Was werde ich tun?
- Was erwarte ich von Dir als Beraterin/Therapeut?
- Was darf ich? (Einschränkungen durch ›EL‹)
- Was müsste ich endlich? (Gebot durch ›EL‹)
- Wie hindere ich mich gewöhnlich am Erfolg? (rebellisches ›Kind-Ich‹-Verhalten)

Fragebogen

Fragebogen ersparen der Therapeutin / dem Berater Zeit und liefern eine schriftliche Unterlage, die noch einmal besprochen werden muss. Bisweilen ist es für manche Klienten leichter, einen Fragebogen auszufüllen, andere tun sich gerade mit der schriftlichen Form besonders schwer.

Die Zielfantasie

In einer geleiteten Fantasie geht der Klient in die Zukunft und stellt sich vor, das gewünschte Ziel erreicht zu haben. Welche Konsequenzen hat das? Wie lassen sich in der Fantasie die Schritte zu diesem Ziel rückblickend beschreiben? Wie war der erste Schritt zum Erfolg?

Goulding/Goulding: Neuentscheidung. 1981, S. 70 ff.

Weitere Methoden

Es gibt eine Vielzahl von Methoden, wie über Tagtraumarbeit, Malen, Bewegung, Tanz, Körperausdruck oder Rollenspiel die Zielsetzung und der Weg geklärt werden können. Hier ist die Kreativität der Leser angesprochen.

Die Vorbeugung und Vermeidung von Komplikationen

Vorteile der vertraglichen Vereinbarung:

- Klarheit bei den Beteiligten
- Erfolgserlebnis beim Erreichen des Ziels
- Vermeidung von Endlosbehandlungen
- Vermeidung (Eingrenzung) von Psychospielen
- Schaffung einer Basis für Zusammenarbeit (OK-OK-Position)
- Möglichkeiten der Konfrontation

Ein nützlicher Vertrag

- ist eindeutig (enthält keine Botschaften zwischen den Zeilen)
- ist kurz (ohne Bedingungen, Nebensätze)
- ist positiv formuliert (enthält keine Verneinungen)
- ist überprüfbar (andere können die Veränderung wahrnehmen)
- ist erfüllbar (angesichts der Zeit und der Möglichkeiten von Klient und Therapeut)
- ist wesentlich in seiner Zielsetzung (enthält das zentrale Thema)
- schließt – soweit möglich – Hintertüren aus (keine Selbstsabotage)
- wird vom Erwachsenen-Ich geschlossen, vom Kind-Ich gewünscht und vom Eltern-Ich toleriert
- motiviert das Kind-Ich des Klienten und Therapeuten (enthält und verspricht die richtigen Strokes)
- ist rechtlich einwandfrei (ethisch, legal, verantwortet)

Vertragspartner: Zwei-, drei- und mehrseitige Verträge

English betont, dass Verträge nicht immer nur zwischen Klient und Therapeutin/Berater geschlossen werden, sondern bei der Beteiligung Dritter alle Seiten des Vertrags genau untersucht und formuliert werden müssen (Arbeit in Institutionen, mit Kindern und Eltern, Auftraggebern (z. B. Psychotherapie als Bewährungsauflage durch das Gericht), Finanzierung der Therapie/Beratung durch andere). So beeinflussen z. B. Versprechungen oder auch Drohungen durch einen Dritten den Behandlungsverlauf erheblich.

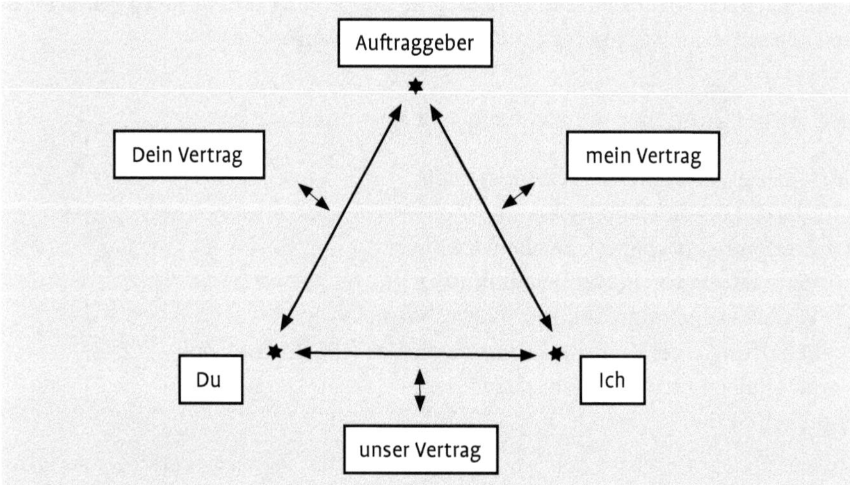

English: The three cornered contract. 1975/1985

Explizite und implizite Verträge

Explizite, formale Verträge sind mit dem Klienten genau (evtl. auch schriftlich) vereinbart. Sie haben aber auch ihre Nachteile:

Wann ist ein formaler Vertrag problematisch?

- Wenn der Klient nicht in der Lage ist, sein Erwachsenen-Ich zu besetzen
- Wenn durch die wiederholte Nachfrage der Therapeut / die Beraterin als verfolgerisch erlebt wird und eher eine Blockade im Gespräch zu erwarten ist
- Wenn dadurch eine zwanghafte Struktur des Klienten zu sehr unterstützt würde
- Wenn der Klient nicht in der Lage ist, Ziele zu benennen
- Wenn der Klient zu sehr in der Überanpassung an den Therapeuten / die Beraterin ist

Implizite Verträge beruhen auf Empathie, sind daher anfällig für Psychospiele und symbiotische Beziehungen. Daher lehnen viele Transaktionsanalytiker solche Verträge ab. Bei entsprechend guter Beziehung und Sicherheit des Therapeuten / der Beraterin kann ein impliziter Vertrag hilfreich sein.

Die Balance Regel

Eine hilfreiche Vorstellung bei der Planung der Zusammenarbeit ist die Aufteilung der Anteile zwischen Therapeutin/Berater und Klient. Um Retter- oder Opferpositionen zu vermeiden, sollten beide etwa gleich viel zum Gelingen beitragen. So braucht sich die Therapeutin / der Berater nicht ausgenutzt zu fühlen und der Klient steht nicht in der ›Schuld‹ der Therapeutin / des Beraters. Liegt die Verantwortung für die Vertragserfüllung mehr bei dem Klienten kann er sich leicht im Stich gelassen fühlen. Arbeitet die Therapeutin / der Berater deutlich mehr als die 50 % wird die Beziehung leicht symbiotisch und wirkt eher skriptverstärkend und abhängigkeitserzeugend.

Die Vertragsrevision

In der Therapie/Beratung ist es wichtig, von Zeit zu Zeit gemeinsam mit der Klientin eine Zwischenbilanz zu ziehen und den Vertrag gegebenenfalls an neue Situationen anzupassen. Dies unterstützt die Mitverantwortung für den Prozess. Werden für die Therapie Verlängerungsgutachten erwartet, ist auch dies ein guter Zeitpunkt, den Vertrag zu reflektieren. Die Klientin kann hierbei seine Erfahrungen, Veränderungen und weiteren Wünsche und Ziele notieren, im Gespräch mit dem Therapeuten / der Beraterin spezifizieren und mit neuem Schwung an die Weiterarbeit gehen. Die Fragestellungen des Erst- oder Verlängerungsgutachtens können hier als Leitlinie dienen. Je nach Stärke des ›Erwachsenen-Ichs‹ der Klientinnen können auch die psychodynamischen Hypothesen Gegenstand des Gesprächs sein.

In der Sozialpsychiatrie wurden zur Stärkung der OK-OK-Position Gespräche über Klientinnen nur im Beisein der Klienten geführt. So verlangt Berne, dass sich Behandlerinnen so ausdrücken, dass es die Klientin versteht und dass jemand Dinge, die er nicht im Beisein der Klientin sagen möchte, lieber gar nicht sagt.
Analog dazu ist es sinnvoll, mit den Klienten in der ambulanten Beratung/Therapie Briefe und Gutachten zu besprechen.

Die Kunst der guten Vertragsarbeit ist es, die Gesamtaufgabe in sinnvolle Teilschritte aufzugliedern und so der Klientin zu helfen, effektiv und erfolgreich zu sein. Die Schritte beginnen mit praktischen Problemen (z. B. ihre/seine Gefühle spüren und zu üben, sie zu beschreiben). Diese sollen für eine bestimmte Zeit im Mittelpunkt stehen und erst nach einer gewissen Stabilisierung vom nächsten

Schritt gefolgt werden. Da sich die Bedürfnisse, Wünsche und Ziele während einer effektiven Therapie/Beratung verändern, sind Aufzeichnungen nützlich.

Die ›ökologischen Folgen‹ des Erfolgs

Beispiel

Ein erfolgreicher Systemanalytiker und Programmierer klagt über seinen Mangel an Gefühlen und möchte vor allem Wut und Ärger spüren und zeigen können. Im Vertragsgespräch werden Folgen für seinen Beruf besprochen und Möglichkeiten der Differenzierung zwischen Arbeits- und sonstiger Lebenswelt erarbeitet, um den nötigen Schutz zu gewährleisten.

›Ökologisch‹ meint hier die Wirkung der effektiven Beratung/Therapie auf die Lebenswelt des Klienten. Es zeigt die ›Potenz‹ der Therapeutin / des Beraters, wenn er oder sie zum ›Schutz‹ des Klienten schon zu Beginn der Behandlung diese Folgen bespricht: z. B. Risiken für Ehe, Freundschaftsbeziehungen, Beruf u. ä. Der Klient muss sich damit auseinandersetzen, evtl. müssen Partner miteinbezogen, Regelungen am Arbeitsplatz getroffen und Absprachen über mögliche ›spontane‹ Entscheidungen des Klienten getroffen werden.

Ineffektive Verträge

Ineffektive Verträge enthalten oft nur allgemeine, vage Aussagen über Ziel und Dauer der Zusammenarbeit. Dies kann den ›kleinen Professor‹ des Klienten verführen, illusionäre Hoffnungen und Heilserwartungen auf den Therapeuten / die Beraterin zu übertragen.

Ein typischer Nonsensvertrag

»Ich denke, ich würde gerne versuchen ein paar kleine Fortschritte dabei zu machen, herauszukriegen warum man nicht fähig zu sein scheint, zu lernen wie man seine Probleme loswird.«

Erkennbar sind ineffektive Verträge u. a. an folgenden Formulierungen:

- **Komparative**: mehr, etwas, Fortschritte machen, weniger, ein bisschen, besser,
- **Antreiberworte:** hart arbeiten, es richtig machen, fehlerfrei werden, zu schnelle Veränderung suchen, etwas durchstehen oder aushalten ohne klare und sinnvolle Veränderungsplanung,

- **schwammige Formulierungen:** versuchen, probieren, daran arbeiten, auf was hinarbeiten, fähig sein, nach etwas schauen, darüber reden, darüber nachdenken, darüber lernen, suchen, damit leben, verstehen, möchte, wünsche, überlege, bin in Kontakt mit, möchte wissen, warum,
- **Unmöglichkeiten** (Dead Man Contract): Ziele, die als lebender Mensch nicht zu erreichen sind: nie mehr Probleme haben, keine Angst mehr haben u. ä.,
- **Konjunktive und Hilfszeitworte:** würde, möchte, könnte, wollte, dürfte,
- **Ziele, die eine Nicht-OK-Einstellung unterstützen**: etwas loswerden, auslöschen, es jemandem zeigen wollen, sich rächen,
- **Vertrag auf Änderung eines anderen**: sie sind vom Ziel her unmöglich und ethisch fragwürdig, z. B.: Ich möchte lernen, wie ich meinen Mann bessern kann,
- **Eltern-Ich-Verträge:** aus der Fragestellung lässt sich erschließen, dass die Motivation für Therapie/Beratung aus dem ›Eltern-Ich‹ des Klienten kommt (Anpassung an Wünsche anderer, Ideen und Ideologien, wie man sein sollte, Konfliktvermeidung u. ä.),
- **heimliche Verträge:** hier liegt die Motivation im ›Kind-Ich‹ des Klienten, das das Skript beibehalten will, weil es früher die bestmögliche Lösung der Probleme war. In Form der ›Gegenübertragungsanalyse‹ sind hier auch die heimlichen Ziele des Therapeuten / der Beraterin wichtig z. B.: Erfolg, Kontakt, Anerkennung, Rivalität zu Kollegen, finanzielle Interessen. Die Zusammenarbeit soll dann heimlich dazu dienen, die ›Rabattmarkensammlung‹ zu komplettieren, den Beweis zu erbringen, dass mir doch keiner helfen kann, oder Psychospiele wie: ›Jetzt hab' ich Dich endlich, Schweinehund‹, ›Oh, Sie sind wunderbar, Professor‹, ›Schlag' mich doch‹, ›Vergewaltigung‹ u. ä. zu inszenieren,
- **die Hintertüren:** Hier handelt es sich um heimliche Möglichkeiten, die sich der Klient offen lässt für den Fall des Scheiterns der Behandlung/Beratung. Typische und gefährliche Hintertüren müssen früh entdeckt, bearbeitet und geschlossen werden (s. Verträge zur Selbstkontrolle). Es sind vor allem: Selbstmord, Mord, Krank- oder Verrücktwerden, Alkohol, Drogen, Dropout, Kriminalität, Einsamkeit oder Rückzug. Es sind aber noch weitere individuelle Hintertüren möglich. Auch der heimlich eingeplante Wechsel des Therapeuten / der Beraterin gehört zu den Hintertüren, auch wenn der Schaden nicht so massiv ist.

Beispiel

Ein Klient sieht im Traum vier geschlossene Türen und entdeckt plötzlich rechts daneben eine weitere Tür. Er öffnet sie und kann nicht sehen, was dahinter ist. Drei Monate später nach dem Tod einer gleichaltrigen Bekannten wird ihm klar, dass hinter der fünften Tür psychosomatische, todbringende Erkrankungen wie sein möglicher Herzinfarkt stehen.

- **Stellvertreterverträge:** Bisweilen unterziehen sich Klienten einer Behandlung, obwohl sie andere (Partner, Kollegen u.a.) für behandlungsbedürftig halten. Hier liegt oft die kindliche Vorstellung zugrunde, einen anderen durch Übernahme von Aufgaben, Schuld oder Sühne erlösen zu können. In Therapie/Beratung liegt dann der Fokus des Vertrags auf dieser kindlichen Hoffnung und der Beziehung des Klienten zum ›eigentlichen Problemträger‹.

3.4 Die Diagnose

In diesem Kapitel werden wir zeigen, wie die bisher besprochenen Konzepte zur Klärung, zum Überblick und zur Indikationsstellung angewendet werden können und allgemeine Informationen über Diagnostik darstellen.

Diagnose verstehen wir als einen **Prozess**, in dem Berater/Therapeutin Klienten verstehen lernen. Sie machen sich ein Bild von deren innerem System und davon wie er damit die sozialen Strukturen gestaltet. Dieses Bild wird aus Informationen zusammengefügt, es dient nicht nur dem Verständnis, sondern auch dazu, Vertragsziele abzuleiten. Das bedeutet, dass es dabei nicht allein um die Beantwortung der Frage ›Krankheit‹ oder ›Gesundheit‹ geht, es geht um die Klärung der Situation und um die Ableitung von Vorschlägen daraus.

Die **Informationen** über die Klienten beziehen sich auf ihre **aktuelle Situation**, auf ihre **Geschichte** und auch auf das **System,** in dem sie leben und arbeiten. In manchen Fällen gehen auch Gespräche mit Arbeitgebern oder anderen Personen des Umfeldes mit ein.

Die **Beziehung** zwischen Berater/Therapeutin und den Klientinnen gibt Informationen zu allen drei genannten Bereichen und spiegelt häufig aktuelle oder bekannte Probleme.

Bei **Kindern** ist die Situation komplexer, da für sie die Bezugspersonen und der Lebensraum – häufig nur indirekt mitgestaltet – noch von größerer Bedeutung sind und. In der Regel tragen nicht nur die Kinder Informationen bei, auch Eltern, Lehrer und Erzieher oder andere wichtige Bezugspersonen geben Informationen. In manchen Situationen ist es wichtig, sich nicht zu viele Informationen aufdrängen zu lassen, sondern gezielt bestimmte Personen anzusprechen und nachzufragen. Denn Eltern glauben immer wieder, dass ihre Wahrheit die ›richtige‹ sei und antworten für ihre Kinder.

Die **Intuition** wird in ihrer Bedeutung auch für den diagnostischen Prozess unterschätzt, da die Diagnose häufig als rein rationales Geschehen gesehen wird. Das Intuitive zeigt sich auch im ›daran denken‹, die Idee, eine bestimmte Frage zu stellen oder einen Zusammenhang in einer bestimmten Weise aufzudecken. Die Intuition ist auch im Wahrnehmen und Einordnen der Beziehung notwendig. Sie wurde lange überwiegend dem Kind-Ich-Zustand zugeschrieben, aber es gibt durchaus auch eine erwachsene Intuition, die das Fachwissen zur Verfügung hat und von daher andere Verknüpfungen möglich macht als die kindliche Intuition.

»Die Diagnose der Ich-Zustände ist eine Sache der genauen Beobachtung und der intuitiven Sensibilität. Das erste kann gelernt werden, während das zweite allein kultiviert werden kann.« (Berne 1961, S. 58, übers. G. H.)

Das **Fachwissen** ist berufs- und aufgabenbezogen, es liegt in der Verantwortung jedes/jeder einzelnen, sich das notwendige Wissen zu verschaffen.

Diagnose als Arbeitshypothese

Wir verstehen Diagnose nicht als Etikettierung im Sinne von Schubladendenken, sondern als eine **Arbeitshypothese**, eine Zwischenbilanz im therapeutischen oder beratenden Prozess. Sie muss an den jeweiligen Informationsstand angepasst werden.

Die Auffassung der **Diagnose als Hypothese** ermöglicht Offenheit und Bewegungsmöglichkeit in einem lebendigen beratenden und therapeutischen Prozess. Die aktuelle Behandlungs- und Beratungssituation benötigt den Blick sowohl auf die Gegenwart und in die Vergangenheit als auch in die Zukunft, um die Situation zu verstehen und Zielvorstellungen zu entwickeln.

Gefahren von Diagnostik

Persönliche Neugier versus notwendiges Interesse

Klienten können die Fragen von Therapeuten/Beraterinnen so erleben, als wollten diese allein ihre persönliche Neugier befriedigen oder an den oft dramatischen Situationen aus der Geschichte von Klienten ihr Spannungsbedürfnis befriedigen. So ist es für Beraterinnen und Therapeuten wichtig darüber zu reflektieren, weshalb das Informationsbedürfnis besteht, im Interesse für die Belange der Klienten oder aus persönlicher Neugier, die im Beratungs- oder Therapieprozess fehl am Platze ist.

Belastung durch Befragt-Werden

Diagnostik ist nicht immer nur hilfreich: »**Diagnostik ohne Therapie** kann durchaus schädlich sein, indem sie den Klienten nur zusätzlich belastet. Er kommt sich leicht entblößt, ausgehorcht oder gar unter Druck gesetzt vor, ohne dass ihm Hilfe zuteilwird. **Therapie ohne Diagnostik** hinwiederum ist ohne Ziel und ohne Struktur und unterscheidet sich kaum von jeder ungeschulten Art zwischenmenschlicher Hilfe und Anteilnahme.« (Herzka 1986)

Gefahr der Etikettierung

Die oft so treffenden Begriffe der TA laden vor allem Anfänger dazu ein, sich in einer **›falschen‹ Sicherheit** der **›richtigen‹ Diagnose** festzufahren, oder die Erkenntnisse in verletzender Weise den Klienten überzustülpen. Bei den psychologischen Spielen ist diese Gefahr häufig gegeben, da jedes Definieren von Spielen ohne einen Vertrag leicht zu einer Spieleinladung werden kann. So gilt, um mit der Theorie der Spiele vertraut zu werden, der Grundsatz, als erstes die eigenen Spiele zu erkennen und zu verstehen. Dadurch kann vermieden werden, dass Klienten mit diesen Begriffen belegt werden im Sinne einer Abstempelung. Jede Etikettierung ist in der Regel problematisch und wird häufig als Abwertung verstanden, auch wenn es auf der bewussten Ebene nicht so gedacht ist.

Beispiel

Die Klientin spielte immer wieder das ›dumm-Spiel‹; in der diagnostischen Phase wäre es sinnlos gewesen, sie damit zu konfrontieren, da sie keine Bewusstheit darüber gehabt hätte. Sie hätte sich missverstanden fühlen können, dies wäre hinderlich für den therapeutischen Prozess gewesen. Daher war es sinnvoll, diese Informationen zu speichern und in die Planung des therapeutischen Prozesses miteinzubeziehen.

In der **Psychotherapie** und **Beratung** gibt es keine prinzipiellen Unterschiede in der Diagnostik, die Differenz liegt in der Bedeutung der Informationen und in der unterschiedlichen Zielsetzung. In der Psychotherapie liegt der Schwerpunkt auf der **innerpsychischen Problematik** und der Lösung dieser inneren Konflikte, in der Beratung steht die **aktuelle Lebenssituation,** z. B. die Suche eines Arbeitsplatzes, in Kenntnis der inneren Problematik des jeweiligen Klienten im Vordergrund.

Beispiel

Für Arbeitsberater im sozialpsychiatrischen Dienst ist es wichtig, die innere Dynamik der Störungsbilder der Klienten zu kennen, auch wenn sie im Beratungsprozess bei der Wahl und Erhaltung eines Arbeitsplatzes eine untergeordnete Rolle spielen. Ein Klient mit einer gut kompensierten Psychose braucht einen Berater, der seine Erkrankung mit den innerpsychischen Komponenten wie Kontaktschwierigkeiten und das Bedürfnis nach einem ruhigen Arbeitsplatz kennt.

Die **TA Diagnose** ist eine interaktive Diagnose. In ihrem Prozess werden die Elemente der Stärken und Störungen zusammengetragen und miteinander in Verbindung gesetzt, um das Skript der Klienten und deren Umfeld auf diese Weise zu verstehen.

In der Beschreibung der **TA-typischen Diagnosemöglichkeiten** werden wir mit der Diagnose der Ich-Zustände beginnen, da hier der Zugang sowohl auf der Kommunikationsebene im Hier und Jetzt möglich ist, als auch innerpsychische Prozesse aufgedeckt werden können.

Dies entspricht auch der Auffassung in der Psychoanalyse; dort wird die Diagnose als Orientierung an der psychischen Oberfläche beschrieben, von der aus ein Einstieg in die dem Bewusstsein nicht direkt zugänglichen Erlebniszusammenhänge gesucht wird (Heigel/Heigel-Evers 1993).

Diagnose der Ich-Zustände

Berne beschreibt vier Diagnosewege für Ich-Zustände, die wir den vier Ich-Zustandsmodellen zuordnen und zeigen, dass sich zwei Formen auf den externen Prozess beziehen und zwei auf den internen Prozess (Berne 1961).

Diagnose der Ich-Zustände

Interner Prozess	**historische Diagnose im lebensgeschichtlichen Modell**	**phänomenologische Diagnose im phänomenologischen Modell**
	Therapeutin/Berater analysiert die Geschichte z. B. Konstrukt: Introjekte und Fixierungen	Klient beobachtet und beschreibt inneren Prozess, Therapeutin/Berater regt dazu an
Externer Prozess	**soziale Diagnose im Beziehungsmodell**	**Verhaltensdiagnose im Verhaltensmodell**
	Gegenüber beobachtet seinen inneren Prozess auf Verhalten des Klienten	Therapeutin/Berater beobachtet externen Prozess unmittelbar

Am Beispiel der im Kapitel Skriptanalyse beschriebenen Klientin werden die vier Diagnosemöglichkeiten erläutert. In der folgenden Sequenz werden die beobachteten Ich-Zustände in der Schrift unterschieden.

Beispiel

Beim Erstgespräch **gab die Klientin klare Informationen über ihre Vorgeschichte und sie sprach mit klarer fester Stimme.** Beim Thema Ängste wechselte ihre Stimme: *sie wurde höher und ›piepsig‹, sie berichtete, sie sei dann so hilflos und wisse nicht weiter.* Zum Thema Konzentrationsschwäche wechselte wieder Stimme, Haltung, Mimik und Sprache: sie war selbstkritisch, streng, gab an, dass sie viel weniger schaffe als früher, sich nichts mehr merken könne, sie sei an ihren Schwierigkeiten selbst schuld. Das komme daher, dass sie sich nicht mehr genug anstrenge. Dann kam ein erneuter Wechsel und sie sprach wieder kindhaft und sagte, sie leide sehr unter dieser Situation. Auf die Frage, ob sie am Arbeitsplatz deswegen Schwierigkeiten habe, machte sie die klare Angabe, **dass sie in der letzten Zeit befördert worden sei.**

Die **Verhaltensdiagnose** wird aus der Beobachtung gestellt. Die Therapeutin / Der Berater verschafft sich aus dem Zusammenspiel von Wortwahl, Stimme, Gestik und Mimik in Abgleichung mit dem inneren Bild von einem Kind, einem Erwachsenen oder Eltern eine Vorstellung, um welchen Ich-Zustand es sich handelt. Es werden dabei die inneren Vorstellungen mit der Beobachtung und dem Wissen verbunden (siehe Tabelle Seite 149 nach Woollams/Brown 1978).

Das fett Gedruckte symbolisiert das Erwachsenen-Ich, das sich in der Regel mit wenig Emotionen und in sachlichen Formulierungen ausdrückt. Das kursiv Gedruckte symbolisiert das Kind-Ich, das sich entweder als freies Kind spontan, gefühlsbetont und lebendig zeigt oder als reagierendes angepasstes Kind entweder trotzig, ärgerlich oder brav und gebremst mit vorsichtigen Formulierungen nach außen kommt. Der dritte Ich-Zustand, das Eltern-Ich, symbolisiert durch die graue Hinterlegung im Text, tritt als Versorger liebevoll zugewandt oder kritisierend, ärgerlich, wertend auf.

Ich-Zustand	krEL	fEL	ER	fK	rK
Wortwahl	schlecht sollte müsste immer falsch	gut nett ich mag dich freundlich zart	korrekt wie was warum wieviel nützlich	super Mist wollen nicht wollen autsch! toll!	kann nicht möchte versuche hoffe bitte danke
Stimme	kritisch angewidert streng herablassend schützend bestimmend	liebevoll unterstützend besorgt tröstend überbesorgt	gleichmäßig ruhig	frei laut energiereich lustig	weinerlich fragend verteidigend besänftigend
Mimik und Gestik	ärgerlich stirnrunzelnd Hände in den Hüften mit dem Finger deuten	offene Arme annehmend lächelnd zugewandt vereinnehmend	aufrecht offen wach nachdenklich	ungebremst locker spontan	verkniffen gepresst gebremst zusammengezogen
Haltung	wertend moralistisch autoritär	verständnisvoll versorgend gebend	interessiert beobachtend abschätzend	neugierig wechselvoll freudvoll	fragend beschämt nachgiebig

Die **soziale Diagnose** bezieht sich darauf, welcher Ich-Zustand im Gegenüber angesprochen wird, diese Diagnose wird im Kontakt gestellt. Bei dem oben aufgeführten Beispiel fühlte sich die Therapeutin / der Berater zuerst in ihrem/seinem Erwachsenen-Ich angesprochen, der Wechsel erfolgte, und die elterlichen Anteile wurden angesprochen. In der selbstkritischen Phase reagierte das Kind-Ich der Therapeutin / des Beraters, die/der diese Reaktion registrierte, innerlich den Ich-Zustand wechselte und aus dem Erwachsenen-Ich weiterfragte. Auf die dann gestellte Frage folgte eine Antwort aus dem Erwachsenen-Ich.

Die **historische Diagnose** wird aus der Lebensgeschichte gestellt, sie wurde auf Nachfrage deutlich. Die Klientin wurde von der Mutter angetrieben, sich anzustrengen, auch hatte sie in der Kindheit schon Ängste zu versagen, sodass in dem Kind-Ich die Versagensängste und das Sich-anstrengen-Müssen verankert sind. Im Eltern-Ich hört die Klientin das ›anstrengen sollen‹ als innere Stimme »du sollst dich anstrengen« und da für Mädchen der Beruf nicht so wichtig sei, »du musst nicht studieren«.

Die historische Diagnose bezieht sich auf die Inhalte der Ich-Zustände.

Die **phänomenologischen Diagnosen** werden im Verlauf der Therapie gestellt, die Therapeutin / der Berater fragte in einer Situation, z. B. wenn eine Klientin elterlich oder kindhaft wirkte, nach, wie sie sich im Moment fühle und erlebe und bekam in diesem Beispiel die Antwort: »Ich fühle mich im Moment ungefähr sechsjährig wie in der ersten Klasse, ich tat mich schwer, Lesen zu lernen«. Dabei handelt es sich um eine Situation aus der Kindheit, die vom Gefühl erlebt wird wie damals, also ein Zustand des Kind-Ichs von früher. In einer weiteren Situation beschrieb sie »Ich komme mir im Moment vor wie meine Mutter, die immer wieder Angst hatte, ich könnte später mal nicht klar kommen«. Hier erlebt die Klientin sich, als wäre sie ihre Mutter aus ihrer Kindheit, sie erlebt das Introjekt des Eltern-Ich-Zustandes.

Berne (1961) weist darauf hin, dass die sichere Diagnose eines Ich-Zustandes nur gestellt werden kann, wenn alle vier Diagnosearten möglich sind. Dies ist in der Praxis häufig nicht möglich, mit einiger Übung ist eine gute Treffsicherheit gegeben, auch wenn nur zwei oder drei Diagnosekriterien gegeben sind.

Die **Schwerpunkte** der Ich-Zustands-Diagnosen sind in **Therapie** und **Beratung** in der Weise unterschiedlich, dass in der Regel für Beratungssituationen die Verhaltens- und soziale Diagnose ausreichen, um klare Ziele definieren zu können, während in der Therapiesituation alle vier Kriterien notwendig sind.

Diagnose von Skriptgefühlen

Folgende Fragestellungen sind bei der Diagnose von Skriptgefühlen sinnvoll:

- In welchem **Ich-Zustand** befindet sich die Person, die ein Gefühl zeigt? Skriptgefühle können, wie beschrieben, den Ich-Zuständen zugeordnet werden. Skriptgefühle stammen am häufigsten aus dem negativ kritischen Eltern-Ich und aus dem reagierenden angepassten Kind-Ich. Sie können aber auch aus dem negativ fürsorglichen Eltern-Ich-Zustand kommen.
  Dieser wird nicht so leicht erkannt, da er vordergründig angenehm erscheint mit Äußerungen wie: »Ich mach das schon für dich«. Dies hat den fürsorglichen angenehmen Aspekt, aber häufig wird mit einer solchen Aussage die Fähigkeit des anderen abgewertet und die eigene Person damit aufgewertet. Das zugehörige Skriptgefühl ist oft aufgesetzte Fröhlichkeit, die wir als ›zuckrig‹ bezeichnen. Die Haltung dabei ist vereinnahmend.

- Führt dieses Gefühl zu einer **Problemlösung?**
  Skriptgefühle zeigen eine Wiederholungstendenz im Gegensatz zu den zweckmäßigen Gefühlen sind es wiederkehrende Gefühle, die in ähnlicher Weise immer wieder geäußert werden. Sind diese Wiederholungen häufig, liegt der Verdacht nahe, dass es sich um ein Skriptgefühl handelt. Es ist möglich, dies in Fragen an die Klienten zu formulieren wie: »Was merken sie, nachdem sie dieses Gefühl gehabt haben?« oder »Kennen Sie dieses Gefühl aus ihrer Kinderzeit?« Häufig treffen wir bei Skriptgefühlen auf ›alte Bekannte‹; wird dies aufgenommen, fühlen sich die Klienten dadurch verstanden.
- Sammelt jemand **Rabattmarken (Skriptgefühle)** und löst sie irgendwann ein?
  Unter Rabattmarken verstehen wir nicht ausgedrückte Gefühle, die gespeichert werden. Dies kann in dem Bild des ›Ärger-Rucksackes‹ beschrieben werden, der dann irgendwann voll ist. Diese Sammlung wird dann häufig zur Rechtfertigung von Verhalten verwendet, das sich derjenige sonst nicht erlaubt, beispielsweise einen zerstörerischen Wutausbruch oder trotz wichtiger Aufgaben einen Rückzug auf die Couch zum Lesen.
  Rabattmarken wurden von *Berne* (1972, S. 130) als verschiedenfarbig beschrieben. Jeder von uns hat sich in seinem Skript festgelegt, welche Marken die ›richtigen‹ sind, welches die Lieblingsfarbe ist. Wir werden Skriptgefühle anderer Farbe nicht annehmen, da sie uninteressant erscheinen, sie werden daher häufig zum Tausch angeboten. Beispiele für weitere Rabattmarken sind Depressionsmarken, Enttäuschungsmarken oder goldene ›gute Taten‹-Marken. Folgende Frage erzielt häufig Informationen über Rabattmarken: »Wann gönnen Sie sich etwas Schönes?« oder »Wann erlauben Sie es sich, die Kinder einmal abzugeben?«
- Verspüre ich als Beraterin/Therapeut einen **Appell** an mich, wenn mein Gegenüber dieses Gefühl zeigt?
  Habe ich den Eindruck, da möchte der andere etwas Bestimmtes von mir erzwingen oder mich zu etwas bringen? Diese Wahrnehmungen beziehen sich auf den ausbeutenden Charakter der Skriptgefühle. Hier ist auch der Übergang zu Spielen, denn wenn jemand mit Skriptgefühlen nicht den gewünschten Erfolg hat, werden häufig Spiele als Steigerung eingesetzt.
- Wie ist mein **intuitiver Eindruck**?
  Häufig ist zuerst einmal der Eindruck da, hier stimmt irgendetwas nicht. In einer solchen Situation gilt es, wachsam zu sein, das bedeutet auf die eigenen Reaktionen und auf die des Gegenübers zu achten und auch gezielte Fragen nach dem ›Eigentlichen‹ zu stellen.

Diagnose von Spielen

Da die Spiele ohne die Bewusstheit des Erwachsenen-Ichs ablaufen, sind diagnostische Fragen, die diesen Persönlichkeitsanteil ansprechen wichtig. Denn die Gefahr beim Aufdecken von Spielen besteht im Sich- blamiert-Fühlen oder beschämt-Sein. Wird das ›ER‹ angesprochen ist diese Gefahr nicht gegeben, da jeder sein individuelles Spiel selbst aufdecken kann.

In der Darstellung von Spielen wurde gezeigt, dass es viele unterschiedliche Zugänge zu Spielen gibt. Wir werden hier folgende Schwerpunkte setzen:

Verhaltensaspekte: Eine leichte Möglichkeit Spiele zu erkennen, ist das Aufspüren der **Rollen aus dem Drama Dreieck** oder aus dem **Hexagon**.

Der transaktionale Aspekt: Die Doppelbödigkeit ist, transaktional gesehen, bei den Spielen entscheidend. Spiele können wir erkennen, wenn wir die **Inkongruenz** zwischen dem Inhalt, der aus dem **Erwachsenen-Ich** stammt, und dem Prozess (der Mimik, Gestik, Stimme), der aus dem angepassten **Kind-Ich** oder aus dem **Eltern-Ich** kommt, aufspüren. Eine solche Aussage könnte lauten: »Ich werde diese statistischen Fakten berechnen und Ihnen vorlegen« mit einer ängstlichen Stimme und in verteidigender Haltung. Derselbe Inhalt könnte auch mit kritischer Stimme oder sarkastischem Ton mit überheblich wirkender Haltung aus dem **Eltern-Ich** abgeschickt werden.

Der Endausgang: Skriptgefühle stehen im engen Zusammenhang mit den Spielen. Der **Endausgang** der ›payoff‹ der Spiele ist ein Skriptgefühl, das entweder ausgedrückt werden kann oder als Rabattmarke gesammelt wird. Spiele von ihrem Ende her aufzurollen ist am Anfang der leichteste Weg. Der Punkt der Endauszahlung wird häufig gut wahrgenommen.

Die sich wiederholenden Muster: Der **Spielplan** von *James* (1973) bietet **Fragen** dazu:
1. Was passiert mir immer und immer wieder?
2. Wie fängt das Spiel an?
3. Und dann, was passiert dann?
4. Wie geht das Spiel aus?
5. Was bleiben bei jedem Beteiligten für Gefühle zurück?
6. Wie fühlst du dich nachdem es zu Ende ist?

Diagnose von passivem Verhalten

Skriptgebundenes Verhalten wird häufig in den passiven Verhaltensweisen deutlich. Passive Verhaltensweisen sind ein Verhalten, das nicht zur Lösung einer gestellten Aufgabe führt.

Diagnose der Störungen des Denkens

Die Störungen des Denkens, die hier dargestellt werden, betreffen nicht die prinzipielle Denkfähigkeit (den IQ). Die Denkfähigkeit ist hierbei beeinträchtigt durch Mangel an Information, falsche Informationen und durch innere Prozesse, z. B. Abwertung.

Trübungen: Eine Trübung ist Vermischung von Eltern-Ich- oder Kind-Ich-Inhalten mit Anteilen des Erwachsenen-Ich. Die Funktion des ›ER‹ ist dadurch beeinträchtigt. Derjenige, der eine Trübung äußert, ist sich dessen nicht bewusst, sondern glaubt, eine klar durchdachte Aussage zu machen.

Die vom Eltern-Ich bedingten Trübungen sind vergleichbar mit **Vorurteilen.**

Beispiel

Eine Klientin berichtet in einer Sitzung, dass sie nun auf ihre Mutter angewiesen sei, da sie durch eine Erkrankung im Moment nicht voll leistungsfähig sei. Dies ist eine Trübung aus dem EL, die Klientin glaubt, sie habe die ihr zur Verfügung stehenden Möglichkeiten durchdacht, wer ihr helfen könnte, hat sich aber nach dem gerichtet, was ihre Mutter ihr mitgegeben hatte: »nur eine Mutter kann einer kranken Tochter helfen, sonst ist ja niemand für einen da. Hilfe gibt es nur aus der Familie.«

Die vom Kind-Ich-Zustand bedingten Trübungen sind vergleichbar mit **Illusionen.**

Beispiel

Ein Klient erklärt in der Gruppensitzung, dass es ganz klar sei, nur über den Sport geknüpfte Beziehungen könnten gut sein. Dieser Klient ging von dieser Illusion aus, da er als Kind keine anderen Erfahrungen machen konnte, da schon seine Eltern Beziehungen im Sportverein knüpften

Die korrespondierenden Trübungen von K und EL die einander unterstützen sind häufig, sie werden als **Doppeltrübungen** bezeichnet.

Die Trübungen können durch neue Informationen und durch das Aufzeigen der wirksamen Einschränkungen aufgelöst werden. *Berne* (1961) bezeichnete Trübungen als strukturelle Pathologie, sie gehören in die Lebensgeschichte eines Menschen.

Sie werden im lebensgeschichtlichen Modell dargestellt:

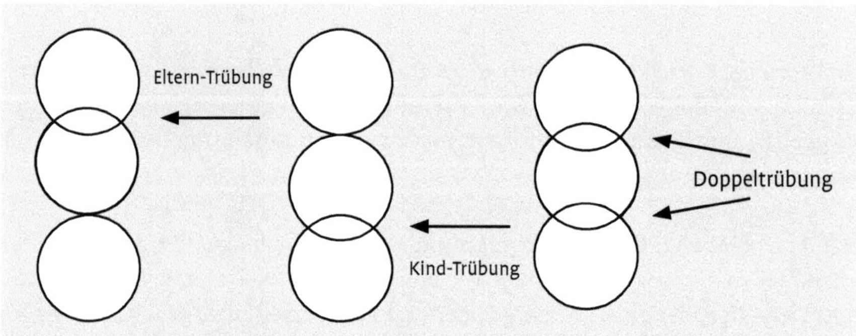

Schiff (1975) beschreibt **Denkstörungen** als innere Mechanismen, die zur Aufrechterhaltung des Bezugsrahmens dienen.

- Übergeneralisieren
- Überdetaillieren
- Eskalation
- Verwechslung von Realität und Fantasie

Diese Störungen des Denkens sind auf Boden von Abwertungen möglich; es bedeutet, dass jemand Teile von sich selbst, anderen oder der Situation verringert.

Skriptdiagnose

Die Verbindung von internen Vorgängen und äußerlich beobachtbarem Verhalten ist sowohl im **Mini-Skrip**t, das für die Beratungsarbeit gut geeignet ist, als auch dem **Skriptsystem,** das vor allem in der Psychotherapie angewendet wird, sichtbar. In dem Kapitel zur Skriptanalyse und dem Kapitel zur Anamnese wurden die Möglichkeiten zur **Skriptdiagnostik** besprochen.

Die Entscheidungen zur Lebensposition gehören zu den frühen Skriptentscheidungen. Da sie nicht in jeder Situation identisch sind, ist es möglich sie in einer graphischen Übersicht, dem »OK-corral« deutlich zu machen, hier am Beispiel der Klientin:

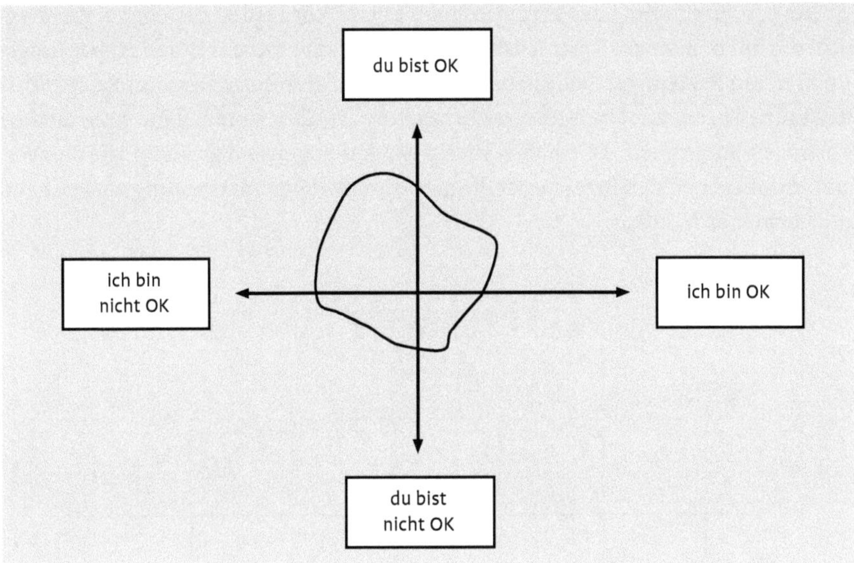

Jeder von uns nimmt nicht nur eine Position ein, auf die er festgelegt ist, wir haben einen Schwerpunkt; aber in bestimmten Situationen erleben wir uns für uns selbst und in der Beziehung zu den anderen eine differente Position.

Diagnose von Anpassungstypen und Funktionsniveaus

Für Diagnose und Therapieplanung ist auch die Differenzierung im Sinne der Objektbeziehungstheorie, die Abgrenzung von Konfliktneurosen gegenüber entwicklungspathologisch bedingten oder traumatogenen psychischen Störungen, hilfreich.

»Der **Anpassungstyp** wird durch den Skriptinhalt bestimmt und die **Funktionsebene** wird bestimmt von der Art der internalisierten Objektbeziehungen« (Divac-Jovanovic/Radokovic 1990). Um dies zu verstehen, ist die psychoanalytische Sichtweise hilfreich, die Störungen, die durch innerpsychische Konflikte ausgelöst werden unterscheidet von denen, die auf Boden einer Entwicklungsstörung entstehen. Die Konfliktstörungen beziehen sich auf die Triebtheorie, sie werden in der TA in den Konflikten zwischen den Ich-Zuständen oder innerhalb der Ich-Zustände dargestellt und im Detail als Skriptinhalt beschrieben. Die Entwicklungsstörungen werden in der Objektbeziehungstheorie beschrieben, sie sind transaktionsanalytisch im Energiemodell über die Besetzung der Ich-Zustände und der damit im Zusammenhang stehenden Strukturierung darstellbar.

Für das Verständnis der verschiedenen Entwicklungsniveaus dienen die diagnostischen Ebenen von *Divac-Jovanovic/Radokovic*, die diese mit den Anpassungstypen in ein System gebracht haben. Die Autoren erläutern diese am Beispiel für Borderline-Patienten. Nach unserer Erfahrung ist dieses Modell auch für andere Störungen anwendbar. Wir haben dieses Modell abgewandelt, denn für das Verständnis dieser beiden Bereiche ist die zweidimensionale Darstellung ausreichend und leichter anwendbar.

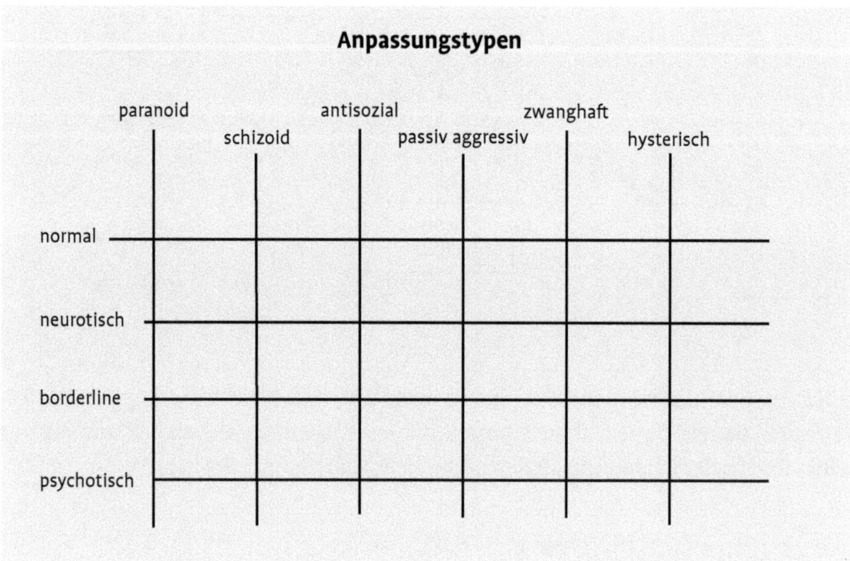

In diesem Modell wird deutlich, dass jeder Anpassungstyp auf jedem Funktionsniveau vorkommen kann. Jede Person kann verschiedene Persönlichkeitsanteile in unterschiedlichen Anpassungstypen entwickeln und sich außerdem noch auf unterschiedlichen Funktionsniveaus bewegen.

Ware (1992) beschreibt die verschiedenen Anpassungstypen aus der Sicht des Skriptes und zeigt, dass bestimmte Kombinationen von Einschärfungen und Gegeneinschärfungen zu spezifischen Anpassungstypen führen. Die meisten Menschen entsprechen nicht allein einem Typus, sondern haben einen Schwerpunkt und Anteile von anderen Typen; häufig gibt es einen primären und einen sekundären Typ der Persönlichkeitsanpassung.

Aus dieser Zusammenstellung entwickelte *Ware* Vorgehensweisen in der Arbeit, die Türen zur Therapie, die auch in der Beratung hilfreich sind.

Ware: Anpassungen der Persönlichkeit. 1992

3.5 Therapie- und Beratungsplanung

Nach den ersten Kontakten in der Psychotherapie – es werden in der Regel drei oder fünf Probesitzungen durchgeführt – ist es notwendig, festzulegen, was für diese Person, diese Gruppierung (z. B. Familie, Team) sinnvoll und wichtig ist, Änderungen des Therapie- bzw. Beratungsplanes können notwendig werden, das wird der jeweilige Verlauf zeigen.

Die Bereitschaft, Klienten auch weiterzuschicken, wenn jemand kein ein entsprechendes Angebot machen kann, gehört zum professionellen Handeln.

Zur Beurteilung der Situation gibt es zwei Hauptblickrichtungen, die eine richtet sich auf das Individuum, die andere auf das System.

Beurteilung des Individuums

Wen wir das Skript einer Person betrachten, werden wir bei allen auch Verbote finden. Die Funktionstüchtigkeit eines solchen inneren Systems ist entscheidend. Folgende Fragen sind wichtig:

- Wie sieht das innere System aus, ist der Klient allein gut kompensiert oder gesund?
- Was könnte zur Dekompensation führen?
- Ist derjenige/diejenige krank oder gesund?
- Wie ist die Beziehungsgestaltung?
- Welche intuitive Idee habe ich?
- Ist Beratung oder Therapie sinnvoll?
- Welche Art von Therapie?
- Welche Art von Beratung?

Beurteilung eines Systems

Für die systemische Sichtweise haben *Weber* und *Stierlin* (1989) folgende Punkte aufgezeigt:

- Betrachtung von Wechselbeziehungen,
- Zirkularität, keine Ursache – Wirkungsketten,
- Muster aus ›geronnenem menschlichen Verhalten‹,
- Vernetztheit der Verhaltensabläufe, Verhalten wird nicht nur durch Verhalten, sondern auch durch innere Werte bestimmt,
- Realität ist veränderbar,
- ein System ist eine ›geordnete Ganzheit‹.

Auch hier wird das Prinzip der **Diagnose als fortlaufender Prozess** deutlich, jede neue Information kann eine Veränderung der Einschätzung der Situation beinhalten und ein verändertes Angebot kann die Folge sein.

Beispiel

Die Klientin zweifelte zu Beginn der Therapie an der allgemeinen Veränderungsfähigkeit von Menschen und speziell an ihrer Fähigkeit, sich zu verändern. Daher schlug die Therapeutin ihr vor, in eine Gruppe zu gehen. Dort erlebte sie am Beispiel der anderen, dass Veränderung möglich ist. Sie fing an, über sich nachzudenken und entdeckte, dass sie nicht nur unter Ängsten und den depressiven Phasen litt, sondern unter dem Druck des Antreibers ›beeil dich‹ einen Terminplan hatte, der nur mit großer Hast einzuhalten war. Sie fühlte sich ihrer Arbeit nicht gewachsen, obwohl sie für ihre Dienstjahre eine gute Position hatte. Sie machte erste Veränderungen am Arbeitsplatz, begann zielstrebig und in Ruhe zu arbeiten. Dies war für sie eine positive Erfahrung. Zu diesem Zeitpunkt war wegen ihrer Unklarheit noch kein konkreter Therapievertrag möglich.
Im weiteren Verlauf sprach sie über ihr Frauenbild und beklagte ihre Unzufriedenheit in ihrer Partnerschaft, die von wenig Nähe und wenig Sexualität geprägt war. Sie kam sich oft kindhaft vor, dann aber wieder so alt und ohne Spaß am Leben.
Daraus entwickelte sie den Langzeitvertrag, dass sie selbständig werden wolle. Das bedeutete für sie, sich erwachsen zu fühlen, ihre Fähigkeit zu denken anzunehmen, sich berufliche Umzuorientieren und in der Partnerschaft selbständig zu werden. Erster Schritt dazu war die Veränderung ihrer Suizidgedanken, die sie seit ihrer Pubertät in größeren Abständen immer wieder hatte. Ziel wurde, sich zum Leben zu entscheiden.
Zunächst begann die Klientin ihre Bedürfnisse wahrzunehmen und kam mit ihrer Traurigkeit und Wut in Kontakt. Sie begann sich ihre Bedürfnisse zu erfüllen. Sie erlaubte sich, in der Partnerschaft unzufrieden zu sein und auch dort Wünsche anzumelden. Dies führte in eine Phase akuter Suizidalität, die mit Hilfe eines Vertrages, ihr Leben zu schützen und Unterstützung von Freunden zu nutzen, überwand und eine Entscheidung zum Leben traf. Mit zunehmender Stabilität suchte sie sich einen neuen Arbeitsplatz, an dem sie ihre Fähigkeiten nutzen konnte und bekam Anerkennung dafür.
Die Beendigung der Therapie war ein Prozess von einigen Wochen. Die Klientin wurde mehr und mehr bewusst, was sie alles in der Zeit der Therapie verändert hatte. Sie sah ihre Entwicklung nicht als abgeschlossen an, war aber überzeugt, ihren weiteren Weg eigenständig gehen zu können.

In der Motivationsphase ist es wichtig, dass die Klientinnen ihre gewohnten Muster infrage stellen und die Erfahrung machen (durch andere und für sie selbst), dass Veränderung möglich ist. Das Antreiberverhalten ist oft gut wahrnehmbar und für eine erste Verhaltensänderung geeignet. Die Übernahme einer aktiven Haltung statt passiven Leidens führt zu einer Entlastung und stärkt die Veränderungsbereitschaft.

Diese Erfahrung motivierte sie die Therapie fortzusetzen mit Enttrübungsarbeit, z. B. Einstellungen über Frauen und Partnerschaft. Sie entdeckte, dass sie darunter litt, wenig Spaß zu haben und dass sie Nähe mit ihrem Partner nicht lebte.
Das Wahrnehmen der konkreten Punkte des Leids macht einen konkreten Therapievertrag möglich.
Die Suizidalität war ein wichtiges Thema und nahm viel Raum ein. Die Klientin kam mit der Einschärfung ›existiere nicht‹ in Kontakt und hatte dabei den Eindruck, es ginge ihr so schlecht wie noch nie in ihrem Leben. Diese Grundgefühle und Lebensentscheidungen waren verdeckt und nur zeitweise in Form von Selbstmordgedanken an die Oberfläche gekommen. Die Neuentscheidungen der Klientin fanden Schritt um Schritt in der Gruppe statt und sie integrierte immer wieder Neues in ihr tägliches Leben.
Durch die Erfahrungen in der Gruppe veränderte sie ihr Eltern-Ich und entwickelte Möglichkeiten, mit sich selbst fürsorglich zu sein und auch um Fürsorge zu bitten.
Die Erkenntnis ihrer Bedürfnisse und die Bereitschaft für sich zu sorgen, führte dazu, dass sie sich einen neuen Arbeitsplatz suchte. In ihrer Partnerschaft traute sie sich ihrem Partner nahe zu sein und dies zu genießen.
Sie selbst erkannte die Möglichkeit des Therapieabschlusses und ließ sich genügend Zeit dazu.

Diagnose, Vertrag und Behandlungsplanung stehen in engem Zusammenhang, beeinflussen einander und sollen aufeinander abgestimmt sein. Je nach Klienten wird hier ein individuelles Muster entstehen. Von professionellem Handeln erwarten wir gleichzeitig, dass dieses Muster nicht durch Zufall entsteht, sondern eine Kette geplanter Interventionen enthält.

Im folgenden Kapitel werden verschiedene Planungsmodelle der Transaktionsanalyse dargestellt, die als Anregung zur individuellen Planung und zu systematischem Vorgehen dienen können. Sie können sowohl für die Therapeutin / den Berater wie auch für Klienten ein Anhaltspunkt darstellen, wie der Stand der Therapie/Beratung ist, was schon erreicht und was noch zu erarbeiten ist.

Planung oder spontaner Prozess

In der Transaktionsanalyse wird die klar strukturierte Behandlung betont. Das bedeutet natürlich, dass diese Planung, ähnlich wie der Vertrag, überprüft und revidiert werden kann. Sie umfasst die Dauer des Vertrags ebenso wie die jeweilige Stunde, die angebotenen Inhalte und Methoden, die dem Stand der therapeutischen Entwicklung entsprechen sollen.

Durch diese Konzeption wird der Kontakt auch zeitlich eingegrenzt, sodass Therapeut/Beraterin und Klient einen überschaubaren Zeitrahmen planen.

Inhalts- und Prozessorientierung

Während der spezifizierte Vertrag die inhaltlichen Seiten der Zusammenarbeit fixiert (z. B. Klärung, Konflikte, Defizite, Traumen), wird der Weg der Veränderung weniger durch eine bestimmte Methode oder vorbestimmte Umgangsweisen vorgegeben. In der Prozessorientierung sind vor allem die Phasen des Beginns, der Beziehungsgestaltung (inkl. Übertragung/Gegenübertragung), des therapeutischen Bündnisses und des Abschieds wirksam. Gemäß der dritten Kommunikationsregel, wonach die psychologische Ebene den Fortgang und das Ziel der Kommunikation bestimmt, werden in TA-Therapie und Beratung den Prozessmerkmalen (wie wird etwas mitgeteilt, was geschieht unterschwellig oder verdeckt, welche Bedeutung hat der Inhalt für die Beziehung) Vorrang vor der inhaltlichen Seite eingeräumt.

Allgemeintypischer Verlauf der Behandlung

Woollams/Brown (1978) beschreiben für den Therapieverlauf eine Abfolge von Schritten, die sowohl für die langfristige wie die aktuelle Stundenplanung hilfreich sein können.

Die allgemeinen Phasen dienen der Orientierung der Therapeutin / des Beraters. Sie dauern unterschiedlich lang und die Therapeutin / der Berater hat die Aufgabe zu sehen, ob die Stufe erfolgreich durchgearbeitet wurde und der nächste Schritt ansteht. Die Autoren weisen darauf hin, dass viele Probleme der Behandlung daraus resultieren, dass der Klient nicht genügend Zeit hatte für eine Phase.

1. Motivation: Im Mittelpunkt der Behandlung steht der Kontakt des Klienten zum ›Leidensdruck‹. Durch sein Kommen beweist er ein Interesse an Veränderung, das aber oft noch außengeleitet (von jemandem geschickt, jemandem zuliebe, an einem Randthema orientiert etc.) oder aus Eltern-Ich-Motiven hergeleitet ist. Durch Kontakt zu dem Unwohlsein, dem inneren Wunsch nach Veränderung und dem Wiederentdecken der eigenen Wünsche und Bedürfnisse entsteht eine Bereitschaft, einen Veränderungsprozess zu beginnen.

Oft ist in diesem Stadium wichtig, den Glauben des Klienten an die Veränderbarkeit der Problemsituationen durch Erfahrungen, emotionale Zuwendung, Information und Beobachtung von erfolgreichen Modellen (z. B. Gruppenansatz) zu unterstützen.

2. Problembewusstsein und Zielsetzung: Nun folgt die genaue Bestimmung dessen, was das Unwohlsein bewirkt. Der Bezug zwischen Problem und eigener Lebensgeschichte wird hergestellt, Methoden der Enttrübung des Erwachsenen-Ich, Klärung von Gedanken und Gefühlen stehen im Mittelpunkt.

3. Spezifischer Vertrag für die Therapie/Beratung: Vor dieser Phase bezieht sich der Vertrag auf die äußeren Bedingungen und den Beginn der Behandlung. Nun wird der eigentliche Behandlungsvertrag, die genaue Zielsetzung der Therapie/Beratung erarbeitet. Wie jeder Teil des Vertrags ist auch diese Zielsetzung revidierbar und wird von Zeit zu Zeit überprüft, gegebenenfalls neu formuliert.

4. Umstrukturierung des Kind- und Eltern-Ich: Da das Kind-Ich der Persönlichkeitsanteil ist, der das Skript bildet und (unter dem Druck des Eltern-Ich) beibehält, sind alle Methoden der Bewusstwerdung des Skript und der Freisetzung der Energie des Kind-Ichs (funktional: des ›freien Kind-Erlebens‹) hier hilfreich. Ziel ist, eine Neuentscheidung vorzubereiten durch Übernahme der Verantwortung für die eigene Lebensgeschichte und die Beibehaltung von Problemverhalten in der Gegenwart. Es gilt, Alternativen zu Entscheidungen des ›kleinen Professors‹ (›Er1‹) zu finden und sich insbesondere bislang unterdrückte Wünsche und Bedürfnisse auf eine nützliche Art zu erfüllen.

5. Neue Entscheidungen: Aus der Arbeit am Skript entsteht die Bereitschaft und die Möglichkeit, neue Verhaltens-, Fühl- und Denkmuster zu erproben. Entscheidung ist hier der Sammelbegriff für den Prozess der klaren Verantwortungsübernahme für wesentliche Veränderungen. Oft verläuft dieser Prozess allmählich, wenig auffällig, wird aber durch eine veränderte Energie und Zielstrebigkeit oder durch Berichte des Klienten verifizierbar.

6. Integration der Veränderungen in den Alltag: Die neue Entscheidung aktiviert mehr den inneren Prozess der Veränderung. Sie wird erst dauerhaft wirksam, wenn sie erprobt und erfolgreich in den Alltag des Klienten integriert ist. Hier sind Schutz und Erlaubnis durch Therapeutin/Berater und Gruppe (bzw. das soziale Umfeld des Klienten) wesentlich.

7. Abschluss der Zusammenarbeit: Allgemein ist das Ende der Therapie/Beratung erreicht, wenn der Vertrag inhaltlich oder zeitlich erfüllt ist. Aufgabe der Therapeutin / des Beraters ist dabei, das Ende der Zusammenarbeit rechtzeitig anzusprechen und genügend Feedback für die Zielerreichung anzubieten. Der Klient weiß oder spürt meist selbst, wann es gut ist, die Behandlung zu beenden, dennoch sind Hinweise hilfreich.

Für einen guten Abschluss der Behandlung sind die Einsicht des Erwachsenen-Ich und das Einverständnis des Kind-Ichs wichtig. Das wird besonders dann erreicht sein, wenn das eigene Eltern-Ich genügend Fürsorge und Schutz geben kann, um dem Klienten Mut für den eigenen, unbegleiteten Weg zu machen. Ist der

Vertrag klar, wird dem Klienten auch das Ende der Behandlung deutlich sein. Typische Probleme bei der Beendigung der Behandlung sind der Wunsch nach Weiterarbeit wegen einer Illusion von Perfektion oder zur Vermeidung des Abschieds, Unsicherheit über die eigenen Fähigkeiten oder aber der zu frühe Abbruch der Behandlung aus Resignation oder Flucht vor der Trennung.

Hilfreich sind hierfür eine Ausdünnung des Kontaktes und die Erlaubnis, unter bestimmten Bedingungen wiederzukommen.

Stadien der Neuentscheidungstherapie

In der ambulanten Neuentscheidungsarbeit (Goulding/Goulding 1981) werden sieben verschiedene Stadien unterschieden, die mehr oder weniger exakt in der Reihenfolge und mehr oder weniger lange Zeit im Mittelpunkt des Geschehens stehen:

1. Vertrauensbildung, Sicherheit im Umgang mit dem Therapeuten / der Beraterin,
2. Aushandeln des Behandlungsplanes, Spezifizierung der Verhaltensänderungen,
3. Transaktionen im Hier-und-Jetzt der Gruppe erfahren,
4. alte Transaktionsmuster (z. B. Spiele) erkennen und sich Entscheidungen, die diese Muster bedingen, bewusstmachen,
5. Überprüfung der Vor- und Nachteile eines Beibehaltens der alten Muster,
6. Neuentscheidungen bei selbstschädigenden Mustern der Vergangenheit und Bestätigung konstruktiver alter Muster,
7. Integration der Neuentscheidungen und Übung im Alltag.

McCormick/Pulleyblank: The Stages of Redecision Therapy. 1985

Entwicklungspsychologische Orientierung

Verschiedene Autoren der Transaktionsanalyse nehmen als Planungsgrundlage die entwicklungspsychologische Abfolge von Aufgaben, Fertigkeiten und Stufen. Diese sind meist an der tiefenpsychologischen Entwicklungstheorie *Erik Eriksons* orientiert.

Babcock/Keepers: Miteinander wachsen. 1980

So bietet z. B. das Entwicklungsmodell von *Levin* (1982) eine Grundlage für eine entwicklungspsychologisch orientierte Arbeit. Sie geht davon aus, dass in der Kindheit für eine gesunde Entwicklung je nach Entwicklungsalter bestimmte Erlaubnisse der Umgebung nötig sind. Später benötigt man die wiederholte Bekräftigung dieser Grunderlaubnisse, wobei der Mensch in einer Spiralform die zentralen Aufgaben immer wieder auf höherem Niveau erfährt. Mangelnde Unterstützung führt zu Unsicherheiten in den verschiedenen Entwicklungsbereichen. In der Therapie/Beratung wird jeweils bei den Erlaubnissen/Bekräftigungen begonnen, wo das Fundament (die früheren Erfahrungen) noch stimmig ist und dann wird der nächste Bereich erarbeitet. Hierbei sind die frühen Erlaubnisse mehr nonverbal zu erarbeiten (Körperarbeit, spielerische Umgang, therapeutische Atmosphäre), während spätere Erlaubnisse explizit verbal gegeben werden müssen.

1. *Dasein:* Zentral ist die Erfahrung, liebevoll angenommen, umsorgt zu sein und Bedürfnisse bedingungslos erfüllt zu bekommen.
2. *Handeln, aktiv sein:* Die Erlaubnis, die Welt mit allen Sinnen zu erfahren, neugierig zu sein, etwas zu erproben und dabei Unterstützung zu erfahren.
3. *Denken:* Eigene Konzepte von der Umgebung zu entwickeln, sich abzugrenzen, sich zu lösen und für sich selbst zu denken.
4. *Identität:* Eigene Kraft spüren, soziale Beziehungen erproben, Konsequenzen eigenen Handelns herausfinden und eine erste Identität zu finden.
5. *Fertigkeiten:* eigene Ansichten haben, argumentieren, eigene Fähigkeiten entfalten und weitergeben.
6. *Regeneration:* frühere Positionen überprüfen, eine sexuelle Person zu sein, sich bei den Erwachsenen wohl fühlen.
7. *Recycling:* die eigene Lebensplanung zu revidieren, neue Rollen übernehmen, erfolgreich Probleme zu lösen und andere zu unterstützen.

Andere Autoren verwenden ebenfalls die Entwicklungslogik als Basis für den Startpunkt von Therapie/Beratung und suchen nach den folgenden Schritten.

Weiss: A Developmental Point of View. 1980

Störungs- und traumabezogener Behandlungsverlauf

Erskine (1973) verknüpft psychoanalytische, gestalttherapeutische und transaktionsanalytische Arbeitsweisen und betrachtet das Skript als Quelle pathologischer Erlebnismuster.

1. *Abwehr:* Skriptgebundene Verhaltensweisen werden als selbstverständlich und ›normal‹ erlebt. Trübungen und Spiele werden erklärt und verteidigt (»es geht doch jedem so!«). Kritische Elterneinstellungen und angepasste Kind-Erlebnisweisen stehen im Vordergrund.
2. *Ärger:* Die Erkenntnis des eigenen Eltern-Ich-Anteils führt zu einer Distanzierung von den primären Bezugspersonen (Ich bin OK, sie waren nicht OK). Das ›brave‹ Kind wird ärgerlich. Die Therapeutin / Der Berater gibt Schutz und Er-

laubnis, diesen Ärger zu spüren und auf sichere Art auszudrücken (üblicherweise symbolhaft in der Stuhl-Arbeit und nicht den tatsächlichen Eltern gegenüber!).

3. *Verletztheit:* Der Hintergrund der Skriptentscheidungen wird sichtbar, das ›Kind‹ spürt die alten Einschränkungen und Verletzungen. Oft wollen hier Klienten die Behandlung beenden, weil sie nun wissen, woher ihr Erleben stammt.
4. *Eigene Beteiligung:* Ist der Ärger durchgearbeitet kann das Bewusstsein entstehen, dass das eigene Skript nicht programmiert, sondern mitentschieden ist. Die Loslösung aus der frühen Symbiose erlaubt die Übernahme der Verantwortung für das eigene Verhalten. Ein Therapieabbruch in dieser Phase bedeutet die Rückkehr in das skriptgebundene Verhalten und die Beibehaltung der Symbiose.
5. *Verantwortungsübernahme:* Der Klient arbeitet nun aktiv an der Veränderung (»Ich muss mich nicht skriptkonform verhalten!«). Alle drei Ich-Zustände stehen für den Behandlungsprozess zur Verfügung.
6. *Versöhnung mit den Eltern:* Am Ende der Behandlung kann die Einsicht stehen, dass die Eltern bzw. primären Bezugspersonen durchaus ihr Möglichstes taten für das Kind, auch wenn deren innere Begrenzungen oder äußere Umstände für das Kind Frustration und Einengung bedeuteten. Die Haltung ich bin OK und ihr seid OK realistisch, – d. h. mit allen menschlichen Schwächen und Fehlern – führt oft auch zu einem freieren Umgang mit den tatsächlichen Eltern.

Kurzzeitplanung

Wird Transaktionsanalyse als Kurzzeittherapie konzipiert, steht die Arbeit an der Problemlösung und nicht am Hintergrund und der Geschichte der Problemsituation im Mittelpunkt: In der Regel wird aus der Problemanalyse der zentrale Antreiber oder die wesentliche Einschärfung ermittelt. Die notwendige Erlaubnis wird in der Stunde erarbeitet und mit Hilfe der »Hausaufgaben« im Alltag überprüft. Hierbei dient der Therapeut / die Beraterin zunächst als Hilfs-Eltern-Ich. Unterstützende Bedingungen (Selbstkontrolle, Hilfe durch andere, Belohnungen) werden bis zur Automatisierung neuen Verhaltens eingeführt. Gelingt die Übertragung in den Alltag nicht, werden gefühlsmäßige Bindungen gesucht und aufgelöst.

4 Transaktionsanalytische Arbeitsweisen

4.1 Transaktionale Gesprächsführung in Therapie und Beratung

Die ›ER‹-Betonung

Zumindest am Anfang der Zusammenarbeit zwischen Therapeutin/Berater und Klient steht immer wieder die Betonung der klaren Wahrnehmung der inneren und äußeren Situation, das Bewusstsein für die eigene Aktivität und die Folgen des Verhaltens. Im Strukturmodell der Transaktionsanalyse gesehen, wird so die Therapeutin / der Berater das Gespräch aus dem eigenen ›ER-Ich‹ heraus gestalten. Im weiteren Verlauf ist für eine gute Gesprächsführung jedoch der Gebrauch aller funktionalen Verhaltens- und Erlebnisweisen nützlich.

Der Klient wird immer wieder ermutigt und unterstützt, sein ›ER‹ zu gebrauchen, um bei Vertragsfindung und Zielerreichung aktiv beteiligt zu sein. Da der Klient durch die Problematik sehr oft aus dem ›K‹ oder ›EL‹ reagieren wird, ist hierfür einige Übung der Therapeutin / des Beraters nötig, um sanfte Formen der Kreuztransaktion einzusetzen.

Erkennen der Herkunft (Ich-Zustand) einer Fragestellung

Wie schon bei den TA-Grundlagen beschrieben ist die Diagnose der aktivierten Ich-Zustände wesentlich. Sie sind erkennbar an der Energiebesetzung, d.h. die Person reagiert bevorzugt aus dem betroffenen Ich-Zustand heraus.

Stammt das beschriebene Problem aus der aktuellen Wirklichkeit des Klienten (ER), rührt es von einer alten Erfahrung her (K) oder liegt ein Konflikt mit übernommenen Haltungen von bedeutsamen Personen vor (EL)?

Beispiel

Kl.: Ich fürchte, dass mir gekündigt wird.

B.: Was ist der Anlass für diese Befürchtung?

Antwort vermutlich aus dem:

ER Im Moment werden jüngere Mitarbeiter entlassen, und ich bin erst ein Jahr dort.

K Der Chef kann mich einfach nicht leiden, das kenne ich schon von anderen Stellen.

EL Das ist ein unmöglicher Laden! Die müssten froh sein, dass ich da arbeite!

Dabei werden alle vier Diagnose-Modelle der Ich-Zustände genutzt und eine Zuordnung erst bei Übereinstimmung der verschiedenen Diagnose-Arten getroffen.

Die folgenden Fragen sind Beispiele für die Überprüfung welcher Ich-Zustand aktiv ist, die Antworten sind Beispiele für Bestätigungen:

	ER	K	EL
Verhaltensmodell:	B.: Was tun Sie dafür, die Stelle zu behalten? Kl.: Ich schaue, dass ich Leistung bringe, was mir unter Druck schwerfällt.	B.: Wie verhalten Sie sich, wenn Sie die Angst spüren? Kl.: Ich versuche keine Fehler zu machen, aber das klappt nicht.	B.: Was sollten die Ihrer Ansicht nach tun? Kl.: Die sollten ein ordentliches Management einstellen, dann brauchen sie keine Stellen einzusparen.
Soziales Modell:	B.: Ich erlebe Sie sehr klar, wie Sie die Situation sehen. Kl.: Das schon und dennoch brauche ich Sie als neutralen Gesprächspartner.	B.: Ich erlebe Sie hier auch gerade recht verunsichert. Kl.: Ja, ich weiß nicht, was ich noch tun soll.	B.: Sie sind sehr ärgerlich auf den Betrieb? Kl.: Stimmt! Ich würde das ganz anders anpacken.
Erfahrungsmodell:	B.: Was bewirkt die Befürchtung in Ihnen? Kl.: Mir wird klar, wie sehr ich die Stelle brauche.	Kl.: Die Angst hängt wie eine große dunkle Wolke über mir.	Kl.: Ich sage mir, du musst kämpfen und musst dich auch hier durchsetzen.
Erlebnisgeschichtliches Modell:	B.: Kennen Sie andere, die es geschafft haben? Kl.: Ja, da gibt es einen Kollegen. Mit dem könnte ich einmal sprechen.	B.: Woher kennen Sie das Gefühl von früher? Kl.: Ich war schon immer derjenige, der ausgeschlossen wurde.	B.: Wie hätte sich Ihr Vater oder Ihre Mutter in solch einer Situation verhalten? Kl.: Mein Vater hat auch immer gekämpft.

Die Zuordnung der Problemstellungen zu Ich-Zuständen erlaubt eine erste Einschätzung, wo in der Therapie/Beratung zu beginnen ist und wie eine parallele Transaktion zur Verständigung hergestellt werden kann.

Die Parallel-Transaktion als Kontaktaufnahme

In Beratung und Psychotherapie ist die parallele Kommunikationsform besonders dann wichtig, wenn der Klient sich verstanden fühlen soll. Dies gilt ganz besonders für die Eröffnung von Gesprächen und die Rückformulierung bei vermuteten Missverständnissen. Dem Sender wird signalisiert, dass wir mit ihm auf gleiche ›Wellenlänge‹ gehen. Erst danach werden eine Kreuzung und das Ansprechen eines anderen Ich-Zustandes sinnvoll.

Gleichzeitig birgt die parallele Transaktion die Gefahr, dass die Therapeutin / der Berater den Bezugsrahmen des Klienten bestätigt, mit anderen Worten keine Veränderung zulässt. Um also dem Gespräch eine neue Wendung zu geben, müssen wir die parallele Transaktionsform verlassen.

Das Ansprechen von Ich-Zuständen

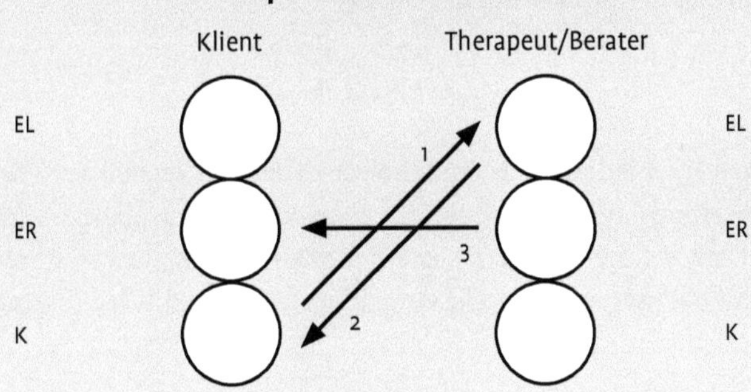

Klientin: (1) »Ich bin völlig verzweifelt! Sie müssen mir helfen!«
Therapeut / Berater: (2) »Ich bin gerne bereit, Ihnen zu helfen. (3) Um was geht es Ihnen?«

Sensibilität für die latente Botschaft

Mit zunehmender Übung wird die Sensibilität des Therapeuten / der Beraterin für die mitschwingenden Stimmungen und das zugrundeliegende Gefühl steigen. Nach der dritten Kommunikationsregel ist dies der wesentlichere Teil der Botschaft und erlaubt die Veränderung.

Die Gesprächsführung in der Transaktionsanalyse verzichtet hierbei allerdings weitgehend auf die direkte Deutung dieser Kommunikationskomponenten, sondern lenkt die Aufmerksamkeit des Klienten auf diese Anteile und fördert die Selbstwahrnehmung der latenten Anteile der Botschaft. In der Regel handelt es sich hierbei um Anliegen der Person aus dem ›Kind-Ich-Zustand‹ wie Bedürfnisse, Wünsche, Anpassungen, Rebellion oder Ängste. Auch elterliche Absicherungen oder Verbote können der Hintergrund sein. Der Klient hat nach dem Erlebnismodell einen intuitiven Zugang zu diesem Teil der Person, der sich durch Verhaltensbeobachtung, Erforschung des geschichtlichen Hintergrundes und die Analyse der resultierenden Beziehungsformen verifizieren lässt.

Im Umgang mit verdeckten Botschaften wartet man meist erst einige Wiederholungen ab, um dann auf die Diskrepanz eingehen, z. B. durch Aufzeigen der beiden Seiten (soziale und psychologische Ebene) und Nachfragen, ob der Klient diese Diskrepanzen wahrnehmen kann und wie seine Sicht oder Erklärung dafür aussieht.

Werden verdeckte Botschaften von der Therapeutin / dem Berater nicht wahrgenommen oder reagiert sie/er nicht darauf, besteht die Gefahr der Eskalation, d. h. die Botschaft wird drängender – nicht unbedingt direkter – dargestellt. Da verdeckte Signale ›Spielhaken‹ darstellen können, sind sie wesentlich für den Verlauf der Therapie und Beratung.

Gührs/Nowak: Das konstruktive Gespräch. 1995

Flexibilität

Die Ansprache verschiedener Ich-Zustände eröffnet von Beginn der Therapie/Beratung an eine breitere Palette von Möglichkeiten. Oft werden allein hierdurch schon erste Behandlungserfolge sichtbar. Der Klient kann sich seiner Möglichkeiten und eigenen Vielfalt bewusst werden. Die verschiedenen Modelle der Transaktionsanalyse geben hierfür eine Leitlinie:

Beispiele zu Fragestellungen nach verschiedenen TA-Modellen			
Verhaltensmodell:	Erlebnismodell:	Beziehungsmodell:	Lebensgeschichtliches Modell:
Was tun Sie, um Ihr Problem zu ändern? Was würden Ihre Eltern in einer solchen Lage tun? Was würden Sie ohne Rücksicht auf Erziehung tun?	Wie erleben Sie aktuell das Problem? Hatten Sie früher ähnliche Gefühle? Was war Ihre intuitive erste Lösungsidee?	Geht es Ihnen hier jetzt mit mir ähnlich? Wem gegenüber fühlten Sie früher ähnlich? Was erhoffen Sie jetzt von mir?	Woher kennen Sie ähnliche Situationen? Wie zeigte sich das Problem in der Kindheit? Kannten Ihre Eltern dieses Problem auch, und wie gingen sie damit um?

Umgang mit Ausschluss

Stellt sich im Erstinterview heraus, dass der Klient bestimmte Ich-Zustände meidet, d.h. nicht in seinem ›EL‹ oder ›K‹ ansprechbar ist, handelt es sich vermutlich um einen Ausschluss.

Ein Ich-Zustand wird üblicherweise nur aus wichtigen Gründen ausgeschlossen. Meist ist in diesem Ich-Zustand eine Erfahrung oder ein Lernen gespeichert, das für den Klienten besonders schmerzhaft (K) oder problematisch (EL) ist.

Ausschlüsse werden daher zu Beginn der Therapie/Beratung nur beobachtet als Hinweise auf besondere Probleme in der Person. Erst später, wenn Hinweise auf den Grund für einen Ausschluss vorliegen, die Beziehung zum Therapeuten / zur Beraterin gewachsen und das Erwachsenen-Ich gestärkt ist, lässt sich die Abwehr allmählich bearbeiten.

Die Bedeutung der ›Initialtransaktion‹

Die Erfahrung lehrt, dass die erste Transaktion bei Aufnahme der Therapie/Beratung sowie bei Beginn der jeweiligen Sitzung eine wesentliche Information über das Vorhaben des Klienten enthalten kann.

So kann selbst eine floskelhafte Begrüßung, eine Frage vorweg, eine Bemerkung ›zwischen Tür und Angel‹ latente Wünsche, Befürchtungen, Informationen oder auch Sabotagetendenzen ›verraten‹. Auch Spielangebote, skriptbedingte Transaktionen oder Skriptsätze sind in solchen weniger bewussten Momenten häufig.

Die geübte Therapeutin / Der geübte Berater nimmt solche Situationen wahr, merkt sie sich und verwendet sie im geeigneten Moment als Hinweis, Nachfrage oder vorsichtige Konfrontation.

Beispiele für Initialtransaktionen

- *Beinahe hätte ich heute die Stunde vergessen, aber meine Frau passt auf, dass ich pünktlich bin.*
- *Es ist Ihnen sicher unangenehm, dass ich so früh bin.*
- *Ich wollte Sie vor der Stunde mal was fragen…*
- *Oh, Sie sind schon fertig, es war niemand vor mir da?*
- *Ich bin sicherlich Ihr schwierigster Fall.*

Der ›laute‹ innere Dialog

In der Transaktionsanalyse gehen wir davon aus, dass jemand häufig innere Selbstgespräche führt, die sich als Dialog zwischen den Ich-Zuständen verstehen lassen. Für die Klienten ist es anfangs nicht einfach, diese Selbstgespräche laut zu äußern. Ermutigung und Anerkennung sind dafür nötig. Hilfreich kann die ›Mehr-Stuhl-Arbeit‹ sein, wo jeweils für einen Teil des inneren Dialogs ein Stuhl bereit steht. Der Klient wählt einen Stuhl, identifiziert sich mit dem einen Teil und spricht zu den anderen.

Auch die Übernahme eines Teils des inneren Dialogs durch den Therapeuten / die Beraterin ist bisweilen zweckmäßig. Vorsicht ist dabei bei Angriffen auf die Eltern, bzw. die Botschaften, die im EL gespeichert sind, geboten, bevor eine gute, tragfähige Beziehung hergestellt ist. Der Klient wird aus Loyalitätsgründen die Eltern verteidigen und den Therapeuten / die Beraterin als unzulässig aggressiv erleben.

Die therapeutische Kreuztransaktion

Auch wenn es nötig sein kann, den Klienten längere Zeit in einem Ich-Zustand verweilen zu lassen, ist für das Ansprechen der gesamten Persönlichkeit und um dem Gespräch eine neue Perspektive zu geben der Wechsel der Ich-Zustände nötig. Die Therapeutin / Der Berater braucht hierbei eine Kreuztransaktion. Kommt allerdings die Kreuzung zu unerwartet oder zu heftig, wird sie zunächst das Gespräch blockieren, zu Irritation bis zu Streit führen. Daher wird die Therapeutin / der Berater oft eine Kreuzung vom ›Er‹ aus anbieten, seltener aus dem ›EL‹ und nur bei guter Beziehung aus dem ›K‹.

Bei selbst- oder fremdgefährdendem Verhalten darf die Therapeutin / der Berater aber auch nicht zögern, deutlich und konsequent vom Kritischen Eltern-Ich her zu kreuzen, Schädigung zu verbieten und Verhaltensanweisungen zu geben.

Die therapeutische Kreuztransaktion

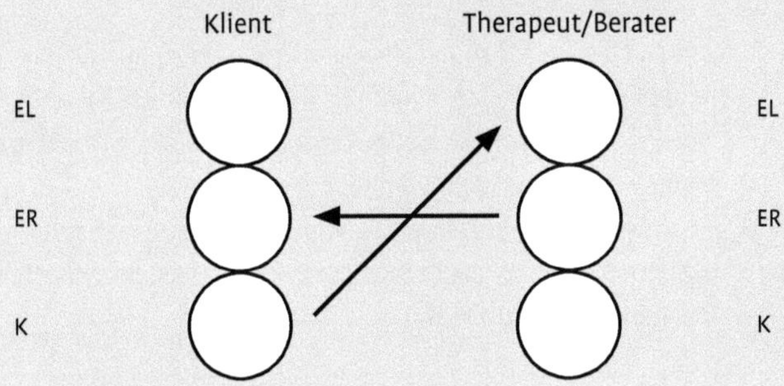

Klient: »Ich bin verzweifelt, Sie müssen mir unbedingt helfen?«
Therapeut/Berater: »Was ist denn geschehen?«

Die ›therapeutische Redefinition‹

In manchen Fällen kann es sinnvoll oder wichtig sein, eine Botschaft zu ›überhören‹, nicht parallel zu antworten, aber auch nicht zu kreuzen. Auch kann der Therapeut / der Berater Inhalte bewusst missverstehen, um dem Klienten eine neue Sichtweise zu eröffnen. Hierzu gehören alle Formen der positiven Symptombewertung und des Perspektivenwechsels.

Beispiele

Klient: »Wenn ich so depressiv bin, fühle ich mich zu nichts fähig«

	Therapeut / Beraterin
Blockierende Transaktion	»Was haben Sie heute schon Schönes erlebt?«
Tangentiale Transaktion	»Wie sind Sie heute hierhergekommen?«
Umdeutende Transaktion	»Im Moment scheint das noch die effektivste Möglichkeit zu sein, um zu erreichen, dass sich Ihre Familie um Sie kümmert.«

Der Wechsel zur ›Prozess-Ebene‹

Eine Distanz zur Fixierung an inhaltliche Seiten des Gesprächs wird durch den Wechsel zu dem ›wie‹ des Gesprächs, seinem Verlauf und zu Parallelen zwischen der Lebenssituation des Klienten und der momentanen Situation in der Therapie/Beratung erreicht.

Prozess-Ebene	»Was erwarten Sie jetzt von mir, wenn Sie mir das sagen?« »Wenn Sie sich jetzt in Gedanken auf meinen Stuhl setzen, wie würden Sie auf diese Person reagieren?« »Geht es Ihnen mit mir jetzt so ähnlich wie zuhause mit Ihrer Frau?« »Haben Sie den Eindruck, dass ich Sie verstehe, oder was fehlt Ihnen bei meinen Reaktionen?«

Feedbackprozesse

Der Klient braucht immer wieder zur Stärkung des Erwachsenen-Ich, zur verantwortlichen Zusammenarbeit und Unterstützung bei der Veränderung eine Information wie er von anderen (Therapeutin/Berater, Gruppenmitglieder) erlebt wird. In der Arbeit mit Paaren, Familien oder Gruppen muss oft die hilfreiche Art eines Feedbacks eingeübt werden, da sonst leicht Skriptanteile auf die anderen projiziert werden.

Üblich ist in der Transaktionsanalyse, Gespräche aufzuzeichnen. Dies erlaubt in der aktuellen Situation eine bestimmte Passage noch einmal zu hören, eine genauere Wahrnehmung und Vermeidung von Interpretationen. Klienten können die Aufzeichnung nach Hause mitnehmen und mit Abstand und Ruhe die Stunde noch einmal hören. Ebenso verwenden die Therapeutin / der Berater Sprachausschnitte für die Supervision.

Auch Beobachtungen und Vermutungen sind Anlass für Feedback, das nicht nur einseitig auf die Klienten gerichtet zu sein braucht, sondern auch die Wahrnehmung der Therapeutin / des Beraters einschließt. Gerade Vermutungen führen oft zu Diskussionen über die Richtigkeit einer Wahrnehmung. Da besonders intuitive Erkenntnisse nicht unbedingt beleg- und beweisbar sind, hilft hier die Therapeutin / den Beratern, das Wertvolle der Vermutung zu nutzen und Verteidigung unnötig werden zu lassen.

Überprüfen ›paranoider‹ Ideen als Partnerübung nach Claude Steiner
Jemand sagt einem anderen Fantasien über ihn. Statt der sonst üblichen Zurückweisung der Idee können beide prüfen, was ›das Körnchen Wahrheit‹ an dieser Idee ist. Diese Haltung unterstützt die intuitive Wahrnehmung, fördert das OK-Gefühl und fördert die Kooperation. (1985, S. 200ff)

Das strenge Kriterium für Veränderung: der transaktionale Beleg

Beim Energiemodell wurde schon besprochen, dass Energie in den Ich-Zuständen gebunden wird und damit die Flexibilität und die Aktivität des Klienten einengt. Eine wirksame Gesprächsführung wird diese gebundene Energie befreien, sodass eine Veränderung in Mimik und Pantomimik, der Haltung, der Stimme, dem Atem u. ä. und meist ein Wechsel des Ich-Zustandes beobachtbar werden kann. Veränderung wird also äußerlich sichtbar und ist nicht nur eine innere Beobachtung des Klienten. Dieses Kriterium hilft einen wirklichen Fortschritt von einer Anpassung an die Wünsche des Therapeuten / der Beraterin zu unterscheiden. Damit ist evtl. noch nicht die Problemlösung erreicht. Der Klient hat aber mehr eigene Energie und Kreativität zu einer möglichen Lösung zur Verfügung.

4.2 Persönliche Stile und das Modell der Türen, Fenster und Fallen

Das »ABC« der Transaktionsanalyse

Erskine (1975) bezeichnet als Stärke der Transaktionsanalyse, dass sie affektive, behaviorale und cognitive Ansätze integriert. Wir können demnach das Verstehen, das emotionale Erleben oder das Verhalten in den Vordergrund stellen und damit die Beratung/Therapie beginnen.

Das Verstehen, die Frage nach dem ›Warum‹ und ›Wozu‹, beginnt bisweilen schon durch die Beschäftigung der Klienten mit der Lektüre von TA-Büchern, braucht aber auch die intensive Zusammenarbeit, um Motive, Hintergründe, Ursachen und Konsequenzen einer Problemsituation zu analysieren. Verstehen der Ursachen allein reicht aber oft nicht für die Veränderung.

Die Analyse des Verhaltens, die Frage nach dem ›Was‹ ist schon in der Vertragsarbeit sichtbar. Eine stabile Verhaltensänderung ist aber nach Ansicht der Transaktionsanalyse erst durch die begleitende Veränderung kognitiver und emotionaler Konzepte des Klienten zu erwarten.

Die emotionale Arbeit, die Frage nach dem ›Wie‹, ist besonders bei traumatischen Erlebnissen zentral: Das Nacherleben und die Wiederherstellung des Ursprungsgefühls hilft innere Blockaden zu beseitigen und eine Veränderung des Fühlens zu ermöglichen.

Für die Praxis bedeutet dies, dass immer alle drei Komponenten zusammenwirken müssen, um von einem wirklichen Therapie-/Beratungserfolg zu sprechen. Dabei ist die Reihenfolge des ›A-B-C‹ je nach persönlichem Stil verschieden.

Persönliche Stile und Typen der Anpassung an bestimmte Milieus

Im Kapitel »Die Diagnose« wurden die Anpassungstypen und ihr Zusammenhang zum Skript schon angesprochen.

Allgemein bewirkt das Aufwachsen in einer bestimmten Umgebung die Formung eines typischen persönlichen Stils (Ware 1992). Dieser bestimmt, wie eine Person ihre Umgebung wahrnimmt, Kontakt aufnimmt, wie sie Probleme angeht und nach Lösungen sucht. Diese Stile wurden meist unter Gesichtspunkten der Psychopathologie als Persönlichkeitsstörungen diskutiert Sie spielen aber auch unter ›Gesunden‹ eine Rolle. Da die Begriffe aus der Pathologie hier eher hinderlich sind, wurden neutral beschreibende Attribute gewählt, um die gesunden Formen zu kennzeichnen.

Die Zahl der Typen variiert je nach Anwendungsbereich erheblich. In der TA-Literatur werden üblicherweise sechs Stile näher untersucht. Diese sind idealtypisch zu verstehen, d. h. sie kommen in Reinform selten oder gar nicht vor, in der Praxis werden wir meist Mischungen vorfinden. Die Zuordnung zu einem Stil beschreibt daher nur die momentane Verfassung von Klienten. Je gesunder eine Person ist, umso größer wird auch die Bandbreite ihrer Möglichkeiten sein. Erst unter erheblichem Stress wird die Flexibilität eingeschränkt und das pathologische Muster sichtbar. Die Stile enthalten aber auch positive Ressourcen, die für die Problemlösung und die Erfüllung von Grundbedürfnissen (z. B. Suche nach der befriedigenden Art von Zuwendung) wesentlich sind.

Der Typus des **Begeisterten** lebt vor allem in und für die Beziehung. Ihm sind das eigene Wohlbefinden und das anderer, die gute Atmosphäre, wesentlich. Dies bestimmt auch die Art der Kontaktaufnahme: die Person des Gegenübers steht im Vordergrund. Der Zugang zu Aufgaben ist zunächst emotional: Probleme und Lösungen werden erfühlt. Er sucht und gibt Anerkennung für Mitgefühl, Sensibilität und menschliche Wärme.

Der **Verantwortliche** ist mehr an der Sache interessiert, er organisiert gerne, ist logisch orientiert und zielstrebig. Im Kontakt wirkt er eher nüchtern und achtet auf die Kompetenz des Gegenübers. Aufgaben sind für ihn logische Herausforderungen, die mit System und gründlicher Analyse zu bewältigen sind. Er sucht und gibt Anerkennung für Kompetenz, Leistung und Erfolg.

Der **Nachdenkliche** wirkt gewissenhaft, eher konservativ in Meinung und Lebensstil, legt Wert auf Ordnung und Autorität. Im Kontakt ist er an der Wichtigkeit und Bedeutung einer Person interessiert. Probleme sind durch Gründlichkeit, Sachlichkeit und Ausdauer zu lösen. Anerkennung erwartet und gibt er für Vertrauen, Sicherheit und Solidität.

Der **Ruhige** wirkt still und zurückhaltend, hat dabei aber den Kopf voller Ideen, Bilder und Pläne. Er legt wenig Wert auf Äußerlichkeiten. Er wartet ab und arbeitet gerne alleine. Freunde gewinnt er nur langsam. Probleme lassen sich nur mit Ruhe und Abstand lösen. Anerkennung erwartet und gibt er wenig und dann vor allem für Klarheit und Direktheit.

Der **Rebellische** zeigt sich gerne spielerisch, spontan und kreativ. Er liebt das Auffällige, Provozierende und steht gerne im Mittelpunkt. Die Kontaktaufnahme geschieht locker, oft ironisch oder neckend. Trotz der Probleme soll das Leben nicht so ernst sein, eher genussvoll und spaßig, dann lösen sich Probleme von alleine. Er sucht und gibt Anerkennung für Ausgefallenes, Neues und Originelles.

Der **Charmante** zeigt sich flexibel und überzeugend. Er wirkt sehr beschäftigt und beschäftigt auch andere gern, liebt aufregende Situationen und gibt gerne Ratschläge und Tipps. Im Kontakt ist er direkt mit seiner Meinung, lobt und tadelt schnell und hat einen guten Blick für Stärken und Schwächen einer Person. Problemlösungen werden gerne delegiert, und er kennt für alle Situationen jemanden, der das gut erledigen kann. Anerkennung gibt und sucht er in direkten Belohnungen, materiellen Vorteilen oder nützlichen Beziehungen.

Unter Stress werden das darunterliegende Skriptmuster und damit **die Schwächen der jeweiligen Anpassung** deutlich:

Der **Begeisterte** kann dann gefühlsmäßig überschießend, überbesorgt werden, dramatisiert bis hin zur Panik, macht immer mehr Fehler und verliert die Übersicht. Dabei fühlt er sich ungeliebt von allen.

Der **Verantwortliche** reißt alles an sich, überlastet sich (Workaholic), delegiert nicht mehr und beginnt zu überkontrollieren. Im Extrem wird er stur und penibel und beklagt, dass niemand seine Leistung anerkennt.

Der **Nachdenkliche** sieht überall nur noch die Fehler, verliert das Vertrauen in sich und andere, verlässt sich mehr auf Ideologie, Vorurteile und Glaubenssätze als auf die Wirklichkeit. Das Leben kommt ihm zu ernst oder sogar gefährlich vor.

Der **Ruhige** vermeidet, Probleme zu lösen, zieht sich zurück von anderen und wartet passiv ab, was geschieht. Da er heftig grübelt, taucht die Angst auf, das Leben nicht mehr bewältigen zu können und verrückt zu werden.

Der **Rebellische** weiß nicht mehr, was er noch tun soll, kann das zentrale Problem nicht mehr erkennen und sucht die Fehler bei anderen, die er beschuldigt oder blamiert. Trotz heftiger Bemühungen geht immer mehr der Überblick verloren und die Angst, den Verstand zu verlieren taucht auf.

Der **Charmante** zieht plötzlich seine Unterstützung für andere zurück, schiebt die Verantwortung auf andere und versucht Probleme durch Manipulation, Intrigen und Tricks zu lösen. Der Spaß am Leben ist verloren, die vorher genussvolle Aufregung wird bedrohlich.

In der Tabelle sind die sechs Typen mit den Schlüsselbegriffen, der pathologischen Bezeichnung, dem typischen Mangelerleben und der Zeitstruktur im Lebenslauf dargestellt:

Normal	Persönlichkeits-pathologie	Skripttyp (Steiner)	Lebensmuster (Berne)
Begeisterte	histrionisch	lieblos	immer wieder
Verantwortliche	zwanghaft	lieblos	erst wenn
Nachdenkliche	paranoid	freudlos	danach/erst wenn
Ruhige	schizoid	kopflos	für immer
Rebellische	passiv-aggressiv	kopflos	niemals
Charmante	antisozial	freudlos	immer wieder, niemals

Die Skriptanalyse ergibt für die Anpassungstypen charakteristische Kombinationen von Antreibern, hemmenden Grundbotschaften, Skriptgefühlen und Spielen (die Liste geht dabei vom Auffälligen zum Verborgenen)

Typus	Antreiber, Gegeneinschärfungen	hemmende Grundbotschaften	Rackets und Spiele
Begeisterte	mach's anderen recht! – arbeite hart!	werde nicht erwachsen, denke nicht, sei nicht wichtig, sei nicht nahe, sei nicht du, sei nicht	Skriptgefühle: traurig sein, sich sorgen, Angst bis Panik Spiele: Dumm, mach mich fertig.
Verantwortliche	sei perfekt! – sei stark!	hab keinen Spaß, sei kein Kind, fühle nicht, sei nicht nahe, sei nicht wichtig	Skriptgefühle: Angst, Schuld, Depression Spiele: mach mich fertig, Tumult, Zusammenbruch
Nachdenkliche	sei perfekt! – sei stark!	traue keinem, sei nicht nahe, fühle nicht, sei kein Kind, habe keinen Spaß, gehöre nicht dazu	Skriptgefühle: Angst und Ärger Spiele: jetzt hab ich dich endlich, in die Ecke treiben, wenn du nicht wärst
Ruhige	sei stark! – streng dich an!	denke nicht, fühle nicht (außer Ärger und Aufregung), bringe nichts zu Ende, sei nicht wichtig, sei nicht gesund, sei nicht	Skriptgefühle: Erstarrung, Verwirrung Spiele: ja aber, in die Ecke treiben, mach mich fertig,
Rebellen	streng dich an! – sei stark!	hab keinen Erfolg, sei nicht nahe, traue keinem, fühle nicht, genieße nicht, werde nicht erwachsen	Skriptgefühle: Frustration, Konflikt Spiele: ja, aber; mach mich fertig, Aufruhr (Tumult)
Charmante	sei stark! – mach's mir recht!	traue keinem, fühle nicht (außer besorgt und traurig), gehöre nicht dazu, habe keinen Erfolg, sei kein Kind, denke nicht (überlege nur, wie du andere dran kriegen kannst)	Skriptgefühle: Ärger, Verwirrung Spiele: Jetzt hab' ich dich endlich, in die Ecke treiben, lass' sie miteinander kämpfen

›Türen‹ zur Therapie und erste Zielbereiche

Ware (1992) versteht unter den ›Türen‹ zur Therapie den Bereich, der zur Kontaktaufnahme dient und am meisten mit Energie besetzt ist. Sie ergeben sich aus der Charakteristik der Persönlichkeitsanpassungen. Hiermit beginnt man am sichersten und orientiert sich dann erst am nächsten Zielbereich, dem ›Fenster‹. Dieser Teil gibt eine erste Lösungsidee und hilft, das Symptom oder die Problemlage zu verändern.

Stile	Türen	Fenster
Begeisterte	Fühlen	Denken
Verantwortliche	Denken	Fühlen
Nachdenkliche	Denken	Fühlen
Ruhige	Verhalten	Denken
Rebellen	Verhalten	Fühlen
Charmante	Verhalten	Fühlen

Begeisterte brauchen zunächst eine Anerkennung und Stärkung ihres Fühlens. Das Gespräch dreht sich um das Wohlbefinden und das Angenommen-Sein mit den vielen, intensiven Gefühlen. Von dort aus lässt sich das Gespräch auf die Gedanken bei den Gefühlen lenken. Ist das Vertrauen in den gefühlshaften Zugang und die Möglichkeit zu denken wiederhergestellt, werden Lösungsmöglichkeiten erarbeitet, die wiederum durch das Gefühl überprüft werden.

Die Therapeutin / Der Berater wird also anfänglich ihr/sein fürsorgliches Eltern-Ich und ihr/sein freies Kind einsetzen, nach Beziehungen, Familie und Freunden fragen und unbedingte Anerkennung und Unterstützung geben. Erst dann wird das Gespräch auf die Erwachsenen-Ich-Ebene gelenkt.

Verantwortliche brauchen umgekehrt die Anerkennung ihrer Fähigkeit, klar zu denken, sie können dann wieder die emotionale Seite von Problemen sehen. Damit gewinnen sie die Fähigkeit zurück, ein Problem von verschiedenen Seiten zu sehen und eine Lösung zu finden.

Das Gespräch beginnt man am besten auf der Erwachsenen-Ich-Ebene mit klarer Struktur, Sachfragen und Aufgabenstellungen. Von dort aus ist es möglich, aus dem fürsorglichen Eltern-Ich Anerkennung für Leistung zu geben, um zum freien Kind-Ich hinzuführen.

Nachdenkliche sind angewiesen auf die Anerkennung ihrer Meinung. Dies erlaubt ihnen wieder einen Zugang zum Gefühl und damit zur Problemlösung. Auch hier beginnt das Gespräch auf der Erwachsenen-Ich-Ebene, gefolgt von Anerkennung für Engagement, Bedeutung und Respekt.

Ruhige sind im Verhalten blockiert und brauchen daher möglichst klare Verhaltensvorgaben und die Möglichkeit, Aufgaben alleine anzugehen. Darüber wird das Grübeln aufgegeben und das Denken, das zur Problemlösung führt, wieder aktiviert. Die Verhaltensanweisungen kommen aus dem positiv kritischen Eltern-Ich der Therapeutin / des Beraters, um dann in eine sachliche Besprechung der Effekte des Verhaltens auf der Erwachsenen-Ebene einzumünden. Wesentlich ist hier der Freiraum für die Klienten und eine ruhige Vorgehensweise.

Rebellen brauchen einen spontanen, lustvollen Umgang im Verhalten und sie aktivieren dann das Gefühl wieder. Über das Sich-Wohlfühlen gelingt die kreative Problemlösung. Die Therapeutin / Der Berater nutzt hierfür zunächst das eigene freie Kind-Ich für einen scherzhaften, neckenden Umgang, ungewöhnliche Ideen und eine lockere Struktur. Jetzt erst werden Rebellen auch das fürsorgliche Eltern-Ich akzeptieren und genießen können.

Charmante brauchen eine Mindest-Verhaltensanforderung, Belohnung hierfür und meist auch etwas Wettbewerb. Über das Gefühl entsteht dann ein Engagement für die Problemlösung. Die Therapeutin / Der Berater braucht vor allem ihr/sein Erwachsenen-Ich für eine klare Struktur. Daneben wird der ›kleine Professor‹ eingesetzt, um die Tricks, Anpassungen und Manipulationsversuche zu durchschauen und auf spielerische Weise darauf zu reagieren. Die gefühlsbezogene Fürsorge (fEL) hilft dem Klienten, Zugang zum eigenen freien Kind-Ich zu finden.

›Fallen‹

Die ›Fallen‹ sind die Bereiche, in denen am ehesten Schwierigkeiten im Kontakt auftreten werden und im ungünstigsten Fall Klienten veranlassen, die Hintertüren zu nutzen, um aus der unangenehmen Situation zu entkommen. Daher werden diese Bereiche erst später als drittes Ziel und zur Abrundung der Therapie/Beratung angegangen (Allen 1992).

Begeisterte unter Stress sind in ihrem Verhalten sehr auffällig und verleiten den Therapeuten / die Beraterin leicht, Kritik zu üben, Vorschläge zu machen und Verhaltensanweisungen zu geben. Dies erleben Begeisterte wie Prügel und ziehen sich zurück.

Verantwortliche bieten unter Stress ebenfalls viel Anlass zur Kritik an ihrem Verhalten. Da sie sehr selbstkritisch sind, würden solche Äußerungen die inneren Konflikte verschärfen, zu gesteigerter Anstrengung (mehr Stress) und schließlich zum inneren oder auch äußeren Rückzug führen.

Nachdenkliche zeigen unter Stress oft eigenwillige Ansichten, reagieren stur und verstockt. Auch dies verleitet zur Kritik, die den Grundbedürfnissen nach Anerkennung der Wichtigkeit und Bedeutung entgegensteht. Da sie selbst viel Wert auf Macht legen, besteht die Gefahr des Machtkampfs, die eine Beziehung verhindert.

Ruhige können mit gefühlsbetonten Menschen wenig anfangen. Da sie so zurückgezogen und emotionslos wirken, ist der Therapeut / die Beraterin in der Versuchung, die Gefühlswelt aktivieren zu wollen. Das ist für Ruhige ängstigend und führt zum Kontaktabbruch. Allzu große Offenheit und Strukturlosigkeit, Vielfalt und Aufregung vergrößern ebenfalls den Stress für sie und provozieren den totalen Rückzug.

Rebellen verwenden ihr Denken zunächst als Abwehrstruktur. Sie lieben heiße Diskussionen, wo sie jeden beliebigen Standpunkt vertreten können (Advocatus Diaboli). Die Gefahr ist, dass damit Zeitvertreib statt zielorientierter Arbeit stattfindet und der Rebellische die Kompetenz des Therapeuten / der Beraterin infrage stellt. Daher sind Lektüre von Büchern, Anweisungen und enge zeitliche Struktur eher hinderlich.

Charmante unter Stress diskutieren ebenfalls gerne, verwickeln dabei ihre Gesprächspartner in Widersprüche und beweisen ihnen damit die Grenzen der Kompetenz. Sie sind meisterlich im Finden von Ausreden und Planen von Neuanfängen. Unsicherheiten und Unklarheiten bei dem Therapeuten / der Beraterin oder das Vermeiden von Konfrontationen für manipulatives Verhalten bestärkt ihre Grundposition ›Ich bin OK, die anderen sind nicht OK‹.

Stile	Typische Falle	Hintertür
Begeisterte	Verhalten	sich völlig verwirren, Weglaufen, Suizid
Verantwortliche	Verhalten	sich erschöpfen, sich totarbeiten
Nachdenkliche	Verhalten	Gewalttätig werden, jemanden umbringen
Ruhige	Fühlen	völlig erstarren, verrückt werden
Rebellen	Denken	überaggressiv werden, verrückt werden
Charmante	Denken	jemanden verrückt machen, jemanden umbringen

Interaktion im Stil der Therapeutin / des Beraters und des Klienten

Da auch die Therapeutin / der Berater einen eigenen Stil hat, ergibt sich durch die Konfrontation mit anderen Personen eine Interaktion, in der Stärken und Schwächen der verschiedenen persönlichen Anpassungen (z. B. als Übertragung und Gegenübertragung) zum Tragen kommen. Dies ist ein Grund, warum Selbsterfahrung und Eigentherapie für die Entwicklung von Bewusstheit und Flexibilität so wesentlich sind.

Die Begegnung mit einem Menschen gleichen Stils hat den Vorteil, dass man ihn gut verstehen kann, da vieles vertraut ist. Die Gefahr ist aber auch, dass ich dann vieles für selbstverständlich halte, nicht genügend Abstand habe und Trübungen nicht erkenne oder konfrontiere. Bin ich als Therapeutin/Berater unzufrieden oder unglücklich mit meinem eigenen Stil, geschieht es leicht, dass ich im anderen meine Schattenseiten bekämpfe und dadurch hemmend wirke.

Hat hingegen der Klient einen entgegengesetzten Stil, kann ich manches nicht verstehen. Die Person kommt mir fremd, unsinnig, nicht effektiv, gefühllos usw. vor. Besteht genügend Interesse und Offenheit, die Fremdartigkeit kennenzulernen, ist eine effektive Zusammenarbeit möglich.

Je stärker bei der Therapeutin / dem Berater ein bestimmter Stil ausgeprägt ist, oder je mehr er selbst unter Stress steht, kann es wichtig sein, Personen, mit denen eine Zusammenarbeit schwierig wird, nicht in Beratung/Therapie zu nehmen und einem Kollegen weiter zu verweisen.

Therapeutin/Berater	kann gut arbeiten mit	tut sich schwer mit
Begeisterte	Begeisterten, Rebellen	Ruhigen
Verantwortliche	Verantwortlichen, Nachdenklichen	Rebellen, Charmanten
Nachdenkliche	Nachdenklichen, Verantwortlichen	Rebellen, Charmanten
Ruhige	Ruhigen, Nachdenklichen	Begeisterten
Rebellen	Rebellen, Begeisterten	Verantwortlichen, Nachdenklichen
Charmante	Rebellen, Begeisterten	Verantwortlichen, Nachdenklichen

Alle diese typologischen Gesichtspunkte sind immer wieder infrage zu stellen durch die aktuelle Begegnung mit einem konkreten Menschen. Sie können als Hilfestellungen dienen, befreien aber nicht von der Aufgabe, in jeder Situation zu sehen, welche Seite der Person gerade gezeigt wird und welche Umgangsform im Moment angemessen ist.

Auch wenn die Transaktionsanalyse vermutet, dass es eine Grundrichtung oder eine typische Kombination von Stilen für eine Person gibt, muss man bedenken, dass jeder nicht schwer pathologisch eingeengte Mensch eine große Flexibilität und Kreativität besitzt.

4.3 Zugänge mit kognitivem Schwerpunkt

Der informierte Klient

In der Transaktionsanalyse erwarten wir, dass Klienten ihr Denken für den Lösungsprozess einsetzen. Dies beginnt bei den Überlegungen zum Vertrag, setzt sich in den verschiedenen Formen der Analyse (Transaktionen, Skriptgefühlen, Spiele, Lebensplan) fort, und wird immer wieder zur kognitiven Aufarbeitung emotionalen Erlebens und zur Bewertung von Erfolg und Fortschritt gebraucht.

In den Anfängen der TA-Therapie wurde von den Klienten verlangt, dass sie an einer Einführung in die Grundlagen, Begriffe und Modelle teilnahmen, um **das nötige Grundwissen** zu erwerben. In der moderneren Arbeitsweise geschieht dies nur selten und es ist eher üblich, die Begriffe der Klienten aufzugreifen, wenn sie hinreichend deutlich sind.

Dennoch ist es in vielen Fällen empfehlenswert, dass Klienten Bücher zu ihrer Problematik lesen. Die Themen, die Klienten besonders ansprechen und interessieren oder auch verwirren und empören, sind als Einstiege in die intensivere Arbeit geeignet. Öfter geschieht es auch, dass Klienten nach einer tiefen emotionalen Erfahrung sich beim Lesen wiedererkennen und so eine Bestätigung und Festigung der Erfahrung erleben.

Da viele aktuelle Probleme, die auf Lebensentscheidungen des Kindes basieren, in der altersentsprechenden Denkweise gespeichert sind, empfiehlt es sich, eine **einfache Sprache** einzuüben. *Berne* nimmt als Kriterium das Sprachverständnis eines achtjährigen Kindes. Hilfreich sind die verschiedenen bildhaften Darstellungen der TA-Modelle für ein leichteres Verstehen.

Bei der Vertragsarbeit wurde schon erwähnt, dass der Therapeut / die Beraterin soweit möglich **mit dem Klienten** die Problematik, Diagnose, Planung und Beobachtungen bespricht. Dies fördert ein aktives Mitdenken.

In vielen Fällen kann es auch Aufgabe von dem Therapeuten / der Beraterin sein, vorurteilsbehaftetes **Wissen** von Klienten zu **korrigieren** (z. B. Illustrierten-Wissen), und/oder falsche oder mangelhafte Informationen durch aktuelle und sichere Daten zu ersetzen.

Je früher in der Entwicklung eine Störung vermutet wird, desto mehr muss der Therapeut / die Beraterin selbst die **passenden Begriffe** finden und Prozesse benennen. So werden z. B. oft Gefühle falsch bezeichnet (wenn Eltern z. B. sagten: »du bist müde«, statt »du bist wütend«), was leicht zu der Annahme führen kann, dass es sich um eine Skriptgefühl handele. Der Klient kennt evtl. nur nicht den richtigen Begriff, während die psychosomatische Erfahrung eindeutig ist.

Erfahrungen in der vorsprachlichen Zeit sind eher **bildhaft** und **analog** gespeichert, können nur mit Farbe, Form und Stimmung umschrieben werden. Dennoch handelt es sich hier auch um kognitive Konzepte, für die in der Therapie/Beratung adäquate Ausdrucksformen und auch Begriffe gefunden werden können.

Im **magischen Denken** des Kindes sind Worte oft noch mit anderen Bedeutungen behaftet. Hier braucht es Sorgfalt, den Kontext (das semantische Feld) möglichst genau zu erfassen, um Missverständnisse aus einem Erwachsenen-Denken heraus zu vermeiden.

Diese Sorgfalt ist ebenfalls beim **Gebrauch von Analogien** angebracht (»dies ist wie…«, z. B.: »Kopfweh ist wie Schmirgelpapier im Hirn«). Analogien sind hilfreich, das kindhafte Denken zu unterstützen, Ideen mit Bildern anzureichern oder den passenden Ausdruck zu finden. Wegen ihrer Subjektivität sollten sie – soweit möglich – aus dem Wortschatz und der Sprache der Klienten stammen. Ansonsten besteht die Gefahr, dass Klienten sich zu sehr der Sprache von Therapeuten/Beraterinnen anpassen.

Der kognitive Bezugsrahmen

In der Arbeit von *Jacqui Lee Schiff* und ihren Mitarbeitern (1975) zur Behandlung von Menschen mit Psychosen und Charakterstörungen wird für die Entstehung und Beibehaltung von Problemen die einseitige, verzerrte Wahrnehmung und kognitive Verarbeitung des Erlebens und der äußeren Wirklichkeit als mitentscheidend angesehen. Sie nennen diese ›Brille‹, durch die Klienten schauen, den Bezugsrahmen. Diese Brille vergrößert und verkleinert, blendet Bereiche aus oder verfärbt Wahrnehmungsqualitäten.

Der Bezugsrahmen wird wie das Skript in der Kindheit entwickelt, ist allerdings umfassender, da er auch die durch Gewöhnung erlernten Denk-, Fühl- und Verhaltensmuster einschließt. Die Bedrohung dieses Bezugsrahmens löst heftige Reaktionen bis zu psychosomatischen Beschwerden aus. Ein Beispiel hierfür ist der sogenannte ›Kulturschock‹, den eine Person bei der Begegnung mit völlig fremden Kulturen erleben kann und der u. U. psychotische Erlebnisse auslöst.

Da der Bezugsrahmen unser Wohlbefinden so deutlich mitbestimmt, wird er durch verschiedene äußere und innere Prozesse verteidigt: Äußerlich werden wir

Kontakte mit Personen eines anderen Bezugsrahmens meiden, innerlich wird entweder die Wahrnehmung beunruhigender Reize völlig ausgeblendet oder die Interpretation der Wahrnehmung dem eigenen Bezugsrahmen angepasst. Die Transaktionsanalyse spricht hier von ›Abwertung‹ (›Discount‹).

Problementstehung im Denken durch das Skript

Die hemmende Grundbotschaft ›denke nicht!‹ führt entweder zu einer völligen Blockade des Denkens (Dumm-Spiel: »Ich kann nicht mehr denken, bin verwirrt.«) oder in gemäßigter Form zu einer falschen Nutzung kognitiver Prozesse.

James (1977) führt typische Arten skriptgebundenen, verzerrten Denkens an, die alle durch Polarisierungen gekennzeichnet sind.

- Alles- oder Nichts-Denken, (schwarz-weiß)
- Zu stark verallgemeinern – sich in Details verlieren
- Ausblenden von Informationen – Überstrahlen (zu viel Bedeutung geben)
- Vernachlässigen von positiven oder negativen Aspekten
- schneller Sprung zur Schlussfolgerung – eine Sache nicht zu Ende denken
- Gefühle zur Begründung von Sachzusammenhängen verwenden – Denken als Rechtfertigung für Gefühle einsetzen
- Personalisierung (zu starker Ich-Bezug) – Entfremdung (›man‹ oder ›du‹ statt ›ich‹)
- Etikettierung statt Beschreibung – Vermeidung von Schlussfolgerungen

Sicht- und hörbar werden die Einflüsse des Bezugsrahmens und des Skripts auf das Denken als **Skriptüberzeugungen** inhaltlich durch Aussagen der Klienten wie: »Ich konnte noch nie klar denken«, »ich bin immer so verwirrt«, »dafür war immer N. N. zuständig« etc.

In der **Kommunikationsanalyse** werden redefinierende (tangentiale und blockierende) Transaktionen beobachtbar.

Die Abwertungstabelle

Die Art des Denkens, das diesen Störungen zugrunde liegt, wird systematisch in der ›Discount‹-Tabelle dargestellt. Sie ist gleichzeitig Diagnose-Instrument wie Hilfsmittel zur Planung. Je niedriger der Index der tangentialen Transaktionen ist, desto massiver ist die Störung. Die massivste Abwertung muss zunächst bearbeitet werden.

Die stärkste Verzerrung der Wirklichkeitserfassung als **Fehlwahrnehmung** geschieht durch das Ausblenden von Reizen. Was ich nicht wahrnehme, kann mich nicht beunruhigen. Ich sehe, höre, spüre einfach nicht, was vorgeht (erste tangentiale Transaktion: T1).

Die nächste Stufe ist die **Fehlanalyse**: Nehme ich die Reize wahr, ist die nächstmögliche Form der Abwehr, ihre Bedeutung zu ignorieren. Wenn ich den Wahrnehmungen keine oder eine andere Bedeutung gebe, werde ich die Reize nicht als Problem wahrnehmen (zweite tangentiale Transaktion: T2).

Die dritte tangentiale Transaktion (T3) geschieht, wenn ich das Problem sehe, es aber grundsätzlich für gegeben und allgemeingültig halte. Damit verleugne ich die wirkliche **Bedeutung des Problems** und übersehe gleichzeitig, dass es andere Bedingungen (Alternativen) geben kann.

Auf einer vierten, harmloseren Stufe tangentialer Transaktion (T4) weiß ich um die **Veränderbarkeit** der Reize, sehe die Bedeutung des Problems, finde aber keine sinnvolle Alternative zur bisherigen Erlebnisweise. Damit erscheint das Problem nicht änderbar.

Habe ich hingegen auch diese Erkenntnisstufe erreicht, lässt sich die Problemlösung (**subjektive Änderbarkeit des Problems**) vermeiden, indem ich mich nicht in der Lage sehe, aktiv zu werden (T5).

Auf einer letzten Stufe (T6) habe ich alle Einsichten, alles nötige Wissen und bleibe dennoch passiv, indem ich **einfach nichts tue**.

Die Vermeidung der Problemsicht und Problemlösung kann sich auf **verschiedene Bereiche** beziehen: mich selbst, die beteiligten anderen Personen oder die Situation allgemein. So kann ich auf die anderen achten und meine eigenen Anteile am Problem übersehen oder auch umgekehrt zu sehr meine eigenen Anteile reflektieren und die anderen missachten. Ähnlich ist es möglich, die Situation, in der ein bestimmtes Problem wirkt (z. B. systemische Zusammenhänge), abzuwerten und zu sehr auf einer individuellen, psychologisierenden Sichtweise zu verharren.

Schematische Übersicht über die Abwertungsstufen:			
	Reize	**Probleme**	**Alternativen**
Existenz	T1 Ich nehme Reize nicht wahr.	T2 Ich nehme die Reize wahr, sehe sie aber nicht als Problem an.	T3 Ich sehe keine Alternative, es muss eben so sein.
Bedeutung	T2 Ich nehme Reize wahr, gebe ihnen aber keine Bedeutung.	T3 Ich erkenne ein Problem, halte es aber für bedeutungslos.	T4 Es mag Alternativen geben, aber diese haben keine Bedeutung.
allgemeine Änderbarkeit	T3 Die Reize erscheinen mir nicht änderbar.	T4 Das Problem scheint mir nicht lösbar.	T5 Ich sehe keine brauchbaren Alternativen.
persönliche Lösungsfähigkeit	T4 Ich kann die Reize nicht ändern, andere können es.	T5 Ich kann das Problem nicht lösen, andere können es.	T6 Ich kann diese Alternative nicht nutzen, andere können es.

Die Abwertungen in der Diagonalen (links unten nach rechts oben) haben jeweils gleichen Schweregrad und können parallel behandelt werden. Sie haben daher dieselbe Kennzeichnung.

Abwertungsmatrix: Beispiele der Verteidigung des Bezugsrahmens durch Verzerrung des Denkens

Typen →	Reize			Problem			Alternativen		
Bereiche → ↓ Weisen	selbst	andere	Situation	selbst	andere	Situation	selbst	andere	Situation
Die **Existenz** von … wird nicht wahrgenommen	»Ich habe seit Tagen nichts gegessen, habe aber keinen Hunger«	»Niemand kümmert sich um mich« während jemand mir gerade etwas bringt.	»Ich sehe genug«, gesagt von einem eiligen Autofahrer in dichtem Nebel.	»Ich habe schon länger Herzschmerzen, das ist halt so.«	»Dem XY geht es doch gut.« über eine Person, die offensichtlich leidet	Jemand fährt mit defekten Bremsen als ob das Auto in Ordnung wäre.	»Wenn man abhängig ist, muss man trinken.«	»Bei dem Kind helfen nur Prügel.«	»Ich habe kein Geld, daher kann ich keine Therapie machen.«
Die **Bedeutung** von … wird nicht wahrgenommen	»Ich bin immer ärgerlich«, »es macht mir nichts aus, wenn ich ärgerlich bin.«	»Sie sprechen nur mit mir, weil ich dafür zahle.«	»Mir ist im Nebel noch nie etwas passiert«, »Im Nebel fahren, ist nicht schwierig.«	»Wegen der Herzschmerzen gehe ich doch nicht zum Arzt!«	»Das Kind ist halt überempfindlich.«	»Die Polizei hat mich zwar betrunken aufgegriffen, aber das macht nichts.«	»Hätte ich den einen Fehler vermieden, hätte ich halt einen anderen gemacht.«	»Auch wenn ich mit ihm geredet hätte, hätte er mich geschlagen.«	»Urlaub machen, ändert da auch nichts.«

Typen →	Reize			Problem			Alternativen		
Bereiche → ↓ Weisen	selbst	andere	Situation	selbst	andere	Situation	selbst	andere	Situation
Die **generelle-Änderbarkeit** von … wird nicht gesehen	»Wenn man älter wird, hat man eben solche Schmerzen!«	»Der Chef ist immer schlecht gelaunt.«	»Eine andere Wohnung gibt es ja nicht.«	»Wenn man ein Infarkttyp ist, kann man nichts machen.«	»Das ist sicher angeboren bei ihm.«	»An einem anderen Arbeitsplatz gehts auch nicht besser zu.«	»Wenn ich trocken lebe, werde meinen Arbeitsplatz doch nicht behalten.«	»Wenn das Kind Nachhilfe bekommt, werden seine Leistungen doch nicht besser.«	»Leute aus unserer sozialen Schicht werden immer benachteiligt.«
Die **persönliche Änderbarkeit** von … wird nicht gesehen	»Auch wenn ich Autogenes Training gelernt habe, werde ich Angst haben.«	»Das Kind hat Angst vor der Schule, egal was wir ihm anbieten.«	»Egal wie ich mich anstrenge, die Arbeit wird nicht weniger.«	»Ich kann ja probieren, weniger zu trinken, werde es aber kaum schaffen.«	»Sie wird sich auch unter Leuten einsam fühlen.«	»Kinder-erziehung ist einfach zu schwer, da hilft mir auch die Beratung nichts.«	»Eine Entziehungskur halte ich nicht durch.«	»Er hat zwar versprochen, sich Mühe zu geben, wird es aber nicht tun.«	»Auch eine neue Wohnung wird bald verschmutzen.«

Die Förderung kognitiver Strukturen

Umgang mit Abwertungen

Zunächst ist es für den beginnenden Transaktionsanalytiker wichtig, die verschiedenen Abwertungen erkennen zu lernen. Viele davon sind auch uns ganz selbstverständlich und wir werden daher manche kaum wahrnehmen. Mit Hilfe von Gesprächsaufnahmen und deren Auswertung in einer Kleingruppe (Intervision) oder in der Supervision muss diese Wahrnehmung geschult werden.

Dies führt in der Regel dazu, dass wir bei Klienten mit stärkeren Schwierigkeiten eine Fülle von Abwertungen erkennen. Auf alle diese Verzerrungen einzugehen, würde ein Gespräch kaum noch fließen lassen. Die Abwertungstabelle gibt nun eine Hilfe: Je stärker die Abwertung (niedriger Index z. B. T1) ist, umso eher muss ich darauf eingehen. Die Beachtung von Abwertungen mit höherem Index ist sinnlos, wenn noch solche mit niedrigerem Grade vorliegen. Es ist z. B. zwecklos über Möglichkeiten einer Veränderung zu sprechen, wenn der Klient das Problem noch nicht wahrnimmt.

Die Bearbeitung von Abwertungen braucht ebenfalls Übung. Um nicht verfolgerisch zu wirken oder mich ständig zu wiederholen, benötige ich ein Repertoire von sanften Hinweisen bis zu deutlichen Anweisungen.

Das Aufzeigen von Abwertungen (Konfrontation) setzt immer einen Vertrag voraus, der auch in aller Kürze getroffen werden kann. (»Sind Sie einverstanden, wenn ich…«, »Halten Sie es für nützlich, wenn…«). Bei wiederholten Abwertungen können ausführlichere Vereinbarungen getroffen werden, die dem Klienten helfen, Abwertungen zu erkennen und durch andere Verhaltensweisen zu ersetzen.

Die Bewertungs-Matrix als Hilfe zu systematischem Problemlösen

Aus der Abwertungstabelle lässt sich in der positiven Umkehrung eine ›Bewertungsmatrix‹ ableiten, die als Systematik kognitiver Problemlösung dient. Diese Übersicht hilft, dem Klienten die notwendigen Schritte im Problemlöseprozess aufzuzeigen und gibt der Therapeutin / dem Berater ein diagnostisches und planerisches Hilfsmittel für die Gesprächsführung.

Die Bewertungsmatrix (Das effektive Gespräch)

	Ausgangssituation beobachtbare Daten, Verhaltensweisen, Situationen, Kontext,	**Problemstellung** Deutung der Informationen, Schlussfolgerungen, Konsequenzen	**Lösungswege/Lösungen** mögliche Veränderung der Problemsituation, Alternativen
Wahrnehmung Beobachtung	*Informationen und Beobachtungen* Sind sie zutreffend? Vollständig? Wesentlich?		
Analyse	Was ist die *Bedeutung* der einzelnen Informationen und Beobachtungen (Wichtigkeit, Rangordnung, Kontext)?	Was ist daher das *zentrale Problem*, das aus diesen Daten resultiert?	
Veränderungsmöglichkeit	Ist diese Situation *grundsätzlich* veränderbar?	Was *bedeutet* dieses Problems für die Beteiligten	Gibt es *überhaupt* Veränderungsmöglichkeiten, oder *muss das so sein*?
Veränderungskonzept	Kann der Klient *unter den Bedingungen dieser Therapie/Beratung* diese Situation verändern?	Lässt sich dieses *Problem überhaupt* lösen?	Sind die Veränderungsmöglichkeiten von Bedeutung oder irrelevant (z. B. utopisch)?
Veränderungsplanung		Kann *der Klient* in dieser Therapie/Beratung dieses Problem lösen?	Welche Veränderungsmöglichkeit ist hier sinnvoll?
Veränderungsarbeit			Wer macht konkret wann, wie, was, womit, bis wann genau?
Ergebnis und Erfolgskontrolle	Ist die Situation *nachweislich verändert?*	Ist das *Problem gelöst?*	War der *Lösungsweg* wirkungsvoll? Effektiv? Wiederholbar?

Die verschiedenen TA-Modelle als Denkanregungen

Die Modelle der Transaktionsanalyse lassen sich für eine Förderung des klaren Denkens verwenden. Die Analyse von Kommunikationsmustern, von Spielstrukturen (z. B. Rollen im Drama-Dreieck), dem Gewinn und den Kosten von Skriptgefühlen, Prozessabläufen im Skript (z. B. Skript-System oder das Mini-Skript) sind leicht nachzuvollziehen, anschaulich und geben durch die graphische Darstellung eine zusätzliche Verständnishilfe.

Weitere methodische Möglichkeiten

Wahrnehmungsförderung: Die stärkste Abwertung liegt im Nicht-Wahrnehmen von Reizen. Der Klient zeigt allerdings meist körperliche Signale, die auf eine unbewusste Wahrnehmung hinweisen. Wenn der Therapeut / die Beraterin oder Gruppenmitglieder solche Signale aufgreifen, erhält der Klient die Möglichkeit, die Aufmerksamkeit auf solche Signale zu lenken. Das Feedback durch Spiegel, Video-Aufnahme, Tonaufzeichnungen und/oder äußere Beobachter kann vereinbart werden.

Bewertungen: Da das Verkennen der Bedeutung von Reizen oder Problemen meist eng mit dem Bezugsrahmen der Umgebung des Klienten zusammenhängen, ist auch hier zunächst die Beurteilung durch Therapeut/Beraterin oder Gruppenmitglieder eine Möglichkeit, andere Bewertungen kennen zu lernen.

Rollenspiel und Rollenwechsel: Die Übernahme von Rollen und das Rollenspiel erlauben einen Wechsel des Bezugsrahmens, der nicht zu bedrohlich wird (»es ist ja ›nur‹ eine Rolle«). Über das Hineinfinden in eine Rolle gelingen aber oft auch das Einfühlen und damit die Empathie. Dies hilft besonders bei Abwertungen anderer Personen (bei einer Ich bin OK und du bist nicht OK-Haltung). Das Spiegeln des eigenen Auftretens durch eine andere Person erlaubt aus der Zuschauer-Rolle eine Neubewertung der Situation oder Änderung des Selbst- und Fremdbildes. Der Wechsel von Rollen unterstützt zusätzlich die Flexibilität und die Offenheit für verschiedene Bezugsrahmen.

Das Detektiv-Spiel (Förderung der Neugier): Bei der Analyse von Spielen, Skriptgefühlen und Lebensgeschichte ist eine wichtige Phase erreicht, wenn der Klient aus innerer Motivation heraus neugierig wird, sich selbst und die eigenen Denk-, Fühl- und Handlungsweisen zu erkennen, Muster zu entdecken oder historische Hintergründe zu erfahren.

In der **Beratungsarbeit** liegt der Akzent dabei mehr auf der Beobachtung und Analyse aktueller Lebenssituationen (Transaktionen, Skriptgefühlen und Spiele).

Die **therapeutische Arbeit** betont mehr die Erlebensgeschichte. Oft wird der Klient daran interessiert sein, vieles von den eigenen Verwandten zu erfahren, was in der Familie den Kindern verschwiegen wurde. Dabei ist die Befragung der Eltern oft schwierig, da sie leicht verfolgerische Züge annimmt. Sinnvoll ist auch, Bilderalben der Kindheit zu betrachten, Tagebücher und sonstige Quellen zu studieren und dabei sein Wissen und seine Interpretationen der eigenen Geschichte zu erweitern und bisweilen auch dadurch zu verändern.

Beispiel

Eine Frau im jungen Erwachsenenalter, deren Eltern sich trennten, als sie noch im Kleinkindalter war, macht sich gegen Ende der Therapie auf die Suche nach dem Vater, den sie seit der Trennung nicht mehr gesehen hatte. Sie erlebt ihn als alten Mann, der sich freut über seine erwachsene Tochter. Dabei wird ihr deutlich, wie anders ihr Bild von diesem Vater ist, was seine Erscheinung, seine Persönlichkeit und den Bezug zu ihr betrifft. Auch wenn ihr am Ende der Begegnung klar ist, dass sie den Besuch nicht wiederholen will, hilft ihr das konkrete Bild des Vaters, von Illusionen und den von der Mutter vermittelten Zerrbildern loszukommen und einen eigenen Bezug zu haben.

Diese Entdeckungen lösen oft große Betroffenheit, Wut, Trauer oder auch Angst vor weiteren schmerzlichen Erkenntnissen aus. Rachegefühle, Verzweiflung und Rückzug behindern die Entwicklung und müssen vordringlich bearbeitet werden. Das Zulassen und Ausdrücken dieser Gefühle (s. Kapitel »Zugänge mit emotionalem Schwerpunkt«) befreit wieder zur einer neutraleren Haltung des Forschens.

Eine Gefahr des Detektiv-Spiels ist die Überflutung mit Informationen, die Verwirrung auslöst. Daher braucht jeder Bereich an neuer Information eine Einbettung in die Erlebensweise des Klienten, bevor die Sammlung zu groß wird.

Die Mikroanalyse: Eine andere Methode, die besonders bei Klienten angezeigt ist, die zur Generalisierung neigen, ist die Betrachtung von Verhaltensweisen, Gefühlen und Gedankengängen ›unter der Lupe‹: Situationen in sozialem Kontext, aber auch innere Bilder, Erinnerungen oder Erzählungen werden mikroskopisch genau untersucht, um Zusammenhänge exakt zu erfassen und damit oft schon eigene blockierende Interpretationen, Fehldeutungen oder auch irreführende Behauptungen anderer Personen zu korrigieren.

Die Gefahr der Methode besteht in der Aktivierung der zwanghaften Suche auch kleinster Details, die zur Klärung nichts mehr beitragen, sondern als Abwehr (Verwirrung, Zeitvertreib) dienen.

Die Zeitlupe: Ähnlich wie in der Mikroanalyse lassen sich zeitliche Abfolgen verlangsamen, Denk- und Fühlprozesse in Zeitlupe nacherleben und so wesentliche Zusatzinformationen zum Problemverständnis finden. Die Analyse der Transaktionen in Einzelschritten ist ein typisches Beispiel für diese Arbeitsweise. Auch Verhaltensabläufe werden bisweilen unter der Zeitlupe verstehbar, wenn Reiz- und Reaktionsfolgen deutlich werden und Muster eher erkennbar sind. Die Zeitlupe ist auch eine gute Methode, intuitive Wahrnehmungen und Schlussfolgerungen, die später wieder unterdrückt (vergessen) wurden, zu erinnern und ihren Wert zu erkennen.

Intuition und ›die erste beste Idee als letzte gute Idee‹: Da spontane Wahrnehmung sehr schnell erfolgt, sind die ersten Ideen zu sich selbst, anderen Personen oder sozialen Situationen meist treffend. Diese Wahrnehmung wird aber oft als nicht begründbar (»ich weiß nicht, wieso ich auf die Idee komme«) verschwiegen. So wird z. B. das Ende eines Spiels oft geahnt, dieser Ahnung aber keine Bedeutung gegeben.

Die Verwendung von Fantasie und Humor

Spielerischer Umgang mit dem Denken, Wortspiele, die Betonung von Fantasie und humorvolle Distanzierung oder paradoxe Betrachtungsweisen erlauben den Spaß am Denken und an neuen Perspektiven.

Denksportaufgaben (jemandem zu denken geben): Besonders bei Personen mit der Grundbotschaft ›Denke nicht!‹ wäre ein Zuviel an kognitiver Leistung der Therapeutin / des Beraters eine Abwertung der Denkfähigkeit von Klienten. Gelingt es dagegen, die neugierige oder auch die leidende Seite im Kind-Ich so zu stimulieren, dass Energie für das eigene Denken freigesetzt wird, kann der Klient eigene Ideen entwickeln, dafür Anerkennung bekommen und so ein Gegengewicht zur Kindheitserfahrung spüren.

Methoden aus Kinderspiel und Erwachsenenbildung: Methoden aus der Arbeit mit Kindern oder aus der Erwachsenenbildung sind auch für therapeutische und beraterische Zwecke sinnvoll. Hierzu gehören der spielerische Umgang mit Worten und ihren verschiedenen Bedeutungsfeldern, scherzhaftes Missverstehen, Bilder malen oder Kollagen kleben, Nonsens-Ideen entwickeln oder auch im Brainstorming Ideen sammeln, ohne sie sofort als effektiv oder durchführbar zu gewichten.

Zu Ende führen: Oft werden im Gespräch Sätze nicht beendet oder auch Vorstellungen nicht zu einem Ende geführt. Die Aufforderung, den Satz zu vollenden, aber auch die Fragestellung »Was geschieht danach? Wie geht das weiter? Wie geht es aus?« (vgl. *J. James* Spielplan) hilft gegen eine Vermeidungshaltung. Dabei kann die Therapeutin /

der Berater das Augenmerk auf die konstruktiven Elemente der Vorstellung richten. Erstaunlich oft enthalten die Vorstellungen (ähnlich wie Träume) Lösungswege, die durch die innere Zensur gebremst und nicht ausgesprochen werden.

Auch Satzanfänge oder Weiterführungen wie z. B. »... und dabei fühle ich, ...« »..., aber...« »am liebsten würde ich ...« helfen eine Vorstellung zu Ende zu führen und deren Konsequenz aufzudecken.

Was wäre, wenn...: Die Frage »was wäre, wenn...« wird im neurotischen Grübeln als Problemverstärkung wirksam. Sie lässt sich aber durchaus auch als positive Möglichkeit des Denkens als Probehandeln verwenden. Sie dient der Erweiterung des Bezugsrahmens, kann Empathie fördern und die Folgen eines bestimmten Verhaltens bedenken lassen.

Diese Methode ist besonders angezeigt, wenn die Alternativen abgewertet werden. Vorsicht ist dagegen geboten, wenn die Frage zu einem ›Ja, aber‹-Spiel führt.

Gedankliche Vorwegnahme des Endgefühls: Bei Spielen, Skriptgefühlen und anderen skriptverstärkenden Verhaltensweisen kann man den Klienten anleiten, in Gedanken die Situationen weiterzuführen und zu erinnern oder in der Fantasie zu beobachten, auf welche Gefühle und Gedanken das Verhalten hinzielt.

›Hintertüren‹: Die Anregung, eine Vorstellung weiterzuführen bis zu ihrem Ende, bringt auch Hintertüren in das Bewusstsein. Die Nachfrage, was danach geschieht, kann dem Klienten helfen, Konsequenzen zu bedenken oder auch nur die schon gedachten Konsequenzen auszusprechen (»und wenn das nicht hilft, bringe ich mich um!«).

Wenn du die Therapeutin / der Berater wärst: »Wenn du auf meinem Stuhl sitzen würdest, was würdest du jetzt tun oder sagen?«

Ähnlich wie in der Rollenspielmethode hilft die Umkehrung der Sichtweise, Abwertungen zu erkennen und neue Lösungsmuster anzunehmen. Diese Methode ist vor allem dann effektiv, wenn es sich um weniger schwere Abwertungen handelt (T4-6).

Wenn du das wie ein Kind mit acht Jahren siehst: Das unmittelbare und zensurfreie Hinschauen, das Wissen um gute Lösungen und tabu-freies Aussprechen von Schlussfolgerungen wird in der Transaktionsanalyse als eine Fähigkeit des Kindes angesehen. Von daher ist die Frage nützlich, wie ein Kind eine Situation, ein Problem oder eine Beziehung sehen würde. Der Klienten kann dabei den Ballast des Zergrübelns beiseitelegen und ursprüngliches Denken zulassen.

Was würdest du sehen, denken oder tun, wenn du vom Mars kämst: Eine ähnliche Methode mit stärkerem Verfremdungseffekt steckt in der Idee des ›marsischen Denkens‹ (Berne 1970). Man stelle sich vor, ein Wesen vom Mars zu sein, Sprache, Gesten und Gewohnheiten der Menschen nicht zu kennen und dann zu beobachten, was diese fremden Wesen tun und wie sie miteinander umgehen. Der Verzicht auf das Vorwissen hilft auch zum Verzicht auf Vorurteile und bringt so oft überraschende Erkenntnisse.

Sabotage: Die ›Anleitung zum Unglücklichsein‹ von *Watzlawick* (1983) enthält eine ironische Umkehrung der Suche nach dem Glück und erlaubt den spielerischen Umgang mit Misserfolgsstrategien. Durch die humorvolle Distanz zur Tendenz der Sabotage (Rezeptsammlung) lässt sich die Abwertung der eigenen Fähigkeiten, Alternativen zu finden und zu bewerten, auflösen.

Humor und Witz: Humor schafft eine Distanz zur allzu bedrängenden Wirklichkeit und verhilft so zur Freiheit des Denkens. Humorvolle Bemerkungen wie auch viele Witze enthalten einen Hinweis auf Diskrepanzen zwischen Wirklichkeiten und auf verschiedene Bezugsrahmen. So kann ich manche Witze nur verstehen, wenn ich den Bezugsrahmen kenne, und nur darüber lachen, wenn ich mich von diesem Bezugsrahmen distanzieren kann.

Dabei ist Humor von Spott zu unterscheiden, der zur Beschämung und damit zu einer neuen Blockade führt.

4.4 Zugänge mit emotionalem Schwerpunkt

Zielsetzung emotionaler Arbeit

Alle Menschen werden als Prinzen und Prinzessinnen geboren, schreibt *Berne* (1966, S. 289). Das, was manchen von ihnen im Leben begegnet, macht sie zu Fröschen. Er sieht Therapie als den Weg, auf dem sie wieder zu Prinzen und Prinzessinnen werden können. Er meint damit nicht ein Zurück zum Kind-Sein, er sieht Autonomie als Ziel, die er so definiert, dass Menschen die autonom sind Spontaneität, Bewusstheit und Intimität (z. B. Nähe) leben können.

In den Kapiteln »Motivationsanalyse« und »Analyse von Gefühlen – ›Grundgefühle und Skriptgefühle‹« sind wir in der Darstellung den Weg der **Entwicklung** von den pränatalen Einflüssen bis zur aktuellen Lebenssituation eines Menschen gegangen. Bei der Arbeit mit Emotionen gehen wir von der augenblicklichen Situation in die Geschichte unserer Klienten. Diejenigen, die zu ›Fröschen‹ geworden sind und darunter leiden, suchen nach Hilfe, sie suchen nach Veränderung ihrer Situation. Klienten klagen häufig über Störungen der Gefühlswelt, über allgemeine Unzufriedenheit oder körperliche Beschwerden. Für eine Veränderung der beschriebenen Störungen ist der Zugang zu den Gefühlen und Bedürfnissen notwendig. Ziel ist es, die im Skript festgelegten frühen einengenden Entscheidungen in Bezug auf Gefühle und Bedürfnisse aufzuspüren und aufzulösen. Zu dieser Arbeit ist sowohl der Veränderungswille als auch die Fähigkeit der Klienten notwendig, ebenso auch die Bereitschaft und die professionellen Möglichkeiten von Beraterinnen und Therapeuten.

Voraussetzungen für emotionale Arbeit

Äußere Bedingungen

Von der Seite der Beraterinnen/Therapeuten müssen die **Rahmenbedingungen** geklärt sein. Dazu gehört die Frage, ob eine ausreichende Frequenz der Stunden möglich ist, sowohl von Seiten der Beraterinnen/Therapeuten als auch der Klienten. Und es muss gewährleistet sein, dass der Arbeitsraum genügend Schutz und Gelegenheit (Geräusche, Materialien) bietet.

Im **Vertrag** muss geklärt sein, welches spezifische Skriptthema im Rahmen des Langzeitvertrages zur Bearbeitung ansteht, welche Art der Arbeit und zu welchem Zeitpunkt sie sinnvoll ist:

- Diagnose durch Beraterin/Therapeut
- Klärung und Entscheidungen
- Durchleben der Gefühle und daraus resultierend neue Entscheidungen (Regression)

Persönliche Voraussetzung der Beraterinnen und Therapeuten:

- Eine **klare ethische Haltung** in dem Sinne, nur Arbeitsformen anzubieten hinter dem diejenige/derjenige eindeutig steht, denn die Auseinandersetzung mit den ›inneren‹ Kräften der Klienten verlangt Klarheit und Eindeutigkeit. Es macht keinen Sinn, wenn jemand z. B. Angst vor Aggression hat, Klienten ›Wutarbeit‹ anzubieten.
- Die **persönliche Bereitschaft,** sich mit Gefühlen auseinanderzusetzen z. B. Leid mitzutragen, Aggression zu ertragen und ausreichend Energie zu mobilisieren, um sie der inneren Problematik entgegenzusetzen.
- Ein **›Handwerkszeug‹** im Umgang mit Gefühlen, das heißt einerseits Fachwissen und andererseits eigene Erfahrungen im Sinne von Eigentherapie. Für die therapeutische und beraterische Arbeit es ist wichtig, die erleichternde

und erweiternde Wirkung von Veränderungsarbeit an sich selbst gespürt zu haben.

- Klare **Beratungs- und Therapieplanung**: Wann ist eine bestimmte Strategie sinnvoll, denn die Gefahr besteht, das Skript zu verstärken, wenn Arbeitsschritte zu einem unangemessenen Zeitpunkt angeboten werden.

Haltung und Position der Berater und Therapeutinnen

Die Macht der ›inneren Eltern‹

Bis zu dem Zeitpunkt der Beratung oder Therapie haben die ›inneren Eltern‹ der Klienten in der Regel noch die Macht. Sie stehen der Veränderung entgegen, denn der dominante Persönlichkeitsanteil gibt ungern Macht ab und bindet damit Energie. Aufgabe der Berater und Therapeutinnen ist es, ein Gegengewicht zu den Elternfiguren darzustellen, damit neue Erfahrungen möglich werden können.

Dazu ein kurzes Blitzlicht aus einer Therapie:

Beispiel

Eine Klientin beschrieb in einer ›Stuhl-Arbeit‹ ihren Vater als riesengroß, kräftig und breitschultrig. Am Ende der Arbeit stellte sie mit Erstaunen fest, dass er in Alter und Proportion gleich geblieben sei aber um etwa die Hälfte geschrumpft war.

Die Größe zeigt die Macht des inneren Vaters. Durch die kraftvolle und bestimmte Weise in der die Therapeutin die Klientin durch die Arbeit begleitete, zeigte sie ihr, dass dieser Mann auf Erwachsene nicht den Einfluss hat, den er auf die Klientin hatte, als sie noch Kind war. Dies drückte sich in der Größenminderung aus.

Die Therapeutin hat der Klientin die Erlaubnis gegeben, dem Vater ihre Gefühle wie Angst und Frustration zu zeigen, und sie vermittelt ihr die Sicherheit, dass sie in der heutigen Situation niemand strafen werde. Außerdem zeigt sie der Klientin die Bereitschaft, mit inneren Problemen wie bedrohlichen Erinnerungen und Gefühlen, die auftauchen würden, kompetent umzugehen. Dies bedeutet, dass sie bereit war, den erforderlichen Schutz für diese Situation zu geben.

Erlaubnis – Schutz – Stärke

In der Skriptentwicklung wurde dargestellt, dass jeder von uns ein für ihn typisches System von **Erlaubnissen** und **Verboten**, die auch den Gefühlsbereich betreffen, entwickelt. In Therapie und Beratung geht es darum diese Verbote, die im aktuellen

Leben zu Schwierigkeiten führen, aufzuspüren und aufzulösen. Dafür sind Erlaubnisse ein notwendiger Bestandteil der Arbeit. Eine wichtige Voraussetzung für diese Arbeit ist eine gute Ansprechbarkeit des Erwachsenen-Ich, damit die Informationen, die für diese Arbeit notwendig sind, aufgenommen werden können.

Erlaubnisse

Berne (1972, S. 116) schreibt über Erlaubnisse: »Die Erlaubnis ist das therapeutische Hauptinstrument des Skriptanalytikers, denn sie bietet einem Außenstehenden die einzige Chance, den Klienten von jenem Fluch zu befreien, den seine Eltern ihm auferlegt haben.«

Für Kinder reichen meistens Erlaubnisse aus, um z. B. Bedürfnisse zu äußern oder Gefühle zu zeigen. In der Kind-Eltern-Situation haben die Eltern die Macht und die Kinder sind dadurch in der Lage, nach diesen Erlaubnissen zu handeln. In der Therapie/Beratung sind die Machtverhältnisse in der Regel am Anfang so, dass für die Klienten die ›inneren Eltern‹ die Macht haben und dass Beraterinnen/Therapeuten erst einmal beweisen müssen, dass auch sie mächtig sind und Standfestigkeit zeigen.

Schutz

Die Erlaubnisse allein reichen nicht aus; der Schutz des ›inneren Kindes‹ der Klienten ist eine weitere notwendige Voraussetzung für Veränderung. Dieser Schutz hat zwei wesentliche Komponenten, die eine ist Information an das Erwachsenen-Ich der Klienten und die zweite ist die elterlich schützende Haltung. Der Schutz dient dem ›inneren Kind‹, wenn es anders handelt, denkt und fühlt, als die Eltern das für richtig hielten. Denn in dieser Situation besteht die Gefahr, dass es von den inneren Eltern gestraft wird oder sich selbst straft, dafür dass es sich nicht mehr nach dem bisher Anerkannten richtet.

Stärke

Erlaubnis und Schutz müssen mit Stärke und Nachdruck gegeben werden, damit sie einen andauernden Effekt haben.

Die Stärke liegt in dem rechten Zeitpunkt der Interventionen und darin, dass Therapeutinnen und Berater kongruent sind. In der Kongruenz der Eindeutigkeit liegt die notwendige Energie. Die Glaubwürdigkeit dessen, was gesagt wird, wie es gesagt wird und von welchem Verhalten es begleitet wird, ist für die Wirksamkeit entscheidend.

Das Zusammenwirken von Erlaubnis, Schutz und Stärke

In der englischsprachigen Literatur ist diese Art der Interventionen unter den **drei P's** bekannt. Die drei P's stehen für **permission, protection und potency**. Die Übersetzung bietet keine solch prägnante Möglichkeit, möglicherweise können wir das

ESS einführen, **Erlaubnis Schutz,** und **Stärke**. Wichtige dabei ist, dass diese Interventionen gleichzeitig gegeben werden. Das bedeutet, dass die Stärke und der Schutz für Klienten spürbar da sein müssen, wenn die Erlaubnis gegeben wird. Dies kann z. B. durch eine Nachfrage geklärt werden wie: »Fühlst du dich im Moment sicher?«

drei P's	ESS
Permission	Erlaubnis
Protection	Schutz
Potency	Stärke

Dieses Vorgehen hat *Berne* (1972) in der **Erlaubnistransaktion** zu drei Schritten zusammengefasst:

1. Information aus dem **ER**
2. Erlaubnis aus dem **EL**
3. Schutz aus dem **EL**

Dazu gehört eine nachfolgende Bestärkung von in Form von Informationen zur Stabilisierung des Neuen aus dem **ER**.

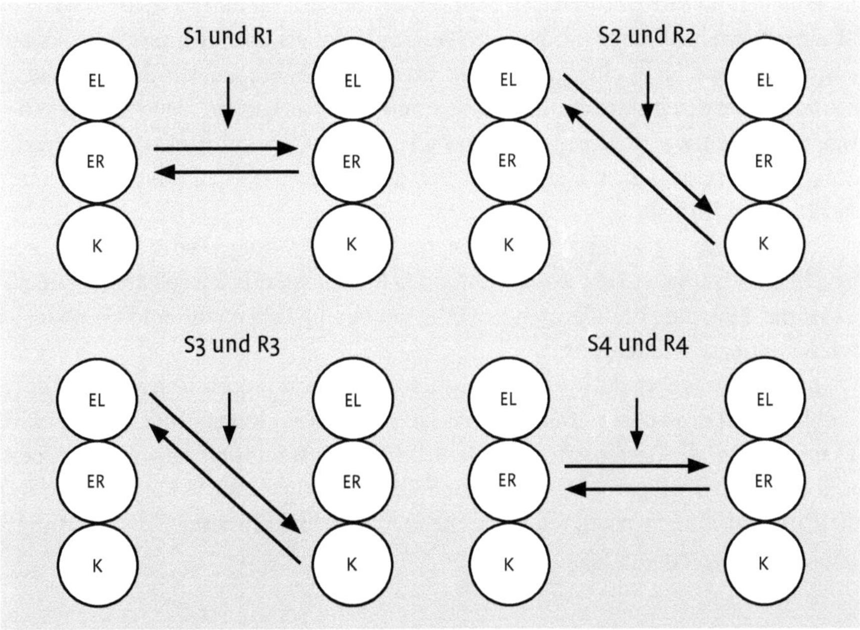

Zur Illustration dazu ein Beispiel aus einer Therapie:

Beispiel

Eine Klientin erkennt, dass sie eine Skripteinschränkung bezüglich ihres Platzes im Leben entwickelt hat. Sie glaubt, dass ihre Ursprungsfamilie sie im Platz beschränkte und dass im heutigen Leben die Menschen, mit denen sie zu tun hat, ihr keinen Platz zugestehen.

- Schritt 1: ER-ER Transaktion
  S1 Th: Es ist möglich, dieses zu verändern.
  R1 Kl: Das will ich.
- Schritt 2: EL-K Transaktion
  S2 Th: Du darfst Platz beanspruchen
  R2 Kl: Ich habe Platz. (Klientin breitet die Arme aus).
- Schritt 3: K-EL Transaktion
  S3 Kl: Ich zittere.
  R3 Th: Du darfst zittern, es ist den anderen nichts passiert dadurch, dass du Platz einnimmst.
- Verstärkung: ER-ER Transaktion
  S4 Kl: Steht mir mein Platz zu?
  R4 Th: Dir steht dein Platz zu.

Da es dabei um **Skriptänderung** geht, muss vor der Erlaubnis klar sein, welches **Skriptthema** bearbeitet werden soll (Vertrag) und wie die Antithese dazu lauten kann. Erst dann ist es sinnvoll, dass Beraterin oder Therapeut die Erlaubnis gibt, die dann spezifisch sein kann. Da Angst und Unsicherheit bei Neuem dazu gehören, ist es wichtig, auf diese gefasst zu sein und den Klienten durch den Schutz die Möglichkeit zu geben, zu bleiben und sich zu stellen anstatt zu flüchten (normale Reaktion bei Angst).

Durch diese Befreiung von den inneren Einschränkungen wird kein Freibrief gegeben, nun alles zu tun, was es gibt, ohne Rücksicht auf sich selbst und andere. Es ist das Ziel, dass die Klienten den Weg gehen, ihr Leben autonom zu leben, so wie *Berne* (1972) es beschreibt.

In den 70er Jahren wurde diese Möglichkeit der Autonomie und der Erlaubnis, möglichst all das zu tun, was machbar ist, oft missverstanden und missbraucht. Es ist wichtig, die Gesamtsituation der Klienten nicht aus den Augen zu verlieren und ihnen die Anregung zu geben, auch über die Folgen, die Veränderungen mit sich bringen können, nachzudenken. Die Erlaubnis muss innerhalb des Beratungs- oder Therapievertrages sein.

Arbeitsstrategien

In der beratenden und therapeutischen Arbeit gehen wir von der aktuellen Situation aus, die sich als gemeinsame Wirklichkeit zwischen Berater/Therapeutin und Klient darstellt. Wir verfolgen den Weg zurück, einerseits, um aus dem Erkenntnisprozess Veränderungen abzuleiten und um andererseits die ursprünglichen Gefühle und Bedürfnisse zu erleben und auszudrücken. Das Ziel dabei ist, **neue emotionale Erfahrungen** zu machen.

Berne schreibt in seinem Buch über Gruppentherapie: »in all these groups the therapist intuitively searches for authenticy« – »in all diesen Gruppen sucht der Therapeut intuitiv nach Authentizität« (Berne 1966, S. 129). Er beschreibt damit die Suche nach den ursprünglichen Gefühlen.

›Arbeitsrichtung‹

Ziel der Arbeit ist es, von den unzweckmäßigen, den *dysfunktionalen* zu den zweckmäßigen, den *funktionalen Gefühlen* zu kommen. Dies betrifft auch die Bedürfnisse, hier geht der Weg von den *Ersatzbedürfnissen* zu den *Grundbedürfnissen.* Bei den Verhaltensweisen geht der Weg von *Ersatzverhalten,* den passiven Verhaltensweisen oder dem Skriptverhalten zu *bewussten Handlungen.*

In der Psychoanalyse werden die Affekte als beziehungsregulierend, informationsverarbeitend und selbstreflektierend beschrieben, dies entspricht den funktionalen Gefühlen.

Die *Arbeitsrichtung* in der Auseinandersetzung mit der persönlichen Gefühlswelt geht vom *Heute in die Vergangenheit* und zur Bedeutung der Vergangenheit für das Heute.

Der Umgang mit der Vergangenheit ist je nach Situation unterschiedlich entweder die *kognitive Bearbeitung* oder der *gefühlsmäßige Zugang.* Gefühle und Bedürfnisse sind auf derselben Ebene, sie können von Ersatzgefühlen oder auch Ersatzbedürfnissen verdeckt werden. Ersatzverhalten kann sowohl Gefühle, Bedürfnisse, Ersatzgefühle und Ersatzbedürfnisse überdecken. Wir werden diese vier Gruppen hier im Zusammenhang besprechen. Die Bedeutung der Bedürfnisbefriedigung wird häufig hinter die Bedeutung der Gefühle zurückgestellt, Gefühle und Bedürfnisse sind in ihrer Wichtigkeit gleichrangig.

Das folgende Diagramm zeigt wie die Verbindung von dem, was Klienten nach außen zeigen und ihrem Inneren, den Grundgefühlen und Grundbedürfnissen sein kann. Hier sind nur die Bereiche dargestellt, in denen eine Verdrängung stattgefunden hat:

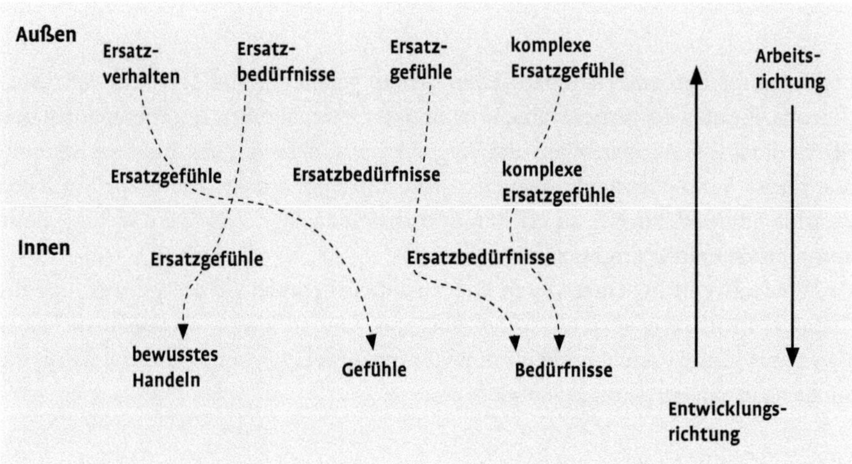

Die gestrichelten Linien zeigen mögliche persönliche Entwicklungslinien. Jeder von uns hat ein persönliches Muster im Umgang mit Gefühlen und Bedürfnissen entwickelt. Darin ist enthalten, was nach außen gebracht wird und was wir gelernt haben zu überdecken. Die kindlichen Entscheidungen stehen dem adäquaten, situationsangepassten Gefühlsausdruck entgegen. Diese Entscheidungen können z. B. in Form von Trübungen deutlich werden, die sowohl Vorurteile über Gefühle sein können als auch von Gefühlen aus dem Kind-Ich ausgehen können. Die Trübungen können auf der Erwachsenen-Ebene verändert werden. Für die Überzeugungen die im Kind-Ich gespeichert sind, ist Veränderungsarbeit im Kind-Ich notwendig. Arbeit im Eltern-Ich kann zusätzlich erforderlich werden, wenn dieses die Umsetzung von Veränderungen verhindert.

Die Befriedigung der Grundbedürfnisse und das Wahrnehmen und der Ausdruck des ursprünglichen Gefühls sind Ziel der Arbeit.

Am folgenden Beispiel wird erläutert, wie von Anfang an der Blick auf Gefühle und Bedürfnisse möglich und sinnvoll ist.

Beispiel

Eine Klientin kam zur Therapie, da sie im Leben nicht mehr zurechtkäme. Sie klagte über Depressionen, Angst und Erschöpfung.

Ihre zwei Kleinkinder würden sie so beanspruchen, dass sie zu nichts mehr käme, was sie interessiere.

Sie habe immer wieder immense Wut bei kleinen Anlässen, die sie manchmal auch an ihren Kindern ausließe. Auch mit ihrem Mann gäbe es viele Schwierigkeiten. Sie schilderte unter anderem das Anliegen, bestimmte Umgangsweisen mit ihrem Mann zu verändern, er würde über sie bestimmen und es sollte immer nach seiner Vorstellung gehandelt werden.

Die Betrachtung der Gefühle und der Bedürfnisse dieser Klientin zeigt in ihrer Schilderung das Skriptverhalten Depression, eine Angst, die nicht situationsbezogen wirkt und die Erschöpfung, die auf unerfüllte Bedürfnisse schließen lässt.
Hier ist es sinnvoll, darauf zu achten, welche Gefühle verborgen sind und welche Art von Rabattmarken diese Frau sammelt. Die geschilderten Wutausbrüche auch bei kleinen Anlässen sprechen dafür, dass sie Rabattmarken sammelt und sich dann einen Wutausbruch gestattet. Auf Nachfrage wird deutlich, dass die Klientin ›Enttäuschungsmarken‹ sammelt. Sie sei immer wieder enttäuscht, dass ihr Mann so wenig für die Kinder tue. Auf Nachfrage berichtet die Klientin, dass er die Kinder oft ins Bett bringe und auch nachmittags mit ihnen spiele.
Sie realisiert, dass da die Realität und ihr Eindruck differieren. Sie sieht ihn in der Machtposition und sich selbst in der Opferposition, da sie für die Familie ihren Beruf aufgegeben hätte.
Aus diesen Ansätzen gibt es Wege, mit dieser Klientin die Pfade zu verfolgen, die Grundbedürfnisse und die überdeckten Gefühle aufzuspüren und Veränderungsarbeit zu machen.

Bei der Problemstellung dieser Klientin ist entweder ein therapeutischer oder ein beratender Ansatz möglich. Für diese Frau könnte, obwohl sie mit einem Therapiewunsch kam, auch eine Erziehungsberatung sinnvoll sein. Die Bearbeitung der Gefühlssituation wäre im Beratungsfall kognitiv im Zusammenhang der verschiedenen Erziehungssituationen.

Es ist hilfreich klare Strategien in der Arbeit mit Gefühlen und Bedürfnissen zu entwickeln, dazu dient die Darstellung der einzelnen Gefühle und Bedürfnisse mit entsprechenden Vorgehensweisen,

Komplexe Gefühle und komplexe Bedürfnisse

In der Arbeit mit Erwachsenen haben wir häufig mit komplexen Gefühlen zu tun. Als komplexe Gefühle beschreibt *Schneider* (1995) z. B. Liebe, Geborgenheit, Zugehörigkeit, Sicherheit und Halt sowie Ohnmacht, Enttäuschung und Hoffnung. Bei diesen Gefühlen kommt neben der Gefühlsebene und der Gefühlsbewegung noch die Kognition und Reflektion dazu.

Die Grundgefühle, Emotionen, komplexe Gefühle, Ersatzgefühle, Grundbedürfnisse und Ersatzbedürfnisse sind in folgendem Modell, in Anlehnung an das von *Schneider* entwickelten Diagramm, in ihren Verbindungen zur Persönlichkeitsentwicklung dargestellt.

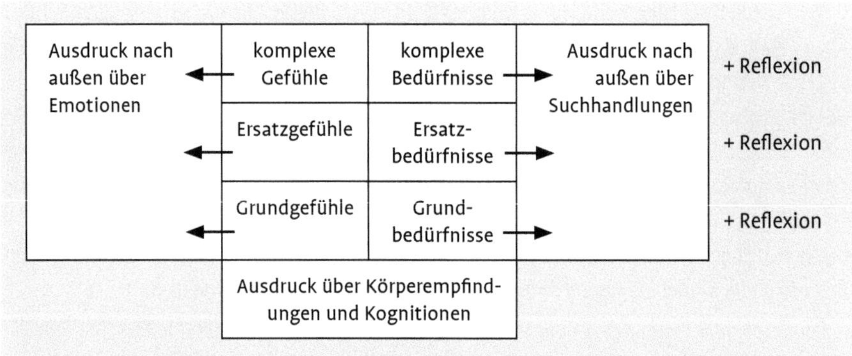

In der Zuordnung zu Ich-Zuständen bedeutet das, dass die Kognition mit der Entwicklung des ER1 (des Erwachsenen-Ich im Kind-Ich), anfängt und die Reflexionsmöglichkeit mit der des Erwachsenen-Ich2 beginnt.

Die komplexen Bedürfnisse sind wie auch die komplexen Gefühle erst bei Jugendlichen oder Erwachsenen vorhanden, dann wenn das ER2 entwickelt ist und auch das EL2 anfängt, wirksam zu sein. Zu den komplexen Bedürfnissen zählen wir die Spiritualität, Religiosität und auch die Sinnfragen des Lebens.

Skriptgefühle

Die geschilderten Störungen wie z. B. Depression beziehen sich oft auf Skriptgefühle (Ersatzgefühle). Dysfunktionale Gefühle können aus unterschiedlichen Kontexten stammen. Jedes der Grundgefühle kann als **Skriptgefühl** eingesetzt werden, zusätzlich gibt es häufig Schuld und Scham als Skriptgefühle. Die Definitionen der Skriptgefühle geben Hilfen, diese als solche zu erkennen. Der Umgang mit Skriptgefühlen erfordert, sie zu erkennen, damit sie nicht weiterhin verstärkt werden, denn jeder Ausdruck eines solchen dysfunktionalen Gefühls bestätigt wieder Skriptüberzeugungen. Der Ausdruck und Beachtung eines solchen Gefühls bedeutet keine Erleichterung oder Veränderung.

Skriptgefühle können mit Kulissen verglichen werden, hinter denen weitere Kulissen oder ein ursprüngliches Gefühl verborgen ist. Es sind häufig mehrere Schichten vorhanden, die es durchzuarbeiten gilt, um zum ursprünglichen Gefühl oder Bedürfnis zu kommen. Diese Schichtung kann folgendermaßen entwickelt sein und schematisch so dargestellt werden:

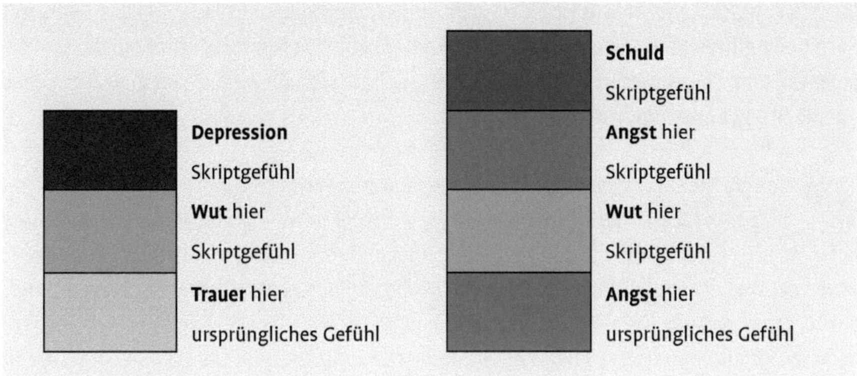

Im linken Beispiel wird Trauer von Wut und Depression überdeckt. Die ursprüngliche Trauer kann sich darauf beziehen, dass die Eltern wenig verfügbar waren. Im rechten Beispiel wird die Angst, verlassen zu werden, von Wut, Angst und Schuld überdeckt, in einer solchen Konstellation ist der Weg zum ursprünglichen Gefühl langwierig, da es notwendig ist, die Gefühle jeder Schicht wahrzunehmen. Diese verschiedenen ›Kulissen‹ stammen häufig aus unterschiedlichen Altersstufen.

Beispiel

Eine Patientin kam mit einer massiven über viele Jahre bestehenden Depression zur Therapie, sie klagte auch zeitweise über Ängste. Im Bereich des Ersatzverhaltens zeigte die Patientin zu Beginn der Behandlung häufig Agitation und selten sich außer Gefecht setzen. In der Motivationsphase machte die Patientin öfter die Erfahrung der Gefühle von Wut oder Trauer, dabei spürte sie mit der Zeit für sich den Unterschied zwischen den Skriptgefühle und den ursprünglichen Gefühlen. Unter der Depression lag Angst, die Patientin konnte erinnern, dass es lange Jahre gab, in denen sie Angst hatte und keine depressiven Anteile spürte, das war als junge Erwachsene. In der Zeit davor war sie über lange Jahre wütend, sie hatte heftige Auseinandersetzungen mit ihrem Vater. Beim weiteren zurückgehen tauchte erneut Angst (Grundgefühl) auf, die Patientin erinnert sich noch daran, wie sie beschloss, diese Angst dem Vater nicht mehr zu zeigen, da sie Angst vor noch mehr Prügeln hatte.
In der Therapiesituation wurden auch das Bedürfnis nach bedingungsloser Zuwendung und das Bedürfnis nach Struktur deutlich.
In dieser Phase spürte die Patientin eine Veränderung, sie hatte den Eindruck, bei sich angekommen zu sein.
Es folgte eine lange Phase der Trauer über die verlorene Kindheit, sie fühlte sich in der Therapiegruppe angenommen und entschied sich für das Leben.

Danach folgte intensive Wutarbeit im Zusammenhang mit dem Prügeln. Das Bedürfnis nach bedingungsloser Zuwendung wurde von der Patientin formuliert und durch den Therapeuten und die Gruppe erfüllt. Außerdem erarbeitete sie, von wem sie im täglichen Leben Anerkennung bekommen könnte

Sowohl die Depression als auch die Ängste waren Skriptgefühle
Sie nahm für sich die Wiederholungstendenz wahr und die Erwartung, die sie an andere hatte. An dieser Stelle ist es nicht möglich, einen gesamten Therapieverlauf zu schildern. Bei ihr wurde der Weg der Entwicklung der einzelnen Skriptgefühle deutlich, sie verfolgte ihn mit Hilfe des Therapeuten zurück.
In diesen Situationen wechselte die Patientin zwischen angemessener Angst und Angst, die als Skriptgefühl diente, Trauer zu überdecken. Trauer darüber, dass niemand richtig für sie da war.
Die dauernde Wut war ein Skriptgefühl. Auf diese Weise überdeckte die Patientin Verlassenheit und Trauer, die von den Eltern nicht akzeptiert wurde.
Der Unterschied von Skriptgefühlen und ursprünglichen Gefühlen war nun für diese Patientin deutlich, zum selben Zeitpunkt fing sie auch an, ihre Bedürfnisse wahrzunehmen.

Dieser komprimiert beschriebene Weg dauerte bei dieser Patientin mehrere Jahre.

Klienten beschreiben oft selbst, dass der Ausdruck von Skriptgefühlen keine dauerhafte Erleichterung verschafft z. B. in der Aussage »jetzt war ich schon so oft wütend und es wird gar nicht weniger«. Dies ist ein wichtiger Hinweis auf ein dysfunktionales Gefühl.

Folgende Fragen, die die Beraterin oder der Therapeut an sich selbst stellt, helfen beim Erkennen dysfunktionaler Gefühle:

- Erscheint mir das Gefühl situationsangepasst?
- Habe ich dieses Gefühl bei dem Klienten schon öfter erlebt?
- Hat dieses Gefühl einen appellativen Charakter?
- Berichtet die Klientin häufig von demselben Gefühl?
- Erlebe ich den Klienten altersentsprechend, kindhaft oder elterlich?
- Führt dieses Gefühl zu einer Problemlösung?

Goulding/Goulding (1979) geben für Klientinnen eine Reihe von Fragen an die Hand, um für sich selbst zu klären, welche Art von Gefühl erlebt wird, ist es ein ursprüngliches oder ein Skriptgefühl. Diese Fragen sind auch für Berater im Beratungsprozess gut verwendbar:

- Ist diese Situation über die ich ärgerlich bin (traurig bin, mich schuldig fühle) real oder fantasiert?
- Gibt es irgendetwas, das ich tun kann?
- Nehme ich die Gelegenheit wahr, es zu tun?

Diese Punkte sind auch bei der Interventionsplanung hilfreich, um herauszufinden, ob das Gefühl mit der äußeren oder mit der inneren Welt zu tun hat. Gibt es Lösungsstrategien, folgt dem Gefühl aktives Handeln oder nicht. Auf diese Weise kann zwischen Skriptgefühl und anderen Gefühlen unterschieden werden und es können Handlungsstrategien daraus abgeleitet werden.

Umgang mit Skriptgefühlen in der Therapie/Beratung

Skriptgefühle sind demjenigen, der sie zeigt nicht bewusst, daher ist es wichtig und notwendig, sie ernst zu nehmen, auch wenn der fordernde Charakter der Gefühle oft schwer auszuhalten ist. Den Forderungen, die mit den Skriptgefühlen in Verbindung stehen, nicht nachzugeben, erfordert Energie, vor allem da meistens eine Steigerung versucht wird. Folgende Interventionsmöglichkeiten gibt es, mit Skriptgefühlen umzugehen:

- ignorieren
- bewusst ausagieren lassen
- übertreiben
- spiegeln
- konfrontieren

Ziel ist es, Skriptgefühle nicht zu verstärken, da sie als ein dysfunktionaler Weg, Anerkennung zu bekommen, entwickelt wurden. Es ist wichtig, Klienten dann Beachtung und Anerkennung zu geben, wenn sie situationsgerechte Gefühle beschreiben und zeigen, und für Skriptgefühle keine Zuwendung zu geben. Dabei ist die Reflektion über dieses Vorgehen notwendig, um Eskalation zu vermeiden, denn wenn die gewohnten Mechanismen, Beachtung zu erhalten, nicht mehr wirksam sind, werden sie in der Regel gesteigert, um doch noch das Gewohnte zu erreichen.

Beziehung von Skriptgefühlen und Spielen

Bei der Erläuterung der psychologischen Spiele wurde dargestellt, dass jedes Spiel für jeden Mitspieler mit einem unguten Gefühl der Spielendauszahlung endet. Auch ein Triumph, auf diese Weise errungen, hinterlässt eine schale Empfindung.

Diese Gefühle werden entweder direkt ausgedrückt oder sie können schon wieder der Anfangspunkt eines neuen Spieles sein. Diese Spielendauszahlungen sind Skriptgefühle. Für diese Form der Skriptgefühle wurde der Begriff Rabattmarke geprägt, als solche werden sie gesammelt.

Jeder von uns hat sich skriptgemäß auf bestimmte Typen von Rabattmarken festgelegt. *Berne* (1973, S. 130) schreibt: »Jemand der beispielsweise Zorn-Gutscheine sammelt, wird sich dann nicht für Schuld- oder Angstgutscheine interessieren, oder er wird sie an andere weitergeben.« Es gibt nicht nur die Rabattmarken der unangenehmen Gefühle, es gibt auch Menschen, die **goldene Rabattmarken** sammeln. Dies klingt vordergründig angenehm, aber auch diese Rabattmarken sind skriptgebunden, wenn jemand ›gute Taten sammelt‹, um bestimmte Dinge tun zu dürfen, ist dies auch zielgerichtet auf eine Skriptbestätigung. In diese Gruppe gehören auch die Triumphe, die als Spielgewinne erlebt werden, die im ersten Moment erfreulich erscheinen, aber doch dysfunktional sind.

Ist ein Rabattmarkenbuch voll – diese Bücher sind individuell unterschiedlich groß – werden sie eingetauscht, in dem derjenige sich ein Verhalten anderen gegenüber erlaubt, das er sich sonst nicht erlauben würde.

Klientinnen finden oft über die Frage nach den gesammelten Gefühlen einen Zugang zu ihren Skriptgefühlen und Spielen. Die Formulierung »wenn das Maß voll ist dann...« ist vielen vertraut und ein wichtiger Hinweis auf Rabattmarken.

Den Bezug zu den dazugehörigen Skriptglaubenssätzen, die diese Gefühle unterstützen, herzustellen ist notwendig, z. B. ›ungute Gefühle bewahren mich vor Schlimmerem‹ oder ›wenn ich mich ärgere, werde ich aktiv‹.

Gemischte Emotionen

Häufig können Klienten die Gefühle und Emotionen, die sie erleben, nicht zuordnen. Das liegt einerseits daran, dass sie wenig Übung darin haben, sie zu beschreiben, zu benennen und auszudrücken und andererseits oft Mischungen von Gefühlen erleben.

Gemischte Emotionen hat *Gellert* (1976) beschrieben und Gefühlen zugeordnet, diese Zusammenstellung hilft solche Mischungen zu erfassen und sie zu entwirren:

Unruhe	Ärger und Angst
Verlegenheit	Freude und Angst
Neid	Ärger und Traurigkeit
Eifersucht	Ärger und Verlassenheitsangst

Für den Arbeitskontext verhilft diese Sichtweise auch zu Interventionsmöglichkeiten.

Ersatzbedürfnisse

Bei den Ersatzbedürfnissen werden häufig die seelischen Bedürfnisse durch körperliche Bedürfnisbefriedigungen ersetzt. Die Ersatzbedürfnisse sind daran zu erkennen, dass nur eine ganz kurzzeitige oder keine Bedürfnisbefriedigung erreicht wird. Auch diese Vorgänge haben einen appellativen Charakter.

Beispiel

Bei übergewichtigen Klientinnen ist eine der Ursachen des Übergewichtes das Essen als Ersatzbefriedigung. Die meisten haben sich mit vielen Hungerkuren schon gequält, ohne auf Dauer ein niedrigeres Gewicht halten zu können, da der dauernde Hunger schwer zu ertragen ist. Diese Klienten nehmen häufig fast unmerklich kontinuierlich ab, wenn sie in ihrem Zuwendungshaushalt das Geben und Nehmen von Zuwendung verändert haben. Häufig geben diese Menschen viel Zuwendung und nehmen sehr wenig an vor allem sehr wenig unbedingte positive Zuwendung. Mit ihrem Ersatzbedürfnis demonstrieren sie das nicht ›satt‹ werden.

Weitere Beispiele dafür sind:
- Essen an Stelle von Anerkennung
- Übermäßige körperliche Belastung an Stelle von Stimulierung
- Übermüdung

Grundgefühle und Grundbedürfnisse

Grundbedürfnisse und Grundgefühle werden wir miteinander besprechen, da sie oft eng miteinander verknüpft sind und eine Trennung hier artifiziell wäre. Grundbedürfnisse und Grundgefühle liegen auf derselben Ebene.

Es ist ganz normal, in manchen Situationen mehrere Gefühle gleichzeitig wahrzunehmen und sie nicht gleich unterscheiden zu können; dies bedeutet nicht, dass eine Änderung notwendig ist.

Einen neuen Umgang, wenn es notwendig ist, mit Gefühlen und Bedürfnissen zu leben, bedeutet in der Regel eine Skriptänderung. Für diese Änderung ist im therapeutischen Setting die Arbeit mit frühen Szenen in der Regression notwendig. Die Regression zu den frühen Situationen ist sinnvoll, da im ›Jetzt‹ die Klienten andere Ressourcen haben als in der Kindheit und da die Unterstützung durch die Therapeutinnen/Berater gegeben ist. Diese beiden Faktoren ermöglichen neue Erfahrungen und neue Entscheidungen.

Diese neuen Entscheidungen sind nicht allein durch kognitive Arbeit möglich, sie benötigen auch die Gefühle. *Erskine/Moursund* (1991) betonen, dass zu neuen Entscheidungen das Erkennen der frühen Entscheidung, das Gefühl und der Wille etwas zu verändern, gehören.

Umgang mit Grundgefühlen

Die Voraussetzungen wie Stärke, Schutz und Erlaubnis wurden dargestellt, ebenso das Erkennen von Skriptgefühlen, Gefühlen und Bedürfnissen. Anfängern fällt es häufig schwer, die Gefühlsebene zu erreichen und adäquat mit Gefühlen umzugehen. Aufgabe der Therapeutin ist es, der Klientin dazu zu verhelfen, Gefühle auszudrücken, eine adäquate Antwort zu geben. Durch neue Erfahrungen wird es dem Klienten möglich sein, neue Entscheidungen zu treffen. Hier ist weniger der Inhalt der Interventionen wichtig als die Haltung, mit der die Interventionen gemacht werden. Die Haltung sollte zeigen, dass Berater/Therapeutinnen bereit sind, verfügbar zu sein und den nötigen Schutz zu geben.

Die Art der begleitenden Interventionen ist hier neben der schon beschriebenen Haltung wichtig. Es ist sinnvoll, Interventionen in folgender Weise zu formulieren:

- Kurze einfache Fragen, die den Kind-Ich-Zustand ansprechen.
- Körperliche Reaktionen ansprechen wie feuchte Augen, verkrampfte Hände oder flache Atmung.
- Fragen, die sich auf Fühlen, nicht auf Denken oder Verhalten beziehen.
- Fragen, die sich auf konkrete Situationen beziehen.
- Ermunterung, das Gefühl zuzulassen.
- Ermunterung im Kontakt zu bleiben.
- Die geschilderte Situation beschreiben, nicht wertend kommentieren, bei Wertung besteht die Gefahr, dass Klienten die Eltern verteidigen, statt sich ihren eigenen Gefühlen zuzuwenden.
- Angebote machen, die dem Entwicklungsalter und dem Skriptkontext entsprechen.

Der Gefühlsausdruck hat eine entlastende kathartische Wirkung, auch wenn keine neue Entscheidung getroffen wird.

Ausdrucksformen von Gefühlen

Die Gefühlsarbeit hat zwei Komponenten, auf der einen Seite die Bearbeitung der Gefühle aus der Kindheit und die damit im Zusammenhang stehenden Skriptentscheidungen und auf der anderen Seite diese Erfahrungen in das aktuelle Leben zu transportieren und Umgangsweisen damit zu entwickeln.

Dabei ist es wichtig zu erarbeiten, wie die Klientin heute ihre Gefühle ausdrücken möchte und welche Ausdrucksformen in spezifischen Situationen angemessen sind. Danach ist es notwendig, dieses auch auszuprobieren, z. B. wie sie im täglichen Leben am Arbeitsplatz oder zu Hause Wut ausdrücken wird.

Ein weiterer notwendiger Punkt ist die Überlegung, wann eine Gefühlsarbeit sinnvoll ist und welche Voraussetzungen erfüllt sein sollten:

- Persönlichkeitsentwicklung
- Therapeutische Beziehung tragend
- Skriptbezug und Ziel definiert

Anmerkung: Der Begriff Arbeit im Zusammenhang mit Gefühlen ist letztendlich unpassend, auch wenn er sich eingebürgert hat. Er kommt durch die Situation zustande, dass die Beraterin / der Therapeut sich in einer Arbeitssituation befindet und der Klient intensive Gefühle erlebt, die sonst nicht in eine Arbeitssituation gehören. Das bedeutet, dass auf der einen Seite eine Arbeitssituation herrscht und auf der anderen Seite eine intensive Erlebenssituation, die lebensverändernd ist.

Für viele bedeutet **Wutarbeit** ein stereotypes Schlagen mit Batakas (dafür konstruierte Schläger aus Schaumstoff). Gefühle haben jedoch einen Zeitbezug und erfordern daher unterschiedliche Antworten. Eine Übersicht der verschiedenen Ärgerformen mit Bezug zu den damit im Zusammenhang stehenden Ereignissen zeigt, dass es nicht nur um das Gefühl geht, sondern auch um die dazugehörigen Ereignisse. Auf diese Weise kann zusammen mit den Klienten ein adäquater Ausdruck der bis dahin unterdrückten Gefühle gefunden werden, z. B. aufstampfen, schreien, schlagen, werfen. Hinwiese auf die angemessene Ausdrucksform können häufig von dem Körperausdruck abgelesen werden, z. B. Fußstampfen, die Stimme wird lauter oder die Fäuste werden geballt. Dabei ist es notwendig, darauf zu achten, dass keine Verletzungsgefahr besteht, weder für diejenigen die gerade arbeiten, die Gruppenmitglieder und die Beraterinnen/Therapeuten.

Eine ausführliche Diskussion mit praxisbezogener Beschreibung von aggressivem Ausdruck ist bei *Kiltz* zu finden.

Kiltz: Die sogenannte Wutarbeit. 1996

Wie für alle Arbeit mit Gefühlen bedarf der Umgang mit **Trauer** für die Klientinnen, dass sie sich in der Therapie/Beratung sicher fühlen. Gerade in der Beratungsarbeit nimmt das ›Trauern lernen‹ einen breiten Raum ein z. B. Begleitung Sterbender und ihrer Angehörigen.

Trauern ist ein Prozess für den es hilfreich ist, Rituale zu entwickeln, wenn sie nicht vorhanden sind.

Childs-Gowell: Good Grief Rituals. 1992

Über **Angst** wird häufig nur gesprochen, die körperlichen Symptome die mit der Angst einhergehen, wie Herzrasen oder beschleunigte Atmung werden oft nicht mit der Angst in Verbindung gebracht. Nach diesen Symptomen zu fragen, ist wichtig, denn dadurch kommen Klienten häufig mit Angst in Kontakt. Zittern ist ein weiterer Ausdruck von Angst. Dieses Zittern verstärken zu lassen, ist eine Möglichkeit, die Angst deutlich zu machen.

Das Ausdrücken von **Freude** verwehren sich viele z. B. durch Trübungen wie: ›Auf Lachen folgen Tränen‹ oder ›Lachen ist albern‹.

Das Lachen aus dem Gefühl der Freude heraus zu erleben und andere daran teilhaben zu lassen ist eine wichtige Erfahrung in der Therapie. *James* (1980) beschreibt in ihrem Artikel über die Lachtherapie die Bedeutung und die Wirkung von Lachen. Sie differenziert die unterschiedlichen Formen des Lachens wie z. B. Lachen aus Freude, das Galgenlachen und das Erkenntnislachen.

›Fallen‹ in der Arbeit mit Gefühlen

Da immer wieder die Gefühlsebene als sehr wichtig angesprochen wird, wird die Einladung, auf die Gefühlsebene zu gehen, von Klienten angenommen, auch in Fällen in denen es nicht sinnvoll ist.

Ware (1992) hat die Anpassungsweisen die für diese sinnvollen Zugänge beschrieben und dort auch gezeigt, dass die Arbeit an Gefühlen z. B. bei der schizoiden Anpassung einen ganz schwierigen Bereich darstellt.

Ware: Anpassungen der Persönlichkeit. Türen zur Therapie. 1992

Grundbedürfnisse

Bei der Motivationsanalyse haben wir die Grundbedürfnisse und die Ersatzbedürfnisse dargestellt. Hier geht es jetzt um den Umgang mit den Grundbedürfnissen in der beraterischen und therapeutischen Arbeit.

Die Arbeit bezieht sich auf zwei Bereiche:

- die aktuelle Situation in den Gesprächen,
- die Erarbeitung, wie Klientinnen im täglichen Leben ihre Bedürfnisse erfüllen können.

Das **Bedürfnis nach Struktur** wird häufig schon durch die Regelmäßigkeit der Sitzungen beachtet. Für viele Klienten ist es deshalb wichtig, über einen längeren Zeitraum vorauszuplanen. Ebenso geht die Struktur der Sitzungen auch auf dieses Bedürfnis ein, z. B. die Gruppenregeln wie: Begrüßungs- und Abschiedsrituale. Es ist wichtig, die Art der Gruppenarbeit (z. B. Einzelarbeit in der Gruppe, gruppendynamische Arbeit) festzulegen.

Die psychologischen Spiele, eine der von *Berne* (1961) dargestellten Möglichkeiten der Zeitstruktur, sind eine skriptgebundene und damit skriptverstärkende Strukturierung. Daher ist es sinnvoll dieses ›spielen‹ zu vermeiden; in geleiteten

Gruppen nehmen anderen Formen der Zeitstrukturierung wie Aktivität und Intimität einen größeren Raum ein als die Spiele, dies ist für viele Klientinnen anfangs ungewohnt und daher oft angstauslösend.

Das Wahrnehmen der eigenen Bedürfnisse und Wege zu finden, sie zu erfüllen sind zentrale Themen. Es kann z. B. hilfreich sein, mit einem Jugendlichen, der hilflos durch die Woche ›dümpelt‹, eine Struktur für die Woche zu erarbeiten.

Das **Bedürfnis nach Stimulierung** kann im Rahmen von Therapie und Beratung z. B. durch Fantasieübungen befriedigt werden, Kuscheltiere sind eine gute Möglichkeit.

Schon die Interventionen der Berater/Therapeutinnen sind stimulierend. Für viele Klienten ist es eine völlig neue Erfahrung selbst für Stimulierung zu sorgen, wenn sie anfangen, ihr Bedürfnis wahrzunehmen. Am Anfang ist es oft notwendig, mit Ideen zur Seite zu stehen wie z. B. Duschen, Musik hören und Joggen.

Es ist wichtig, dass sich die Teilnehmer in Gruppen nicht durch die ›Geschichten‹ der anderen stimulieren lassen, das wäre voyeuristisch und damit missbrauchend. Dasselbe gilt für Gefühlsarbeiten z. B. ›Wutarbeit‹, wenn Klientinnen immer wieder daran arbeiten, weil es so ›schön‹ aufregend und spannend ist. Hier wird das Skriptgefühl ›Wut‹ zur Stimulierung missbraucht, dies ist auch mit anderen Skriptgefühlen möglich.

Bei dem **Bedürfnis nach Anerkennung** ist die Klärung des Zuwendungshaushaltes als erstes wichtig, da viele Klienten die positive Beachtung, vor allem die bedingungslose, durch ihren Zuwendungsfilter nicht durchlassen und daher trotz eines großen Angebots an bedingungsloser Zuwendung in der Therapie und Beratung in einen noch größeren Mangel kommen und dadurch eskalieren.

Wenn Klientinnen in der Lage sind, positive Beachtung anzunehmen, kann dies in unterschiedlicher Weise geschehen, wie im Kapitel »Motivationsanalyse« beschrieben.

In den Gesprächen wird die Beachtung überwiegend verbal gegeben, – in der Einzelsituation von Beraterin/Therapeuten und in der Gruppensituation sehr wesentlich auch von den Gruppenteilnehmern. Häufig wird die Zuwendung von den anderen aus der Gruppe leichter angenommen, da hier die Übertragungsphänomene häufig nicht negativ sind.

Der Körperkontakt

Die körperliche Berührung im Rahmen der Psychotherapie ist ein vielfältig diskutiertes Thema. Hier wollen wir uns in der Weise damit beschäftigen, dass wir die Bedeutung und Sinn der körperlichen Berührung besprechen und uns nicht mit den unterschiedlichen Richtungen der Körperarbeit beschäftigen. Die Berater/Therapeutinnen, die sich speziell mit Körperarbeit beschäftigen, bekommen in diesen Ausbildungen die für den speziellen Bereich notwendigen Informationen. In vielen

Formen der Psychoanalyse wird jeglicher körperlicher Kontakt abgelehnt, da durch den direkten Bezug zum Gegenüber für diesen Prozess wichtige Möglichkeiten nicht mehr gegeben sind. In den Psychotherapieformen, die einen beziehungsorientierten Ansatz verfolgen, ist die körperliche Berührung angemessen im Rahmen des Vertrages in Bezug auf das Therapie- oder Beratungsziel. Zum eigenen Schutz und zum Schutz der Klientinnen ist dabei die Gruppensituation vorzuziehen.

Ganz generell ist wichtig, die körperliche Berührung im Interesse der Klienten unter klaren ethischen Grundsätzen und mit klaren vertraglichen Vereinbarungen durchzuführen.

Der körperliche Kontakt kann alle drei Formen der Grundbedürfnisse erfüllen und auch die schutzgebende Haltung erfahrbar machen.

Beispiele für körperliche Berührung und deren Bedeutung:

- Halten der Hand, ein Zeichen für Kontakt, bei Regression dadurch Verbindung zum eigenen Erwachsenen-Ich; Symbol für Schutz ›an die Hand nehmen‹ aus Kindertagen; Anerkennung der Person.
- Hand auf die Schulter legen z. B. bei Gefühlsarbeiten als Zeichen ›du bist nicht allein, ich bin da‹.
- Im-Arm-Halten bietet die Erfahrung des Haltes, dass jemand schützend liebevoll da ist und damit auch Struktur gibt. Die körperliche Berührung erfüllt auch das Bedürfnis der Stimulierung.
- Festhalten von Kindern dient dem Bedürfnis nach Struktur, dem Schutzbedürfnis und intensiver Stimulierung.

Es ist notwendig, dass auch hier Berater und Therapeutin ihren persönlichen Weg in ihre Arbeit in ihren gegebenen Bedingungen finden. Die Supervision ist auch hier ein wichtiges Hilfsmittel.

Gefahren der intensiven Arbeit

Die Situation des intensiven Gefühlausdruckes kann der Fantasie Vorschub leisten, dass eine intensivere persönliche Beziehung besteht, als dieses real auf Dauer der Fall ist. In der Therapie handelt es sich um eine situative emotionale Nähe, die oft von beiden Seiten überbewertet wird.

Die Gefahr des Missbrauchs ist in ungleichen Situationen generell gegeben, sie steht nicht nur mit körperlichen Berührungen im Zusammenhang. Folgende Punkte auf Seiten der Therapeuten und Beraterinnen sollen eine Hilfe zur Schärfung der Wahrnehmung für solche Fallen sein:

- die idealisierende Verehrung,
- eigene Bedürftigkeit und Mangel,
- die Verwechslung von Arbeitsbeziehung und persönlicher Beziehung,
- Fehldeutung des Skriptverhaltens ›Verführung‹.

- In der Therapie und Beratung liegt die Verantwortung bei den Beraterinnen/Therapeuten, da von den Klienten nicht die Bewusstheit und Einsicht über diese Bereiche erwartet werden kann. Bei auftauchenden Zweifeln und Unsicherheiten ist Supervision dringend notwendig. Die Problematik ist geschlechtsunabhängig.

Hinweise auf von Klienten ausgehende Einladungen:

- Verliebtheit,
- verführerisches Verhalten,
- intensive Gefühle,
- Bedürfnis nach Nähe,
- sexuelle Attraktion.

Die auf der Verhaltensseite liegenden Faktoren sind den Klienten in der Regel nicht bewusst, daher ist es notwendig, sie in den Therapieprozess einzubeziehen.

Die mögliche Verwechslung von Gefühlen und privater Verbundenheit haben wir schon erwähnt. Nach unseren ethischen Prinzipien sind sexuelle Beziehungen mit Klientinnen und auch emotionale Ausbeutung unangemessen und schädlich. Da Missbrauch leider immer wieder stattfindet, ist es wichtig, mit missbrauchten Klienten in schonender und klarer Weise umzugehen, damit nicht noch größerer Schaden entsteht. Dazu gehören entsprechende Schritte wie Beendigung der Therapie oder Beratung und bei der Vermittlung eines anderen Beratungs- oder Therapieplatzes zu helfen. Supervision oder Therapie zur Lösung der bestehenden Situation und auslösender Themen ist notwendig.

4.5 Zugänge mit verhaltensorientiertem Schwerpunkt

Der Zugang über das Verhalten ist insbesondere in der klassischen Schule der Transaktionsanalyse zentral: Aus dem Verhalten des Klienten in der Gruppe ergibt sich der Weg zu den inneren Prozessen.

Verhaltensprobleme zeigen sich besonders im Befolgen von innerlichen Antreibern, den stereotypen Mustern der Spiele und in passiven Verhaltensweisen. Besonders bedeutsam ist der Verhaltenszugang bei den persönlichen Stilen der Ruhigen, der Rebellen und der Charmanten. Darauf gehen wir weiter unten ausführlicher ein.

Den Rahmen für die Erprobung neuen Verhaltens bietet zunächst die Gruppe, da dort eine schrittweise Veränderung möglich ist und die Folgen ungeübter Verhaltensweisen geringer gehalten werden können.

Für die Zeit zwischen den Sitzungen werden oft auch Übungen angeboten, die auf intensivere Selbstbeobachtung und Selbstkontrolle abzielen. Vorteilhaft ist es, wenn Klientinnen selbst Ideen entwickeln, wie sie ihre Entwicklung unterstützen können. Therapeutinnen/Berater sollten solche Ideen unterstützen und auf ihre Lösbarkeit achten, damit nicht durch zu hohe Ansprüche oder gute Vorsätze die Erfahrung des Versagens verstärkt wird. Der Begriff ›Hausaufgaben‹ löst bei vielen Menschen schlechte Erinnerungen an die Schulzeit aus, die die Zusammenarbeit stören können. Deshalb ist es wichtig, einerseits über Übungen zwischen den Terminen in der Folgesitzung zu sprechen, sie andererseits aber nicht penibel zu kontrollieren.

Änderung von Antreiberverhalten

Antreiber sind für den Anfänger leicht zu identifizieren, auch wenn anfangs Unsicherheiten in der genauen Zuordnung üblich sind.

Da die Antreiber im Skript verankert sind, führt eine Änderung des entsprechenden Verhaltens meist zu den Ängsten, die die hemmenden Grundbotschaften begleiten. Die Verhaltensänderung muss daher immer unter den Gesichtspunkten des gesamten Skripts gesehen werden und kann nicht isoliert betrieben werden. Folge zu schnellen oder zu oberflächlichen Vorgehens sind sonst schlechte Erfahrungen, die die Grundbotschaften und die Antreiber bestätigen. Positive Erfahrungen hingegen können bisweilen auch ohne eine ausdrückliche Arbeit an den Botschaften im Eltern-Ich und ohne regressive Arbeit mit dem Kind-Ich zu deutlichen Veränderungen führen.

Dabei ist zu berücksichtigen, dass Antreiber-Botschaften eine Anpassung an gesellschaftliche Normen ermöglichen sollen. Ihr Inhalt ist daher nicht grundsätzlich schlecht, sondern die Einseitigkeit und Übertreibung im Verhalten schafft Probleme. In Therapie/Beratung ist es daher nützlich, auch die Erfolge und den positiven Effekt von Antreibern zu beachten.

Ziel von neuen oder bisher gemiedenen Verhaltensweisen ist die **korrigierende Erfahrung**: der Klient braucht die Möglichkeit, sich anders zu verhalten und damit erfolgreich zu sein.

So braucht jemand mit einem **›Sei perfekt‹-Antreiber** die Chance zu erfahren, dass Fehler in einem gewissen Maß bei jedem Menschen üblich sind und nicht unbedingt zu negativen Reaktionen der anderen führen müssen, bzw. sich solche negativen Reaktionen ertragen lassen. Anfänger unterliegen dabei oft dem Trugschluss, dass es nötig sei, den Klienten aufzufordern, Fehler zu machen. Absichtliche Fehler sind aber gewöhnlich nicht das Problem von Klientinnen mit Perfekt-Antreibern. Sie können auch perfekt Fehler planen und durchführen. Wichtiger ist es, im Alltag die Situationen zu erkennen, die nicht perfekt gestaltet sind und dennoch nicht zu negativen Konsequenzen führen.

Antreiber	korrigierende Erfahrung	neues Verhalten
Sei perfekt!	ich kann Dinge auf meine Art machen; jeder macht Fehler; Details sind nicht immer wichtig; Pannen sind eine Lernmöglichkeit	Fehler bekennen; zu den eigenen Grenzen stehen; sich für Lücken entscheiden; auf Wesentliches achten
Arbeite hart! Streng' dich an!	Es tut gut, eine Arbeit getan zu haben; Pausen sind angenehm; Grenzen helfen mir; eine Aufgabe zu Ende führen, befriedigt; lockere Arbeit führt zu gutem Ergebnis	Pensum begrenzen; nichts doppelt machen; Feierabend machen; kleine Erfolge genießen; Feste feiern; nein sagen; Aufgaben/Ämter ablehnen
Beeil' dich!	Gefühle sind nützlich; Muße ist angenehm; ich kann mich an meinem eigenen Rhythmus orientieren; ich habe und bekomme genügend Raum und Zeit;	Ruhig reden und handeln; Zeit vereinbaren; Aktivitäts- und Ruhe-Rhythmen im Tagesablauf einhalten; innehalten und nachdenken
Sei stark!	Gefühle schaffen Kontakt; ich kann offen sein; nicht jeder nutzt mich aus oder will mir schaden, wenn ich schwach bin;	Gefühle aus- und ansprechen; ehrlich seine Meinung sagen; Wettbewerb reduzieren; Spiel statt Kampf
Mach's anderen recht!	Meine eigenen Bedürfnisse sind wichtig; ich kann für mich und für andere sorgen	Wünsche äußern; sich Wünsche erfüllen; sich belohnen; sich helfen lassen; Helfen nur auf Anfrage; erst anhalten, durchatmen, dann handeln

Ein Mensch mit dem Antreiber **›Arbeite hart‹!** bzw. **›Streng' dich an‹!** braucht eine Grenze, wann es genug ist mit der Arbeit und Anstrengung und die Erfahrung, dass er/sie auch ohne Mühe genügend Anerkennung bekommen kann.

Der **›Beeil' Dich‹!**-Antreiber dient oft der Gefühlsvermeidung. Der Klient braucht daher die Erfahrung, dass Ruhe und Gelassenheit Stärken sind und er dabei nicht von Gefühlen überschwemmt wird. Ist der Hintergrund des Antreibers die Sorge, nicht genügend Zeit und Raum zur Verfügung zu haben, kann es sinnvoll sein, einen bestimmten Zeitraum zu definieren (»Du hast jetzt 50 Minuten Zeit für Dich!«) bzw. eine Zeitgestaltung in Kontakt mit den eigenen Wünschen und Bedürfnissen zu erproben.

›Sei stark‹! als Antreiber verstärkt die Idee, dass Gefühle in einer Leistungsgesellschaft nicht erwünscht sind und eine Person im Wettbewerb mit anderen schwächt. Die korrigierende Erfahrung bezieht sich damit auf das wettbewerbsfreie Verhalten und auf Situationen, in denen Gefühle Kontakt schaffen und den eigenen Wünschen und Bedürfnissen dienen.

Auch **›Mach's den anderen recht‹!** wird erst durch die Übertreibung und Ausschließlichkeit zum Problem. Dabei übersieht die Person ihre eigenen Bedürfnisse. Sie muss also lernen, es sich selbst recht zu machen und damit auch von anderen unterstützt und anerkannt zu werden.

Kahler/Capers: The Miniscript. 1974

Eine Struktur zur Analyse von Problem- und Lösungsverhalten

Die Steuerung des Verhaltens durch bestimmte Gefühle und Gedanken kann sowohl für die Festigung des Problemverhaltens wie auch für die Praxis neuer Verhaltensweisen erfahren werden.

Folgender Satzergänzungsfragebogen lässt sich als Vertragsformular oder als Anleitung für die Gesprächsführung verwenden (Erskine/Texley 1975 und Levin 1973):

Analyse des Problemverhaltens:

Ich fühle mich

____

(Gefühl: traurig, schlecht, ängstlich, überlegen etc.)

denn ich denke, wenn ich

____

(etwas tun, was ich will oder brauche)

wird

____

(Name des anderen)

sich

____

verhalten, (etwas tun, was ich nicht mag)

anstatt

____

(tun, was ich erwarte oder erhoffe)

Daher

____

(Rechtfertigung des Problemverhaltens)

und der andere reagiert

____

(Reaktion des Partners auf das Problemverhalten)

Die Veränderungs- und Lösungsstruktur

Ich werde

____

sein, (Gefühl)

wenn ich

____

(Problemverhalten).

Ich will nicht mehr

____

erfahren, (ungesunde Reaktion)

sondern

____

(gesunde Reaktion)

Deshalb werde ich ab sofort

____

(verändertes Verhalten)

Beispiel

Ich fühle mich ängstlich. Denn wenn ich zeige, was ich wirklich weiß, wird der Vorgesetzte pauschal sagen, es sei falsch, anstatt darauf zu achten, was richtig war. Deshalb resigniere ich und sage: Ich weiß es nicht! Und der Vorgesetzte hält mich für inkompetent.
Ich werde mich gut fühlen, wenn ich zeigen kann, was ich weiß. Da ich nicht mehr eine Ablehnung meiner Kompetenz erfahren will, sondern klare hilfreiche Kritik, werde ich ab sofort meine Meinung sagen und um hilfreiche, positive Kritik bitten.

Ich fürchte, wenn ich meinen Partner um Aufmerksamkeit bitte, werde ich zurückgewiesen, statt angenommen. Deshalb hole ich mir Aufmerksamkeit, indem ich vorgebe, krank zu sein.

Ich werde mich auch dann liebenswert fühlen, wenn ich Aufmerksamkeit brauche. Ich verzichte auf die Vorstellung, zurückgewiesen zu werden. Ich werde auf einen günstigen Moment achten und ihn um die Aufmerksamkeit bitten, die mir guttut.

Verhaltensorientierte Spielanalyse

Die **Spielanalyse** hilft, einem Klienten zu verdeutlichen, wie ursprünglich als »schicksalhaft« erlebte und wiederholte Situationen mit dem eigenen Verhalten in Zusammenhang stehen, durch eigenes Denken, Fühlen und Verhalten verursacht werden und somit auch veränderbar sind. Die Veränderungsarbeit beginnt mit der Analyse des regelhaften Ablaufs und besonders dem Spieleinstieg. Im Sinn des Selbstkontroll-Vertrags wird dieser Spieleinstieg bewusst beobachtet, bzw. zu vermeiden versucht.

Eine stabile Veränderung der Spielbereitschaft wird jedoch erst eintreten, wenn der Nutzen aus dem jeweiligen Spiel deutlich ist und Alternativen bekannt und geübt sind, um die biologischen, existentiellen (skriptgebundenen), psychologischen und sozialen Gewinne des Spiels auf andere Art zu erhalten.

Für den Anfänger empfiehlt es sich, den eigenen Spielen auf die Schliche zu kommen, um den ›wunden Punkt‹, aber auch die eigenen Haken besser kennenzulernen. Eine praktische Möglichkeit hierzu bietet der ›**John James Game Plan**‹, eine Reihe von Fragen zur Identifizierung, Analyse und Benennung typischer Spiele.

Fragen zum Umgang mit Spielen (Grundlage: *J. James* **›Game Plan‹ 1973)**

Fragen zur Spielanalyse	Fragen zur Spielvermeidung
○ Was geschieht mir/dir immer wieder?	○ Wie kann ich diese Situation frühzeitig erkennen?
○ Wie fängt es an?	○ Was sind meine körperlichen Hinweise auf das Spiel?
○ Was geschieht danach?	○ Wie kann ich die Einstiegssituation verhindern?
○ Was kommt dann?	○ Wie kann ich mittendrin aussteigen?
○ Wie geht es aus?	○ Was wünsche ich mir eigentlich?
○ Wie fühle ich mich/fühlst du dich danach?	○ Wie kann ich das, was ich wünsche oder brauche, anders bekommen?
○ Was denke ich dann über mich/die anderen/das Leben?	○ Welche positiven Erfahrungen habe ich, die mir helfen können?
○ Was ist damit wieder einmal bewiesen	○ Wie kann ich diese Situation frühzeitig erkennen?

Die Fragen nach der wiederholten Erfahrung oder dem schlechten Gefühl am Ende sind am leichtesten zu beantworten. Von dort kann ich dann rückwirkend die verschiedenen Schritte des Spiels herausfinden und den Haken bzw. die Öse kennenlernen.

Spiele sind besonders über die Rollen des *Karpman-Dreiecks* leicht zu entdecken. Die Opfer-, Retter- und Verfolger-Rollen sind von anderen schnell wahrnehmbar und für die Klientin nachvollziehbar. Gewöhnlich ist es von da auch nicht schwer, den historischen Lernzusammenhang und die verstärkenden Erfahrungen zu ermitteln.

In der Praxis sind wir zwei typischen Situationen ausgesetzt: Wir sind selbst als Spielpartner eingeladen oder wir beobachten in der Gruppe, in Familien oder bei Paaren deren Spiele.

Der erste Fall ist schwieriger zu handhaben und gleichzeitig gibt es dafür weniger Handlungsanweisungen. Oft werden wir unsere Spielbeteiligung erst am Ende bei dem unangenehmen Endgefühl bemerken. Hier ist es wichtig, die Verantwortung für das Mitspielen nicht Klientinnen anzulasten, sondern die eigene Betroffenheit zu akzeptieren und je nach Beziehungssituation auch auszudrücken.

Wesentliche Voraussetzung für den **Umgang mit Spielen** ist daher zunächst die Kenntnis der eigenen ›Haken‹ und ›Ösen‹. Hierfür ist Eigentherapie/Selbsterfahrung unerlässlich. Ansonsten besteht immer die Gefahr, mit der Arbeit an den Spielangeboten anderer selbst in eine ›Verfolger-Rolle‹ zu geraten.

Da das **Aufdecken** von Spielen leicht als aggressiv erlebt wird, ist ein Gesprächsvertrag dringend anzuraten. Das ›Überhören‹ des Spielangebots ist bei harmlosen Spielen (1. Grad) nützlich. Da damit aber der Spieler um den Gewinn gebracht wird, folgen meist intensivere Spielangebote (Eskalation).

Ist eine Bearbeitung der Spielsituation nicht möglich (z. B. ungünstige Situation, mangelnde Bereitschaft des Klienten) und der Therapeut/Beraterin hat intuitiv eine Idee, was der Nutzen dieses Spiels sein kann (s. Kapitel »Analyse kommunikativer Muster: ›Spiele‹«), lässt sich das zugrundeliegende **Bedürfnis** bisweilen **erfüllen**, ohne dass das Spiel durchgespielt werden muss. Geht es z. B. um Beachtung und Anerkennung, lässt sich diese Beachtung in einem angemessenen Rahmen geben und das Spielangebot wird nicht mehr oder seltener auftauchen. Bei Wiederholungen solcher Situationen ist eine Besprechung unumgänglich, da es sich sonst um eine Verstärkung des Skriptmusters (Ausbeutungstransaktion) handelt.

In einer direkteren Art und Weise kann man die Person auch zu den bisherigen Erfahrungen mit dem entsprechenden Verhalten befragen und mit ihr **Alternativen erarbeiten** oder ihr anbieten. Falls die Person bisherige Erfahrungen leugnet oder nur ungenau wiedergibt, kann es sinnvoll sein, das **Spiel bis zum Ende laufen zu lassen**, das negative Endgefühl aufzugreifen und neue, sinnvolle Möglichkeiten zu suchen. Dabei ist es wichtig, das ›Mitspielen‹ und das vermutete Ende anzukündigen, damit nicht der Therapeut/die Beraterin als Verursacher einer Blamage und damit des Spiels »Jetzt hab' ich dich endlich, du Schweinehund!« erlebt werden.

Spiele 3. Grades erlauben wegen ihres massiv schädlichen Endes ein Mitspielen nicht mehr. Hier ist oft als erste Möglichkeit die **Verminderung des Spielgrades** anzustreben, d. h. das Spiel 3. Grades in ein Spiel 2. Grades zu überführen (z. B. eine unflätige Beschimpfung statt einer Schlägerei als Fortschritt zu sehen).

Das Modell des passiven Verhaltens

Die TA-Schule um *Jacqui Lee Schiff* (1975) befasste sich vor allem mit der Therapie schizophrener und persönlichkeitsgestörter Personen. Dabei wurden neben den redefinierenden Transaktionen vor allem das passive Verhalten als charakteristisch beobachtet.

Passivität meint hier, dass eine Person ihre Energie nicht für die Problemlösung einsetzt, sondern aus einer symbiotischen Haltung heraus erwartet, dass andere oder die Zeit das Problem lösen werden (Schiff A./J. 1977). Diese passiven Verhaltensweisen haben verschiedene Erscheinungsweisen und Schweregrade.

Im einfachsten Fall weiß die Person, was zu tun wäre, verharrt aber im **Nichts-Tun**. Das Warten ist charakteristisch, die Zeit soll die Lösung bringen. Es äußert sich im Trödeln, Pläneschmieden, Tagträumen, allen Arten von Zeitvertreib wie Formen der Alltagssucht z. B. Fernsehen, Kaffeetrinken und andere Dinge tun, als die, die nötig wären etc. In der massiveren Form verfällt die Person in eine Art Starre (z. B. Löcher in die Luft starren). Auch viele Dinge gleichzeitig anfangen und nicht zu Ende führen, gehört zu dieser Kategorie.

Beispiel

Jemand beabsichtigt eine Psychotherapie zu beginnen, weiß auch schon welche Person er anrufen kann, um einen Erstgesprächstermin zu vereinbaren. Zunächst wird immer wieder etwas anderes vorgeschoben, weshalb es gerade nicht möglich ist anzurufen. Vielleicht wird sogar der Anruf immer wieder im Terminkalender notiert, um ihn nicht zu vergessen. Als dann bei einem Anruf sich nur der Anrufbeantworter meldet, ist das ein neuer Anlass zu zögern, ›da der Therapeut ja nie da ist‹.

Nutzt das Warten nichts, kann die Person die stärkere Form der **Überanpassung** wählen: Die Energie wird ebenfalls nicht zur Problemlösung eingesetzt, sondern darauf verwandt, zu erraten, was andere denken, fühlen und wünschen könnte und sich demgemäß zu verhalten. Dahinter steckt die Idee, wenn es gelingt, es der anderen Person recht zu machen, wird sie im Gegenzug hoffentlich das Problem lösen.

In der Therapie/Beratung kann diese Haltung lange Zeit den Eindruck erwecken, dass die Klientin gut mitarbeitet, und es bleibt unklar, wieso der Erfolg ausbleibt. Hinweise auf eine solche Passivität geben eine allzu schnelle Übernahme von Begriffen des Therapeuten / der Beraterin, berichtete Erfolge ohne Konsequenzen oder die Bevorzugung von Randthemen oder Lieblingsthemen des Therapeuten / der Beraterin.

Beispiel

Eine Klientin in der Therapiegruppe ›spielt‹ Ko-Therapeutin: Sie interpretiert die Aussagen der Therapeutin, gibt Ratschläge und glänzt durch viele Fachausdrücke. Für die Bearbeitung ihrer eigenen Thematik bleibt nur wenig Zeit, weil sie so rücksichtsvoll den anderen den Vortritt lässt.

Die dritte Stufe der Passivität besteht in der **Agitation**, einem Abbau der Lösungsenergie durch Verhaltensweisen, die einer Lösung im Wege stehen. Innerlich kann dies durch Grübeln (ineffektives Denken) oder Zwangsgedanken (mit der Folge von

z. B. Schlaflosigkeit), aber auch durch das Gefühl der Überflutung durch Gefühle geschehen. Äußerlich sichtbar wird Agitation durch übertriebene körperliche Aktivität, wie Unruhe, ständiges Bewegungsbedürfnis, Aufräum- und Putzzwänge, hektisches Rauchen u. ä. Der Druck auf die Umgebung, das Problem zu erkennen und nach einer Lösung zu suchen, steigt dadurch.

Beispiel

Eine Mutter ruft wiederholt in der Beratungsstelle wegen Problemen in der Erziehung ihres Sohnes an und versichert sich, ob der Termin stimmt. Dabei stellt sie einige kleine Fragen zu Erziehungsthemen, die ihr auch die Sekretärin beantworten soll. Zum vereinbarten Termin erscheint sie eine halbe Stunde zu früh, hat eine Menge Papiere von der Geburtsurkunde bis zu den Zeugnissen dabei und wirkt dann im Gespräch so verwirrt, dass kaum herauszufinden ist, weshalb sie eigentlich kommt. Die Beraterin gewinnt dabei den Eindruck, dass es der Mutter eigentlich um sich selbst geht und die Erziehungsfragen nur ein Aufhänger sind, über ihre eigenen Probleme zu reden.

Sich unfähig machen/Gewalt anwenden ist die massivste Stufe von Passivität. Da gewöhnlich die verschiedenen passiven Verhaltensweisen nicht weiterhelfen, wird in der vierten Stufe die Umgebung zu einer Reaktion gezwungen. Dies geschieht dadurch, dass die Person sich als lösungsunfähig zeigt, krank wird (z. B. Migräne), aus der Situation flieht (z. B. vom Arbeitsplatz fern bleibt) oder sich in Alkohol, Suchtmittel (Medikamente) oder auch in die Psychose flüchtet. In extremen Fällen wird gegen sich selbst oder andere Gewalt angewendet in Form von Selbstverletzungen (Schneiden), Alkohol- oder Drogenrausch bis zum Suizid oder durch aggressiver Zerstörung (›Ausflippen‹) bis zum Totschlag.

Nun muss die Umgebung (Verwandte, Freundin, Nachbarn) oder die Staatsgewalt (Krankenhaus, Polizei, Fürsorge) eingreifen. Dadurch wird das Grundproblem nicht gelöst, sondern nur die Folgen der Passivität gedämpft. Danach beginnt oft die passive Sequenz von vorne.

Beispiel

Ein Mann wird von seiner Frau verlassen. In der ersten Stufe von Passivität lebt er einfach so weiter als sei nichts geschehen. In der Überanpassung versucht er, seine Frau dadurch zurückzugewinnen, dass er ihr alle ihre Wünsche zu erfüllen verspricht, die Wohnung so renoviert, wie sie es schon lange wünschte, ihr Geschenke macht und sich ihrer Kritik an ihm unterwirft. In der Agitation flieht er von zu Hause, geht in Bars, beginnt zu trinken, sucht sexuelle Abenteuer, führt stundenlange Telefonate. Zuletzt schreibt er Abschiedsbriefe und verursacht einen schweren Verkehrsunfall unter Alkoholeinfluss.

Diese vier Stufen der Passivität bedeuten jeweils eine Steigerung der Gefahr und bringen die Person von der Lösungsmöglichkeit immer weiter weg. Daher ist es in Therapie/Beratung wichtig, so früh wie möglich diese passiven Verhaltensweisen zu erkennen, das zentrale Problem herauszufinden und an Lösungen zu arbeiten. Dies gilt besonders, wenn die Stufe der Agitation erreicht ist, da ihr schnell die physische Gewaltanwendung gegen sich oder andere folgen kann. So ist z. B. bei Psychosegefahr auf der Stufe der Agitation (längerfristige Schlaflosigkeit, ständiges Umherwandern, gehäuften Suizid- oder Gewaltideen), unbegründetem Fernbleiben von der Therapie/Beratung unter üblichen Behandlungsbedingungen unter Umständen eine medikamentöse Hilfestellung nicht mehr zu umgehen.

In nicht zu extremen Fällen wird der Therapeut / die Beraterin prüfen, ob es gelingt, durch klare Verhaltensforderungen, Vorschriften und evtl. Kontrolle des Klienten zur Stufe der Überanpassung zurückzuführen. Da in der Stufe der Überanpassung das Denken wieder zur Verfügung steht, lässt sich hier der Faden zur Bearbeitung der Problemsituation wieder aufnehmen.

Der Umgang mit Ruhigen, Rebellischen und Charmanten

Der Zugang zur Beratung/Therapie bei Ruhigen, Rebellen und Charmanten ist am effektivsten über das Verhalten. Danach wird bei Ruhigen das Denken aktiviert, bei den anderen Strukturen geht der Weg weiter zum Fühlen.

Bei Ruhigen steht unter Stress die Blockierung des Verhaltens im Mittelpunkt. Das Modell des passiven Verhaltens bietet eine Möglichkeit, über die Aktivierung von Verhalten zum Denken zu führen. Auch die Spielanalyse bietet diesen Weg an.

Bei Rebellen und Charmanten führt die Verhaltensanalyse (z. B. Spielanalyse) zu den emotionalen Folgen adäquaten oder problematischen Verhaltens. Während Rebellen hierbei eher den Genuss und die Freude suchen (Abbau von Frustration), brauchen Charmante mehr die Stimulation, den Kitzel der Herausforderung, z. B. ob ihre Manipulationsversuche entdeckt werden.

Die Aktivierung der Ruhigen

Gesteigerter Stress bei Ruhigen führt entweder zur Lähmung oder Agitation im Verhalten. In beiden Fällen ist es zunächst notwendig, durch Vorgabe kleiner, lebenspraktischer Aufgaben die Aktivität in nicht-schädliche Bahnen zu lenken. Dabei liegt der Akzent auf dem konkreten Handeln statt auf Sinnieren und Planen oder gar Träumen. Auch soziale Kontakte (z. B. Einkaufen gehen) müssen ›verschrieben‹ werden.

Dabei lässt sich das Denken aktivieren: Was muss noch getan werden? Was ist als nächstes zu tun? Was ist wichtig? Die Therapeutin / der Berater unterstützt das Handeln, auch wenn der Klient über unangenehme Gefühle (Angst, Unsicherheit oder körperliche Beschwerden) klagt.

Beispiel

Die Beraterin des Sozialpsychiatrischen Dienstes betreut einen kürzlich aus der Psychiatrie entlassenen Schizophrenen. Da er selbständig wohnen will, unterstützt sie zunächst die Einrichtung der Wohnung, hilft Ordnung zu halten und geht mit ihm einkaufen. Dabei achtet sie darauf, die Schritte klein zu halten, aber immer mehr an Eigenständigkeit zu verlangen. Sie führt eine gute Zeitstruktur ein, die zuverlässig eingehalten werden kann. Später werden Verhaltensweisen eingeübt, die eine Anpassung an eine berufliche Tätigkeit erlauben.

Die Arbeitsfähigkeit der Rebellen

In der kindlichen Entwicklung und der Pubertät sind Trotz und Rebellion als Ansatz zur Autonomie zu verstehen. Sie dienen zum Erspüren des eigenen Selbst, der eigenen Kraft und Abgrenzung von der Umwelt. Beim Erwachsenen lässt sich an diesen positiven Zielen anknüpfen. Die Analyse rebellischen Verhaltens führt zum Fühlen der Eigenständigkeit, der Lust am eigenen Tun, an eigenen Ideen und der Neugier auf den eigenen Weg. Eine effektive Umgangsform in Therapie/Beratung mit Rebellen ist daher, die Anerkennung ihrer Selbständigkeitsbestrebung, die Achtung der darin liegenden Kreativität, Aufregung und Stärke. Damit kann man dann Zuwendung für den Spaß an rebellischem Verhalten (nicht das Verhalten selbst!) und Kämpfen geben (Drye 1974).

Ein Verharren in der Rebellion wird in der Transaktionsanalyse dagegen als Versuch der Beibehaltung der symbiotischen Beziehung zu den Eltern oder anderen wichtigen Bezugspersonen gesehen (›ich möchte ja, aber du lässt mich nicht‹!). Der Erwachsene will Beachtung, Fürsorge oder Liebe ertrotzen, zeigt sich pseudounabhängig und erreicht damit Widerstand und Kritik.

Rebellische Position:

»Was immer jemand von mir verlangt, werde ich nicht tun oder zumindest nicht auf die erwartete Weise«. (Ich bin OK, ob du es bist, bin ich mir nicht sicher)

Symptome:

- Druck des Eltern.-Ich: ›Ich möchte, würde gern, müsste, sollte …‹
- etwas unangemessenes Lachen der Überlegenheit (kein Galgenlachen)

- lange Liste von Ansprüchen, Forderungen, Erwartungen an sich und vor allem an andere (Rebellen beraten gerne)
- viele Pläne ohne Ausführung, gute Vorsätze
- Beobachtung, dass er nicht tut, was verlangt wird (z. B. mit Gegenfragen antworten, Erklärungen geben statt einfacher Aussagen wie ja und nein, Gegenargumentieren statt Zuhören)
- drückt Aggression verdeckt körperlich aus (z. B. Fußtrittbewegungen)

Behandlung:

- Stärke und Potenz zeigen durch Zuverlässigkeit und Unerschütterlichkeit gegenüber dem rebellischen Verhalten
- Anerkennung der Stärke und Kreativität des Klienten
- Entdecken der Stimulation (excitement) in dem rebellischen Verhalten, Alternativen finden
- Angst wahrnehmen lernen und sie annehmen
- Suche nach Lust statt Frust: Nutzen der Beobachtungsfähigkeit und Kreativität für genuss- und lustvolles Verhalten

Die Herausforderung durch die Charmanten

Charmante Persönlichkeiten greifen unter Stress auf Manipulation zurück: Bewusst oder unbewusst gebrauchen sie Spielmuster und Skriptgefühle, da sie glauben, ihre Ziele nicht direkt erreichen zu können. Ähnlich wie bei der Rebellin gibt dies eine besondere Qualität von Aufregung, *Balint* (1960) nennt dieses Gefühl: Angstlust (›Thrill‹).

Im Unterschied zum Umgang mit Rebellen wird der Therapeut / die Beraterin den Gebrauch des eigenen Eltern-Ich eher zurückstellen zugunsten des Kind-Ich: Der eigene ›kleine Professor‹ hilft die Tricks und Fallen zu erspüren und Ideen zum Umgang damit zu entwickeln.

Wesentlich ist anfangs die

- Ohnmachtserklärung des Therapeuten / der Beraterin:
- Er/Sie bestätigt dem Klienten, ihm an Tricks unterlegen zu sein. Eine Zusammenarbeit gelinge nur dann, wenn der Klient keine Detektiv-Arbeit vom Therapeuten / von der Beraterin erwartete.
- Umkehrung der ›Beweis-Führung‹:
- Da es für den Therapeuten / die Beraterin leichter sei, gehe er/sie zunächst davon aus, dass der Klient den Beweis erbringen müsse, dass es sich bei Verhaltens-, Denk- und Fühlweisen nicht um Spielanteile handele.
- Vorhersage von Verhalten und Gefühlen:

- Mit Hilfe der Spielanalyse lassen sich Verlauf und Ende von Verhaltenssequenzen vorhersagen. Dies bedeutet für die Klientin eine Herausforderung, Spiele zu entdecken und zu verändern.

Mit diesen drei Grundregeln wird der Machtkampf um die Autorität vermieden, die Verantwortung bei den Klienten gelassen und ihr Bedürfnis nach Aufregung befriedigt, das Interesse geweckt und die Wahrnehmung gefördert.

5 Die Veränderung intrapsychischer Prozesse

5.1 Die Veränderung des Erwachsenen-Ich-Zustands

Für die Arbeit mit Erwachsenen verwenden wir hier die Auffassung des integrierten Erwachsenen-Ich nach *Clarkson* (1996, S. 81): »Der integrierte Erwachsenen-Ich-Zustand stellt deshalb eine biologisch reife Person dar, deren erwachsene Intelligenzfunktionen voll entwickelt sind, die emotional über ein breites Reaktionsspektrum (Pathos) verfügt und sich an einem überprüften Wertesystem (Ethos) orientiert und so ihre Bedürfnisse mit den Möglichkeiten ihrer Umgebung in Einklang bringt.«

Diese Auffassung geht über die in den Anfängen der Transaktionsanalyse beschriebenen Funktionen des ›ER‹ als datensammelnder und -verarbeitender Computer hinaus (Harris 1975) und sieht im Unterschied zur Theorie der Schiff-Schule (Schiff u. a. 1975) im ›ER‹ eine eigene Energie wirksam, die der Lebensgestaltung des Erwachsenen dient.

Funktionen des Erwachsenen-Ich

Das integrierte Erwachsenen-Ich hat die Aufgabe,
- Sinnesinformationen aufzunehmen, zu spüren und wahrzunehmen,
- komplexe Gefühle zu spüren,
- zu erkennen und zu intuieren,
- zu analysieren und zu schlussfolgern,
- Realitäten zu schaffen und Bedeutung zu geben,
- nach der Wichtigkeit zu bewerten und zu wählen,
- zu entscheiden und Sinn zu geben.

Es dient damit der Integration und Verwirklichung von Wünschen und Bedürfnissen, der realistischen Anpassung an die Umwelt und der Einschätzung möglicher Konsequenzen. Es trägt zur Identitätsbildung, zum Schutz der Person und zu ihrer Lebensgestaltung mit den Aufgaben der Sinnfindung bis zu einer spirituellen (transpersonalen) Entwicklung bei.

Therapie und Beratung haben die Aufgabe, Störungen und Unsicherheiten bei diesen Funktionen zu entdecken und dem Klienten zu helfen, ihre Möglichkeiten im Hier-und-Jetzt und für die Zukunft voll zu entfalten.

Pathologie des Erwachsenen-Ich

Typische Störungen des Erwachsenen-Ichs wurden schon beschrieben. Es handelt sich um nicht wahrgenommene Einflüsse des Kind-Ichs und/oder des Eltern-Ichs, die als **Trübung** bezeichnet werden.

Trübung aus dem Kind-Ich meint dabei die unreflektierte Wirkung vergangener Erlebnisse, die die Urteilskraft und Entscheidungen des Erwachsenen mindern.

Beispiel

Ein Mann hat die Erfahrung gemacht, dass Anerkennung nur durch Leistung zu erreichen ist. Diese Erfahrung der Kindheit wird auch im Erwachsenen-Alter praktiziert im festen Glauben, dass niemand ohne Leistung und nur wegen seiner Person geliebt wird. Bei der Suche nach einer Partnerin wird dieser Mann versuchen, durch Leistung zu beeindrucken und evtl. damit andere Möglichkeiten der Beziehung gefährden, weil er die unbedingte liebevolle Zuwendung einer Partnerin nicht annehmen kann.

Die **Trübung durch das Eltern-Ich** stellt eine ungeprüfte Übernahme erlernter und anerzogener Meinungen (Vorurteile) dar.

Beispiel

Ein anderer Mann hat von den Eltern den Glauben übernommen: ›Es gibt auf der Welt nichts Gutes, das man sich nicht sauer verdienen muss.‹ Dies hat er zwar selbst nicht erfahren, glaubt es aber der elterlichen Autorität. In der Partnersuche strengt er sich über die Maßen an, wird verkrampft und sieht seine Mühe durch die Partnerin nicht recht belohnt.

Meist beobachten wir eine **Doppel-Trübung** durch EL und K gleichzeitig. Dies beruht darauf, dass jemand in einem Milieu, in dem bestimmte Vorurteile geglaubt werden, auch die entsprechenden bestätigenden Erfahrungen machen wird. Damit ist dann im EL die Vorannahme und im K die Erfahrung gespeichert, beide wirken unbemerkt auf das ER ein.

Trübungen enthalten die gesamte Bandbreite von Alltagsvorurteilen wie: ›ich fahre nur eine bestimmte Automarke‹ oder kindlichen Marotten ›wenn ich den blauen Sakko anziehe, wirke ich mehr auf Frauen‹ bis zu schwerer Pathologie, wenn z. B. Gewalt und Kriminalität gerechtfertigt werden.

Eine andere Form der Störung des Erwachsenen-Ichs sind **schwache Ich-Zustandsgrenzen**. Hier reicht die Kraft im Erwachsenen-Ichs nicht aus, Elemente des Kind-Ichs oder Eltern-Ichs von der aktuellen Situation fernzuhalten. Bilder, Gefühle, Gedanken aus dem K tauchen auf, werden als überschwemmend erlebt oder die Unterscheidung zwischen früherer und aktueller Situation gelingt nicht mehr. Ebenso werden Verhaltensweisen von Autoritätspersonen ohne erkennbaren Anlass plötzlich imitiert. Auch Reize der Umwelt können überschießende Reaktionen auslösen, die für den Beobachter unverständlich sind.

Ursachen solcher geschwächten Grenzziehung liegen entweder im konstitutionellen Bereich (sogenannte asthenische Persönlichkeit oder auch als Folge von Hirnschädigungen), in frühen massiv traumatisierenden Erfahrungen (z.B. sexueller Missbrauch) oder in aktuell traumatisierenden Ereignissen (posttraumatische Stressreaktion). Auch der Gebrauch von Alkohol, Drogen und Medikamenten kann die Ich-Zustandsgrenzen schwächen.

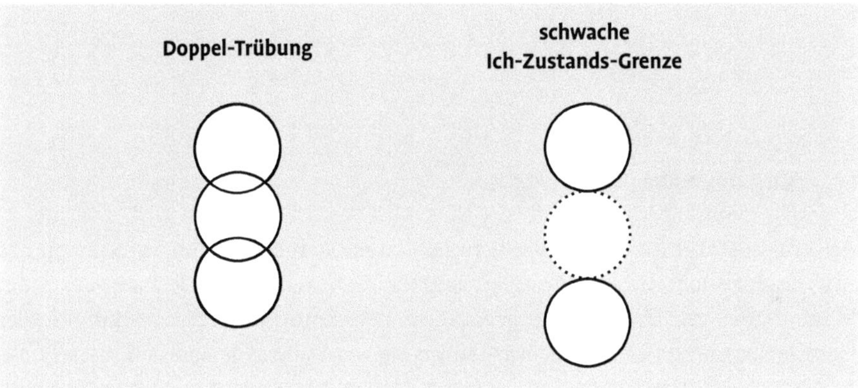

Beispiel

Nach dem Erleben einer Gewalttat ›überfallen‹ einen Zeugen immer wieder plötzlich die Bilder der Situation. Gefühle des Schreckens, des Schocks, der Ohnmacht tauchen auf, ohne dass die Person dafür einen äußeren Anlass braucht. Die Konzentration auf die momentane Situation gelingt nicht mehr. Zittern, Angst, Schweißausbruch, Kopfschmerzen, Schlaflosigkeit und Kontaktverlust sind die Folge. Da dies anderen nicht immer wieder erzählt werden kann, verschweigt die Person ihr Erleben und zieht sich zurück und wird arbeitsunfähig.

Eine weitere Form der Störung stellt **das ausschließende Erwachsenen-Ich** dar: Eine Person kann die Erfahrungen der Vergangenheit ebenso wenig nutzen wie die erlernten Verhaltensweisen. Sie lebt damit zeitlos in der Gegenwart, kann keine Identität entwickeln und muss jede Reaktion neu ›erfinden‹. In solchen Fällen sind oft sowohl die eigenen Erfahrungen der Kindheit so schmerzhaft, dass sie unterdrückt werden, wie auch die Autoritäten so bedrohlich oder hilflos (z. T. auch nicht anwesend) gewesen, dass die Funktion des Eltern-Ichs außer Kraft gesetzt wird.

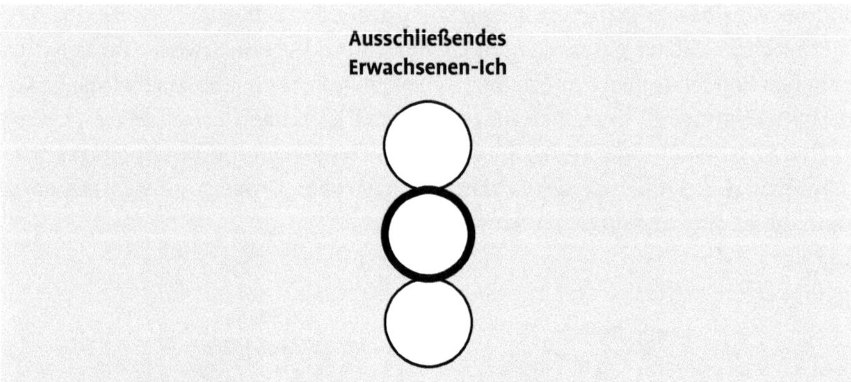

Stärkung des Erwachsenen-Ichs

Allgemein stärkt die Übung der verschiedenen oben genannten Funktionen das Erwachsenen-Ich: die Anregung zu exakter Wahrnehmung, die Integration der Sinne, Hilfen zur Urteilsbildung, Analyse, Bewertung und Entscheidung. In der transaktionsanalytischen Gesprächsführung wird immer wieder auf diese Punkte Wert gelegt. Der Klient lernt, genaue Beobachtung von der Interpretation zu trennen, Schlussfolgerungen zu ziehen, Konsequenzen zu bedenken, sich klar zu entscheiden und danach zu handeln.

Die Enttrübung

Enttrübung ist ein Prozess der Abgrenzung der Ich-Zustände, wodurch ihre Funktionsfähigkeit wiederhergestellt und dem integrierenden Erwachsenen-Ich die Wahlfreiheit eröffnet wird, auf eine Situation aus verschiedenen Ich-Zuständen zu reagieren. Gedanken und Gefühle werden in jedem Ich-Zustand differenziert und unterschiedlich erlebt.

Im Gespräch mit Klientinnen wird die Therapeutin / der Berater an Stellen, wo eine Trübung vermutet wird, immer wieder die Herkunft von Ansichten oder Gefühlen erfragen und realitätsbezogene Denk-, Fühl- und Handlungsalternativen fördern oder anregen. Die Identifikation von Gedanken und Gefühlen aus dem EL oder K setzt Energie frei, die sich auch in körperlichen Veränderungen äußert: Jemand wird es plötzlich warm, eine körperliche Starre schwindet, die Lust, eine Idee in genussvolles Handeln umzusetzen, lässt eigene Kraft spüren.

Beispiel

Eine Frau beschreibt nach der Phase der Enttrübung verwundert ihr Fühlen im Erwachsenen-Ich: »Es ist nicht mehr so heftig, nicht mehr so farbig, aber viel klarer und wirkt auf andere Weise mächtig. Ich spüre viel deutlicher, dass ich fühle, und habe keine Angst vor der Überwältigung durch Gefühle.«

Enttrübung als Prozess kann durch verschiedene Methoden unterstützt werden. Im Folgenden beschreiben wir einige verbreitete Arbeitsweisen: Die Ich-Zustands-Dialoge nach *Stuntz* (1973) und *Rissman* (1975), die acht therapeutischen Schritte nach *Berne* (1985/1966), die Entwicklung des Gewinner-Mini-Skripts (Kahler/Capers 1974, Gere 1975), das Gewinner-Dreieck als Alternative zum Drama-Dreieck (Choy 1990) und die Methode des Selbst-Beelterns nach *James* (1974).

Ich-Zustands-Dialoge

Stuntz (1973) beschrieb eine Arbeit mit drei Stühlen, die hilft, die verschiedenen Ich-Zustände als getrennt wahrzunehmen, ihre Qualitäten zu verdeutlichen und die Grenzen zu verstärken. Er empfiehlt diese Technik für Struktur-Analyse, Enttrübung, Neuentscheidung, Beeltern und Beziehungsanalyse.

Ebenso lässt sich diese Methode auf fünf Stühle erweitern, wenn man die funktionale Analyse zugrunde legt.

Der Klient wechselt jeweils auf den Stuhl, der seinem momentanen Ich-Zustand entspricht. Er kann aus diesem Ich-Zustand heraus mit dem Therapeut / der Beraterin sprechen und dabei Verhaltensalternativen entwickeln. Es ist aber auch ein Dialog oder Trilog mit den anderen Ich-Zuständen möglich. *Rissman* (1975) verwendet diese Methode bevorzugt zur Bewusstmachung des inneren Dialogs im Unterschied zu den äußerlich sichtbaren Transaktionen. Hierbei werden die Akzentsetzungen der Ich-Zustände, ihre nützlichen oder blockierenden Tendenzen deutlich. Die Leichtigkeit des Wechsels oder auch die Vermeidung von Ich-Zuständen geben zudem diagnostische Hinweise auf die Flexibilität und Ressourcen der Person.

Die acht therapeutischen Operationen

In seinem Buch über Gruppenbehandlung nennt *Berne* (1985/1966) acht therapeutische Operationen, die eine in sich schlüssige Sequenz zur Enttrübung enthalten.

Sie haben auch für die Beratung große Bedeutung erlangt. Die siebte Operation als Veränderung des Kind-Ichs ist eher eine therapeutische Intervention.

Die acht Operation bauen aufeinander auf, auch wenn sie nicht immer in exakt der aufgeführten Reihenfolge gebraucht werden. Gelingt ein nächster Schritt nicht, so wird auf eine vorhergehende Arbeitsweise zurückgekehrt.

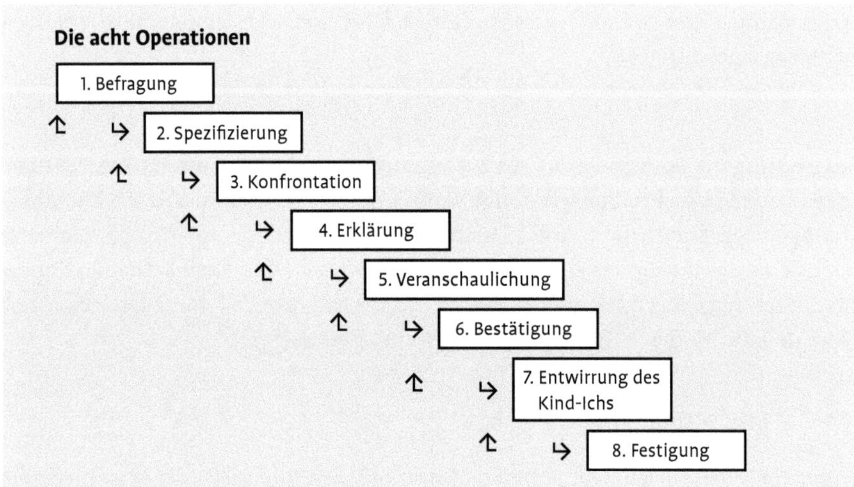

Die **Befragung** ist eine grundlegende Intervention und erfüllt eine Reihe von Funktionen:

- sie aktiviert das Erwachsenen-Ich bei Klienten,
- sie zentriert auf wesentliche Punkte,
- sie gibt der Therapeutin / dem Berater Informationen zur Problemstellung,
- sie zeigt diagnostisch, wie die Klientin mit den Ich-Zuständen operiert,
- der Klient erfährt, worauf die Therapeutin / der Berater Wert legt,
- sie hilft bei der Entwicklung einer gemeinsamen Wirklichkeitsdefinition.

Die Befragung lässt einerseits der Klientin Raum, sich und seine Konzepte des Problems und seiner Lösungsideen darzustellen, lenkt aber auch die Aufmerksamkeit auf bestimmte Inhalte und Zusammenhänge. *Berne* warnt aber auch vor dem Spiel ›Psychiatrische Krankheitsgeschichte‹, in dem die Therapeutin / der Berater mit unnützen Informationen überschwemmt wird.

Im Wechsel und als Ergänzung zur Befragung steht die **Spezifizierung.** Sie dient der Klärung von Zusammenhängen und Begriffen, hilft zu einer gemeinsamen Sprache, legt aber auch den Klient auf bestimmte Aussagen fest.

Spezifizierung ist besonders nötig bei:

- unklaren Begriffen: »Was meinen Sie mit ›Nerven verloren‹?«
- unklaren Beziehungen: »Wollen Sie sich wirklich scheiden lassen?«
- unklaren Zusammenhängen: »Weshalb kamen Sie in die Psychiatrie?«
- Abstraktionen: »Was verstehen Sie unter Erwachsen-Sein?«
- Fachausdrücken und Fremdworten: »Was meinen Sie mit paranoid?«
- schwammigen Beschreibungen: »Was hat der Arzt genau gesagt?«
- lückenhaften Darstellungen: »Wie lief das genau ab?«
- Pauschalisierungen: »Erleben Sie alle Frauen so?«
- ›gefärbten‹ Aussagen: »Wieviel trinken Sie genau?«

Das Risiko der Spezifizierung besteht in einer Anpassung von Klientinnen an die Sprache der Therapeutin / des Beraters oder in einer erneuten Etikettierung: »Das halten Sie auch für anormal!«

Die **Konfrontation** ergibt sich im Gespräch aus der Befragung und Spezifizierung. Hier wird der Klient auf widersprüchliche Behauptungen, Annahmen oder Verhaltensweisen aufmerksam gemacht und um Klärung gebeten. Auch Widersprüche in den Interessen der Person sind Inhalte der Konfrontation.

Gewöhnlich setzt Konfrontation eine vertragliche Vereinbarung voraus, damit sie nicht als verfolgerisch und anklagend erlebt wird. Die Akzeptanz der Person muss spürbar sein, auch wenn auf Verhaltensprobleme hingewiesen wird. Die Gefahr besteht, dass die Therapeutin / der Berater sonst in Spiele und Skriptverhalten einbezogen wird (vgl. Micholt 1985).

Beispiele für typische Konfrontationen von Widersprüchen sind:

- destruktives, selbstschädigendes Verhalten und Bedürfnisse des Klienten (z. B. alkoholisiert zum vereinbarten Termin erscheinen),
- Bruch getroffener Vereinbarungen und Zusammenarbeit (z. B. Pünktlichkeit),
- Skript-Gefühlsausdruck (z. B. Lachen) und wirkliches Gefühl
- Rollen im Drama-Dreieck und wirkliches Leiden, Helfen oder Sich-Behaupten.
- Antreiber-Aussagen zu sich oder anderen,
- Vergleiche mit anderen statt eigener Analyse (»Mir geht es genauso!«),
- Wettbewerbsverhalten statt Verfolgen eigener Interessen (»Mich interessieren Deine Probleme nicht, meine sind wichtiger«),
- passive Verhaltensweisen statt Arbeit am Problem (z. B. Zeitvertreibsspiele),
- Redefinitionen statt klarer Antworten,
- Interpretationen statt Achten auf die genaue Aussage,
- übertriebene Gefühle statt die Hinweisfunktion von Gefühlen achten (z. B. Panik statt Angst),
- Abwertende Aussagen zu sich oder anderen (»Ich bin blöd!«),
- Rationalisierungen statt Gefühlsbezug

Je stärker jemand in einem Verlierer-Skript befangen ist, umso schwieriger ist die Kunst der Konfrontation: Die Therapeutin / der Berater muss wählen, welche Verhaltens-, Denk- und Fühlweisen er/sie im Moment für besonders wesentlich hält, da viele Äußerungen eines Klienten widersprüchlich sind.

Die **Erklärung** dient dazu, der Klientin ein neues Verständnis für die Entstehung und Aufrechterhaltung der Problemsituation anzubieten. Schon bei der Befragung berichten Klienten meist ihre Interpretation, wie sie sich und ihre Umgebung verstehen. Dieses Modell konnte aber das Problem nicht lösen. Bei der Erklärung wird nun diese Idee der Klientin infrage gestellt und Alternativen dazu werden entwickelt. Die verschiedenen Modelle der Transaktionsanalyse können hier Anwendung finden. Ziele der Erklärung sind:

- den Interpretationsansatz von Klienten zu erschüttern,
- neue Zusammenhänge zu zeigen,
- komplexe Zusammenhänge modellhaft zu verdeutlichen,
- Motivation fördern und Optimismus zu stärken,
- eine Struktur für die Problemlösung zu entwickeln.

Das Risiko besteht in einer Konkurrenz zum Denken der Klientin, was sich meist in ›Ja, aber...‹-Spielen bemerkbar macht. *Berne* warnt außerdem vor dem Psychiatrie-Spiel ›transaktionsanalytischer Typ‹, in dem TA-Modelle zur Stärkung des Skripts statt zu dessen Veränderung genutzt werden (z. B. zur Stärkung einer ›Ich bin OK, du bist nicht OK-Haltung‹).

Ist eine neue Erklärung eingeführt und weitgehend akzeptiert, wird die **Illustration** zur Veranschaulichung des Modells gebraucht: Beispiele aus dem Leben des Klienten, von anderen Gruppenteilnehmern oder aus der Erfahrung von Therapeutin/Berater verdeutlichen, was gemeint ist. Möglichkeiten der Illustration bestehen auch in Bezug zu Märchen, Literatur, Parabeln, humorvollen kleinen Geschichten oder Witzen, die sich der Klientin gut einprägen.

Illustration dient:

- der Veranschaulichung des neuen Verstehens-Modells,
- der Festigung von neuen Denk- und Fühlweisen,
- der rechtshemisphärischen Einbettung analytischer Modelle,
- dem Abbau von Tabus, magischem Denken oder einer Stimmung von Feierlichkeit bei der Betrachtung der eigenen Situation,
- der Konfrontation der Idee, ein ganz besonderes Problem zu haben,
- dem humorvollen, spielerischen Umgang mit der Problemlösung,

Im negativen Sinne verleitet Illustration bisweilen die Therapeutin / den Berater zu sehr aus eigener Erfahrung zu erzählen, sich als Geschichten- oder Witzeerzähler in Szene zu setzen oder auch den Klienten abzuwerten durch Aussagen wie: »Das kenne ich von früher aus meiner Therapie«. *Berne* empfiehlt, ›nicht zu lange auf der Bühne zu bleiben‹.

Durch die bisherigen Schritte ist der Klientin schon angeregt, eigene neue Erfahrungen zu machen. In der Phase der **Bestätigung** zeigt er nun, wie gut das neue Erklärungsmodell verstanden ist und in die Lebenswirklichkeit umgesetzt werden kann. Die Aktivität der Therapeutin / des Beraters nimmt ab, der Klient steht verstärkt im Mittelpunkt.

Bestätigung wirkt, wenn

- die Klientin von sich aus Beispiele erfolgreicher Anwendung des neuen Modells berichtet,
- das Lob der Therapeutin / des Beraters nicht mehr gesucht wird, sondern Energie für eine aktive Weiterentwicklung auf der Basis der neuen Problemsicht spürbar wird (intrinsische Motivation).

Zu viel oder zu wenig Anerkennung gefährden den Erfolg der Bestätigung. Individuelle Modifikationen von Modellen durch die Klientin sind wichtig und sollten nur bei Missverständnissen oder Fehlentwicklungen aufgedeckt und korrigiert werden.

Nach diesen Schritten steht nach *Berne* der Klient vor der Wahl, die Therapie/Beratung zu beenden, sie in anderer Weise (z. B. nach Einzelsitzungen nun in der Gruppe) fortzuführen oder sich intensiv der Arbeit an Kind-Ich und Eltern-Ich zuzuwenden. Die Enttrübung hat damit die Funktion des Erwachsenen-Ich wiederhergestellt, sodass eine regressive Arbeit folgen kann. Dies geschieht in der Phase der **Interpretation**, der ›erlebnisgeschichtlichen Deutung‹, wie *Schlegel* (1988) es nennt oder was *Berne* als die ›Entwirrung des Kind-Ichs‹ bezeichnet. Die **Festigung** schließt die Sequenz ab. *Berne* spricht auch von ›Kristallisierung‹ und meint eine innere Sicherheit des Klienten, das aktuelle Problem bewältigt zu haben und künftige Probleme auf Gewinnerweise anzugehen.

Festigende Interventionen der Therapeutin / des Beraters sind:

- Bestärkung der Klientin in der Sicherheit, Probleme selbst zu bewältigen
- Hinweise auf das mögliche Ende der Therapie oder Beratung,
- Unterstützung selbständiger Entscheidungen,
- Anerkennung geben für das Erreichte,
- den Klienten in der Gruppe als Modell für erfolgreiche Arbeit gelten zu lassen,
- zeitweilig die Rolle der Ko-Therapeutin / des Beraters in der Gruppe zu überlassen.

Werden festigende Interventionen zu früh gebraucht, kann sich der Klient leicht im Stich gelassen oder zur Beendigung der Zusammenarbeit aufgefordert fühlen, obwohl noch die innere Sicherheit fehlt. Oft werden in dieser Situation neue oder alte Symptome wieder produziert, um den Abschied zu vermeiden. Die Therapeutin / Der Berater muss hier sorgfältig diagnostizieren, ob es sich um wirkliche Probleme, die auf der Basis eines neuen Arbeitsvertrags angegangen werden sollten, oder um Skriptverhalten handelt, das nach einer Konfrontation aufgegeben werden kann.

Das Gewinner-Mini-Skript (OK-Mini-Skript)

Kahler und *Capers* (1974) haben analog zum Mini-Skript auch eine Umkehrung in Form des Gewinner-Skripts beschrieben. Da diese Veränderung insbesondere für Beratungssituationen vorrangig unter Leitung des Erwachsenen-Ich möglich ist, haben wir diese Arbeitsweise diesem Kapitel zugeordnet. Bei starken Verlierer-Skripts muss allerdings begleitend die Veränderung im Kind-Ich und im Eltern-Ich eigens bearbeitet werden.

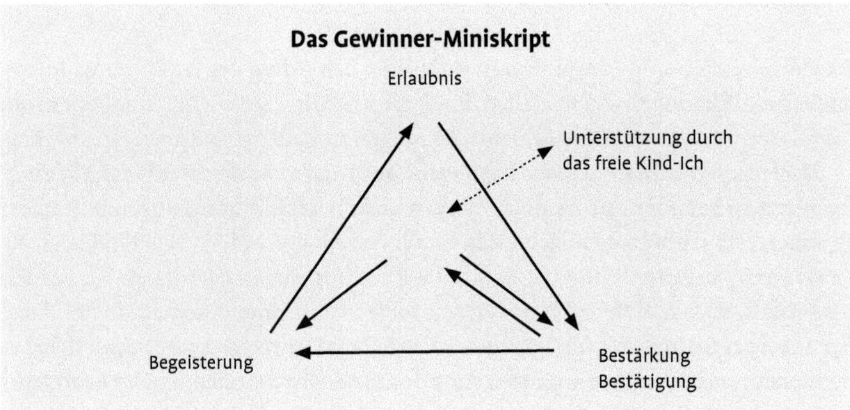

Ausgehend vom Gefühl der Verzweiflung (vierte Position des Mini-Skripts) wird die Motivation für Veränderung entwickelt. Im Kind-Ich, aber auch im Erwachsenen-Ich eines Menschen ist der Wunsch nach Befreiung von Zwängen und nach individuellem Wachstum zu finden. *Clarkson* (1996) nennt dieses Bedürfnis in Anlehnung an *Berne* ›Aspiration Drive‹. Ist der Klient entschlossen die unangenehmen Gefühle am Ende der Mini-Skript-Sequenz nicht mehr als Skriptgefühl zu gebrauchen, wird das Bewusstsein für die rachsüchtige Seite des Kind-Ichs gefördert (dritte Position). Dadurch werden die hemmenden Grundbotschaften wieder spürbar (zweite Position) und der Weg führt zurück an den Anfang der Sequenz, zu den Antreibern (erste Position). Wie *Gere* (1975) näher ausführt, beginnt die positive Arbeit nun mit der Frage nach der Loslösung von Antreibern: der befreienden korrigierenden Erfahrung und dem nötigen Schutz für eine positive Entwicklung. Kognitive Sätze werden als Erlaubnis entwickelt, der Übertreibung in den Antreibern nicht mehr Folge zu leisten. Anstelle der Hemmung tritt dann die Unterstützung: Die Bewusstwerdung positiver

Erinnerungen aus dem Reservoir des Kind-Ichs und die Effekte der korrigierenden Erfahrung durch neues Verhalten in der Gegenwart lassen die hemmenden Grundbotschaften wirkungslos werden. Das wiedererlangte Bewusstsein für die eigenen Bedürfnisse und die Selbstakzeptanz brauchen äußere und innere Anerkennung und Verstärkung für das ›freie Kind‹. Schließlich führt diese veränderte Sequenz zu einem verstärkten Selbstgefühl und authentischen Gefühlen, die als Selbstverstärkung wirksam werden.

Das Gewinner-Dreieck

Das Drama-Dreieck nach *Karpman* (1968) ist ein Modell, das für Klienten leicht nachvollziehbar ist und hilft zur Klärung der Entstehung und des Verlaufs von Spielen. Sie basieren auf einer Verzerrung (Abwertung) der Rollen: Ankläger sind zu sehr auf ihr Recht-Haben bedacht, Retter zu sehr aufs Helfen und Opfer zu sehr auf ihr Leiden konzentriert. Das Scheitern in der Erfüllung der verdeckten Wünsche führt zum Rollenwechsel und löst das unangenehme Gefühl am Ende aus.

Choy (1990) bietet ein Modell an, wie die ursprüngliche negative Abfolge verändert werden kann, indem die Bedürfnisse und Haltungen in den drei Rollen erfüllt werden.

Das ursprüngliche Opfer wird sich seiner Verletzlichkeit bewusst, die Person akzeptiert, dass sie selbst ein Problem hat, das ihr Leiden verursacht. Damit wird das Erwachsenen-Ich aktiviert, die Passivität wird abgebaut. Denken und Fühlen werden für die Entdeckung notwendiger Änderungen eingesetzt. Denken und Fühlen kann gleichzeitig geschehen, statt miteinander in Konkurrenz zu stehen. Die Problemlösefähigkeit und Sorge für eigene Bedürfnisse wird gefördert. Damit verbessert auch die Klientin ihre Möglichkeiten, nützliche Hilfe zu verlangen und anzunehmen.

Als Methoden der Selbsthilfe schlägt *Choy* vor:

- Beschäftigung mit Problemlöseverhalten (Schritte aus Psychologie und Management),
- Brainstorming (unzensiertes Ideensammeln),
- nützliche Funktionen der Gefühle wahrnehmen (Was sagt mir das Gefühl? Wie hilft es mir?),
- Informationen sammeln (realistische Informationen z. B. über Krankheiten, deren Behandlungsmöglichkeiten etc.),
- für die Veränderung in Therapie und Beratung dienen geleitete Fantasien,
- Ideensammlung in der Gruppe,
- Mehr-Stuhl-Arbeit zwischen Ich-Zuständen, aber auch zwischen konkurrierenden Bedürfnissen,

- Kind-Interview (s. u. Selbst-Beeltern),
- Spielanalyse,
- Bearbeitung von Engpässen (Neuentscheidungsarbeit).

Dabei liegt die Betonung auf den Ressourcen der Person: Erfolgreiche Problemlösungen in ähnlichen Situationen werden gesucht und auf ihre Anwendbarkeit in der aktuellen Problemlage geprüft.

Die Retter-Rolle wird zur wirklichen Helfer-Rolle und von echter Fürsorglichkeit geprägt. Helfer respektieren die Fähigkeit von Ratsuchenden, zu denken, Probleme zu lösen und sie erfragen, was die Ratsuchenden wirklich brauchen. Sie übernehmen nicht ungefragt oder entgegen ihren eigenen Bedürfnissen Aufgaben für andere. Sie entscheiden sich für bestimmte Formen der Unterstützung auf der Basis der eigenen Interessen und lehnen eine Überforderung ohne Schuldgefühle ab. Sie üben dabei das genaue Hinhören auf andere.

Methodische Möglichkeiten sind

- kontrollierter Dialog,
- klientenzentrierte Gesprächsführung,
- Analyse von Doppelbotschaften, verdeckten Transaktionen,
- klare Absprachen und Verträge,
- Übung im Wahrnehmen und Ausdrücken eigener Gefühle und Bedürfnisse,
- unterstützendes Feedback,
- Informationen vermitteln, ohne zu belehren.

Ankläger sind auf Durchsetzung ihrer Interessen und Rechte bedacht. Bei einem guten Kontakt sind dafür die Herabsetzung eines anderen Menschen und seine Bestrafung nicht erforderlich. Die Energie wird für eine Veränderung der Situation und nicht mehr für die Beherrschung anderer eingesetzt. Durchsetzung geschieht durch Verhandeln, nicht durch Besiegen.

Methodische Hilfen sind dafür:

- Übung im Fragen statt Fordern,
- ›nein‹-Sagen, statt Vorwürfe,
- erklären wie für einen selbst etwas zum Problem wird, statt Schuld-Zuschreibungen,
- Verhandlungstechniken üben,
- Ideen sammeln, wie eigene Bedürfnisse unabhängig von einer nicht veränderungsbereiten Person erfüllt werden können.

In Therapie und Beratung sind ähnliche Arbeitsweisen wie bei der Veränderung der Opfer-Haltung angezeigt.

Das Gewinner-Dreieck nach Choy (1990)

Verhandler
Ziel: Durchsetzen eigener Interessen ohne Kampf
Weg: Verhandlungsführung lernen

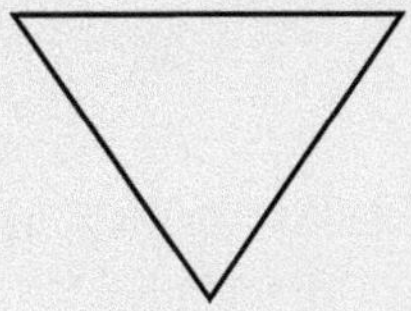

Helfer
Ziel: Sorgen für andere
Weg: aktives Zuhören, Selbstbewusst sein

Hilfesuchender
Ziel: aktive Problemlösung
Weg: Problemlösestrategien, Selbstbewusstsein

Die Revision des Eltern-Ichs und der Aufbau von Selbstakzeptanz (Selbst-Beeltern)

Ausgehend von der Annahme, dass das Erwachsenen-Ich die anderen Teile der Persönlichkeit in unterschiedlicher Weise nutzen kann, entwickelte *James* (1974) eine Methode zur Stärkung des Erwachsenen-Ichs, die sie Selbst-Neubeeltern nannte. Die theoretische Grundannahme besteht darin, dass Eltern- und Kind-Ich dynamische Elemente der Person sind, deren Inhalte erweitert, schädliche Teile entmachtet und nützliche Teile (Ressourcen) betont werden können. Der erwachsene Mensch kann mit Hilfe seines Erwachsenen-Ichs das Kind-Ich und Eltern-Ich analysieren und sich entschließen, hinderliche Einflüsse des Eltern-Ichs zu verändern bzw. fehlende Erfahrungen durch Neuerfahrung zu ergänzen. *M. James* (1981) sieht diesen Schritt als einen Aufbruch, ein neues Leben zu beginnen. Das Selbst-Beeltern ist dann erfolgreich abgeschlossen, wenn die neuen Verhaltensweisen so in die Persönlichkeit integriert sind, dass sie automatisiert wurden.

Die Methode ist weitgehend kognitiv orientiert und in der Beratung und Erwachsenenbildung sehr gut verwendbar. Einzelne Sequenzen lassen sich aber auch in einen Therapieprozess gut einbetten.

Der Weg gliedert sich in **sieben Schritte**:

1. Motivationsarbeit
2. Historische Diagnose des Eltern-Ichs
3. Informationen über hilfreiches elterliches Verhalten
4. Bewertung der Ergebnisse der Analyse und Information
5. Die Planung der Veränderung
6. Vereinbarungen zur Veränderung (Eigenverträge)
7. Automatisierung des neuen Eltern-Ich-Anteils.

In der **Motivationsarbeit** bietet *James* Fragenlisten zum Gebrauch des eigenen Eltern-Ich an, die ein Nachdenken über die eigene Nutzung des Eltern-Ichs und zur eigenen erlebten Freiheit anregen sollen.

Fragebogen zur Motivation (James 1981, S. 17–19, übers. G. P.)
Gehe die folgenden Fragen flott durch und hake an, was für Dich zutrifft, mache einen Strich, wo es nicht zutrifft oder ein Fragezeichen, wenn Du nicht sicher bist

- ☐ Ich verstehe mich nicht.
- ☐ Ich sorge nicht für mich.
- ☐ Ich bin ein unabhängiger Denker.
- ☐ Ich gebe leicht auf.
- ☐ Ich bin oft rebellisch.
- ☐ Ich habe eine gute Gesundheit.
- ☐ Ich bin optimistisch.
- ☐ Ich habe wenig Selbstbeherrschung.
- ☐ Ich habe oft Schuldgefühle.
- ☐ Ich wünschte, ich wäre nie geboren.
- ☐ Ich bin kein guter Vater, keine gute Mutter.
- ☐ Ich kann gut Probleme lösen.
- ☐ Ich fühle mich frei.
- ☐ Ich mach mir zu viel Sorgen.
- ☐ Ich bin kompetent.
- ☐ Ich habe Selbstvertrauen.
- ☐ Ich kann mich nicht leiden.
- ☐ Ich fühle mich ganz in Ordnung.
- ☐ Ich stehe sehr unter Leistungsdruck.
- ☐ Ich habe keine engen Freunde.
- ☐ Ich gebe gewöhnlich nach.
- ☐ Ich bin oft glücklich.
- ☐ Ich fühle mich in der Falle.
- ☐ Ich bin beliebt.
- ☐ Ich bin zu kritisch eingestellt.
- ☐ Ich bin kreativ.
- ☐ Ich bin froh zu leben.
- ☐ Ich fühle mich unvollständig.
- ☐ Ich fühle mich schwach statt kraftvoll.
- ☐ Kinder mögen mich.
- ☐ Ich verstehe oft nicht, worum es geht.

Schau Dir die Antworten noch einmal an: Gibt es ein typisches Muster? Gibt es Bereiche, wo Du in der Falle sitzt und andere, wo Du frei bist?

Weitere Möglichkeiten der Motivation sieht sie in der Reflexion über Fragen zur eigenen Geburt (Was wurde Dir über Deine Geburt erzählt?), oder auch zu Zuschreibungen durch Eltern und Verwandtschaft (Was sagten sie, wer Du bist, was aus Dir werden soll?). Es folgen Fragen zur frühen Kindheit, der Unterstützung oder Abhängigkeit von anderen und zu Einschränkungen der eigenen Freiheit in der Familie (Konntest Du hingehen wohin Du wolltest; Freunde haben und nach Hause mitbringen; eigene Gedanken denken und äußern; eigene Interessen verwirklichen?). Als Abschluss der Reflexion wird nach dem aktuellen Umgang mit dem Eltern-Ich gefragt (Wie hältst Du Dich heute zurück? Wie vermeidest Du Deine Freiheit?).

Im **zweiten Schritt** werden die elterlichen Verhaltensweisen analysiert, die entsprechenden Situationen erinnert, in der ein bestimmter Stil erfahren wurde und die eigene Reaktion darauf beschrieben.

förderliche elterliche Stile	hemmende elterliche Stile
vernünftig	überkritisch
ermutigend	widersprüchlich
konsequent	überfürsorglich
vermittelnd	streitlustig
fürsorglich	unbeteiligt
entspannt	übersachlich
verantwortlich	emotional überbedürftig

Wo hat die Klientin diese Reaktionsweisen übernommen oder welche Kompromisse hat sie geschlossen.

Die Diagnose wird fortgesetzt durch eine Auflistung von Eigenschaften von Vater und Mutter und anderen Elternfiguren, die jeweils nach positiv oder negativ sortiert werden. Schließlich werden Elterneigenschaften aufgelistet, die jemand in Situationen positiv nutzen kann, die jemand in negativer Weise nutzt oder auch Merkmale, die jemand ablehnt und nicht gebraucht.

Beim Selbst-Beeltern werden die natürlichen Eltern geachtet und so akzeptiert, wie sie waren. Der Berater sollte vorsichtig sein, Eltern zu kritisieren oder abwertende und negative Statements des Klienten zu unterstützen.

Der **dritte Teil** der Methode beginnt mit einer Analyse der Wünsche und Bedürfnisse des inneren Kindes. Wie erkennt ein Klient heute diese Wünsche und Bedürfnisse und sorgt für deren Befriedigung. Zur Information des Erwachsenen-Ichs über gutes elterliches Verhalten gibt *James* einen Überblick über kindliche Entwicklung und über altersgemäße Bedürfnisse. Sie beschreibt den sinnvollen Umgang mit eigener Energie und Kreativität und das entsprechende elterliche Verhalten, das diese Bereiche fördern kann.

In einem **vierten Schritt** wird ein innerer Dialog angeregt. Das Erwachsenen-Ich tritt in Kontakt mit dem eigenen Kind-Ich, z. B. in Form einer Stuhl-Arbeit oder einer geleiteten Fantasie. Es kann dabei das Kind nach den eigenen Wünschen, Erfahrungen und Bedürfnissen befragen und spüren, wie weit der Erwachsene bereit ist, das bedürftige Kind in sich anzuerkennen und anzunehmen.

Eine typische geleitete Fantasie hierfür ist:
Gehe zurück an den Ort Deiner Kindheit und schaue Dich dort um. Irgendwo kannst Du Dich als Kind spielen sehen. Schau Dir dieses Kind an und beobachte, was es gerade tut und wie es ihm dabei geht. Wenn Du Dich vorsichtig annäherst und allmählich mit dem Kind Kontakt aufnimmst, kann es sein, dass Du das Kind zu seinen Wünschen, zu seinem Erleben, auch zu seiner Lebenssituation befragen kannst. Höre dabei aufmerksam auf die Klagen des Kindes. Wenn der Kontakt mit dem Kind gut gelingt und das Verständnis da ist, kann man die Fantasie abschließen, indem man das Kind auf den Schoß setzen oder auf den Arm nehmen lässt und dann wieder Teil der erwachsenen Person wird.

In dem **fünften Schritt** werden die nun ermittelten Daten – das Erleben der eigenen Freiheit, die Analyse der Eltern als Person, die Bedürfnisse des Kindes – gewertet und auf die jetzige Lebenssituation bezogen. Dabei wird immer wieder zwischen brauchbar und unbrauchbar unterschieden. Neue Möglichkeiten werden im Gespräch oder in der Gruppe gesucht, wie mit ungünstigem Elternverhalten umgegangen werden kann oder wie fehlende Erfahrungen heute ermöglicht werden.

Diese Arbeit führt im **sechsten Schritt** zu der Entwicklung von Selbstvereinbarungen. *James* gibt hierfür eine Einführung in die Praxis der Vertragsarbeit. Der Mensch plant, wie er seine Wünsche besser kennen lernen und verwirklichen kann, wie er seine Intuition und Kreativität gebraucht, mit Stärken und Schwächen umgeht und für sich selbst fürsorglich sein kann. Diese Verträge werden notiert und in kleinen Schritten in der Gruppe eingeübt. Besonderer Wert wird darauf gelegt, beeinflussende, hilfreiche, schützende Sätze als Erlaubnisse und Ermutigungen zu entwickeln, die das neue Eltern-Ich dem Kind sagen kann.

Der **siebte Schritt** im Prozess des Selbst-Beelterns besteht im Einüben der neuen Verhaltensweisen in der Lebenssituation der Klienten, um mit ihnen vertraut zu werden, bis sie automatisch gebraucht werden. Der Abschluss besteht in der emotionalen Versöhnung mit sich selbst und den Eltern, die dann gelingt, wenn das neue selbstfürsorgliche Verhalten als positiv und gewinnbringend erfahren wird.

5.2 Veränderung des Kind-Ich-Zustands

Die Arbeit der Veränderung des **Kind-Ich-Zustands** und des **Eltern-Ich-Zustands** stehen in einem engen Zusammenhang, da die Themenbereiche häufig korrespondierend sind. Das bedeutet, dass die **Skriptüberzeugungen** im Kind-Ich von den Meinungen des Eltern-Ichs unterstützt werden. Da diese beiden Persönlichkeitsanteile auch ohne das Erwachsenen-Ich miteinander in Austausch treten, ist dann der Einfluss des an der aktuellen Realität bezogenen Persönlichkeitsanteils oft gering, dies kann zu Funktionsstörungen führen.

Im Kind-Ich-Zustand sind die Lebensgeschichte, also die frühen Entscheidungen im Zusammenhang mit den frühen Erlebnissen, gespeichert. Dies findet auf allen Ebenen, der Denk-, Fühl-, Verhaltens- und Körperebene statt. Die Persönlichkeitsanteile können im Grunde nicht getrennt betrachtet werden. Wir machen diese künstliche Trennung, um die einzelnen Anteile der Arbeit leichter deutlich machen zu können.

Für die Darstellungen dieser Arbeit benutzen wir das historische und das phänomenologische Modell, da wir uns mit den inneren Prozessen beschäftigen. Im Prozess selbst ist das verhaltens- und soziale Modell zur Diagnostik erforderlich.

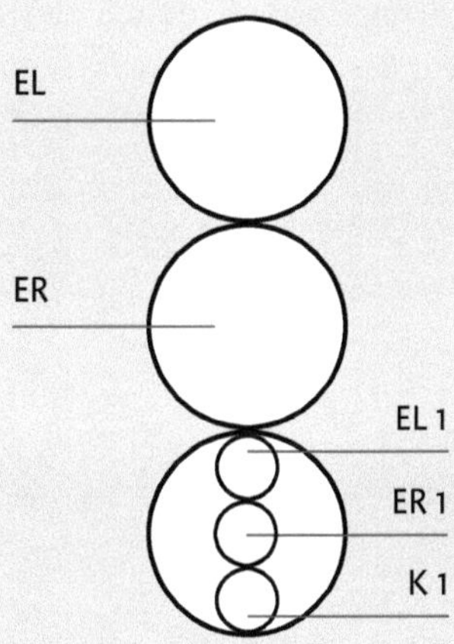

Die **Strukturanalyse 2. Ordnung** in der wir die Unterstrukturen von Kind-Ich und Eltern-Ich darstellen können, historisches Modell.

Ziele der Veränderungsarbeit

Das übergeordnete allgemeine Ziel ist die Autonomie. Um autonom leben zu können sind folgende Veränderungen im Kind-Ich notwendig:

- Das Wiederherstellen der Ich-Zustandsgrenzen; das bedeutet, Vermischungen mit anderen Ich-Zuständen aufzuheben.
- Frühe Erfahrungen und daraus resultierende Entscheidungen und Gefühle aufzuspüren und neue Erfahrungen zu machen, um daraus neue Entscheidungen zu treffen und andere Gefühle zu erleben. Das bedeutet die Lösung innerer Konflikte.
- Integration und strukturelle Neuorganisation der Ich-Zustände.
- Eine neue Energieverteilung.
- Aktivierung positiver Kind-Ich-Zustände (Ressourcen).
- Neue Erfahrungen in Bereichen, die bisher wenig oder nicht gelebt wurden.

In der Definition und der Diskussion der Ich-Zustände haben wir gezeigt, dass es unterschiedliche Sichtweisen gibt. Unabhängig davon, ob eine Transaktionsanalytikerin die Richtung des integrierten Erwachsenen-Ichs vertritt und damit im Kind-Ich nur die Fixierungen sieht oder ob auch im Erwachsenenalter Ich-Zustände in ihrer Funktion nach außen als normal angesehen werden, besteht Übereinstimmung darüber, dass die Probleme die Konsequenz von frühen kindlichen Entscheidungen sind, die auf Erfahrungen oder Mangel beruhen. In der Psychotherapie ist regressive Arbeit zur Bearbeitung dieser Probleme notwendig.

Nach den richtungsweisenden Arbeiten von *Berne* wurden verschiedene Ansätze erarbeitet, die zum Teil ganz detaillierte Ansätze zeigen oder auch Leitlinien geben. In der folgenden Übersicht sind wichtige für die Praxis relevante Konzepte zusammengestellt:

Psychotherapie von Kind-Ich-Zuständen

Entwirrung – Berne (1961)
Neuentscheidung – Goulding und Goulding (1979)
Integrative Therapie – Erskine und Moursund (1991)
Neue Kindheitserfahrungen ›rechilding‹ – Clarkson (1996)
Neubeeltern – Schiff (1975)
Punktuelles Neubeeltern – Osnes (1981/1974)
Entwicklungspsychologischer Ansatz – Levin (1982), L. Weiss (1991), Babcock und Keepers (1980/1976), Schiff (1975), M. James (1986)

Entwirrung:

Den Begriff **Entwirrung** benutzen wir für die Arbeit mit dem Kind-Ich-Zustand, auch wenn *Berne* (1961) in der Darstellung über Regressionsarbeit diesen Begriff nur für einen bestimmten Abschnitt dieser Arbeit verwendet. Es scheint uns sinnvoll, diesen Begriff dafür im Kontrast zur **Enttrübung des Erwachsenen-Ich** anzuwenden.

Erkennen des Kind-Ich-Zustands

Berne (1961) schreibt dazu aus seiner klinischen Beobachtung:

- Die charakteristische Haltung des Kind-Ichs sei es, andere übertrieben zu bewundern oder sich bedauernswert hilflos darzustellen.
- Das Kind-Ich drängt sich in die Aktivität des Erwachsenen-Ichs und es zeigt sich unbewusst im Zusammenhang mit dem Erwachsenen-Ich durch Gestik und Stimme.
- Der kleine Professor, – das ER1 – zeigt sich dann, wenn irgendetwas nicht so abläuft wie gewünscht oder bisher erfahren.

Der Kind-Ich-Zustand wird, wenn wir uns auf die **vier Diagnosemöglichkeiten** beziehen in seiner Gesamtheit phänomenologisch deutlich, wir werden durch das Verhalten darauf aufmerksam. Wie jemand in Beziehung tritt, beschreibt die soziale Diagnose in Transaktionen. Der Ursprung dieser Manifestationen wird durch die Lebensgeschichte in der historischen Diagnose bestätigt.

Die Verhaltensbeschreibung und die historische Diagnose sind beides Ansätze über das Erwachsenen-Ich, sodass Therapeut/Beraterin über das ›Kind‹ sprechen. Der erste Schritt zur Arbeit mit dem Kind-Ich besteht darin, dass Therapeut und Beraterin es erkennen und die Klientinnen Zugang dazu entwickeln. Der zweite Schritt ist der, dass Klienten bemerken, dass ihre Spielgewinne ungesund sind und sie diese Art, Zuwendung zu bekommen, aufgeben wollen. Dafür ist es erforderlich, dass sie mit dem, was sie in der realen Welt bekommen können, zufrieden sind. Dieses bedeutet die Aufgabe der ›Weihnachtsmann-Fantasie‹.

Über die Erinnerung konkreter Situationen gelingt es, dass die Klienten sich gefühlsmäßig auf diese alte Situation einlassen. *Berne* (1966, S. 247) schreibt, dass diese Art der Arbeit nicht nur eine Entlastung oder ein Durcharbeiten in Form der freien Assoziation ist, sondern der Ich-Zustand könne wie ein richtiges Kind behandelt werden.

Berne entwickelte zwei Hauptschwerpunkte der Arbeit mit dem Kind-Ich:

- **Wiederaufbau** (restructuring): Dazu gehört einerseits die Klärung und Definition der **Ich-Zustandsgrenzen** durch Verfeinerung der Diagnostik und Enttrübung. Andererseits ist die Neuverteilung der Energie durch **Aktivierung von Ich-Zuständen** (siehe unter »Egogramm«) eine Form des Aufbaus.
- **Reorganisation** (reorganisation): Reorganisation bedeutet die Zurückgewinnung des Kind-Ichs durch die Veränderung des Eltern-Ichs und die Entwirrung des Kind-Ichs. Die Entwirrung des Kind-Ichs ist Lösung der Konflikte innerhalb des Kind-Ichs. Dies geschieht in der Bearbeitung früher Szenen in der Re-

gression. Die Anwesenheit des Eltern-Ichs, soweit es dazu in der Lage ist, zum Schutz des Kind-Ichs und des Erwachsenen-Ichs und zur späteren Umsetzung der neuen Entscheidungen und Erfahrungen, ist dabei erforderlich. *Berne* sieht es für diese Arbeit als notwendig an, dass die Klienten Informationen über die Konzepte der Ich-Zustände bekommen, um gut mitarbeiten zu können.

Wiederaufbau und Reorganisation des Kind-Ichs

Wann:	Wenn Enttrübung des ER und Informationen an das ER nicht ausreichen, um Probleme zu lösen
Wie:	Neue Erfahrungen im Kind-Ich unter Beisein von ER2 und EL2 mit Hilfe des Therapeuten / der Beraterin in der Regression
Wozu:	Erarbeitung neuer Möglichkeiten im aktuellen Leben durch Befreiung gebundener Energie

Neuentscheidungen

Goulding/Goulding (1981) haben ein Behandlungskonzept mit Schwerpunkt der Therapie von neurotischen Störungen entwickelt. Die Grundideen sind auch bei anderen Störungen anwendbar.

Ausgehend von der Vorstellung, dass die einschränkenden Überzeugungen in der frühen Kindheit im Kind-Ich getroffen werden, stellten sie dar, wie nun diese Entscheidungen durch neue Entscheidungen ersetzt werden können.

Goulding/Goulding beschrieben **drei Arten von Engpässen** deren Entscheidungen aus unterschiedlichen Altersstufen stammen und damit auf unterschiedlichen Ebenen liegen. Ein Engpass ist für sie eine Situation, in der zwei oder mehrere gegeneinander wirkende Kräfte aufeinander treffen und dadurch eine Lösung der Situation unmöglich scheint.

Engpässe

Wir stellen hier die klassische Sichtweise von *Goulding/Goulding* (1975 TAJ) dar, in der der entscheidende Ich-Zustand das **ER**1, der ›kleine Professor‹, ist. Da dieser Teil die Entscheidungen als Antwort auf die Einschärfung getroffen hat, ist es notwendig, dass auch dieser Teil die Entscheidungen revidiert und eine neue Entscheidung trifft.

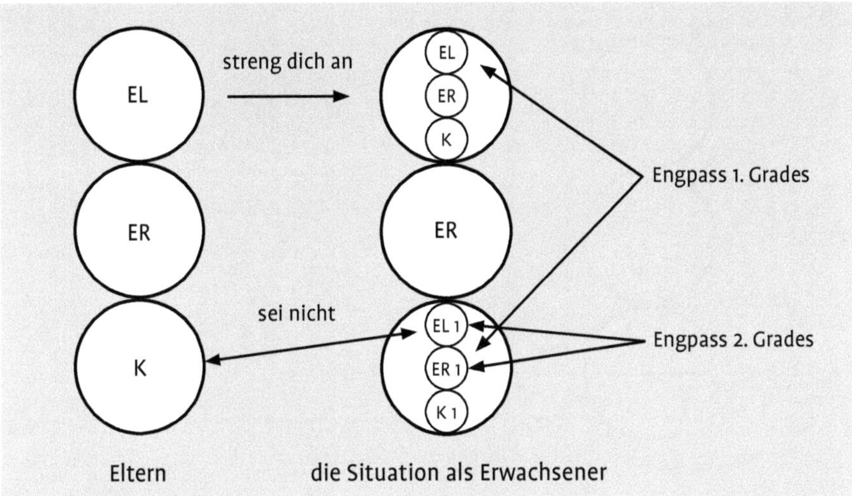

Der **Engpass ersten Grades** besteht zwischen der Gegeneinschärfung und den Strebungen dieser nicht mehr zu folgen, also zwischen dem EL2 und dem K2. In der Strukturanalyse 2. Ordnung lässt sich diese Situation genauer zeigen. Der Konflikt besteht zwischen dem Eltern-Ich des Eltern-Ichs und dem Erwachsenen-Ich im Kind-Ich, dem ›kleinen Professor‹.

Der **Engpass zweiten Grades** besteht innerhalb des Kind-Ichs zwischen dem Erwachsenen-Ich im Kind-Ich (ER1), das eine neue Entscheidung treffen möchte und dem Eltern-Ich im Kind-Ich (EL1), das die einschränkende Seite darstellt und an der alten Entscheidung festhält.

Für die Darstellung des Engpasses dritten Grades verwendeten *Goulding/Goulding* das Funktions- oder Verhaltensmodell:

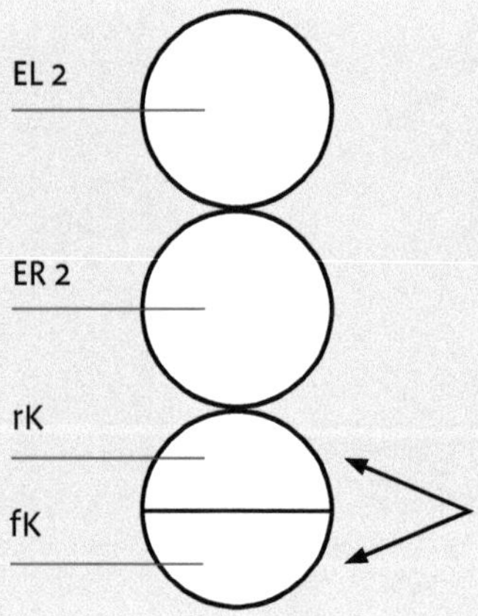

Die Bezugspersonen werden nicht mit dargestellt, da der direkte Bezug nicht herstellbar ist. Der Konflikt des **Engpasses dritten Grades** besteht zwischen dem reagierenden angepassten Kind und dem freien Kind.

Voraussetzungen für Engpassarbeit

Die Voraussetzung für die Lösung der Engpässe ist ein enttrübtes Erwachsenen-Ich und eine Veränderung des Eltern-Ichs. Dadurch ist eine Veränderung des Kind-Ichs möglich, die stabil bleibt, und nicht nur eine Absichtserklärung, die dann nicht verwirklicht wird, weil das Eltern-Ich noch zu viel Energie zu diesen Themen hat. Daher ist es wichtig, Neuentscheidungen sorgfältig vorzubereiten, da sonst die Gefahr der Skriptverstärkung besteht.

Ein eindeutiger Vertrag mit Festlegung des Themas und auch eindeutiger Bereitschaft der Klienten ist eine Voraussetzung.

Lösung von Engpässen

Die Lösung der Engpässe geschieht in der **Regression** in eine frühe Szene, die dem entsprechenden Engpass zugeordnet ist. Da das ER1 die Entscheidungen getroffen hat, die später zu den Engpässen führen, ist das ER1 auch der Teil, der die neue Entscheidung bei der Lösung des Engpasses trifft. Bei dem **Engpass ersten Grades** erkennt die Klientin im ER2, dass es keine logischen Gründe für die Verhaltensmaßregeln der Gegeneinschärfungen bzw. Antreiber gibt, dies gibt neben dem Leiden die Motivation zur Veränderung, in der der Klient zu einer eigenen Haltung in Bezug auf die Gegeneinschärfung kommt.

Die Neuentscheidung beim Engpass zweiten Grades betrifft einen Bereich des Seins z.B. intelligent sein im Kontrast zur **Einschärfung** ›denk nicht‹. Die praktische Durchführung findet in einem ›ich-du‹ Dialog mit der entsprechenden Elternfigur statt, die Szene wird in der Therapiesituation imaginiert. Wichtig dabei ist, sich die Eltern vorzustellen wie sie damals waren, denn die Auseinandersetzung wird nicht mit den heutigen Eltern, sondern mit den damaligen, den ›inneren Eltern‹ geführt.

Auch der **Engpass dritten Grades** wird in einer frühen Szene gelöst, auch wenn kein Dialog mit einer Bezugsperson möglich ist, es findet eine ›ich-ich‹ Auseinandersetzung statt mit dem Ziel, dass das freie Kind seine neue Überzeugung vertritt und sich dazu entscheidet. Bei der Lösung des Engpasses zweiten und dritten Grades liegt der Schwerpunkt der Arbeit auf den Gefühlen, die mit diesen Einschränkungen verbunden sind.

Lösung eines Engpasses **ersten Grades** mit der Gegeneinschärfung ›beeil dich!‹:

Beispiel

Ein Klient schildert, wie er von seinem Vater immer wieder zur Eile angetrieben wurde. Er erinnert es so, dass er bei allem, sei es bei den Mahlzeiten zu schnellerem Essen oder in anderen Situationen zu schnellerem Tun, angehalten worden sei.

Der Klient fing auf Anregung des Therapeuten nun an nachzudenken, wann denn Eile hilfreich sein kann und stellte fest, dass er sich in vielen Situationen eilt, in denen es überhaupt nicht angemessen, sondern eher hinderlich ist. Er erlebt sich als unfähig, anders als schnell zu handeln, obwohl er es nicht mehr möchte.

Dem Klienten fiel eine Situation von früher beim Mittagessen ein, die Familie hatte Zeit und er wurde trotzdem zur Eile angetrieben.

In einer ›Stuhl-Arbeit‹ setzte er seinen früheren Vater in der Fantasie auf einen zweiten Stuhl und teilte ihm mit wie er die Situation heute einschätzt, dann fühlte er sich wie damals am Esstisch und entschied von nun an in Ruhe zu essen und auch in anderen Situationen nachzudenken, ob Eile notwendig ist und zukünftig nach seinen eigenen Maßstäben zu handeln.

Die geschilderte Einschränkung ist eine Gegeneinschärfung, daher die zu erwartende Enge ein Engpass ersten Grades.

Durch die Interventionen des Therapeuten erkennt der Klient, dass es nicht sinnvoll ist, dass er sich in so vielen Situationen beeilt.

Er spürt Ärger auf den Vater und sieht noch keine Möglichkeit anders zu handeln. Diese Erkenntnis aus dem Er2 reicht nicht für eine dauerhafte Änderung aus.

Der Klient findet eine Situation aus seiner Geschichte mit seinem Vater.

Er wird von dem Therapeuten angeleitet, sich diese Situation vorzustellen. Der Therapeut versichert ihm, dass er da ist und Unterstützung gibt. Er fragt welche Art der Unterstützung der Klient möchte um sich wie damals zu erleben (zur Überprüfung phänomenologische Diagnose) und dem Vater als das Kind von damals zu sagen was er dazu denkt. Die heutige Erfahrung, die Anwesenheit des Therapeuten und das heutige ER2 ermöglicht dem Klienten, den Vater nicht mehr als so mächtig zu erleben, dass er sich gezwungen sieht sich anzupassen, sondern er erlebt die Energie und die Freiheit aus seinem Kind, dem ER1, eine neue Entscheidung zu treffen.

Die Entscheidung lautet: ›Ich kann für mich festlegen, wann es notwendig ist, mich zu eilen oder in Ruhe zu handeln‹.

In diesem Beispiel wird deutlich, dass bei der Arbeit am Engpass ersten Grades das Denken eine große Rolle spielt und der kindlichen Entscheidung eine Enttrübung vorausgeht. In diesem Fall war die Trübung ›eilen ist dauernd notwendig‹. Nachdem der Klient für sich erkannte, dass er darüber nachdenken kann und in der Lage ist zu entscheiden, wann er sich beeilt und in welchen Situationen in Ruhe arbeitet, war es ihm möglich die kindliche Entscheidung ›ich muss mich immer eilen‹ zu revidieren. Er konnte in seinem Kind-Ich die oben beschriebene Entscheidung treffen.

Engpass ersten Grades

Wann:	Beginn der Therapie, um Antreiber bzw. Gegeneinschärfungen aufzulösen und um die Einschärfungsebene deutlich zu machen
Wie:	›Stuhl-Arbeit‹ in einer Szene aus der Kindheit, Entscheidung aus dem Kind-Ich1
Wozu:	Entlastung von Antreibern bzw. Gegeneinschärfungen, Intensivierung des Therapieprozesses, Lösung des Konfliktes zwischen EL2 und K2

Die Gegeneinschärfungen bzw. Antreiber haben die Funktion, die darunter liegenden einschränkenden Entscheidungen zu überdecken. Daher ist es wichtig, vor der Bearbeitung der Engpässe ersten Grades eine Vorstellung darüber zu haben, welche Themen dann deutlich werden, die vorher nur indirekt zum Tragen kamen. Klienten erleben nach der Auflösung eines Engpasses als erstes eine Erleichterung. Dann werden sie Einschärfungen deutlich erleben die sie bis dahin nur hintergründig wahrnahmen. Der direkte Zugang bewirkt, dass sie Gefühle und Überzeugungen wahrnehmen, die bis dahin verdeckt waren, es wird häufig so formuliert: »Mir geht es so schlecht, so schlecht ist es mir noch nie gegangen«.

Dieses Leiden unter den Einschränkungen ist ein Teil der Motivation weiterzuarbeiten, der andere Teil ist die Motivation aus neuen, inzwischen gemachten und registrierten Erfahrungen.

Lösung eines Engpasses **zweiten Grades** mit der Einschärfung ›denk nicht‹:

Beispiel

Lösung eines Engpasses zweiten Grades mit der Einschärfung ›denk nicht‹:
Die Klientin kam in einer Phase ihrer Therapie zu dem Punkt, dass sie massiv unter dem Gedanken, dumm zu sein, litt. Sie war traurig und wütend und haderte mit sich, sie sei zu dumm, um irgendetwas zu verändern. Sie machte ihre ›Dummheit‹ daran fest, dass sie sich nichts merken könne. Beim Lesen eines Buches hatte sie den Eindruck, nachher nichts mehr davon zu wissen.
Die Klientin war immer wieder verzweifelt, sie hatte einerseits Spaß an Diskussionen, am Lesen, andererseits machte sie sich alles immer wieder schlecht, es sei alles dumm, was sie sage und ihr Wissen sei zu gering. Nach der gedanklichen Trennung zwischen Wissen und Denken, wurde ihr deutlich, dass sie an ihrer Denkfähigkeit zweifelt und konnte dies dann ihrem Vater zuordnen.
Sie erlebte heftige Wut, es kamen ihr unterschiedliche Situationen in Erinnerung in denen ihr Vater ihr vermittelte, dass sie nicht in der Lage sei zu denken.
Eine Erinnerung, die immer wieder auftauchte, war ein Lächeln des Vaters, das für sie ironisch und abwertend war, dann, wenn sie über irgendetwas sprach, z. B. Dinge aus der Schule oder Dinge die sie gelesen hatte. Er sagte ihr dazu: »Das verstehst du nicht«.
In einer ›Stuhl-Arbeit‹ sagte sie ihrem Vater, wie sie ihn erlebte und was das für sie bedeutete. Sie zeigte ihm ihre Wut, schrie ihn an, warf mit Kissen, war verzweifelt in ihrem Kummer über die ihr zugeschriebene Dummheit. Sie entschied sich zu dem was sie in der letzten Zeit öfter erlebt und auch bemerkt hatte, dass sie klar denken kann und sagte es ihm mit fester Stimme.
Zur Verfestigung dieser Entscheidung ging sie nach der Arbeit mit dem imaginierten Vater zu einzelnen Mitgliedern der Gruppe und teilte diesen ihre Entscheidung mit.

Diagnostisch ist es notwendig zu erkennen, ob es sich um Kind-Ich oder Eltern-Ich handelt. Hier war die Gestik und Mimik wie auch die Sprache kindlich.
Die Klientin kam mit ihren Gefühlen dazu in Kontakt. Da die einschränkende Entscheidung eine Einschärfung war, entwickelte sich daraus ein Engpass zweiten Grades.
Die Klientin bekam immer wieder Rückmeldung über ihr Denken, welche Verknüpfungen sie herstellte und wenn sie Zusammenhänge klar darstellte.
Als sie erkannte, dass sie oft klar denkt, haderte sie damit, dass sie zu wenig wissen würde. Die Enttrübung zwischen Wissen und Denken war ihr dann möglich.
Sie erkannte mit der Zeit, dass sie in bestimmten Situationen ihr Denken blockierte. Sie stellte fest, dass dies im Gespräch mit Männern am Arbeitsplatz häufig war. Es kamen ihr Situationen mit ihrem Vater in Erinnerung, in denen sie ihn als abwertend in Bezug auf ihr Denken erlebte. Sie kam sich neben ihm oft dumm und deshalb abgelehnt vor.
Bedingt durch die neuen Erfahrungen und das zunehmende Zutrauen zu ihrem Denken, kam sie immer mehr in die Enge zwischen der kindlichen Entscheidung, dass sie nicht denken könne und der Erfahrung, dass sie gut dazu in der Lage ist. Obwohl ihr Vater sich auf der bewussten

Ebene eine intelligente Tochter wünschte, hatte sie als Kind wahrgenommen, dass ihr klares Denkvermögen dem Kind-Ich des Vaters bedrohlich war und er daher dieses Denken abwertete. Bei den neuen Erfahrungen mit ihrer Denkfähigkeit erlebte sie Spaß und Energie.
Der Engpass wird deutlich, wenn die gegenläufigen Kräfte aufeinandertreffen. Die Klientin ist motiviert eine neue Entscheidung zu treffen, dafür ist ein spezifischer Vertrag notwendig. Die Vorbereitung beinhaltet z. B. an welchen Platz die Person für den Dialog gesetzt wird, den Schutz durch die Therapeutin wo sie sitzen wird und die Information, dass der Vater sie in diesem Rahmen nicht unter Druck setzen kann. Die Therapeutin leitet dann die Klientin an, sich die Szene von früher mit dem damaligen Vater vorzustellen.
In einem Dialog mit dem inneren Vater, der von der Therapeutin durch Nachfragen nach der Situation und Ermutigung begleitet wurde, gelang es ihr, sich den Gefühlen und dem Bild des früheren Vaters auszusetzen.
Diese neue Entscheidung den Gruppenmitgliedern mittzuteilen dient der Integration der Entscheidung in das heutige Leben und der Anerkennung für diese Arbeit.

Je nachdem, in welchem Entwicklungsalter die Störungen der Klienten begründet sind, werden nach der Lösung der Engpässe zweiten Grades noch weitere einschränkende Überzeugungen deutlich. Diese können wie auch die Einschärfungen ganz unterschiedliche Bereiche betreffen.

Engpass zweiten Grades

Wann:	Wenn durch neue Erfahrungen die Sackgasse erreicht ist und ein Leiden dazu deutlich wird. Die Enttrübung des ER2 und ausreichende Veränderung des EL2 sind notwendig.
Wie:	Regression in eine Szene aus der Kindheit, ›Stuhl-Arbeit‹ mit der entsprechenden Bezugsperson und das Erleben und Ausdrücken der zugehörigen Gefühle, neue Entscheidung aus dem Kind-Ich vom ER1
Wozu:	Veränderung der einschränkenden Skripterfahrungen mit dem Ziel, im aktuellen Leben andere Gefühle zu erleben, Lösung innerer Konflikte innerhalb des K2

Goulding/Goulding (1975) stellten die Engpässe ersten und zweiten Grades im lebensgeschichtlichen Strukturmodell als Konflikte zwischen EL2 und K2 bzw. EL1 und ER1 dar. Diese Persönlichkeitsanteile sind entwicklungsgeschichtlich definiert.

Der **Engpass dritten Grades** ist ein Konflikt zwischen Überzeugungen, die aus früheren Gefühlen und Erlebnissen, in denen Bedürfnisse und Wünsche nicht erfüllt wurden, stammen. Bei der Darstellung im lebensgeschichtlichen Modell liegt dieser Konflikt innerhalb des Kind-Ichs im Kind-Ich. Dies wurde in der Weise dargestellt, dass das K1 von *Mellor* (1981/1980) auch in elterliche, erwachsene und kindliche Anteile unterteilt wurde.

Mellor: Impasses: Ihre Entwicklung und ihre Struktur. 1981

Säuglinge haben wie die neueren Beobachtungen zeigen, durchaus verschiedene Anteile, ob diese mit unseren vom Verstand geprägten Begriffen sinnvoll beschrieben sind, ist fraglich. Die Lösung von *Goulding/Goulding* (1976) für diese Problematik die Verhaltensbeschreibung zu wählen, ist eine für die praktische Arbeit hilfreiche Lösung, denn das Problem, das Leid, liegt in den Anpassungsprozessen. Die Energie zur Veränderung, um die Bedürfnisbefriedigung zu erreichen, liegt hingegen im freien Kind-Ich. In der Darstellung über die Verhaltensbeschreibung wird nicht der Ort des Konfliktes dargestellt, sondern die nach außen im hier und jetzt deutlichen beobachtbaren Kindanteile, die für eine Bearbeitung dieser Situation wichtig sind. Auch die Arbeit an den Engpässen ersten und zweiten Grades dient der Entwicklung der Autonomie, weg von der Anpassung an die inneren Eltern, die im heutigen Leben nicht mehr passend ist.

Diese **Verhaltensbeschreibung** dient auch der diagnostischen Klarheit über die Ich-Zustandsbesetzung, um wirklich mit dem Kind-Ich-Zustand zu arbeiten und nicht mit kindlichen Anteilen aus dem Eltern-Ich. Eine weitere Gefahr für Klientinnen liegt darin, dass sie sich den Therapeuten/Beraterinnen anpassen und die Vorstellungen, die die Therapeuten/Beraterinnen haben, integrieren, um wieder den vertrauten Anpassungsmechanismen folgen zu können und nicht wirklich eine Entscheidung für sich zu Gunsten ihrer eigenen Bedürfnisse und Gefühle treffen.

Bei der Engpassarbeit stellen Therapeuten/Beraterinnen ihr Eltern-Ich als Hilfs-Eltern-Ich zur Verfügung, das in potenter Weise den ›inneren Eltern‹ entgegenstehen kann. Diese elterliche Funktion wird in verschiedenen Bereichen deutlich z. B. der Haltung, dem Schutz in der Situation oder Regeln in Bezug auf den Rahmen.

Beispiel

Die Lösung eines **Engpasses dritten Grades** mit der Überzeugung ›mich hat nie jemand wirklich gemocht!‹:
Eine Klientin stellt sich am Arbeitsplatz und im privaten Bereich immer wieder Situationen her, in denen sie abgelehnt wurde. Am Arbeitsplatz konkurrierte sie vor allem mit den Männern, sie wurde schnell ärgerlich und zog sich schmollend zurück.

Ihre Ehe endete mit einer Scheidung, sie lebt allein und hat wenig Freunde, da sie sich von anderen immer wieder schnell ausgenutzt erlebt und sich zurückzieht. Das Ergebnis vieler Kontakte ist die innerliche Überzeugung: ›mich mag im Grunde keiner, es hat mich noch nie jemand gemocht‹. In der Therapiegruppe war die Klientin anfangs immer wieder kratzbürstig und motzig.
Der Therapeut beantwortete dies in unterschiedlicher Weise, sodass die Klientin aufmerksam wurde, dass ihr Verhalten nicht zu dem gewohnten Ergebnis führte und sie mit ihren Überzeugungen zu diesem Thema in Kontakt kam. Durch die Arbeit an verschiedenen Themen innerhalb des Therapievertrages entwickelte die Klientin ausreichendes Vertrauen, um ganz allmählich und vorsichtig zu glauben, dass der Therapeut sie anerkannte und auch mochte. Die Klientin begann, Anerkennung anzunehmen und kam an die Gefühle, die mit der Überzeugung verbunden waren, nie geliebt worden zu sein, in Kontakt. Sie erlebte eine tiefe Verzweiflung und Wut über ihr bisheriges Leben. Die Entscheidung zu leben hatte sie schon in einer vorangegangenen Arbeit getroffen.
In der Verzweiflung war es ihr möglich, auch noch den inzwischen entwickelten Glauben, dass es Menschen gibt, die sie mögen wahrzunehmen und nach mehrmaligem Durchleben dieser intensiven Verzweiflung auch über das, was ihr im bisherigen Leben verloren gegangen war, die Entscheidung zu treffen, dass sie liebenswert ist.

Die Klientin verhielt sich ihrer Grundüberzeugung entsprechend immer wieder so, dass sie Ablehnung erfuhr und sich dadurch immer wieder ihre Überzeugung bestätigte und dadurch auch verfestigte. Dadurch war sie anderen Menschen gegenüber grundsätzlich misstrauisch und lebte zurückgezogen, um diesen ›bösen Menschen‹ nicht so oft ausgeliefert zu sein.
Die Klientin ließ kaum jemanden an sich heran und versuchte, sich dadurch vor der Bestätigung ihrer Überzeugung zu schützen, vereinsamte dabei und erlebte einen schlimmen Mangel an Anerkennung und Stimulierung.
Die Therapieschritte, die notwendig waren, damit die Klientin sich auf die Engpassarbeit einlassen konnte, dauerten mehrere Jahre, sie enttrübte ihr ER und löste eine Reihe von Engpässen ersten Grades und machte die erleichternde Erfahrung, solche Engen wirklich auch lösen zu können. In diesem Bereich war für sie die Erfahrung, fähig zu sein sich zum Leben zu entscheiden, zentral. Dies gab ihr Motivation weiterzuarbeiten, auch wenn sie manchmal fast verzweifelte über die Schwere und Mühsal der Beschäftigung mit ihrem Inneren. Sie hatte immer wieder die Tendenz aufzugeben, hielt aber durch und kam zu dem Punkt, an dem sie Anerkennung annahm und in einzelnen Situationen glaubte, dass bestimmte Menschen sie gerne mögen.
Sie war immer wieder verunsichert, da ihr gewohntes Verhalten immer wieder zu Ablehnung führte und sie ihre ursprüngliche Überzeugung bestätigt sah.
Sie lernte ihr Verhalten wahrzunehmen und sah, was sie dazu beiträgt immer wieder dasselbe zu erleben und fand Möglichkeiten anderes Verhalten einzuüben.
Sie machte mehrere Ansätze, die Entscheidung zu revidieren, dies zeigt, dass es wichtig ist, Geduld zu haben bis zu dem Zeitpunkt zu dem Klienten so weit sind neue Entscheidungen zu treffen.

Dieses Beispiel zeigt, dass es wichtig ist, Klientinnen nicht zu drängen, wenn sie in ihrer Entwicklung noch nicht so weit sind, neue Entscheidungen zu treffen. Die Gefahr besteht, damit Anpassung zu verstärken und so auch skriptverstärkend zu sein. Dies bedeutet, dass Klienten zwar Ermutigung und oft auch sanften Druck brauchen, um Veränderungen zu machen. Andererseits ist es wichtig, die Entwicklung im Blick zu haben und zusammen mit den Klientinnen eine sinnvolle Strategie in der Skriptänderung zu planen.

Bei der Betrachtung der Einschärfungen und der daraus möglichen Engpässe wird deutlich, wie eine sinnvolle Reihenfolge sein kann. Es ist z. B. notwendig, vorsichtig zu sein mit der Bearbeitung der Einschärfung ›schaff's nicht‹! und sorgfältig zu klären, auf welche Bereiche sie sich bezieht. Wenn sie sich darauf bezieht, dass jemand sagt, ich schaff es nicht, mich umzubringen, weil ich zu feige bin, ist es notwendig, zuerst das Thema ›Leben‹ zu bearbeiten, da sonst die Gefahr des Suizides verstärkt werden kann. Dies ist ein extremes Beispiel, um die Verknüpfungen deutlich zu machen, die Gefahren beinhalten.

Engpass dritten Grades

Wann:	Wird im Kontrast zu neuen gegenläufigen Erfahrungen eine Einschränkung deutlich, die als schon immer zugehörig erlebt wird, kann dies als Sackgasse erlebt werden, wenn der Wusch besteht diesen Konflikt zu lösen.
Wie:	Regression in ein kindliches Gefühl (es sind häufig Situationen aus vorsprachlicher Zeit, sodass es oft wenig Worte dazu gibt und auch meistens kein konkretes Gegenüber), das in der therapeutischen Situation wahrgenommen und ausgedrückt wird. Wichtig ist die adäquate Antwort mit dem Ziel, eine neue Entscheidung zu treffen.
Wozu:	Zur Befreiung aus den Einschränkungen der Kindheit mit dem Ziel des veränderten Erlebens, Lösung innerer Konflikte innerhalb des K2.

Das Konzept der Neuentscheidungen zeigt, wie im Detail an einzelnen Entscheidungen gearbeitet werden kann und bietet die Interventionsplanung in diesen Abschnitten.

Mc Cormick/Pulleyblank (1985) haben sieben Stadien der Neuentscheidungsarbeit zusammengestellt.

- Lernen, dem Therapeuten / der Beraterin zu trauen, dass er/sie den therapeutischen Prozess sicher gestaltet.
- Aushandeln eines Therapievertrages, um die gewünschten Verhaltensänderungen genau festzulegen.

- Erkennen der vorausgegangenen Transaktionen mit sich selbst und mit anderen.
- Erkennen der vorausgegangenen Transaktionen und der daraus folgenden Entscheidungen.
- Erkennen der Vor- und Nachteile, mit diesen Entscheidungen weiterzumachen.
- Neu entscheiden in Bezug auf die selbstzerstörerischen Entscheidungen aus der Vergangenheit und verstärken der konstruktiven Entscheidungen aus der Kindheit.
- Integrieren der Neuentscheidung, indem sie in den Therapiesitzungen und außerhalb praktiziert wird.

Goulding/Goulding: Neuentscheidung. 1981
McNeel: Die sieben Faktoren der Neuentscheidungstherapie. 1981

Integrative Therapie

Erskine/Moursund (1991) beschreiben einen im doppelten Sinne integrativen Ansatz, einerseits von den Therapiemethoden, sie integrieren unterschiedliche Therapieansätze in ihre Arbeit, und andererseits in Bezug auf die Persönlichkeit, in die Anteile integriert werden im Sinne des integrierten Erwachsenen-Ichs. Die Sichtweise ist die, dass **Introjekte** im Eltern-Ich und **Fixierungen** im Kind-Ich die Funktion des Erwachsenen-Ichs stören und dass eine Integration gesunder elterlicher und kindlicher Anteile in das Erwachsenen-Ich notwendig ist, um in gesunder Weise im Leben zu stehen.

Es gibt vier große Bereiche in denen therapeutische Arbeit stattfindet:

- Verstand
- Verhalten
- Gefühle
- Körper

Die Bearbeitung aller vier Bereiche ist für Skriptänderungen notwendig. Die Arbeit mit dem Kind-Ich geht über eine frühe Kindheitsszene, um die früheren Gefühle wieder zu erleben, damit der Kind-Ich-Zustand die Führung übernimmt. Die Vorbereitung dazu ist, wie in anderen Bereichen schon beschrieben, die Vertragsarbeit. Das bedeutet, dass Ziele und Methoden im ER ausgehandelt werden und das EL damit einverstanden sein muss.

Die Therapeutin / Der Berater übernimmt oft am Anfang die Führung, um den Schutz der von ihr/ihm ausgeht deutlich zu machen. Die Therapeutin / Der Berater erkennt die kindlichen Themen (z. B. Symptome der Angst, Zähneknirschen oder Wunsch nach Erlaubnis) und verbalisiert sie. So kann der Kind-Ich-Zustand mit mehr Energie besetzt werden. Die Therapeutin / Der Berater nimmt direkt Kontakt zu dem Kind-Ich auf. Die Klientinnen erleben in der frühen Szene noch einmal, was ihnen damals gefehlt hat und können erkennen, zu welchen Schlüssen sie damals gekommen sind. Dadurch, dass sie mit ihren heutigen Möglichkeiten diese Situation nacherleben, sind sie in der Lage, andere Möglichkeiten zu entwickeln und die Kind-Ich-Anteile zu integrieren, statt sie auszublenden. Therapeutinnen/ Berater unterstützen das Kind auch mit direkten Geboten an die inneren Eltern wie: »Du schlägst den Jungen nicht mehr!«.

Nach diesen intensiven emotionalen Erfahrungen ist es häufig wichtig, dass die Klientin noch körperlichen Kontakt hat und von einem Gruppenmitglied oder der Therapeutin / dem Berater gehalten wird.

In ihrem Buch haben *Erskine/Moursund* viele eindrucksvolle Beispiele ihrer Arbeit durch Transskripte und Erläuterungen gezeigt.

Erskine/Moursund: Kontakt. Ich-Zustände. Lebensplan. 1991

Integrative Therapie

Wann:	Deutliche direkte oder indirekte Zeichen einer Kind-Ich-Beteiligung an einem Thema mit Energiebindung
Wie:	Regression in eine frühe Szene, Erspüren der nicht erfüllten Bedürfnisse, neue Erfahrungen, z. B. Schutz durch Therapeutin/Berater
Wozu:	Auflösung von Fixierungen, Integration dieser Bereiche mit ihrer Energie in das integrierte ER2

Neue Kindheitserfahrungen: ›rechilding‹

Clarkson (1996/1992) geht bei der Kinderneuerung von den phänomenologisch beobachtbaren Kind-Ich-Zuständen aus, die in der Lebensgeschichte eines Menschen begründet sind. Sie zeigt, wie die Veränderung von Ich-Zuständen aus entwicklungsgeschichtlich früheren Stufen der Stressfestigkeit eines Menschen dient.

Sie sieht diese Möglichkeit nicht an Stelle der üblichen TA Therapie, sondern als Erweiterung und Konzeptionalisierung des Bisherigen.

Das Konzept der neuen Kindheitserfahrungen bezieht sich nicht auf Bearbeitung innerer Konflikte, sondern auf neue Erfahrungen und Entwicklungen, die in der Kindheit nicht möglich waren.

Clarkson gibt für die Psychotherapie in der Gruppe vier Stufen an:

- Gruppenprozess: dabei liegt das Schwergewicht auf Erwachsenen-Ich-Funktion mit Konfrontation und Unterstützung zur Schaffung eines gemeinsamen Arbeitsklimas.
- Psychotherapie: das bedeutet Arbeit an Konflikten, wie Neuentscheidungsarbeit, Beelterung oder Enttrübungsarbeit.
- Neue Kindheitserfahrungen: hier besteht das Angebot, vertraglich festgelegt in bestimmte Altersstufen zu regredieren und innerhalb der Gruppe neue Erfahrungen und Entwicklungen zu machen.
- Kognitive Integration: In dieser Phase wird die kindliche Erfahrung in das Erwachsenenalter eingebaut. Es können Fragen gestellt werden und die Abläufe besprochen werden.

Die Phase der neuen Kindheitserfahrungen wird von der gesamten Gruppe durchgeführt z. B. Angebote aus dem Kindergartenalter mit entsprechenden Spiel- und Beschäftigungsangeboten gemacht, die Therapeuten/Beraterinnen stehen in elterlicher Funktion zur Verfügung.

Anteile daraus werden in vielen Therapien genutzt, indem für die Arbeit Spielmaterial oder Malutensilien vorhanden sind und im Bedarfsfall situativ eingesetzt werden.

Diese neue Kindheitserfahrung, es entspricht der korrigierenden Beziehungserfahrung, bewirkt eine Stressfestigkeit von Menschen, die z. B. im sozialen Bereich großen emotionalen Belastungen ausgesetzt sind. Viele kompensieren ihre Entwicklungsdefizite aus der Kindheit über lange Zeiträume und dekompensieren im Stress. Hier dient diese Arbeit der Prävention.

Die Beschreibung dieser Veränderung im Energiekonzept zeigt, dass die freie Energie ins Kind-Ich gebracht wird, um durch Fixierungen gebundene Energie zu befreien und auch im Erwachsenen-Ich wirksam werden zu lassen. Eine durch Entwicklungsdefizite entstandene Pathologie wird so außer Kraft gesetzt.

Neue Kindheitserfahrungen (rechilding)

Wann:	Wenn neben inneren Konflikten auch Defizite in der kindlichen Entwicklung deutlich werden
Wie:	Regression in frühere Entwicklungsstufen mit entsprechenden Angeboten innerhalb der Gruppe (für die gesamte Gruppe)
Wozu:	Stabilität der Persönlichkeit durch breitere Basiserfahrungen

Diese Aspekte der Entwicklung sind auch bei anderen Autorinnen deutlich, auch wenn sie dort nicht in ein solch festes Programm gefasst werden.

Sowohl in der Psychotherapie und der Beratung wechselt die Arbeit immer wieder zwischen Entwicklungsförderung und Konfliktbearbeitung auf verschiedenen Ebenen.

Clarkson: Transaktionsanalytische Psychotherapie. 1996

Entwicklungspsychologische Ansätze

Die beziehungsorientierte Arbeit setzt in ihrem Schwerpunkt bei der korrigierenden Beziehungserfahrung an. Das bedeutet, dass Klientinnen im Rahmen der Beratung oder Therapie Erfahrungen machen, die ihnen bis dahin verwehrt waren.

Dieser Ansatz ist vor allem im Beratungsbereich wichtig, da es in der Beratung nicht primär um die innerpsychischen Veränderungen geht. In der Beratung ist die entwicklungspsychologische Sicht, Angebote dort zu machen, wo Mängel bestehen und dadurch Veränderungen zu erzielen, hilfreich. Diese Veränderungen sind in Sinne einer Entwicklungsförderung zu sehen.

Durch diese Erfahrung, dass Beziehungen anders sein können als die bis zu diesem Zeitpunkt gelebten, wird es Klienten möglich, bestimmte Entwicklungsschritte zu machen. Dadurch wird auch die Fähigkeit entwickelt, innere Konflikte zu erkennen und zu lösen.

Im folgenden Abschnitt werden wir den Schwerpunkt auf die für gesunde Entwicklung notwendigen Faktoren legen. Hier geht es nicht darum, Eltern oder Therapeutinnen/Berater zu perfektionieren, sondern im Sinne der ›ausreichend guten Mutter‹ in der Vorstellung von *Winnicot* Anregungen zu geben ›ausreichend gute Therapeuten/Beraterinnen‹ für die Beelterung im Arbeitsprozess zu sein.

In der Beschäftigung mit der Kinderentwicklung wurde deutlich, wie wichtig es ist, dass Kinder die notwendigen Entwicklungsschritte in einer bestimmten Reihenfolge machen, damit die aufeinander aufbauenden Teilschritte zu einer Gesamtheit wachsen. Lässt z. B. ein Kind die Krabbelphase aus, sind weitere Entwicklungsschritte oft schwieriger, als bei Kindern, die die Krabbelphase durchleben. Die psychomotorische Entwicklung steht in engem Zusammenhang mit der seelischen Entwicklung, auch hier bauen die einzelnen Phasen aufeinander auf.

Für die gesunde Entwicklung ist die Befriedigung der Grundbedürfnisse und die Rückkopplung durch die Bezugspersonen zentral.

Pamela Levin (1974) stellte Bestätigungen zusammen, die sie für eine gesunde Entwicklung vorschlägt. Sie geben einen Anhalt, Defizite zu finden und Anregungen wie solche Bestätigungen formuliert werden können.

- Du hast das Recht hier zu sein.
- Du darfst Bedürfnisse haben.
- Ich freue mich, dass du ein Mädchen bzw. Junge bist.
- Du brauchst dich nicht zu eilen.
- Ich mag es, dich zu halten.

Diese Botschaften sind von Geburt an wichtig, sie werden von den Eltern oder später in Therapie und Beratung von Therapeuten/Beraterinnen gegeben. Diese Formulierungen sind Vorschläge, welche Bereiche wichtig sind. Es ist notwendig, sie für den eigenen Gebrauch so umzuwandeln, dass sie der Persönlichkeit des Absenders entsprechen und für den Empfänger angemessen sind. M. *James* schreibt: »Es ist nie zu spät, fröhlich zu sein«, das bedeutet, dass es möglich ist, neue Erfahrungen zu machen und sie in das Leben zu integrieren. Sie beschreibt die Entwicklung der persönlichen Kräfte, sie bezieht sich auf die Entwicklungsstadien von *Erikson* (1976).

James: It's Never too Late to Be happy. 1985

Die Neubelterung bezieht sich auf Psychotherapie mit schwer gestörten Patienten. Diesen Begriff verwenden wir nur für die spezifische Arbeit, die aus den Entwicklungen von *Schiff* und *Schiff* (1975) stammen. Bei dieser Arbeit wird nicht nur das Eltern-Ich verändert, sondern intensiv mit dem Kind-Ich in der Regression gearbeitet. Auch hier ist ein spezifischer Vertrag für die einzelnen Schritte notwendig. Da davon ausgegangen wird, dass bei diesen Patientinnen die Defizite vorgeburtlich und im ersten Lebensjahr liegen, beinhaltet diese Arbeit sehr viel körperliches Halten und z. B. auch Flasche trinken und ähnliche frühe Erfahrungen. Die motorische Entwicklung wird auch in diese Arbeit einbezogen. Die Nachentwicklung dient dem Aufbau eines neuen Kind-Ich.

Neubeeltern

Wann:	Bei klarer Diagnosestellung einer Psychose und der Möglichkeit, in einer entsprechenden Einrichtung zu arbeiten
Wie:	Regression auf frühe Stufen mit vielen neuen kindlichen Erfahrungen
Wozu:	Aufbau eines neuen Kind-Ichs

Das **punktuelle Neubeeltern** ist eine Arbeit im Kind-Ich, bei dem, wie auch bei den anderen Konzepten, die Therapeuten/Beraterinnen als Hilfs-Eltern-Ich in Bezug auf die Klienten fungieren und damit ein Gegengewicht zu den ›inneren Eltern‹ darstellen.

Osnes (1981/1978) zeigt, dass die prinzipielle Idee des Neubeelterns nicht nur bei Psychotikern angewandt werden kann, sondern in abgewandelter Form auch in fortlaufenden Gruppenbehandlungen. Sie identifiziert mit den Klientinnen einen spezifischen Bereich, in dem Defizite bestehen. Sie leitet die Klienten an, sich mit geschlossenen Augen eine solche Situation zu vergegenwärtigen, sie zu beschreiben und die Gefühle die auftauchen, zuzulassen. Bei Bedarf zeigt sie ihre Anwesenheit zum Schutz dadurch, dass sie ihre Hand auf die Schulter legt. Wenn Situationen zu beängstigend erscheinen, ist es möglich, zwischendurch in Gedanken an einen sicheren Ort der Kindheit zu gehen. Es ist wichtig, dass die Klientinnen in der Gegenwart sprechen, um die Situation nachzuerleben und auch im Heute eine neue Erfahrung zu machen.

Die Klientinnen fragen nach dem, was sie brauchen, oder die Therapeuten/Beraterinnen machen intuitive Angebote zu dem, wie sie die Klienten wahrnehmen, da die Situationen häufig aus der vorsprachlichen Zeit stammen. Bei der Vorbereitung der Situation ist es bei Regression auf ein frühes Alter häufig hilfreich, dass die Klienten sich vorher Elternfiguren aus der Gruppe wählen, die ihnen während der Arbeit zur Seite stehen. Die Art des Beistandes kann vorher besprochen oder in der Situation erbeten werden. Der Persönlichkeitsanteil, der bei dieser Art der Arbeit überwiegend verändert wird, ist der Kind-Ich-Zustand, daher stellen wir dieses Konzept unter der Arbeit mit dem Kind-Ich dar. Das Eltern-Ich kann aus diesem Beispiel Neues integrieren.

Punktuelles Neubeeltern

Wann:	Deutlich und bewusst werden von Defiziten in der kindlichen Entwicklung
Wie:	Regression in eine definierte Situation, um neue Erfahrungen zu machen
Wozu:	Ziel ist es, durch diese Erfahrungen das Kind-Ich zu stabilisieren und neue Gefühlsqualitäten zu erschließen

Allgemeine Anregungen zur Attraktion des Kind-Ichs

Für die oben beschriebenen Verfahren ist es wichtig, den Kind-Ich-Zustand zu erreichen und ihm dann auch kindgerechte Angebote zu machen. Dazu gehört einerseits genügend Schutz und andererseits ist es wichtig, den kindlichen Bedürfnissen nach Bewegung und Anregung Rechnung zu tragen z. B.

- eine wohnliche Einrichtung der Therapieräume mit der Möglichkeit, auch auf dem Boden zu sitzen
- Kuscheltiere, in der Größe auch für Erwachsene geeignet
- Bewegungsfreiheit z. B. für freies Tanzen
- die Möglichkeit, Lärm zu machen,
- Malmaterialien

Es ist nicht notwendig, alles zur Verfügung zu haben, sondern sich Gedanken zu machen, was in dem eigenen Arbeitsbereich möglich ist und welche Möglichkeiten auch der eigenen Persönlichkeit entsprechen.

Diese vorgestellten Möglichkeiten, mit dem Kind-Ich zu arbeiten, sind nicht zu werten, sie bedürfen ihrer spezifischen Indikation und sie sollten während der Ausbildung oder Selbsterfahrung kennengelernt werden und nicht nur auf dem Boden theoretischer Informationen durchgeführt werden.

Für das Einüben dieser Verfahren ist es wichtig, Supervision zu erhalten.

5.3 Veränderung des Eltern-Ich-Zustands

Die Arbeit mit dem **Eltern-Ich** betrifft nicht nur die **Psychotherapie**. Die Wirkung auf das Eltern-Ich, die im Beratungsbereich erzielt wird, wird häufig unterschätzt. Denn aus dem Beispiel, wie Berater mit ihnen umgehen, integrieren Klientinnen Haltungen und Informationen in ihr Eltern-Ich-System. Dadurch findet ein **Beelterungsprozess** statt und es ist wichtig, auch diesen bewusst zu steuern.

Die Themenbereiche, die zu Schwierigkeiten führen, sind in der Regel in allen drei Ich-Zuständen begründet. Diese Themen werden durch unbewusste Skriptüberzeugungen im Kind-Ich aufrechterhalten, sie werden stabilisiert durch Trübungen oder einen Mangel an Informationen im Erwachsenen-Ich und werden durch die Einstellung des Eltern-Ichs verstärkt. Daraus folgt, dass in der Therapie und der Beratung in der Regel die Arbeit mit allen drei Ich-Zuständen zu einem Thema notwendig ist.

Der Eltern-Ich-Zustand wird häufig in seinem Verhalten fürsorglich oder kritisch beschrieben. Die Möglichkeit der Veränderung des Eltern-Ich-Zustandes ist erst in der Zeit nach *Berne* herausgearbeitet worden. *Berne* bezieht sich auf den inneren Dialog und die Einflüsse, die vom Eltern-Ich ausgehen im Sinne der Diagnostik, was ist darin enthalten und wie korrespondiert dies mit dem Kind-Ich-Zustand. *Berne* (1975/1972) sieht den Schwerpunkt darin, die Elternstimmen zu erkennen und dann aus dem Erwachsenen-Ich zu entscheiden, diesen Anweisungen zu folgen oder dies nicht zu tun.

Ziele der Veränderungsarbeit

Die Arbeit mit dem Eltern-Ich kann in dem Prozess der Beelterung stattfinden. Die Klienten integrieren Neues in diesen Ich-Zustand oder es kann eine Psychotherapie mit dem Eltern-Ich durchgeführt werden, die eine Änderung im Gefühlsbereich des Eltern-Ichs bewirkt. Bisher ausgeblendete Anteile werden wirksam und/oder den schädlichen Anteilen wird Energie entzogen. Wir werden zwei Gruppen von Arbeiten mit dem Eltern-Ich darstellen einerseits den **kontinuierlichen Prozess der Beelterung** mit dem Schwerpunkt der entwicklungspsychologischen Sicht und die **therapeutischen Veränderungen im Eltern-Ich,** für die folgende Techniken entwickelt wurden:

Elterninterview – *Mc Neel* (1976)
Neubeeltern – *Schiffet al.* (1975)
Eltern-Ich Lösung – *Dashiell* (1981/1978)
Neubeeltern des Eltern-Ichs zur Unterstützung von Neuentscheidungen – *Mellor* und *Andrewartha* (1981/1980)
Integrative Therapie – *Erskine* und *Moursund* (1991/1988)
Die Kopfbewohner – *Goulding* (1991/1988)
Aktivierung positiver Eltern-Ich-Strukturen (Parent Grafting) – *Mitchell* (1983)

Eltern-Interview

Eine der ersten Arbeiten zur Veränderung des Eltern-Ichs hat *McNeel* (1976) entwickelt. In der Befragung des Eltern-Ichs, dem **Eltern-Interview**, wird in der ›Regression‹ das Eltern-Ich wie eine ganze Person mit Gefühlen, Denken und Werthaltungen in einer Situation aus der Kindheit des Klienten angesprochen. Unter Regression verstehen wir in der Regel das Zurückgehen in kindliche Anteile. Hier ist das Zurückgehen in elterliche Anteile gemeint, die oft schwerer zu erreichen sind als die kindlichen. An dieser Stelle sind die Kriterien der phänomenologischen Diagnose zur eindeutigen Identifizierung hilfreich.

Diese Form der Arbeit wurde aus der Beobachtung von Dialogen bei ›Zwei-Stuhl-Arbeit‹ entwickelt, in denen Klientinnen beide Seiten, sowohl den Kind-Ich-Zustand als auch den Eltern-Ich-Zustand, verkörpern. Häufig startet der Klient aus dem reagierenden Kind-Ich und wechselt auf dem zweiten Stuhl entweder in das negativ kritische oder das negativ nährende Eltern-Ich. In diesem Dialog bleibt der Klient häufig gefangen und findet keine Lösung. Das **Eltern-Interview** dient dazu Lösungen zu finden und Neuentscheidungen zu unterstützen. Die Situation, in der das Eltern-Interview angewendet werden kann, ist dann gegeben, wenn der Klient eindeutig in der Opferposition ist und Bedürfnisse an das Eltern-Ich formuliert. Dieses weist die Bedürfnisse zurück und gibt verteidigende Antworten, in der Regel, um das eigene Kind-Ich zu schützen.

Wenn sich die Klientin eindeutig in einer Engpasssituation befindet und darauf wartet, dass die Elternfigur sich ändert, wird eine Intensivierung in der therapeutischen Situation dadurch erreicht, dass Therapeutinnen/Berater fragen, ob sie bemerkt hat, dass sie darauf wartet, dass der andere sich ändert.

Beim **Eltern-Interview** reagiert der Klient aus dem Eltern-Ich und die Therapeutin / der Berater befragt ihn, als wäre es eine reale Person. Eine erste sinnvolle Frage ist die nach dem Namen, dann sind Fragen in Bezug auf Gedanken und Gefühle wichtig, die sich auf die Forderung des Kind-Ichs beziehen. Diese Befragung geht davon aus, dass die Eltern nicht in böser Absicht, sondern aus einer für sie selbst bedrohlichen Situation handelten.

Die Klientinnen machen hier, befragt als Elternteil, eine ganzheitliche Erfahrung mit Gedanken und Gefühlen, die auch auf der körperlichen Ebene deutlich werden. Sie erleben Vater oder Mutter als ganze Person mit eigenen Problemen und nicht nur den zurückweisenden oder verteidigenden Teil. Der entscheidende Schritt während des Eltern-Interviews ist der Ich-Zustandswechsel der Elternfigur aus dem negativ kritischen oder negativ fürsorglichen Eltern-Ich in das Kind-Ich, das seine Gefühle z. B. Ängste zeigt. Dies erleichtert den Trennungsprozess zwischen der Elternfigur und den Klienten, die Lösung der ungesunden Symbiose. Auf der Erwachsenen-Ebene (siehe oben) wird ihnen bewusst, dass sie ihre Wünsche häufig unterdrückten und stattdessen Skriptgefühle oder Skriptverhalten zeigten. Diese ineffektiven Gefühle wurden/werden eher eskaliert, um die Eltern mit ihren Wünschen nicht in Bedrängnis zu bringen. Damit schützten sie die ›inneren‹ Eltern und tun dies immer noch.

Beispiel

Ein Klient hatte immer wieder Schwierigkeiten, in den Bergen wandern zu gehen. Er spürte eine massive Bremse, obwohl er Lust dazu hatte und vor einiger Zeit die Entscheidung getroffen hatte, dies tun zu dürfen. Er haderte immer wieder mit sich und schimpfte mit sich, wie es früher seine Mutter getan hatte. Er wurde als seine Mutter befragt. Als erstes fragte die Therapeutin nach ihrem Namen und danach, wie denn der Sohn gewesen sei, als er ungefähr vier Jahre alt war. Sie berichtete er sei ein wildes Kind gewesen und habe ungeheuer viel Energie gehabt. Sie habe ganz oft mit ihm geschimpft und ihn zurechtgewiesen. Sie habe ihn in seine Schranken gewiesen, als Junge durfte er schon wild sein, aber doch mit Maßen. Dies sei häufig über ihre Kräfte gegangen. Sie habe ganz oft Angst um ihren Sohn gehabt, sie habe ihm dies aber doch nicht zeigen können, sonst wäre die Gefahr gewesen, dass sie ihn verweichlicht hätte. Denn ihr Vater hätte ihr beigebracht, Jungen dürften nicht verweichlicht werden. Die Angst habe dann ganz oft im Vordergrund gestanden.

Die Therapeutin half dem Klienten zwischen den elterlichen Stimmen und den kindlichen Stimmen zu unterscheiden. Er identifizierte die elterliche Stimme als die seiner Mutter. Er machte einen Vertrag, sich in die Mutter hineinzuversetzen, er hatte schon Erfahrung in dieser Art der Arbeit.
Als nächstes wurde er eingeladen, sich auf den Stuhl der mütterlichen Stimme zu setzen und sich in die Mutter hineinzuversetzen in einen Zeitraum zu dem er etwa vier Jahre alt war. Oft ist es eine Hilfe von der Erinnerung an die Wohnung auszugehen.
Als erstes wurde die kritische schimpfende Haltung der Mutter deutlich, dann kam der Umschwung und sie berichtete über ihre Angst.
Am Ende der Arbeit berichtete der Klient sein Erstaunen darüber, dass die Mutter Angst gehabt hatte, er hat es in dieser Situation deutlich mit Herzklopfen wahrgenommen.
Im Nachgespräch konnte der Klient von seinem Erwachsenen-Ich die Angst der Mutter verstehen. Im nächsten Schritt war es ihm möglich in den Bergen wandern zu gehen, was er sich, ohne zu wissen und zu spüren warum, vorher versagte.

Dieses Konzept bezieht sich nicht nur auf die Eltern, sondern auf andere wichtige Bezugspersonen, es kann z. B. auch ein ›Großmutter-Interview‹ oder ›Tanten-Interview‹ durchgeführt werden.

McNeel führte damit die Veränderungsarbeit des Eltern-Ichs ein. In vielen Therapieverläufen wird deutlich, dass in den Situationen, in denen sehr viel Energie im Eltern-Ich gebunden ist, eine Führung durch das Erwachsenen-Ich dauerhaft nicht möglich ist. Dann ist eine Arbeit mit dem Eltern-Ich erforderlich.

Eltern-Interview

Wann:	Wenn die Veränderung des Kind-Ichs durch das Eltern-Ich gebremst wird
Wie:	›Zwei-Stuhl-Arbeit‹, Befragung des Eltern-Ichs als sei es eine ganze Person
Wozu:	Veränderung des EL2, Wechsel vom negativ kritischen oder negativ fürsorglichen Teil in das Kind-Ich im EL2, damit Lösung der ungesunden Symbiose und damit Möglichkeit zum Umsetzen von Neuentscheidungen

Neubeeltern

In derselben Zeit entwickelte *J. L. Schiff* (1975) mit ihrem gesamten Team die **Neubeelterung** (reparenting) von schwer gestörten Patienten, hauptsächlich Schizophrenen. Dieses Konzept geht davon aus, dass das Eltern-Ich so pathologisch und dadurch pathologieverstärkend ist, dass es komplett ersetzt werden muss. Das bedeutet, dass während eines intensiven therapeutischen Prozesses mit festen Elternfiguren, die als solche definiert werden einerseits neue Kinderfahrungen (siehe Arbeit mit dem Kind-Ich) gemacht werden und andererseits ein neues Eltern-Ich aufgebaut wird. J. *L. Schiff* adoptierte ihre ersten Patientinnen, um ihnen die Möglichkeit zu geben, ein neues Eltern-Ich innerhalb einer Familie zu entwickeln. Dieses Eltern-Ich ist dann geprägt von den Therapeuten / den Beraterinnen, die als Elternfiguren tätig waren.

Diese Arbeit wird in der Regel in therapeutischen Gemeinschaften oder Kliniken durchgeführt, da hier die nötige Intensität auch vom zeitlichen Rahmen her möglich ist.

Viele theoretische Konzepte aus dieser Arbeit sind weitergeführt worden und werden häufig verwendet, wie das der Passivität.

Da die **Neubeelterung** in der Weise wie *J. L. Schiff* sie durchführte nur noch selten Anwendung findet, beschreiben wir diese Arbeit nicht im Detail. Auf die *Schiff*'schen Konzepte haben wir an den entsprechenden Stellen verwiesen.

Schiff: Cathexis reader. Transactional Analysis Treatment of Psychosis. 1975
Schiff: Alle meine Kinder. 1990
Schiff: Reparenting Schizophrenics. 1969

Neubeeltern

Wann:	Bei klarer Diagnosestellung einer Schizophrenie
Wie:	In einer entsprechenden Einrichtung mit speziell dafür trainierten Therapeuten/Beraterinnen
Wozu:	Aufbau eines neuen Eltern-Ichs zur Heilung der Psychose

Integrative Therapie

Erskine/Moursund (1991) beschreiben das Eltern-Ich als durch Introjekte entstanden und sein Ausdruck nach außen ist Ausdruck dieser Introjekte. Durch Projektion dieser Elternfiguren nach außen kann innerer Stress vermieden werden. In der Übertragungstransaktion wird dies von *Moiso* (1985) dargestellt.

Nach innen werden die Introjekte durch den inneren Dialog deutlich. Die Introjektion der Elternfiguren ist eine Überlebensstrategie, wenn Eltern sehr viel Negatives mitgeben. Eine weitere Überlebensstrategie ist die Entwicklung des ›Buhmannes‹, der eine Fantasiefigur ist, dem alle bösen Dinge unterstellt werden. Diese dient dazu, die Elternfiguren positiv sehen zu können und sie unbelastet lieben zu können. Dieser ›Buhmann‹ hat dieselben Funktionen wie die Introjekte. Introjekte sind ein Abbild dessen wie die Klientinnen ihre Eltern erlebten, nicht wie sie wirklich waren.

Die praktische Arbeit mit dem Eltern-Ich wird wie beim Eltern-Interview in der Weise durchgeführt, dass der entsprechende Elternteil wie eine ganze Person zum Gespräch eingeladen wird. Wichtig ist hierbei die phänomenologische Diagnose, um nicht mit kindlichen Elternanteilen zu sprechen.

Bei der Psychotherapie des Eltern-Ichs geht es um die Bedürfnisse und Gefühle der Elternfiguren, um die Introjekte so zu verändern, dass die durch sie gebundene Energie freigesetzt werden kann, z. B. dass sich der Klient nicht mehr durch unausgesprochenes Leid gebunden fühlt und sich innerlich das ganze Leben um die Eltern sorgt. Es geht um die Lösung der ungesunden Symbiose, der Symbiose zweiter Ordnung, in der Klientinnen Verantwortung für die Eltern übernehmen, sie ›beeltern‹.

Nach dieser Bearbeitung der elterlichen Themen wird der Ablauf mit dem Erwachsenen-Ich des Klienten besprochen, damit wird die Veränderung konsolidiert und in das aktuelle Leben integriert.

Integative Therapie

Wann:	Wenn die Integration des Erwachsenen-Ichs durch Bindung von Energie im Eltern-Ich behindert wird
Wie:	›Zwei-Stuhl-Arbeit‹, Arbeit mit dem Eltern-Ich als sei es eine ganze Person, zur Lösung der ungesunden Symbiose (sorgen für die Eltern)
Wozu:	Befreiung von Energie aus den Introjekten des Eltern-Ichs zur Integration in das Denken, Fühlen und Handeln im heute

Die Kopfbewohner

M. Goulding (1988) nahm die Elternstimmen aus dem inneren Dialog unter die ›Lupe‹. Sie aktiviert Klientinnen, den Stimmen in ihrem Kopf zuzuhören und sie bestimmten Charakteren zuzuordnen und sich mit den strafenden und hinderlichen Figuren zu beschäftigen. Diese Art des Umganges mit den inneren Stimmen dient der Entmachtung und der Veränderung der inneren Stimmen, die nicht nur von den leiblichen Eltern stammen, auch Großeltern und andere wichtige Bezugspersonen sind dort aktiv.

Wenn diese Elternfiguren entmachtet sind, wird es möglich, positive innere Haltungen und Stimmen zu entwickeln und damit Neuentscheidungen aus dem Kind-Ich zu unterstützen. Dies ist wichtig, damit Klienten ihre Neuentscheidungen auch umsetzen können.

Eine spielerische Möglichkeit mit diesen Charakteren ist, Luftballons mit diesen Gesichtern zu bemalen und diese dann schrumpfen zu lassen. Es kann auch der Wut Ausdruck verliehen werden, wenn neue Möglichkeiten entwickelt sind, indem diese Ballons real oder gedanklich zum Platzen gebracht werden.

Eine andere Möglichkeit besteht darin, sie gedanklich z. B. in eine Metallkiste zu sperren und sie auf einen Planeten zu schicken und dadurch den nötigen Abstand zu haben, um sich nicht mehr nach ihnen zu richten.

Danach ist es wichtig, liebevolle Verbündete zu entwickeln z. B. eine gute Fee, die beispielsweise sagt: »du bist liebenswert«, oder »du bist wertvoll«. Weiterhin ist es wichtig, eine Erinnerung an früher zu aktivieren, in der es eine solche liebevolle Figur gegeben hat, die Ähnliches gesagt hat und die nun auch liebevolle Verbündete werden kann.

Beispiel

Ein Klient sprach in hektischer Weise davon, wie er einen Vortrag für eine Fortbildung vorbereitet. Er habe Folien gemacht, inhaltlich viel zusammengetragen und habe nun die Angst, dass alles nicht genug sei. Während er das berichtet, ist er motorisch unruhig, spricht schnell und atmet unregelmäßig und flach. Auf die Frage des Therapeuten: »Was nehmen sie dazu wahr?« berichtete er über schweißige Hände, Herzklopfen und dass er sich innerlich antreibe mit Sätzen wie: »Du hast noch nicht genug gemacht! Setz dich hin! Du kannst es nicht!« Der Therapeut fordert nun den Klienten auf, diese Stimmen einer Figur zuzuordnen und diese Figur zu benennen und zu beschreiben. Nach einem Zögern beschreibt der Klient eine Hexe mit braunen Haaren und einem faltigen Gesicht, die einen Besen dabei hat und auf seiner rechten Schulter sitzt und ihm diese Sätze dauernd mit einer schrillen Stimme ins Ohr schreit. Nun leitet der Therapeut den Klienten an, diese Hexe vor sich auf den Boden zu setzen und eine Behälter für sie zu finden, er sucht sich eine große Keksdose aus. Daraufhin wird er aufgefordert sich ein Raumschiff zu bestellen und dieses in das Weltall zu schicken. Er bestellt ein Ufo, das schnell in der Vorstellung erscheint, er stellt die Keksdose in das Ufo, das dann zum Mars abfliegt.
Danach lehnt sich der Klient erleichtert zurück.

Daraufhin fragt der Therapeut: »Welche unterstützende Figur wollen Sie denn nun für sich haben und was soll diese zu Ihnen sagen?« Es fällt ihm keine Fantasiefigur ein, er möchte, dass sein Großvater auf seiner Schulter sitzt und folgende Sätze zu ihm sagt: »Du kannst das! Lass Dir Zeit! Du darfst dann arbeiten, wenn Du Lust dazu hast!« Nach dieser Vorstellung ist der Klient entspannt und hat das Zutrauen, seine Vorbereitungen zu beenden und diesen Vortrag zu halten.

Der Klient macht schon seit längerer Zeit Therapie und sabotiert immer wieder seine Entscheidungen, er hat große Schwierigkeiten sie umzusetzen.
Er hat schon Erfahrungen in der Arbeit mit inneren Vorstellungen und auch damit, auf seinen inneren Dialog zu achten.
Die Vorstellung, die elterlichen Stimmen einer Fantasiefigur zuzuordnen, ist häufig für rebellische, trotzige Klienten hilfreich, da die Energie des freien Kind-Ich dadurch gelockt wird. Der Klient geht mit und macht einen Vertrag, sich in dieser Weise mit dem inneren Dialog zu beschäftigen.
Es ist deutlich, dass er eigene Ideen entwickelt, der Therapeut macht zu der Figur keine Vorgaben. Er leitet in der oben beschriebenen Weise den Klienten an, die Figur zu beschreiben, zu charakterisieren und dann wegzuschicken. Als zweiter Schritt ist dann wichtig eine positive Figur zu entwickeln.
Der Klient war nicht bereit, für sich eine Fantasiefigur vorzustellen. Die Figur des Großvaters war so plastisch da, dass der Therapeut sich entschied, dem Klienten vorzuschlagen, den Großvater zu verkleinern und anstelle der Hexe auf die Schulter zu setzen. Er zog es vor, mit der Energie des Klienten zu gehen und die Gefahr von Rebellion zu vermeiden, indem er dem Vorschlag des Klienten folgte, statt auf einer Fantasiefigur zu bestehen.
Die Körperreaktionen des Klienten zeigten eine deutliche Veränderung, er atmete gleichmäßig und wieder in den Bauch, er sprach langsamer als vorher und das Gesicht war entspannt.

Die Kopfbewohner

Wann:	Wenn nach Neuentscheidungen die Umsetzung durch die inneren Stimmen verhindert wird
Wie:	Durch Definieren dieser Stimmen als alberne oder bedeutungslose Charaktere und den spielerischen Umgang mit ihnen z. B. über Luftballons.
Wozu:	Entmachtung der destruktiven Elternstimmen, Aufbau von unterstützenden elterlichen Stimmen

Goulding: Kopfbewohner oder: Wer bestimmt dein Denken? 1988

Maximale und minimale Eltern-Ich-Lösung

In der Arbeit mit dem Eltern-Ich geht auch *Dashiell* (1981/1978) davon aus, dass mit dem Eltern-Ich wie mit einer ganzen Person gearbeitet werden kann. Auch hier ist wieder die eindeutige Diagnose des Ich-Zustandes erforderlich. *Dashiell* weist darauf hin, dass dadurch, dass die Eltern wie als Person aktiv werden, über das Eltern-Ich im EL2 auch ein Zugang zu früheren Generationen hergestellt werden kann. Die Veränderung betrifft dann nicht nur die Elterngeneration, sondern auch frühere Generationen. Hier besteht ein Bezug zum Konzept des Episkripts von *F. English* (1980).

Die Eltern-Ich-Lösung soll die im Eltern-Ich inkorporierten Überzeugungen, Haltungen und Gefühle verändern, um Enttrübungen des ER2 und Skriptarbeit im Kind-Ich erfolgreich durchführen zu können.

Je nach Schwere der Störung sind neben dem Vertrag andere Schutzmaßnahmen erforderlich wie z. B. ein spezieller Vertrag mit dem Erwachsenen-Ich, das eigene Leben zu schützen, unabhängig vom dem, was bei der Arbeit mit dem Eltern-Ich deutlich wird.

Die praktische Durchführung erfolgt in einer ›Stuhl-Arbeit‹ in der drei Stühle bereitgestellt werden, um die Ich-Zustände voneinander zu trennen, je einer für das Eltern-Ich, das Erwachsenen-Ich und das Kind-Ich.

- Die minimale Eltern-Ich-Lösung: Das Eltern-Ich der Klienten hört auf, destruktive Botschaften an das Kind-Ich zu richten und beginnt dem Kind-Ich positive Botschaften zu geben. Dafür ist ein Dialog zwischen Eltern-Ich und Therapeutinnen/Beratern notwendig, um positive Botschaften zur Verfügung zu stellen. Dieser Prozess ist nur dann Erfolg versprechend, wenn das Eltern-Ich diese Botschaften verwerten kann und dadurch die destruktiven Botschaften zurücknimmt.
- Die maximale Eltern-Ich-Lösung: In einer Psychotherapie des Eltern-Ichs wird entweder ein Episkriptanteil im Kind-Ich des EL2 abgeschlossen oder es werden Gefühle aufgegeben, die im Eltern-Ich gespeichert waren und von den Klientinnen mit Kind-Ich Gefühlen verwechselt wurden. Es erfolgt die Unterscheidung zwischen Gefühlen aus dem Kind-Ich des EL2 und dem Kind-Ich der Klienten. Dieser Prozess wird als Entmachtung (defusion) des Eltern-Ichs bezeichnet. Er enthält Erlaubnis und Ermutigung wie bei der Ergänzungsarbeit und zusätzlich Gefühlsarbeit. Ein Wiedererleben von unausgedrückten Gefühlen aus der Geschichte der Klienten, die die Bezugspersonen unterdrückt hatten, die aber trotzdem wirksam waren. Der Schwerpunkt dieses Vorgehens liegt in der Arbeit mit dem Kind-Ich im EL2. Ziel ist, die Bedürftigkeit im EL2 aufzudecken und zu vermindern, damit die von dort weitergegebenen skriptwirksamen Botschaften aus dem EL2 nicht mehr verstärkt werden, sondern Veränderung unterstützt wird.

Beispiel

Eine Klientin leidet immer wieder darunter, dass sie glaubt, nicht geliebt zu werden. Sie hat die Idee, dass dies mit ihrem Vater zusammenhängt, da sie ihn immer wieder als unklare Figur in inneren Bildern sieht. Sie lässt sich darauf ein, einmal in die Rolle ihres Vaters zu gehen.
Als ihr Vater befragt, berichtet sie, dass er aus einem strengen Elternhaus kam, in dem Regeln streng befolgt werden mussten. Er habe sich über die Regel hinweggesetzt und intensiven Kontakt mit einer jungen Frau (mit seiner späteren Frau) angefangen. Diese sei schwanger geworden. Er habe dies zu Hause mitteilen müssen, er wollte mit dieser Frau nicht zusammenbleiben, für ihn sei diese Beziehung nur ein Abenteuer gewesen, er habe Pläne gehabt, ins Ausland zu gehen.
Seine Eltern setzten ihn moralisch unter Druck, die Frau zu heiraten nach der Regel, bei uns in der Familie lässt kein Mann eine Frau sitzen, die schwanger geworden ist. Diese Schande kann nur durch eine Heirat ausgeglichen werden. Er sei sehr wütend gewesen, habe sich aber nicht getraut, dies zu zeigen, er habe dann aufgegeben und resigniert. Seine Tochter habe er abgelehnt, obwohl er wisse, dass sie nichts dafür könne, aber sie habe ihn immer wieder an sein Schicksal erinnert. Er habe sich danach nichts mehr gegönnt, er sei nur noch zum Arbeiten gegangen. Der Kontakt zu seiner Frau sei mittelmäßig, gar nicht so schlecht. Seine weiteren Kinder würde er auch nicht so ablehnen.
Auf die Frage, ob er auch in der Lage sei, Dinge zu tun, für die er sich interessiere, die ihm Spaß machten, veränderte er seinen Gesichtsausdruck, er war weniger verhärmt und zeigte Hoffnung.

Die Klientin arbeitete an diesem Thema schon über längere Zeit und kann sich kurzfristig immer wieder zugestehen, geliebt zu werden und dies auch annehmen. Sie fällt aber immer wieder in den alten Glaubenssatz zurück.
Der Vertrag bezieht sich darauf, einmal in die Rolle des Vaters zu schlüpfen, um festzustellen, ob sie dabei Informationen bekommen und dadurch neue Möglichkeiten entwickeln kann.
In der Befragung der Klientin als ihr Vater wird deutlich, dass er im Sinne eines Episkripts Familienregeln weitergibt. Diese Regeln gehen in dieser Familie über die Bedürfnisse der Familienmitglieder. Leid und Mangel muss in Kauf genommen werden, um den Familienregeln zu folgen.
Die Klientin hatte wahrgenommen, dass ihr Vater sie ablehnte, obwohl er früher versuchte, ihr dieses nicht zu zeigen. Sie spürte auch die Bedürftigkeit des Vaters und versuchte, für ihn da zu sein, da sie es mit sich in Verbindung brachte.
Dadurch, dass sie in der Rolle des Vaters Wut wahrnahm, die Depression spürte, fühlte sie sich in ihrer kindlichen Wahrnehmung im Nachgespräch dieser Arbeit bestätigt.
Eine deutliche Entlastung erfuhr sie auch dadurch, dass der Vater auf die Idee kam, sich nicht mehr nach den Familienregeln zu richten.
Durch die Veränderung des Eltern-Ichs wird die Skriptentscheidung ›ich werde nicht geliebt‹ nicht mehr bestärkt und die schon getroffene neue Entscheidung kann anhaltend wirksam werden.

Minimale und maximale Eltern-Ich-Lösung

Wann:	Destruktive Eltern-Ich-Inhalte, die Neuentscheidungen verhindern werden deutlich
Wie:	›Stuhl-Arbeit‹ mit dem Eltern-Ich. Bei der minimalen Lösung Informationen an das Eltern-Ich, bei der maximalen Therapie mit dem Eltern-Ich zur Aufgabe von Episkript oder Gefühlsarbeit
Wozu:	Ermöglichen und Stabilisieren von Neuentscheidungen

Neubeeltern des Eltern-Ichs zur Unterstützung von Neuentscheidungen

Das Vorgehen ist ähnlich wie beim punktuellen Neubeeltern. Dieses Vorgehen beinhaltet fünf Schritte:

- Die Zustimmung des Klienten zur Arbeit innerhalb des Eltern-Ichs (Vertrag).
- Identifikation des anstehenden Themas mit dem Ansprechen des Eltern-Ichs als ganze Person.
- Die Elternperson einladen, in ihr Kind-Ich zu gehen, und damit deren Wünsche, Bedürfnisse und Gefühle deutlich werden zu lassen.
- Die Elternfigur wird dann zu diesem spezifischen Thema beeltert, ebenso das Kind-Ich der Klientin.
- Die Elternpersönlichkeit soll eine Veränderung machen. Dies kann Engpassarbeit von Engpässen ersten und zweiten Grades beinhalten.

Mellor und *Andrewartha* (1981) betonen die Wichtigkeit für Therapeutinnen/Beratern, die Beelterungsarbeit machen, alle Ich-Zustände zur Verfügung zu haben und sie angemessen einzusetzen. Weiterhin sind klare Botschaften aus dem positiven Eltern-Ich wichtig – sowohl Anweisungen als auch Verbote. Die Botschaften sollen relevant für die Gefühle und Bedürfnisse der Klienten sein. Es ist notwendig, dass der Zusammenhang von Eltern-Ich-Themen mit dem Kind-Ich-Leid erklärbar ist. Es ist wichtig, dass am Ende der Arbeit intensive Anerkennung für die Klientinnen steht. Sie ist bedeutsam vor allen für den Mut des Kind-Ich, damit dieser Teil nicht erneut den Eindruck hat, nicht beachtet zu werden, da wieder die meiste Aufmerksamkeit an die Eltern ging.

Wenn das Eltern-Ich großen Widerstand zeigt, kann es notwendig sein noch einmal in den Dialog mit Kind-Ich der Klienten zu gehen, um festzustellen was dieser Teil befürchtet, wenn das Eltern-Ich sich an diesem Punkt verändert. Dies ist notwendig, da die Energie für die Veränderung im Kind-Ich steckt.

Beispiel

Eine Klientin erlebt wiederkehrend massive Ängste. Sie traut sich das ›ganze Leben‹ immer wieder nicht zu und bringt dies mit ihrer Mutter in Verbindung. Sie weiß, dass sie seit Jahren allein ihr Leben meistert, sie sei aber nicht glücklich dabei, also schaffe sie es nicht. In verschiedenen Arbeiten erlebte sie Trauer und Wut über das in der Kindheit erlebte und kommt trotzdem nicht aus ihrer Situation heraus. Sie geht in die Rolle der Mutter, diese lamentiert über ihr Leben als Bäuerin, das sie nicht zufriedenstellend leben kann. Sie ist unzufrieden mit dem Mann, die Kinder und die Arbeit sind ihr zu viel. Sie nörgelt und schimpft. Die Klientin wechselt vom kritischen Eltern-Ich in ihr Kind-Ich, spürt ihr Leid und beschließt eine Änderung. Sie hadert mit ihren Eltern und entscheidet, nicht mehr deren Vorstellungen einer Bäuerin zu leben, sondern eigene Entscheidungen zu treffen. Am Ende der Arbeit wirkt die Klientin entlastet und locker. In der weiteren Arbeit beschließt sie in ihrem Kind, von nun an nicht mehr dieser bäuerlichen Haltung zu folgen, dass alles im Leben zu viel und dadurch nicht zu schaffen ist. Sie hat sich durch ihren Beruf (Krankenschwester) dies immer wieder bestätigen können.

Die Klientin machte einen Vertrag, sich mit der Rolle ihrer Mutter in diesem Bereich auseinanderzusetzen.
In der Rolle als Mutter gelingt es ihr, aus dem kritischen Eltern-Ich in das Kind-Ich im EL2 zu gehen. Hier wird die Leidenssituation dieses inneren Kindes deutlich.
Die Lösung der Situation erfolgt dadurch, dass sie entscheidet, eigene Entscheidungen zu treffen. Die Klientin erkennt, wie sehr sie noch in den familiären Strukturen verhaftet ist. Sie schließt eine Neuentscheidungsarbeit an und entscheidet in ihrem Kind-Ich, dass sie in der Lage ist, bestimmte Dinge zu schaffen, die sich nicht mehr übergeneralisierend immer wieder sofort auf das ganze Leben beziehen. Sie greift einzelne Punkte heraus und beschließt, sich als nächsten Schritt mit ihrer Arbeitssituation auseinandersetzt.

Neubeeltern des Eltern-Ichs

Wann:	In den Fällen, in denen destruktive Elternbotschaften und Probleme innerhalb des Eltern-Ichs deutlich werden
Wie:	›Stuhl-Arbeit‹ im Dialog mit dem Eltern-Ich als ganze Person, Therapie der Elternfigur
Wozu:	Vorbereitung und Stabilisierung von Neuentscheidungen

Aktivierung positiver Eltern-Ich-Strukturen (Parent Grafting)

Mitchell (1983) zeigt, wie bei Klienten, die rebellisch immer wieder daran festhängen, irgendetwas nicht bekommen zu haben, in ihrem Eltern-Ich elterliche Funktionen reaktiviert werden, die in Vergessenheit geraten waren. Dies eignet sich besonders für Klientinnen, die schon lange in Behandlung sind oder solche mit narzisstischen Störungen.

Für diesen Prozess wird ein spezifischer Vertrag gemacht darüber, dass die Klientinnen auf ihrer Seite bleiben, nicht kritisch mit sich selbst werden und alte Themen, die den Prozess unterbrechen könnten, ansprechen. Er hat drei Stufen:

- Der Klient wird aufgefordert, dort im Körper hinzuspüren, wo das Defizit erlebt wird. Dann wird er angeregt, die Art der fehlenden Funktion so genau wie möglich zu beschreiben. Die meisten haben dafür ein eindeutiges Empfinden.
- Im zweiten Schritt werden die Klienten dann gebeten, in ihre Kindheit zurückzugehen in eine Situation, in der sie diese Sicherheit schon einmal gespürt haben. Wenn mehrere Erinnerungen auftauchen ist es wichtig, mit den eindrucksvollsten zu gehen.
- Im dritten Schritt werden die Klientinnen angehalten, die Situation mit den körperlichen Wahrnehmungen genau zu beschreiben und diese in den Körper aufzunehmen an Stelle des Defizits. Die Klienten werden dann eingeladen, diese Wahrnehmungen zu bewahren.

Dieses Vorgehen ist eine Hilfe vor allen für die Klienten, die heftig ablehnen, so wie ihre Eltern zu sein und dadurch die für sie wichtigen positiven Anteile nicht leben, sondern das Augenmerk überwiegend auf die negativen Teile legen, die sie ablehnen.

Die Aktivierung interner Möglichkeiten, geankert durch körperliche Erfahrung, stabilisiert die elterliche Funktion.

Aktivierung positiver Eltern-Ich-Strukturen

Wann:	Bei narzisstischen Störungen; bei langen Therapien von Klienten, die rebellisch sind
Wie:	Aufspüren der Körperempfindungen in Bezug zu einem Defizit, Suche nach einer positiven Erinnerung an Eltern zu diesem Thema, Verankerung über Körperempfindung
Wozu:	Nutzen eigener positiver elterlicher Funktionen an Stelle von Selbstkritik

Beelterung

Beelterung von Erwachsenen, ›sekundäre Beelterung‹, ist ein Nachreifungsprozess, der sich von der ›primären Beelterung‹ von Kindern unterscheidet. Der Prozess bei Erwachsenen betrifft nur einzelne Themenbereiche und bezieht sich somit nicht auf die gesamte Entwicklung. Es geht darum, bestimmte Teile zu entmachten und andere aufzubauen. Auch hier ist – wie in den anderen Bereichen – wichtig, klare Vorstellungen zu entwickeln, wo die fehlenden Entwicklungsschritte liegen und welche Anteile destruktiv sind. Es geht häufig nicht nur um Neues von außen, sondern auch um Aktivierung gesunder Strukturen. Uns begegnen häufig Rebellen, die auch die Dinge, die die eigenen Eltern sinnvoll gemacht haben, nicht nutzen, da sie die Eltern als Person ablehnen und dadurch auch diese Erfahrungen nicht anwenden.

Die Veränderung des Eltern-Ichs hat das Ziel eine ausreichende Beelterung des inneren Kind-Ich-Zustandes möglich zu machen und auch für den Umgang mit realen Kindern neue Möglichkeiten zu schaffen.

Beispiel

Eine Klientin kam und klagte über Verhaltensauffälligkeiten ihres Sohnes, auch die Lehrerin hätte schon darüber geklagt. Die Klientin sprach auch über ihre eigenen Ängste, stellte diese aber hinter die Problematik mit dem Sohn zurück. Nach einigen Gesprächen entschied sie sich zu einer Therapie, in der ersten Zeit war der Sohn häufig Thema; das veränderte sich mit der Zeit, sie bearbeitete dann ihre Themen. Am Ende der Therapie brachte sie zum Ausdruck, dass sie nicht hätte glauben können, dass eine Behandlung, die sie durchführte, auch ihrem Sohn helfen könne. Sie erlebte eine deutliche Veränderung des Sohnes, sie hatten einen intensiven Kontakt miteinander entwickelt, das tägliche Leben war nicht mehr von ihren Ängsten bestimmt. Der Junge durfte inzwischen auch Eigenständigkeit entwickeln.

Um klare Vorstellungen über die Defizite entwickeln zu können, ist es notwendig, Informationen über Entwicklungspsychologie zu haben und mit Entwicklungsmodellen vertraut zu sein, damit die Fähigkeiten auf der Elternseite entwickelt werden können, die wichtigen Bedürfnisse zu erfüllen.

Im Verhaltensmodell wird die elterliche Funktion beschrieben, die fürsorgliche und kritische Qualität, die sowohl negativ als auch positiv sein kann. In der Arbeit mit Familien und Kindern wird häufig deutlich, dass viele Eltern mit sich selbst im inneren Dialog negativ kritisch umgehen. Für ihre Kinder können sie jedoch fürsorgliche Teile aktivieren, da viele von ihnen entschieden haben: ›So wie mit mir umgegangen wurde, werde ich mit meinen Kindern nicht umgehen‹. Diese

Fürsorglichkeit den Kindern gegenüber bedeutet einen Konflikt mit der inneren elterlichen Haltung, der viel Energie kostet und dadurch nicht die gewünschte Wirkung hat. Das führt dazu, dass Eltern dann negativ kritische Anteile auch den Kindern gegenüber besetzen.

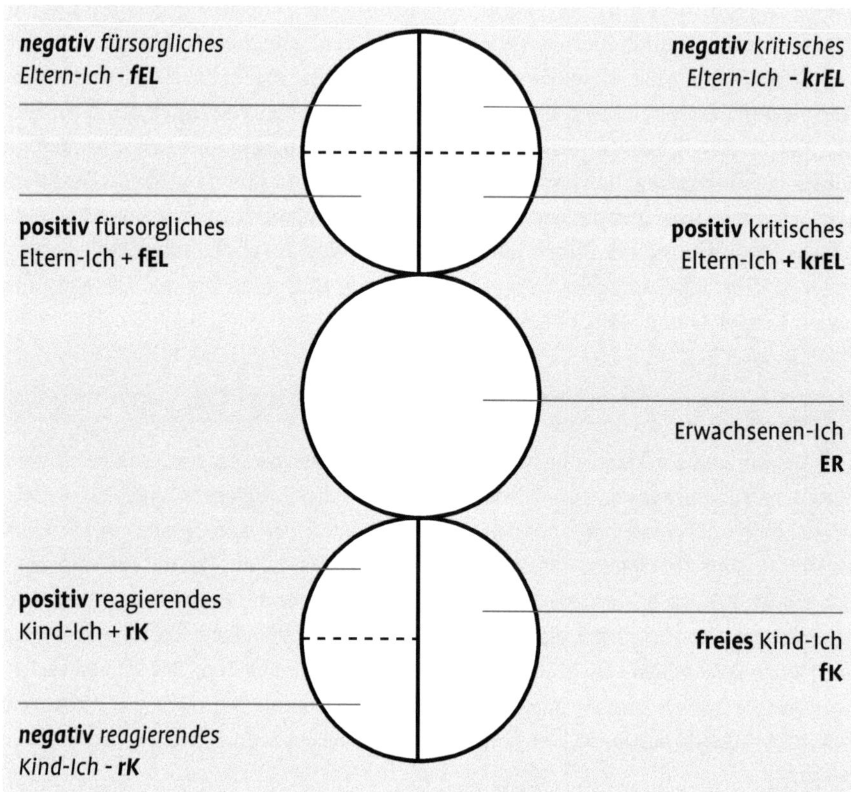

Die negativen Anteile sind häufig energiereich, während die positiven Eltern-Ich-Anteile wenig ausgebildet sind. Die Aufgabe ist es, diese Teile durch gezielt Informationen über den Umgang mit Kindern bezüglich z. B. ihrer Entwicklung, ihrer Bedürfnisse und Gefühle zu fördern. Es ist wichtig den Bezug zu dem eigenen ›inneren Kind‹ herzustellen. Die Bedeutung dieser Anteile sollte vermittelt werden. Klienten lernen aus dem, was sie erleben und wie sie die Beraterin/Therapeuten erleben; daher erfolgt ein großer Teil der Beelterung aus dem Beispiel, dem Abschauen und aus dem Erleben, dem Erfahrungslernen.

Für Beraterinnen/Therapeuten ist es daher notwendig, in der Lage zu sein, das EL2 eindeutig zu besetzen.

Erlaubnisse als Bestätigung im Kontrast zu Einschärfungen

Erlaubnisse sind für das Wachstum das Entscheidende. *Drego* (1994, S. 4) schreibt über Erlaubnis: »Sie gibt die Freiheit, die einem Kind hilft, sich in Richtung Autonomie und Selbstverwirklichung zu entwickeln. Sie wird an Körper, Verstand und Seele erfahren. Mit der Erlaubnis kommt die Energie zu existieren, Beziehungen zu leben, sich am sozialen Leben zu beteiligen, erfolgreich bei der Arbeit zu sein, zu lieben und geliebt zu werden und auch Schwierigkeiten und Krisen zu überleben«.

Drego entwickelte eine Einschärfungsskala, auf der Klienten herausfinden können, welche Überzeugungen sie entwickelt haben, um dann die passende Erlaubnis für sich zu suchen.

Drego: Happy Family Parenting through Family Rituals. 1994

Levin (1974) zeigt, was Kinder für ihre Entwicklung brauchen, indem sie Bestätigungen für die einzelnen Entwicklungsstadien zusammenstellt. Bei der Beelterung Erwachsener ist es notwendig, das Eltern-Ich in die Lage zu versetzen, diese Bestätigungen dem eigenen inneren Kind-Ich zu geben, und es den Klientinnen als Person zu ermöglichen, realen Kindern gegenüber dazu in der Lage zu sein.

Bei der Beobachtung der Klienten im Verhaltensmodell wird deutlich, dass viele zwar reichlich elterliche Funktion zur Verfügung haben. Diese stammt jedoch überwiegend aus den negativen fürsorglichen oder kritischen EL-Anteilen. Hier ist es notwendig, Informationen zur Enttrübung zu geben. Dadurch wird nicht nur eine Wirkung auf das Erwachsenen-Ich erreicht, sondern es dient auch der klaren Abgrenzung zwischen den Ich-Zuständen, sodass dann auch ein positives Eltern-Ich aufgebaut und besetzt werden kann. Das Eltern-Ich ist in der Zeit, in der das Kind-Ich in seiner Bedeutung übertrieben gesehen wurde, in ›Verruf‹ geraten. Elterlichkeit und klare stabile Beelterung ist von großer Bedeutung für die Persönlichkeitsentwicklung, sowohl für die Nachreifung als auch für das Aufwachsen von Kindern.

5.4 Die Integration der Ich-Zustände

Integration ist kein eigener Schritt im Prozess der transaktionsanalytischen Therapie/Beratung, sondern geschieht fortwährend. Der Wechsel zwischen der erlebnismäßigen (phänomenologischen), beziehungsmäßigen (sozialen), verhaltensmäßigen und lebensgeschichtlichen Betrachtungsweise fördert die Integration. So werden immer wieder Verhaltens-, Denk- und Gefühlsprozesse miteinander verknüpft. Ebenso geschieht die isolierte Arbeit an der Veränderung eines Ich-Zustands nur während der Anwendung einer bestimmten Methode z. B. Skriptanalyse, wird dann aber wieder in Verbindung mit anderen Ich-Zuständen gebracht.

Das Racket-Skript-System als Modell für Integration

Das Racket-Skript-System ist charakteristisch für die enge Verknüpfung der Erlebnisbereiche in der Person (interne Prozesse) und die Auswirkungen in ihrer sozialen Umgebung als Bestätigungen.

Auf der lebensgeschichtlichen Seite wirken die Glaubenssätze mit dem Effekt der fortgesetzten Unterdrückung von Grundbedürfnissen und Grundgefühlen. Das Denken über sich, die anderen und die Lebensqualität in Verbindung mit Ersatzbedürfnissen und Ersatzgefühlen schafft die motivationale Grundlage für das gezeigte Verhalten. Gleichzeitig beeinflusst es aber auch die körperlichen Reaktionen und Fantasiebildung als Kompensation der unterdrückten Anteile. Darauf reagiert die Umgebung und verstärkt durch typische Zuwendungsmuster den gesamten Prozess. Erinnerungen aus aktueller Lebenssituation und der eigenen Geschichte schließen den Kreislauf als ein in sich geschlossenes und selbstbestätigendes System.

Das Racket-Skript-System der Beispielklientin

Skript-Glaubenssätze	Verhalten	verstärkende Erfahrungen
über sich selbst: ich bin dumm *über andere:* die anderen wissen es besser *über die Qualität des Lebens:* es ist mühsam	*beobachtetes Verhalten:* hektisch, hastiges Sprechen	*gegenwärtige Ereignisse:* der Freund trennt sich, weil er sein Studium abgeschlossen hat
Skriptbedürfnisse, Skriptgefühle: negative Zuwendung statt positiver, Einsamkeit	*Körperliche Phänomene:* Anspannung im Bauch	*Alte Erinnerungen:* wenn ich als Kind gut war, hat es keiner gesehen
Verdrängte Bedürfnisse und Gefühle: Anerkennung für Denken, Wut über Herabsetzung ihrer Fähigkeiten	*Fantasien:* mich sieht keiner, weil ich nicht intelligent bin	*Erinnerungen an Fantasie als Realität:* andere waren schon immer intelligenter

Da es sich um ein System handelt, kann die Arbeit an jedem Punkt einsetzen und zu anderen fortschreiten. Die Veränderung an einem Element verhindert schon den selbstverstärkenden Prozess, die Bestätigungen für Unterdrückung der Bedürfnisse und Gefühle fehlen und die Glaubenssätze werden in Frage gestellt. Zur Auflösung des Systems ist es jedoch wichtig, alle Komponenten nacheinander zu bearbeiten, um wirkliche Freiheit vom Skript-Einfluss zu erreichen. Eine Arbeitsweise für die Selbsterfahrung bieten *Steward/Joines* (1990, S. 327ff) an.

Das Leben in der Gegenwart und die Orientierung an der Zukunft

In der skriptgebundenen Zeit bestimmt die Vergangenheit eines Menschen seine Gegenwart, er wiederholt oder vermeidet Szenen aus der Kindheit und Jugend. Die Suche nach dem verlorenen Glück und auch die Angst vor der bedrohlichen Zukunft bestimmen das Erleben.

Erfolgreiche Skriptarbeit kann man nun so verstehen, dass der Klient die eigene Geschichte überarbeitet und mit derselben Vergangenheit zu einer anderen Betrachtungsweise findet (*Allen/Allen* 1995). Die früheren Erlebnisse werden nun aus der Sicht der Gegenwart gedeutet und erhalten einen Sinn, der Lebendigkeit unterstützt, statt sie zu bedrohen.

Die Freiheit von der Bindung an die Vergangenheit und das Engagement für sich selbst in der Gegenwart erlaubt, hilfreiche Visionen der möglichen Zukunft zu entwickeln. Wenn diese lebenswerte Zukunft zum Maßstab für gegenwärtiges Handeln wird, hat der Mensch die Energie, anstehende Probleme als Herausforderungen und Lernsituationen zu begreifen und nicht mehr als Bedrohung. Damit wird ein positiv selbstverstärkendes System aufgebaut im Unterschied zum Racket-Skript-System der Vergangenheit.

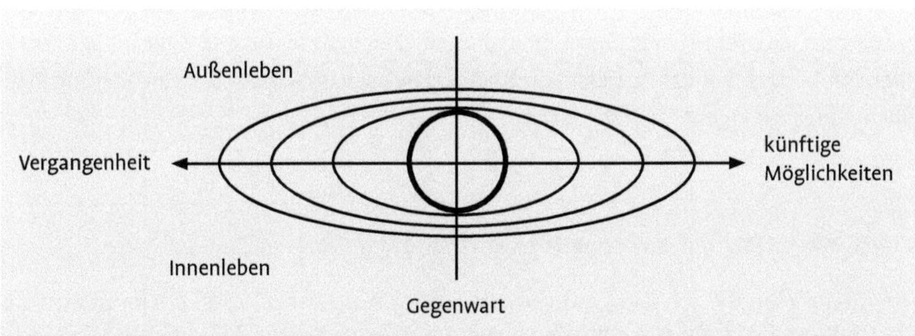

Die Abschlussphase der Therapie/Beratung im Erleben von Klientinnen

Während der Veränderungsarbeit an einzelnen Ich-Zuständen tritt der Klient neben sich und beobachtet sein Handeln, Fühlen und Denken wie ein Außenstehender. Die Selbstbeobachtung führt zunächst zu einem Verlust an (skriptgebundener) Spontaneität. Gegen Ende der Therapie/Beratung gewinnt die Klientin eine neue Form der Spontaneität. Die erarbeitete Fähigkeit zur Wahl, Entscheidung und Verantwortung für sich selbst erlaubt ihm, flexibel und realitätsorientiert mit sich und seiner Umgebung umzugehen (Kristallisation).

Dabei erleben Klienten die Abschlussphase unterschiedlich: alte Probleme tauchen wieder auf und verunsichern. Der Therapeut / Die Beraterin kann hier helfen und aufzeigen, dass die erreichten Ziele auch den Umgang mit den alten Mustern verändert haben. In der Therapie/Beratung kann bisweilen das Gespür für ›normale‹ Probleme, ›normale‹ Gefühle usw. durch das ständige Hinterfragen verloren gehen. Die überwache Bewusstheit nimmt wieder etwas ab. Dieser Prozess wird von manchen wie ein Rückfall erlebt.

Beispiel

Eine Klientin fürchtet um ihren Therapieerfolg: In der letzten Zeit könne sie sich immer weniger Träume merken, außerdem seien sie nicht mehr so bunt und intensiv wie während der Therapiezeit. Öfter habe sie nun auch den Eindruck, dass sie einfach in den Tag hineinlebe. Dies könne sie schon genießen, habe aber die Sorge, dass sie sich die Zeit vertreibe. Auch im Umgang mit ihrem Mann sei sie öfter impulsiv, auch ärgerlich oder betone einfach ihre Wünsche, ohne sich mit ihm abzusprechen.

Bei genauerer Betrachtung zeigt sich, dass die Klientin wesentlich besser schläft und gut erholt aufwacht. Ihre Zeiteinteilung ist sinnvoll und ihr ›Kind‹ liebt bisweilen den Zeitvertreib. Auch die impulsiven Handlungen gegenüber ihrem Mann werden von ihm gut aufgenommen, er erlebt sie als angenehm spontan. Durch diese Analyse nimmt die Klientin ihren Erfolg noch einmal vertieft wahr und vergewissert sich, dass die Veränderungen zu einem positiven Ergebnis geführt haben.

Die integrierte Person am Ende von Therapie/Beratung

Die Integration der Ich-Zustände bewirkt eine Freiheit der Wahl: Ich kann nun auf die Verhaltens-, Fühl- und Denkweisen aus dem Erwachsenen-Ich, Kind-Ich und Eltern-Ich zurückgreifen, also situationsentsprechend auswählen. Die gebundene Energie ist zu einem erheblichen Teil freigesetzt und kann für das aktuelle Erleben genutzt werden: der Klient fühlt sich energiegeladen und aktiv. Die Angst vor dem, was in Kind-Ich oder Eltern-Ich noch an unangenehmen oder bedrohlichen Elementen verborgen sein könnte, nimmt ab. Dies wirkt sich in der Regel in einem anderen Körpergefühl, eine veränderten Körperhaltung bis hin zu veränderten Träumen aus. In einer emotional sehr intensiven Übung beschreibt *Rogoll* (1981), diese Erfahrung:

»Wenn jetzt ein Patient nach (das ist sehr wichtig!) einer guten TA-Arbeit, in der er z. B. von einem sehr kritischen Eltern-Ich zu seinem fürsorglichen übergewechselt ist, um die Wünsche seines freien Kindes nach positiver Zuwendung erfüllen zu können, lasse ich ihn ein Kissen in den Armen halten, so als ob es ein Baby wäre – eben sein eigenes Kind-Ich. Dabei fühlt der Patient sich sehr wohl und fühlt manchmal zum ersten Male intensive Innigkeit.
Wenn sein Gesicht dann so richtig strahlt (das ist die Voraussetzung für diese Übung!), frage ich ihn, ob er in der Fantasie sein Kind vor sich sieht – und wie das jetzt ausschaut. Meistens erhalte ich eine Antwort wie: ›Der/die ist jetzt sehr zufrieden, ganz glücklich, lacht, freut sich oder strahlt‹. In diesem Augenblick lege ich den beschriebenen Handspiegel, der jetzt sein Kind-Ich darstellt, sachte in das Kissen, sodass der Patient sein strahlendes Gesicht darin wiederfindet, und frage: ›So‹?
Die verstärkende Wirkung auf der Gefühlsebene ist erstaunlich. Spätestens jetzt weiß der Patient, dass er/sie ein Kind hat und vor allem, wie es aussieht.«

6 Literaturangaben

Abkürzungen für Zeitschriften:
ZTA = Zeitschrift für Transaktionsanalyse in Theorie und Praxis
TAB = Transactional Analysis Bulletin
TAJ = Transactional Analysis Journal

Adler, A. (1973): Der Sinn des Lebens Fischer Taschenbuch Frankfurt

Allen, J. R. / Allen, B. A. (1995): Narrative Theory, Redecision Therapy, and Postmodernism. TAJ 25,4, S. 327–334

Allen, P. (1992): The Therapy Triangle: A Tool for Diagnosis and Therapy. TAJ, 22,1, S. 48–53

Babcock, D. E. / Keepers, T. D. (1980[4]): Miteinander wachsen. Transaktionsanalyse für Eltern und Erzieher (engl.: Raising Kids OK. New York: 1976)

Balint, M. (1964): Angstlust und Regression, Stuttgart (engl.: Thrills and Regressions. London: 1959)

Barnes, G. (Hrsg.) (1977–1980–1981): Transaktionsanalyse seit Eric Berne, Bde. 1–3, Berlin. (engl.: Transactional Analysis after Eric Berne: Teachings and Practices of Three TA Schools. New York)

Barr, J. (1987): Therapeutic Relationship Model. TAJ, 17,4, S. 141

Bay, R. H. / Jessen, F. (1985): Zuwendung für »Sein« oder »Verhalten« – eine neue Art der Darstellung, ZTA 2,1, S. 51–54

Berne, E. (1957): Ego States in Psychotherapy. The American Journal of Psychotherapy, 11, S. 293–309

Berne, E. (1961): Transactional Analysis In Psychotherapy. New York. Dt: Die Transaktionsanalyse in der Psychotherapie. Junfermann 2006

Berne, E. (1962 a): In treatment. TAB, 1,2, S. 10

Berne, E. (1962 b): Terminology, TAB, 1,2, S. 24

Berne, E. (1966): Principles of Group Treatment. New York

Berne, E. (1970/2002): Spiele der Erwachsenen: Psychologie der menschlichen Beziehungen. Hamburg (engl.: Games People Play. New York: 1964)

Berne, E. (1970): Sprechstunden für die Seele. Reinbek bei Hamburg (engl.: A Layman's Guide to Psychiatry and Psychoanalysis. Harmondsworth: 1981)

Berne, E. (1974): Spielarten und Spielregeln der Liebe. Reinbek bei Hamburg

Berne, E. (1975): Was sagen Sie, nachdem Sie »Guten Tag« gesagt haben? Psychologie des menschlichen Verhaltens. München (engl.: What Do You Say After You Say Hello? New York: 1972)

Berne, E. (1979): Struktur und Dynamik von Organisationen und Gruppen. München (engl.: The Structure and Dynamics of Organizations and Groups. New York: 1963)

Berne, E. (1985): Grundlegende therapeutische Techniken, ZTA 2,2, S. 67–87 (engl.: Transactional Analysis in Psychotherapy. London Berne, E. 1980)

Berne, E. (1981): A Layman's Guide to Psychiatry and Psychoanalysis. Harmondsworth

Berne, E. (1991): Transaktionsanalyse der Intuition. Ein Beitrag zur Ich-Psychologie. Paderborn (engl.: Intuition and Ego States. New York: 1977). Daraus zitiert:
- Das Wesen der Intuition, S. 33–64 (engl.: The Nature of Intuition, 1949)
- Über das Wesen der Diagnose, S. 65–80 (Concerning the Nature of Diagnosis, 1952)
- Über das Wesen der Kommunikation, S. 81–98 (engl.: Concerning the Nature of Communication 1953)
- Die Psychodynamik der Intuition, S. 191–200 (engl.: The Psychodynamics of Intuition 1962)

Bettelheim, B. (1977): Kinder brauchen Märchen. Stuttgart

Bion, W. R. (1991[3]): Erfahrungen in Gruppen und andere Schriften. Frankfurt a. M. (engl.: Experiences in Groups. New York: 1961)

Boyce, M. (1970): TA and Children. TAB, 9,33, S. 18

Boyd, H. S. / Cowles-Boyd, L. (1980): Blocking Tragic Scripts. TAJ, 10,3, S. 227ff

Brown, M. / Kahler, T. (1978): NoTAtion: A Guide to TA Literature. Michigan

Brown, M., Woolams, S. / Huige, K. (1995[4]), Abriss der Transaktionsanalyse. Eschborn

Campos, L. P. (1986): Empowering Children: Primary Prevention of Script Formation. TAJ, 16,1, S. 18–23

Cassius, J. (1980): Horizons in Bioenegetics. New Dimensions in Mind/Body Psychotherapy, Memphis

Childs-Gowell, E. / Kinnaman, P. (1978): Bodyscript Blockbusting: A Transactional Approach to Body Awareness. San Francisco

Childs-Gowell, E. (1994): Heilungsrituale. Aktive Hilfen zum Akzeptieren und Überwinden von Schmerz und Verlust. St. Goar

Choy, A. (1990): The Winner's Triangle. TAJ, 20,1, S. 40–46

Clarke, J. I. (1978): Self-esteem: A Family Affair. Minneapolis

Clarkson, P. (1988): Ego State Dilemmas of Abused Children. TAJ, 18,2, S. 85–93

Clarkson, P. (1988): Script Cure? – A Diagnostic Pentagon of Types of Therapeutic Change. TAJ, 18,3, S. 211–219

Clarkson, P. (1991): Group Imago and the Stages of Group Development, TAJ 21,1, S. 36–50

Clarkson, P. (1992): The Interpersonal Field in Transactional Analysis, TAJ 22,2, S. 89–94

Clarkson, P. (1996): Transaktionsanalytische Psychotherapie. Grundlagen und Anwendung – Das Handbuch für die Praxis. Freiburg (engl.: Transactional Analysis Psychotherapy, London 1992)

Clarkson, P. / Gilbert, M. (1988): Berne's Original Model of Ego States. TAJ, 18,1, S. 20–29

Clarkson, P. / Fish, S. (1988): Rechilding: Creating a New Past in the Present as a Support for the Future«. TAJ, 18,1, S. 51–59

Clarkson, P. / Leigh, E. (1992): Integrating Intuitive Functioning with Treatment Planning in Supervision, TAJ 22,4, S. 222–227

Copray, N. (1986): Viel mehr als ein Computer!, ZTA 3,2, S. 65–72

Cornell, W. F. (1988): Life Script Theory: A Critical Review from a Developmental Perspective. TAJ, 18,4, S. 270–282

Crossman, P. (1966): Permission and Protection. TAB, 7, S. 61–64

Dashiell, S. R. (1981): Eltern-Ich-Lösung: Neuprogrammierung psychischer Bestandteile des Eltern-Ich. ZTA, 5,17, S. 8–13 (engl.: The Parent Resolution Process: Reprogramming Psychic Incorporations in the Parent. TAJ, 10,4, S. 289–294, 1978)

Dornes, M. (1996): Der kompetente Säugling. Fischer Taschenbuch

Divac-Jovanovic, M. / Radojkovic, S. (1990): Die Behandlung von Borderline-Phänomenen jenseits diagnostischer Kategorien. ZTA, 7,2, S. 50–60

Drego, P. A. (1981): Ego state models in Tasi Dashan New Delhi

Drego, P. A. (1993): Paradigms and Models of Ego States. TAJ, 23,1, S. 5–29

Drye, R. (1974): Stroking the Rebellious Child: An Aspect of Managing Resistance. TAJ 4,3

Duehrssen, A. (1963): Psychotherapie bei Kindern und Jugendlichen. Göttingen

Dusay, J. M. (1966): Response to Games in Therapy. TAB: Selected Articles from Volumes 1 through 9, 1976, San Francisco

Dusay, J. M. (1977): Egograms. New York

Dusay, J. M. (1978): Egogramme und die »Hypothese von der Konstanz«. Neues aus der Transaktionsanalyse, 2,5, S. 3–6(engl.: Egograms and the »Constancy Hypothesis«. TAJ, 2,3, S. 133–137, 1972)

Dusay, J. M. (1989): Couples Therapy. San Francisco

English, F. (1971): The Substitution Factor: Rackets and Real Feelings, part I. TAJ, 1,4, S. 225–230

English, F. (1971): Strokes in The Credit Bank for David Kupfer. TAJ, 1,3, S. 27–28

English, F. (1971): Rackets and real feelings, part I. TAJ, 1,4, S. 27–32

English, F. (1972): Rackets and real feelings, part II. TAJ, 2,1, S. 23–25

English, F. (1980): Episkript und das Spiel »Heiße Kartoffel«. In: English, F. Transaktionsanalyse. Gefühle und Ersatzgefühle in Beziehungen. Hamburg, S. 169–180

English, F. (1985): Der Dreiecksvertrag, ZTA, 2,2, S. 106–108

English, F. (1988[4]): Es ging doch gut, was ging denn schief. München

Erikson, E. H. (1976[6]): Kindheit und Gesellschaft, Stuttgart (engl.: Childhood and Society. New York: 1950)

Ernst, Jr. F. H. (1971): The OK Corral: The Grid for Get-on-With. TAJ, 1,4, S. 231–240

Erskine, R. G. (1973): Six Stages of Treatment, TAJ 3,17

Erskine, R. G. (1974): Therapeutic Intervention: Disconnecting Rubberbands. TAJ, 10,3, S. 7f

Erskine, R. (1975): The ABC's of Effective Psychotherapy, TAJ 5, S. 163–168

Erskine, R. G. (1980): Script Cure: Behavioural, Intrapsychic and Physiological. TAJ, 10,2, S. 102–106

Erskine, R. G. / Moursund, J. P. (1991): Kontakt – Ich-Zustände – Lebensplan. Paderborn (engl.: Integrative Psychotherapy in Action. Newbury Park, CA, 1988)

Erskine, R. G., Trautmann, R. (1981): Ego States. TAJ, 2,11, S. 178–185

Erskine, R. G. / Zalcman, M. J. (1979): Das Maschensystem. Neues aus der Transaktionsanalyse, 3,11, S. 152–168 (engl.: The Racket System. TAJ, 9,1, S. 51–59, 1979)

Erskine, R. G. / Texley, R. F. (1975): An Action Structure for Feeling Fine Faster in TAJ 5/2, S. 186-188

Federn, P. 1978, Ichpsychologie und die Psychosen. Frankfurt a. M.

Freed, A. M. (1971): TA for Kids. Sacramento

Freed, A. M. (1976): TA for Teens and Other Important People. Sacramento

Friedman, H. / Shmukler, D. (1983): A Model of Family Development and Functioning in a TA Framework. TAJ, 13,2, S. 90–93

Freud, A. (1995[7]): Einführung in die Technik der Kinderanalyse. Frankfurt

Freud, S. (1926): Gesammelte Schriften; Kurzer Abriß der Psychoanalyse. Leipzig

Garcia, F. N. (1995): The Many Faces of Anger. TAJ, 26,2, S. 112–118

Gere, F. (1975): Developing the ok Miniscript. In: TAJ, 5,3, S. 285–289

Glöckner, A. (1992): Das Energiekonzept von E. Berne. ZTA 9,2/3, S. 59–89

Gobes, L. (1993): C4P4: A Consultation Checklist TAJ 23,1, S. 42–44

Goos, B. / Kottwitz, G. (1994): Die Borderline-Persönlichkeit. Störungsbild und Heilungsprozesse. In: Kottwitz, G. u. a.: Integrative Transaktionsanalyse. Bd. 3, Berlin

Goulding, M. M. / Goulding, R. L. (1975): Injunctions, Decisions and Redecisions. TAJ, 6,1, S. 41

Goulding, M. M. / Goulding, R. L. (1981): Neuentscheidung. Ein Modell der Psychotherapie. Stuttgart (engl.: Changing Lives Through Redecision Therapy. New York: 1979)

Goulding, M. (1988): Kopfbewohner, oder: Wer bestimmt dein Denken? Wie du die Feindschaft gegen dich selbst mit Spaß und Leichtigkeit in Freundschaft verwandelst. Paderborn

Gührs, M. / Nowak, C. (1995[3]): Das konstruktive Gespräch. Ein Leitfaden für Beratung, Unterricht und Mitarbeiterführung mit Konzepten der Transaktionsanalyse. Meezen

Harris, T. A. (1975): Ich bin o. k. Du bist o. k. Reinbek bei Hamburg

Hart, E. W. (1975): The Problem Diagram. TAJ 5,3

Heigel, F. / Heigel-Evers, A. (1993): Lehrbuch der Psychotherapie. Stuttgart

Herzka, H. S. (1986[2]): Kinder-Psychopathologie. Basel, Stuttgart

Hine, J. (1990): The Bilateral and Ongoing Nature of Games, TAJ 20,1, S. 28–39

Holloway, M. M. / Holloway, W. H. (1973a): The Contract Setting Process. In: The Monograph Series, Numbers I–X, Ohio, S. 34–39

Holloway, W. H. (1973b): Shut the Escape Hatch. In: The Monograph Series, Number I–X, Ohio

Holloway, W. H. (1977): Transactional Analysis: An Integrative View. In: Barnes, G. (Hg.) Transactional Analysis after Berne. Bd. 1 New York

James, M. (1969): Transactional Analysis with Children: The Initial Session. TAB, 8,29, S. 1f

James, M. (1974): Self Reparenting: Theory and Process. TAJ, 4,3, S. 32–39

James, M. (1977): Techniques in Transactional Analysis. Massachusetts

James, M. (1980): Therapie muß nicht weh tun – Lachtherapie in Neues aus der Transaktionsanalyse Markdorf, S. 59–65

James, M. (1981): Breaking Free: Self-Reparenting for a New Life. Phillipines

James, M. (1986): Diagnosis and Treatment of Ego State Boundary Problems. TAJ,16, 3, S. 188–196

James, M. / Jongeward, D. (1986): Spontan leben. Übungen zur Selbstverwirklichung. Reinbek bei Hamburg

Jellouschek, H. (1984): Transaktions-Analyse und Familientherapie: ein Brückenschlag zwischen individuumzentrierter und systemorientierter Therapie, ZTA 1,1, S. 25–32

Jellouschek, H. (1992): Die Kunst als Paar zu leben. Stuttgart

Kahler, T. (1988): The Mastery of Management or, How To Solve The Mystery of Mismanagement. Little Rock, Arkansas

Kahler, T. / Capers, H. (1974): The Miniscript. TAJ, 4, 1, S. 26–42

Kahler, T. (1978): Transactional Analysis Revisited. Arkansas

Karpman, S. (1968): Fairy Tales and Script Drama Analysis. TAB: Selected Articles from Volumes 1 through 9, 1976, San Francisco

Karpman, S. (1971): Options. TAJ, 1,1, S. 79–87

Klein, M. (1981): Ein Kind entwickelt sich. München

Kottwitz, G. u. a. (1992): Integrative Transaktionsanalyse. Bd. 1: G. Kottwitz u. V. Lenhardt, Wege zur Orientierung und Autonomie. Berlin

Kottwitz, G. u. a. (1993): Integrative Transaktionsanalyse. Bd. 2: G. Kottwitz: Wege zu mir und dir bei Borderline-Störungen. Berlin

Kottwitz, G. u. a. (1994): Integrative Transaktionsanalyse. Bd. 3: B. Goos u. G. Kottwitz Die Borderline-Persönlichkeit. Störungsbild und Heilungsprozesse. Berlin

Levin, P. (1973): A Think Structure for Feeling Fine Faster in TAJ 3/1 S. 38-39

Levin, P. (1974): Becoming the Way We Are. Brekeley, CA.

Levin, P. (1982): The Cycle of Development. TAJ, 12,2, S. 129–139

Levin, P. (1988): Cycles of Power. Hollywood, CA.

Loomis. M. E. (1982): Contracting for Change. TAJ 12,1, S. 51–55

Loomis, M. E. / Landsman, S. G. (1985): Manisch-depressive Struktur: Möglichkeiten der Behandlung, ZTA 2,2, S. 96–105

Loomis, M. E. / Landsman, S. G. (1985): Manisch-Depressive Struktur: Diagnosestellung und Entwicklung, ZTA 2,1, S. 5–16

Mahler, M. S. (1979): Symbiose und Individuation. Stuttgart

Mahler, M. S. / Pine, F. / Bergman, A. (1978[12]): Die psychische Geburt des Menschen. Symbiose und Individuation, Frankfurt a. M. (engl.: The Psychological Birth of the Human Infant. London: 1975)

Marsh, C. / Drennam, B. (1976): Ego States and Egogram Therapy. TAJ, 6,2, S. 135–137

Massey, R. F. (1983): Passivity, Paradox and Change in Family Systems. TAJ, 13, S. 33–41

Massey, R. F. (1985): TA as a Family Systems Therapy. TAJ, 15,2, S. 120–141

Massey, R. F. / Massey, S. D. (1995): Die sozialpsychologischen und systemischen Dimensionen der Transaktionsanalyse als Perspektive für die Behandlung von Einzelnen, Paaren und Familien, ZTA 12,4, S. 157–197

McNeel, J. R. (1976): The Parent Interview. TAJ, 6,1, S. 61–68

McNeel, J. R. (1981): Die sieben Faktoren der Neuentscheidungstherapie. In: Barnes, G. et al. (Hrsg.), Transaktionsanalyse seit Eric Berne. III: Du kannst dich ändern. Berlin

Mellor, K. (1980): Impasses: A Developmental and Structural Understanding. TAJ, 10,3, S. 213–220

Mellor, K. (1981): Die Integration von Neuentscheidungs-Arbeit und Neu-Beelterung zur Veränderung des Bezugsrahmens. TAJ, 5,17

Mellor, K. / Andrewartha, G. (1980): Reparenting the Parent in Support of Redecisions. TAJ, 10,3, S. 197–203

Mellor, K. / Andrewartha, G. (1981): Die Integration von Neuentscheidungs-Arbeit und Neu-Beelterung zur Veränderung des Bezugsrahmens. Neues aus der Transaktionsanalyse, 5,17, S. 14–20, (engl.: Reframing and the integrated use of redeciding and reparenting. TAJ, 10,3, S. 204–212, 1980)

Mellor, K. / Schiff, E. (1977): Redefinieren – Umdeuten. Neues aus der Transaktionsanalyse 1, S. 133–139 (engl.: Redefining, TAJ 5, 1975, S. 303–311)

Micholt, N. (1985): Confrontation Techniques, EATA Newsletter, 22, S. 1–3
Moeller, M. L. (1986): Die Liebe ist das Kind der Freiheit. Reinbek bei Hamburg
Moiso, C. (1985): Ego States and Transference. TAJ, 15,3, S. 194
Moiso, C. (1984): The Feeling Loop. In: Stern, E. (Ed.) Transaktionsanalyse – The State of the Art. Dordrecht
Osnes, R. E. (1974): Spot Reparenting. TAJ, 4,3, S. 40–46
Papoušek, M. / Papoušek, H. (1995): Vorsprachliche Kommunikation in Petzold, H. G.: Die Kraft liebevoller Blicke. Paderborn
Peck, H. B. (1978): Integrating Transactional Analysis and Group Process Approaches in Treatment. TAJ, 8,4, S. 328–331
Pelz, G. (1991): Verwöhnung – Verweigerung – Alltagsgewalt oder: Bausteine zum »Null Bock«-Skript. ZTA, 8,2, S. 50–69
Petzold H. G. (1993): Frühe Schäden, späte Folgen. Psychotherapie und Baby-forschung. Bd. 1. Paderborn
Piaget, J. (1973[2]) Das Erwachen der Intelligenz beim Kinde. Stuttgart
Raab, P. (1995): Philemon und Baucis. Die tiefere Wirklichkeit als Paar zu leben. ZTA 12,3, S. 82–99
Rissman, A. (1975): Trilog. TAJ, 5,2, S. 170–177
Rogoll, R. (1981): Empfinde und betrachte dein strahlendes Kind. Neues aus der Transaktionsanalyse, 5,17, S. 44
Schellenbaum, P. (1990): Abschied von der Selbstzerstörung. Befreiung der Lebensenergie. München
Schiff, J. L. (1977): One Hundred Children Generate a Lot of TA. In: Barnes, G., Transactional Analysis After Eric Berne. New York
Schiff, J. L. (1977): Neubeelterung von Schizophrenen. Neues aus der Transaktionsanalyse, 1,3, S. 102–113, (engl.: Reparenting Schizophrenics. TAB, 8,31, S. 72–75, 1969)
Schiff, A. W. / Schiff, J. L. (1977): Passivität, Neues aus der Transaktionsanalyse, 1,3, S. 121–127 (engl.: Passivity. TAJ, 1,1, S. 71–78, 1971)
Schiff, J. L. et al. (1975): Cathexis Reader: Transactional Analysis Treatment of Psychosis. New York
Schiff, J. L. / Day, B. (1990[2]), Alle meine Kinder. Heilung der Schizophrenie durch Wiederholen der Kindheit. Gütersloh. (engl: All My Children. New York: 1970)
Schlegel, L. (1991): Heilung: Ein kritischer Überblick über die bisherige Literatur. ZTA 8,1, S. 3–20
Schlegel, L. (1993): Gruppentherapie nach Berne, ZTA 10.1/2, S. 85–125
Schlegel, L. (1988[3]): Die Transaktionale Analyse. Tübingen
Schlegel, L. (1993): Handwörterbuch der Transaktionsanalyse. Sämtliche Begriffe der TA praxisnah erklärt. Freiburg

Schlegel, L. (1996): Symbiotische Beziehung und symbiotische Haltung. ZTA 13,2/3, S. 98–104
Schmid, B. A. (1984): Die Ausbildung in Transaktions-Analyse, ZTA 1,1, S. 50–55
Schmid, B. A. (1986): Theorie, Sprache und Intuition, ZTA 3,2, S. 73–77
Schmid, B. A. (1991): Kritische Gedanken zu Eric Bernes Aufsätzen über Intuition, Klinische Diagnose, Ich-Zustände. In: Berne, E. 1991, Transaktionsanalyse der Intuition, S. 201–220
Schmid, B. A. (1991b): Intuition of the Possible and the Transactional Creation of Realities. TAJ, 21,3, S. 144–154
Schneider, J. (1987): Zuwendungsprofil: Eine Erweiterung des Stroke-Profils von McKenna, ZTA 4,2, S. 90–94
Schneider, J. (1997): Dreistufenmodell Transaktionsanalytischer Beratung und Therapie von Bedürfnissen und Gefühlen. *ZTA*, *14* (1–2), S. 66–82
Spitz, R. A. (1976): Vom Säugling zum Kleinkind. Stuttgart
Steiner, C. M. (1966): Script Analysis. TAB, 5,19
Steiner, C. M. (1978): Die Stroke-Ökonomie. Neues aus der Transaktionsanalyse, 2,5, S. 14–19 (engl.: The Stroke Economy. TAJ, 1,3, S. 9–15, 1971)
Steiner, C. M. (1982): Wie man Lebenspläne verändert. Paderborn (engl.: Scripts People Live. New York: 1975)
Steiner, C. M. (1984): Emotional Literacy. TAJ, 14,3, S. 162–173
Steiner, C. M. (1985): Macht ohne Ausbeutung. Zur Ökologie zwischenmenschlicher Beziehungen. Paderborn
Steiner, C. M. (1996): Emotional Literacy Training. TAJ, 26,1
Stern, D. N. (1994[4]): Die Lebenserfahrung des Säuglings. Stuttgart (engl.: The Interpersonal World of the Infant. New York: 1985)
Stern, D. N. (1995): Die Repräsentation von Beziehungsmustern. Entwicklungspsychologische Betrachtungen. In: Petzold, H. G. Die Kraft liebevoller Blicke. Paderborn
Stewart, I. / Joines, V. (1990[5]): Die Transaktionsanalyse. Eine neue Einführung in die TA. Freiburg (engl.: TA Today: a New Introduction to Transactional Analysis. Nottingham: 1987)
Stewart, I. 1991, Transaktionsanalyse in der Beratung. Grundlagen und Praxis transaktionsanalytischer Beratungsarbeit. Paderborn (engl.: Transactional Analysis Counselling in Action. London: 1989)
Stuntz, E. C. (1973): Multiple Chairs Technique. TAJ, 3,2, S. 105–108
Summerton, O. (1994): Becoming o. k., Bombay
Thomson, G. (1989): Angst, Zorn und Traurigkeit. ZTA, 6,2/3, S. 59–67
Trautmann, R. / Erskine, R. G. (1981): Ego State Analysis: A Comparative View. TAJ, 11,2, S. 178–185

Watkins Jorgensen, E. / Jorgensen, H. I. (1984): Eric Berne. Master Gamesman. A Transactional Biography. New York

Watzlawick, P. (1983): Anleitung zum Unglücklichsein. München

Ware, P. (1992): Anpassungen der Persönlichkeit (Türen zur Therapie). ZTA, 9,4, S. 183–197

Weiss, E. (1950): Principles of Psychodynamics. New York

Weiss, L. (1980): A Developmental Point of View, TAJ, 10, 2

Weiss, L. (1991): An Action Plan for your Inner Child. Deerfield Beach

Weiss, J. / Weiss, L. (1987): Von der Symbiose zur Spiritualität, ZTA 4,2, S. 95–98

Winnicott, D. W. (1974): Reifungsprozesse und fördernde Umwelt. München

Woollams, S. / Brown, M. (1978): Transactional Analysis. Ann Arbor, Michigan

Woollams, S. / Brown, M. (1979): TA: The Total Handbook of Transactional Analysis. Englewood Cliffs, NJ.

Woollams, S. / Brown, M. / Huige, K. (1976): Transactional Analysis in Brief.

Zalcman, M. (1993): Spielanalyse und Maschenanalyse: Überblick, Kritik und zukünftige Entwicklungen. ZTA, 10, 1/2, S. 52–84 (engl.: Game analysis and racket analysis: Overview, critique, and future developments. TAJ, 20,1, S. 4–19,1990)

Vorwort zu den Anwendungsfeldern

Vor etwas mehr als 20 Jahren hat sich die Anwendung der TA in Deutschland in insgesamt vier Anwendungsfelder ausdifferenziert. Die Menge an möglichen Wahrnehmungen, Wirklichkeitskonstruktionen, unterschiedlichen Umfeldern und denkbaren Interventionen war einfach zu groß geworden, um in »nur« einer TA gefasst zu werden und so bildeten sich vier Felder, die versuchten, den Ihnen innewohnenden Spezifika möglichst gerecht zu werden: Transaktionsanalyse in der Psychotherapie, der Beratung, der Bildung und in Organisationen. Es war zudem Ausdruck einer gelebten OK-OK-Grundhaltung, jeder professionellen Orientierung einen gleich-wertigen Platz zuzumessen und den Verband der DGTA (Deutsche Gesellschaft für Transaktionsanalyse e. V.) so zu organisieren, dass alle Fachgruppen Sitz und Stimme haben und erleben, sich gesehen zu fühlen und sich entwickeln zu dürfen.

Daher finden wir vom Kreis der Herausgebenden es richtig und angemessen, im zweiten Teil dieses Buches diesen vier fachlichen Orientierungen die Möglichkeit einer aktuellen Darstellung zu geben.

Gudrun Jecht und Kerstin Sperschneider beschreiben das Anwendungsfeld der Transaktionsanalyse in der **Psychotherapie**. Von der Darstellung der Ausgangslage in den Gründungszeiten der TA bis zu heutigen Entwicklungen spannen die beiden Autorinnen einen lebendigen Bogen: sie beginnen mit einer tiefen Reflektion des Skriptbegriffes, berichten über die Entwicklung therapeutischen Beziehungsverständnisses und stellen die TA in Bezug zu aktuellen Zeitphänomenen. Breiten Raum erhalten aktuelle Trends wie Burn-out, die posttraumatische Belastungsstörung, Depression oder Persönlichkeitsstörung und gleich komplementärer Puzzlestücke werden immer auch Behandlungsschemata oder Lösungswege skizziert.

Den Bereich **Beratung** vertreten die beiden Autorinnen Uta Höhl-Spenceley und Bettina Heinrich, erfahrene Lehrende im Bereich der Beratung von Kindern, Jugendlichen und Erwachsenen. »Beratung in Begegnung« ist ihr Aufhänger, um die einzelnen Stufen des transaktionsanalytischen Beratungsprozesses zu beschreiben und es ist ihnen ein Anliegen, zu zeigen, welche Bedeutung Grundhaltungen, Grundbedürfnisse und Beziehungsbedürfnisse im Beratungsprozess entfalten.

Breiten Raum nimmt die Darstellung des Vertragsprozesses ein, gefolgt von der Bedeutung des Autonomiebegriffes, gut mit Beispielen aus Skript, Ressourcenarbeit und der Stärkung des Erwachsenen-Ichs unterlegt. Dabei bekommt auch die Erwähnung der kulturellen Komponente des Beratungsprozesses angemessenen Raum.

Rolf Balling stellt die Anwendung der TA in **Organisationen** in den Fokus. Gekonnt beschreibt er den Spagat, dass Transaktionsanalytiker immer zwei Identitäten als Gegenüber haben: den einzelnen Menschen in seiner persönlichen Rolle und denselben Menschen als Vertreter einer Organisation – sei es Profit- oder Nonprofit, sei es Wirtschaftsorganisation oder Institution –, die als solche ebenfalls Bedürfnisse nach Wachstum, Entwicklung und Profitabilität hat. Mit Blick auf die lebendige Dynamik eines solchen Anwendungsbereiches spannen seine Anregungen einen Bogen von Tools einer Organisationsdiagnose über strukturelle Überlegungen, die Betrachtung der Wechselwirkung von Mensch und Organisation bis hin zur Arbeit mit Systemdynamiken. Kluge Ausführungen zu Prozessdesign und Change-Management auf TA-Basis runden seine Ausführungen zu TA in Organisationen ab.

Den Bereich **Bildung** in der TA stellen Christine Behrens und Wolfgang Kausler mit viel Herzblut dar. Nach einer Einführung in die transaktionsanalytische Bildungsarbeit unter besonderer Berücksichtigung der Beziehungsgestaltung im Bildungskontext richten sie ihr Hauptaugenmerk auf zentrale Konzepte der Beziehungsbedürfnisse, der Wertschätzungskultur im Bildungsbereich und der Konzepte zu Selbstwirksamkeit. Sie arbeiten den Unterschied zwischen Erlaubnissen und Ermutigung heraus und zeigen so an vermeintlich kleinen sprachlichen Unterschieden, wie bedeutend ein klares Verständnis von TA im Bildungsbereich sein kann.

Ich wünsche Ihnen interessantes und erkenntnisreiches Stöbern in der Beschreibung der Anwendungsfelder, ihren Theorien und Konzepten!

Christoph Seidenfus

TSTA-O

7 Anwendungsfeld Psychotherapie

Gudrun Jecht und Kerstin Sperschneider

7.1 Die TA im Spektrum der Therapieverfahren – TA als humanistische Psychotherapie

Eric Bernes Basis therapeutischer Ausrichtung liegt in der Psychoanalyse. Die Transaktionsanalyse, die er kreierte und die seit etwa 1960 von zahlreichen TA'lern weiterentwickelt wurde, ist wie in diesem Buch beschrieben, als Integrative Therapie zu bezeichnen, die viele Konzepte – psychoanalytische, verhaltenstherapeutische, humanistische – miteinander verknüpft.

Nach dem Verfahrensbegriff des Wissenschaftlichen Beirats Psychotherapie (WBP) und dem Gemeinsamen Bundesauschuss (G-BA) gibt es grundsätzlich vier Verfahren der Psychotherapie:

- behaviorale
- psychodynamische
- systemische
- humanistische Psychotherapie

Seit dem Inkrafttreten des Psychotherapeutengesetzes 1999 sind lediglich die ersten drei anerkannt und die ersten beiden mit den Krankenkassen abrechenbar. Die sogenannten drei Richtlinienverfahren sind die Verhaltenstherapie, Psychoanalyse und Tiefenpsychologisch fundierte Psychotherapie. Damit waren die humanistischen Psychotherapien – zumindest über das GKV-System – vielen Klienten nicht mehr »zugänglich«. In der weiteren Entwicklung stellte sich heraus, dass für die oben angeführten Gremien die Formulierung »wissenschaftlich anerkannt« in den Fokus geriet.

Nach der 2008 erfolgten Initiative »Großer Ratschlag«, bei welcher alle Psychotherapeutenverbände mit Humanistischer Grundorientierung zusammengerufen worden waren, erfolgte 2010 die formaljuristische Gründung der Arbeitsgemeinschaft Humanistische Psychotherapie (AGHPT) – als Zusammenschluss von aktuell zehn Verbänden und kompetenten Einzelpersonen. Das auch in der Satzung verankerte Ziel ist, die »Humanistische Psychotherapie in Wissenschaft und Anwendung zu fördern und zu verbreiten« (§ 2 der Satzung der AGHPT).

Nach Diskussionen in der Fachgruppe Psychotherapie der DGTA mit Blick auf die theoretischen Schwerpunkte und die Möglichkeit, eine Anerkennung der Wissenschaftlichkeit und somit auch den Zugang zu den mit den Krankenkassen abrechenbaren Verfahren zu erlangen, ordnete sich die TA den Humanistischen Verfahren zu. Die Anerkennung über die Tiefenpsychologisch begründeten Verfahren erschien nicht passend und nicht aussichtsreich.

Deshalb ist die DGTA als Verband von Anfang an in der AGHPT vertreten. Zu dieser zählen weiterhin noch Personenzentrierte Psychotherapie, Körperpsychotherapie, Gestalttherapie, Psychodrama und Existenzanalyse.

Der Antrag der AGHPT an den WBP auf Begutachtung der »wissenschaftlichen Anerkennung« der Humanistischen Psychotherapie als Verfahren fiel 2018 negativ aus. Seitdem gibt es viele Diskussionen sowie auch einen offenen Brief von mehr als 40 Professoren mit großer Kritik an dieser Entscheidung; die Rechtslage ist seither jedoch unverändert: die Humanistischen Psychotherapien sind aktuell *nicht* mit den Krankenkassen abrechenbar.

Die Inhalte und theoretischen Konzepte der o.a. im AGHPT zusammengeschlossenen Schulen unterscheiden sich zum Teil deutlich. So führt Hagehülsmann aus, dass es sich bei der Humanistischen Psychologie »nicht um ein einheitliches Theoriegebilde im Sinne einer bestimmten psychologischen und/oder psychotherapeutischen Theorie handelt, sondern um eine Idee, ein Anliegen« (1984, S. 19). Beim direkten Vergleich kann man eine große Übereinstimmung in den Grundüberzeugungen und damit als Grundlage ein in vielen Punkten gemeinsames Menschenbild festmachen. Alle diese Ansätze beschreiben den Menschen als ein Subjekt, das Bewusstheit hinsichtlich seiner Existenz und seines Handelns hat, das Verantwortung übernehmen und sein Leben grundsätzlich selbst gestalten kann; dies entspricht im Wesentlichen dem Grundbegriff der »Autonomie« in der Transaktionsanalyse (nach Eberwein/Thelen 2014, S. 234).

Grundannahmen der Humanistischen Psychotherapie	Grundannahmen der Transaktionsanalyse
Der Mensch wird als mehr als die Summe seiner Teile angesehen. Wichtig: Denken, Fühlen und Handeln, Körper und Seele, Kindheit und Lebensperspektive eines Menschen können nicht getrennt voneinander verstanden werden, sondern nur als eine Gesamtheit	Menschenbild Autonomie Ich-Zustände
Der menschliche Organismus wird beschrieben als lebendig, aktiv und unternehmungslustig. In der Tendenz möchte er sich selbst und seine Umwelt erfahren, strebt nach Wissen und möchte seine schöpferischen Fähigkeiten entfalten.	Menschenbild »4S« Bezugsrahmen

Der Mensch ist durch sein Bedürfnis nach ›Sinn‹ auf etwas ausgerichtet, das über das Einzelwesen hinausgeht	Menschbild Stimulation
Wir als Menschen können nur dann Selbstverwirklichung erreichen, wenn wir uns in ständigem Austausch mit der sozialen Umwelt bewegen.	Transaktionen Strokes Anerkennung
Die Humanistische Bewegung betont, dass eine Veränderung der Gesellschaft von den einzelnen Individuen her erfolgt. Nach ihrer Sicht bedingen sich die individuelle und gesellschaftliche Veränderung.	Ausweitung des Autonomiekonzeptes und der Grundeinstellungen auf die Gesellschaft (Barnes 1977)
›Personal growth‹- das persönliche Wachstum steht für die Humanistischen Therapien im Vordergrund, nicht Heilung von Krankheit oder sich als krank definierender Menschen.	Mehr oder weniger Autonomie: keine exakte Grenzziehung
›Personal growth‹, ›Selbstaktualisierung‹, ›Eigenverantwortlichkeit‹ und weitere Begriffe sind die wesentlichen Stichworte der Humanistischen Therapien. Sie stehen für die Sichtweise, dass Menschen von sich heraus aktiv handeln (können), nicht Objekt einer Therapie sind, sondern aktiver eigenverantwortlicher Teil einer klientenzentrierten Therapie	Eigenverantwortlicher Partner des Therapeuten (Vertragskonzept) (für eine Achtjährige) verständliche Sprache

7.2 Theoretische Entwicklungen

Skript

Neue Erkenntnisse gibt es im Bereich der Skripttheorie. Die Neurobiologie ist dabei ein wichtiger Forschungsbereich. *Berne* hatte schon die Idee, dass es körperlich nachweisbare Faktoren in Bezug zu emotionalen Reaktionen und damit zur Persönlichkeit geben müsste – dies ist heute durch die Neurobiologie bestätigt. An unterschiedlichen Beispielen sind Emotionen wie z. B. der Angst und deren Repräsentanzen im Gehirn deutlich gemacht worden. Bisher hatten wir nur den Zugang zu Emotionen über die subjektive Erlebnisebene, die Verhaltensebene und die physiologische Ebene (Blutdruck, Puls, Atmung, Schweiß), über die auch im

Skript Emotionen deutlich werden. Das Limbische System mit den Mandelkernen (Amygdalae) ist das Zentrum, das mit dem Thalamus und der Hirnrinde, dem Bewusstsein, neuronal verbunden ist. Es gibt ein schnelles Reaktionssystem, das z. B. eine Fluchtreaktion auslöst: der Mandelkern löst eine körperliche Sofortreaktion aus, beim langsamen Reaktionssystem wird das Gedächtnis und die Hirnrinde mit aktiviert, sodass die Reaktion langsamer und mit Bewusstheit abläuft.

Durch die Säuglings- und Bindungsforschung sind Annahmen von *Berne*, dass die frühe Eltern-Kind-Beziehung wirksamen Einfluss auf die Skriptentwicklung hat, bestätigt worden. Beziehungen beeinflussen auch die Gehirnentwicklung: die Hirnrinde wächst deutlich stärker, je größer die soziale Gruppe ist, in der die Person lebt: die Nervenzellbildung wird gefördert und die Nervenzellen vernetzen sich intensiver, indem mehr Synapsen (Verbindungen der Nervenzellen untereinander) ausgebildet werden. Die biochemischen Vorgänge innerhalb der Zellen werden verändert, wie auch die Botenstoffe, die von Zelle zu Zelle weitergegeben werden (Cozolino 2007). Das Gehirn kann dadurch flexibler und vielfältiger reagieren, wodurch der Person unterschiedliche Fühl- und damit Verhaltensoptionen zur Verfügung stehen.

In Veränderungsprozessen, z. B. während einer Psychotherapie, können neue Nervenzellverknüpfungen entwickelt werden (Hüther 2004) und damit die »Nutzungsbedingungen« des Gehirns modifiziert werden. Diese Veränderungen sind auch im Erwachsenenalter mit Hilfe von neuen Erfahrungen möglich – zum Beispiel können anstelle einer »Angstautobahn« neue Wege im Gehirn entwickelt werden.

Die erste Entwicklungs-Phase des Skripts ist nach *Berne* (1975) das Protokoll. Eine Reihe von Autoren hat dies weiter ausgeführt. *Erskine* (2018) schreibt dazu: »Diese Reaktionsmuster sind die Blaupause dafür, wie wir unser Leben leben werden.« *Cornell* (2010a, S. 101) sieht das Protokoll als »den Kern der nonverbalen, somatischen Erfahrungen, die in intensiven Beziehungen berührt oder ausgelöst werden«. *Cornell & Landaiche* (2008, S. 18) nehmen noch einen weiteren wichtigen Aspekt auf: »Das Protokoll ist die wahrheitsgetreue Verkörperung von wiederkehrenden, häufig gefühlsintensiven Mustern von Bezogenheit, bevor das Kind die volle Ich-Entwicklung erwirbt«. Durch die erweiterte, entwicklungspsychologische Sicht auf das Protokoll und durch Erfahrungen aus Psychotherapien der frühen Kindheit wird deutlich, dass das Protokoll eine wortlose Körpererinnerung, von äußeren Erfahrungen und innerer Resonanz auf diese Erfahrungen ist. *Caizzi* (2012) betont, dass es auch im Erwachsenenalter Veränderungen des Protokolls bei Traumatisierung geben kann. Die körperlichen Erfahrungen eines Traumas können ähnlich wie die frühen Erfahrungen permanente neurobiologische Folgen haben und im limbischen System gespeichert werden. Das bedeutet, dass die oben beschriebenen schnellen Angstreaktionen nach Traumata im Erwachsenenalter ohne Bewusstheit stattfinden können. Der weitere Schritt der Skriptentwicklung, das Palimpsest, das vermutlich schon sprachlich gespeichert wird, wie von *Jecht/Kauka* (2017) dargestellt, überdeckt die früheren Erfahrungen. Diese beiden frühen Skriptphasen treten danach in den Hintergrund, aus Sicht von *Berne* (1975) ist die Skriptentwicklung dann abgeschlossen. Menschen versuchen verständlicherweise, das, was sie erleben, skriptgemäß zu interpretieren, auch wenn es einschränkend ist, um das Vertraute zu erhalten und um die gewohnte Sicherheit im Umgang mit sich selbst und anderen zu spüren. Inzwischen ist deutlich, dass Skriptänderungen auch dann stattfinden z. B. wenn Menschen relevante Erfahrungen in intensiven Beziehungen machen. Das bedeutet, dass Skriptänderung häufig im ›täglichen Leben‹ stattfindet und nicht nur Wirkung von Psychotherapie, Beratung und Pädagogik ist.

Die Sicht auf das Skript als Entwicklungsmodell macht deutlich, dass die kindlichen Erfahrungen und Entscheidungen körperlich, emotional und sprachlich gespeichert werden. Das bedeutet, dass sowohl förderliche als auch hemmende Erfahrungen und Entscheidungen in diesem System enthalten sind. Der Skriptausgang, die Skriptendauszahlung, ist von der ›Mischung‹ bestimmt, die er/sie erlebt und entschieden hat. Es zeigt sich ein breites individuelles Spektrum: es ist nicht ein entweder ›gut‹ und damit erfolgreich, oder ›schlecht‹ im Sinne von pathologisch oder banal.

Aus dem Vorgenannten entwickelten *Pelz et al.* (2014) eine erweiterte Definition von Skript, die diese Faktoren einbezieht: »Skript ist eine innere Vorstellung zu wichtigen Aspekten eines Menschen von seinem Leben, die dieser in Auseinandersetzung mit seinem inneren und äußeren Erleben lebenslang weiterentwickelt.« Dies korrespondiert mit der Sicht von *Cornell* (2016 b): er sieht Skript als eine Organisationsstruktur, die ihren Ursprung in der Kindheit hat, die lebenslang verändert werden kann und nicht notwendigerweise pathologisch ist. Das bedeutet, dass, wenn jemand »skriptgebunden« handelt, er/sie sowohl konstruktiv als auch dysfunktional handeln kann.

Die Skriptmatrix von *Berne* und *Steiner* wurde sowohl als Entwicklungsmodell als auch zur Diagnostik angewandt. Sie haben den Einfluss der Bezugspersonen dargestellt, die Pfeile haben nur eine Richtung auf die Person. Den Beziehungsaspekt und damit die Reaktion des Kindes haben Cornell (1988) und *Summers* und *Tudor* (2000) in ihrer co-creativen Skriptmatrix betont.

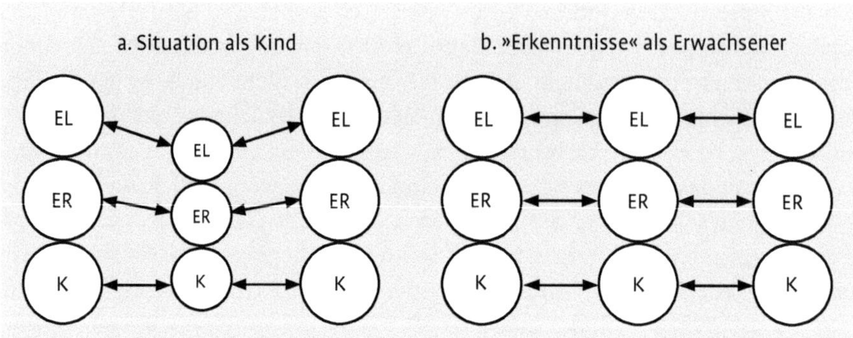

In der Darstellung **a.** sind der Entwicklungsaspekt und das Machtgefälle durch den Größenunterschied der Erwachsenen und des Kindes deutlich gemacht. In **b.** geht es um die Skriptdiagnostik. In der Rückschau erkennt eine Person, wie sie auf die Stimuli der Erwachsenen reagierte und welche Schlüsse sie daraus gezogen hat.

Auf der Eltern-Ich Ebene geht es um Antreiber und Gegeneinschärfungen: Erlaubnisse und Bestätigungen, die von relevanten Bezugspersonen aufgenommen wurden, und die daraus folgenden Erfahrungen und Entscheidungen. Auf der Erwachsenenebene geht es um die Annahme des Modellverhaltens der Bezugspersonen. Auf der Kind-Ich Ebene werden Erlaubnisse, Körpererfahrungen, Grundüberzeugungen und Einschärfungen deutlich.

Skriptdiagnose: Die von *Steiner* (1982) in Skripttypen beschriebenen Störungsbilder wie Depression als ›lieblos‹-Skript, Sucht als ›freudlos‹- und das ›kopflos‹-Skript in der gravierenden Form als Psychose, sind hilfreich, um das Skriptsystem dieser Störungsbildern zu erkennen, und dadurch gezielt intervenieren zu können. In den letzten Jahren wurde im Umgang vor allem mit jungen Patienten ein Skripttyp des ›haltlos‹ von *Jecht-Hennig* (2014) beschrieben, der vor allem bei Menschen mit Essstörungen und ADHS zu finden ist. Die verlorene Funktion ist Bindung/Beziehung; typische Einschärfungen sind: ›Sei nicht Du selbst‹, ›Schaff es nicht‹. Der Behandlungsschwerpunkt ist die Beziehungsarbeit. Diese Typen kommen in der Regel nicht in »Reinkultur« vor; wir treffen häufig, vor allem bei Persönlichkeitsstörungen, auf Mischformen.

Den Blick auf das Skript als Narrativ sieht *Tosi* (2010): das Skript als eine Geschichte, die erzählt wird. Sie kann die Überzeugungen verstärken und verfestigen oder auch verändern, wenn die Geschichte verändert erzählt wird. *Allen* und *Allen* (1995) betonen, dass wir die Geschichte, die wir anderen erzählen, auch uns selbst erzählen, das verstärkt die Sicht auf das eigene Leben.

Beziehungsorientierte Psychotherapie

An dieser Stelle sind Ausführungen zur Bedeutung der therapeutischen Beziehung sinnvoll und wichtig. Dabei gilt, dass der Einfluss der Therapeut-Klient-Beziehung eine maßgebliche Einflussgröße für den potenziellen Erfolg einer Psychotherapie ist, was durch zahlreiche Studien belegt wurde.

Die transaktionsanalytische Literatur hat sich laut *Erskine* (2018) nicht ausreichend auf die zentrale Rolle der frühen Erfahrungen fokussiert, aus denen letztlich der Skriptentwurf (protocol) entsteht. Die jüngere Forschung insbesondere auf dem Gebiet der Neurobiologie belegt jedoch die neurophysiologische Speicherung in den Bereichen des Gehirns: dort werden die frühen, affektiven Beziehungserfahrungen gespeichert. Diese sind präverbal, subsymbolisch oder implizit, d. h. es gibt keine Worte, kein Narrativ, keine Gedanken, insgesamt keine Bewusstheit. Somit ist hierzu auch keine Kommunikation möglich. An dieser Stelle kommt die therapeutische Beziehung ins Spiel: Aufgabe des Therapeuten ist es, durch sensibles Erspüren, angemessenes Nachfragen, Erkennen von Körpersignalen etc. diese unbewussten Erfahrungen zu eruieren und bei Bestehen einer stabilen Beziehung zu spiegeln – und damit den Klienten zu unterstützen, diese bewusst zu machen. Der Fokus liegt somit in den präverbalen Beziehungserfahrungen der frühen Kindheit der Klienten; hiermit rückt auch wieder der Entwicklungsaspekt in den Fokus, der bei mancher transaktionsanalytischer Theoriediskussion vernachlässigt wurde. U. und *H. Hagehülsmann* (2008) haben in ihrem Artikel die Entwicklung beziehungsorientierter Psychotherapie in der Transaktionsanalyse hilfreich dargestellt.

So veränderten die beziehungsorientierten, transaktionsanalytischen Psychotherapeuten, die sich auch als »relational transactional analysists« bezeichnen, ihr Vorgehen von der Arbeit mit therapeutischen Interventionen mit dem ER-Ich hin zur Einbeziehung von Intuition und Empathie. Dies passiert in der Form, dass der Therapeut den Klienten nach dem Erleben und Fühlen fragt, wenn dieser während der Therapie skriptkonformes Verhalten zeigt, um ihm – im Hier und Jetzt – Gefühle bewusst zu machen, die bisher abgewehrt wurden, weil sie auf früheren, schmerzhaften Erleben und Erfahrungen basieren. Der primäre Skriptentwurf wird durch den Klienten auch aktuell in der Art und Weise, wie er Beziehungen lebt, ausgedrückt, auch in der Beziehungsgestaltung zum Therapeuten. Mit der beschriebenen Vorgehensweise liefert der Therapeut gleichzeitig eine neue Beziehungserfahrung, weil er sich mit seinem empathischen und verständnisvollen Verhalten antithetisch zu den früher gemachten Erfahrungen des Klienten mit Bezugspersonen zeigt. In den affektiven Strukturen des Gehirns (Amygdala) werden – wie oben beschrieben – nicht nur alte, sondern auch neue Beziehungserfahrungen gespeichert (*Cornell/Hargaden* 2005) und somit körperlich verankert, was damit gleichzeitig auch einen Nachweis der Wirksamkeit der (beziehungsorientierten, transaktionsanalytischen) Psychotherapie darstellt.

Die britisch geprägten »relational transactional analysists« nutzen des Weiteren die Konzepte der Übertragung und Gegenübertragung. Bei letzteren zeigt sich die Beziehungsorientiertheit auch darin, dass Therapeuten ihre Gegenübertragung gegenüber dem Klienten offenlegen – und damit auch das Hier und Jetzt nutzen, um frühere Beziehungsmuster deutlich und damit erlebbar und integrierbar zu machen.

Hargarden und *Sills* (2005) entwickelten ein Modell relationaler Therapie, welches vier Schritte enthält, die das postulierte, therapeutische Vorgehen beschreiben:

1. Entwicklung einer empathischen Beziehung
2. Übertragungsbeziehung
3. Analyse der Gegenübertragung
4. Formen empathiegetragener Intervention

Neben den bereits bekannten Punkten der Betrachtung von Übertragung und Gegenübertragung beschreiben sie unter Punkt 4 den Einsatz einer modifizierten Form von *Bernes* acht Interventionstechniken (2005): über Befragung und Spezifizierung sowie Erklärung und Deutung wird der Ursprung der zugrundeliegenden, früher erlebten Thematik erarbeitet. Mit den Methoden des »Gehalten-Werdens« (holding), der »Einladung« (invitation), der »Selbst-Enthüllung« (self-disclosure) und »Rückspiegelung« (echoing) wird die Methodik ergänzt; hier zeigt sich wieder der bereits beschriebene Ansatz von Annahme, Verständnis, Empathie sowie der offene Umgang mit Übertragung und Gegenübertragung seitens des Therapeuten.

Ute und *Heinrich Hagehülsmann* (2008 und 2018) sehen die therapeutische Beziehung ebenso als Basis, um den Klienten ihre Beziehungsmuster mit allen fördernden und hemmenden Einflüssen deutlich machen zu können. Hier sehen sie eine gegenseitige Bedingung von Beziehung zur transaktionsanalytischen Zielsetzung der Autonomie: um eine autonome Beziehung zu gestalten, bedarf es der Fähigkeit zu Bewusstheit, Spontaneität und Intimität. Sie verstehen »beziehungsorientierte transaktionsanalytische Psychotherapie immer als Auseinandersetzung mit Inhalt und Prozess von Begegnungen« (U. und H. Hagehülsmann 2008, S. 231).

Beziehungsorientierte Psychotherapie heißt für den Therapeuten, die gesamte Bandbreite der Gefühle und Bedürfnisse des Klienten wahrzunehmen, anzuerkennen und »auszuhalten« (Müller 2008). Es ist die ganzheitliche Anerkennung des Klienten in seinem »So-Sein«.

Zeitphänomene

Am Konzept der Grundbedürfnisse lassen sich diverse Zeitphänomene – hier die Strokekultur – hilfreich darstellen und erklären.

Ein häufig vorkommendes, beobachtbares Geschehen ist, dass oft lediglich für extreme Leistungen bzw. das »herausragende« Ergebnis eines längeren Prozesses gelobt wird, nicht jedoch für das tägliche Tun bzw. das Erreichen von Teilzielen. Dadurch kommen die betroffenen Personen in einen Strokemangel. Im Arbeitsleben kann sich dies auf die Motivation auswirken, da die Selbstanerkennung und die von Kollegen oder Vorgesetzten für die alltägliche Arbeit fehlt; im extremen Fall, bei Vorliegen noch weiterer Faktoren, kann ein Burn-out entwickelt werden.

Bezogen auf Kinder zeigt sich das Zeitphänomen, dass diese durch ihre Eltern bzw. Bezugspersonen mit einem reichen Maß an bedingungsloser positiver Anerkennung ausgestattet werden, dabei aber gleichzeitig wenig adäquate bedingte positive Zuwendung bekommen (Jecht/Kauka 2017). Eine Folge davon, ist die Erwartung, dauernd beachtet zu werden bis hin zu ausgeprägter Selbstüberschätzung oder gar narzisstischer Elemente. Des Weiteren fällt bei diesen Kindern mangelnde Aktivität und geringe Leistungsbereitschaft auf. Es fehlt u. a. die Begrenzung durch bedingt negative Zuwendung für unangemessenes Verhalten – Kinder kommen zu der vermeintlichen Annahme, dass neben dem bedingungslosen OK-Sein als Person auch alle Verhaltensweisen in Ordnung und OK sind; daher fehlt auch die Aktivität oder Leistungsbereitschaft.

Gleichzeitig gibt es auch Kinder und Jugendliche mit großem Mangel an positiven Strokes, sowie ein zu viel an negativen Strokes, die Veränderung der Strokekultur hat *Dormann* (2021 in Rudolph et al.) deutlich gemacht.

Darüber hinaus führt die Entwicklung des ausgeprägten Einsatzes von digitalen Medien wie Computer, Smartphones, Tablets sowie die Nutzung der sozialen Medien zu einer ausgeprägten Überstimulierung im optischen und akustischen Bereich. Die z. T. gleichzeitig genutzten Medien führen nicht selten zu mangelnder Konzentrationsfähigkeit, z. B. zu kürzer anhaltenden Konzentrationszeiten und Ablenkbarkeit. In der Folge besteht häufig ein deutlicher Bewegungsmangel, der zu Übergewicht und zu weiterer Inaktivität führen kann. Das bedeutet einen Mangel an Körperstimulierung.

7.3 Psychotherapie – aktuelle Entwicklungen

Die Unterschiedlichkeit der Behandlungsansätze, vor allem im Bereich der strukturellen Störungen, hat in den letzten Jahren an Bedeutung gewonnen, da abhängig vom Strukturniveau der Persönlichkeit in der Psychotherapie neue theoretische Konzepte und Vorgehensweisen entwickelt wurden, die von einem Entwicklungsdefizitmodell und nicht von einem Konfliktmodell ausgehen. In der transaktionsanalytischen Psychotherapie ist dies schwerpunktmäßig mit anderen Begriffen schon lange deutlich z. B. bei den Ansätzen der Neuentscheidungsschule von *R.* und *M. Goulding* (1981) und der Schule um *J. Schiff* (1975). *R.* und *M. Goulding* haben überwiegend mit Klienten mit mittlerem, neurotischem Strukturniveau der Persönlichkeit gearbeitet; diese Menschen sind in der Lage, die Konflikte wie die der Engpässe, vor allem des 1. und 2. Grades zu entwickeln und zu lösen. Klienten mit einer Persönlichkeitsstruktur auf dem Borderline- oder psychotischem Strukturniveau brauchen ein anderes Vorgehen mit Schwerpunkt der Arbeit an den Entwicklungsdefiziten, was eher dem theoretischen Ansatz und dem Vorgehen von *Schiff* entspricht.

Novellino (2016) hat einen typischen Therapieprozess der analytischen TA zusammengestellt, der Anhalt gibt, wie dieser von den Themenschwerpunkten her gestaltet werden kann.

1. Setting und Arbeitsbündnis in der Vertragsphase
2. Bewusstheit und kognitive Analyse der Übertragung und Gegenübertragung in der Enttrübungsphase
3. Wiedererleben des Übertragungsengpasses
4. Interpretation der unbefriedigten Bedürfnisse und Neuentscheidung der Skriptthemen auf der Basis der Engpässe
5. Neuentscheidungen

Dieser Vorschlag ist nicht störungsbezogen. Er bietet eine Orientierung, welche Phasen typischerweise durchlaufen werden, und wann welche Maßnahmen sinnvoll sind.

Burn-out

Das Burn-out oder Erschöpfungssyndrom ist als typisches Phänomen unserer Zeit in die allgemeine Aufmerksamkeit gerückt. Beim Burn-out geht es um den Belastungsgrad von Menschen (Erwachsenen und Kindern), der sowohl durch äußere Situationen als auch durch die innerpsychische Situation und eine Kombination von beidem, entstehen kann. *Hagehülsmann* und *Hagehülsmann* (2015) haben die Komponenten, die auslösend daran beteiligt sind, zusammengestellt:

- die gesamtgesellschaftlichen Rahmenbedingungen,
- Kommunikation und Beziehung,
- Bedingungen des Arbeitsumfeldes, z. B. Beruf, Haushalt, Schule,
- die genetische Ausstattung,
- die psychische Konstitution.

Im Folgenden liegt der Schwerpunkt auf der Person mit ihren individuellen Themen, die zum Burn-out führen können. Die Folgen massiver Belastung drücken sich in den nachkommenden Symptomen aus: totale körperliche und geistige Erschöpfung, verringerte Leistungsfähigkeit, Empfinden von extremer Erschöpfung, innerer Leere und des Ausgebrannt-Seins.

Schulze und *Sejkora* (2015) beschreiben folgende TA-Konzepte, die aus ihrer Sicht die Einschränkungen der innerpsychische Situation und der Beziehungsgestaltung von Menschen mit dieser Symptomatik deutlich machen, mit Veränderungen (kursiv G. Jecht).

- Die existentielle Grundeinstellung
- Das Stroke-Muster
- Die Skripteinschärfung
- Das Antreiber-System und das Miniskript
- Die *co-creative* Skriptmatrix
- Dysfunktionale symbiotische Beziehungsmuster

In der individuellen Skript-Diagnose geht es darum, im Sinne des Bewusst-Werdens herauszufinden, welche Konstellationen der Lebensgeschichte zu diesen Mustern und Entscheidungen geführt haben; dies lässt sich in der *co-creativen* Skriptmatrix deutlich und verständlich machen. *Schulze* und *Sejkora* betonen, dass die Diagnose Burn-out nicht eindeutig über Verhaltensbeschreibung gestellt werden kann. Es ist notwendig, die innerpsychische Seite zu definieren, die die Grundposition: -/+ (ich bin nicht OK / du bist OK) zeigt. Das Stroke-Muster zeigt, dass unbedingte positive Strokes als bedingte gefiltert werden, bedingte Anerkennung nur bei extremer Leistung angenommen, bedingt negative als unbedingte Zuwendung wahrgenommen wird. Im Skript wirkt als Einschärfung: ›Sei nicht!‹ und als Antreiber: ›Sei perfekt!‹ ›Streng Dich an!‹, ›Mach es allen recht!‹, ›Beeil Dich!‹. *U. Hagehülsmann* (2015) nennt Antreiber »innere Befehle«.

Dies macht deutlich, dass Burn-out nicht allein auf äußere Bedingungen zurückzuführen ist. Diese treffen auf eine vulnerable Person, welche die Symptomatik im Zusammenspiel mit den äußeren Belastungen entwickelt. Nach *Schulze* und *Sejkora* (2015) sind folgende Themen zum Einschätzen der psychodynamischen Situation und damit für die Zielsetzung wichtig:

- Die Fähigkeit zur Energetisierung des Erwachsenen-Ichs und *der positiven* Eltern-Ich-Anteile.
- Die Intensität der symbiotischen Einladung, diese beiden Ich-Zustände zu substituieren.
- Grad der Passivität.

Aus der individuellen Skriptdiagnose wird der Vertrag für die notwendigen Veränderungen geschlossen, z. B. durch Neuentscheidungen basierend auf neuen Erfahrungen. Je nach Situation ist es sinnvoll, eine Beratung oder eine Psychotherapie anzubieten.

Nach *Schneider* (2013) gehört als Thema auch unabdingbar die Gewichtung der Lebensbereiche dazu: es ist notwendig, eine Balance der Lebensbereiche zu finden, statt in einem Abwägen zu verhaften und damit in Unsicherheit und möglicherweise in Unzufriedenheit Energie zu verbrauchen. Die Bedeutung der Lebensbereiche kann in verschiedenen Lebensphasen durchaus unterschiedlich sein.

Hagehülsmann und *Hagehülsmann* (2015) weisen auf die Notwendigkeit hin, mit den Klientinnen die Wirkung und Folgen von Veränderungen zu besprechen und den Bezug zur äußeren Wirklichkeit im Lebensumfeld herzustellen. Gerade beim Burn-out, das oft mit dem Arbeitsumfeld oder der familiären Situation zu tun hat, werden häufig auch äußere Veränderungen geplant, sodass es nötig ist, das Zusammenspiel von innen und außen sorgfältig in die Arbeit einzubeziehen. Dies sollte bei jeder skriptändernden Arbeit mit den Fragen angeregt werden wie: Was wird die Veränderung für Partnerschaft, Familie oder/und die berufliche Situation bedeuten?

Die Arbeitszeit in gesunder Weise zu strukturieren – jeder individuell für sich sowie gesamtgesellschaftlich – dient sowohl der Prävention von Burn-out, als auch dem Gesundbleiben nach einem Coaching oder einer Psychotherapie. Es geht häufig darum, Pausen wertzuschätzen und in einem sinnvollen Rhythmus zu planen und einzuhalten. *Schneider* (2013) stellt den Leistungs-Pausen-Rhythmus vor und zeigt auf, dass Leistungsbereitschaft von den Pausenzeiten bestimmt ist. Die Leistungszeit beträgt 90–120 Minuten, dann solle eine Pause von 20–30 Minuten folgen. Diese Pausenzeiten geben die Möglichkeit, die Grundbedürfnisse wahrzunehmen und sowohl die körperlichen als auch die seelischen zu erfüllen. Gibt es nicht genügend Pausen, kommen Menschen in Disstress, sie schaden sich damit und die Gefahr steigt, ein Burn-out zu entwickeln.

Die Prävention und Heilung von Burn-out benötigen strukturelle Veränderungen im System und innerpsychische Veränderung des Individuums in Richtung Autonomie.

Depression

Mark Widdowson (2012a, b und c und 2014) konnte mit seinen Studien die Wirksamkeit von transaktionsanalytischer Therapie bei der Behandlung von depressiven Klienten demonstrieren.

Er betont die Bedeutung des Aufbaus einer tragfähigen Beziehung zwischen Therapeuten und Klient, in der der Klient eine aktive Rolle und damit maßgebliche Verantwortung für die Veränderung im Rahmen seines therapeutischen Veränderungsprozesses übernimmt. Durch eine konstante OK-OK-Haltung des Therapeuten machen die Klienten eine antithetische Erfahrung zu den im Skript gespeicherten. Ein häufiges Symptom, welches gleichzeitig die Depression auch aufrechterhält, ist die Vermeidung, z. B. von Aktivität oder auch von zwischenmenschlichem Kontakt. Hier gilt es den Klienten zu motivieren aktiv zu werden, auch wenn er sich nicht dazu motiviert fühlt. Hierbei ist es ganz wichtig, als Therapeut weder kritisch noch elterlich zu sein, sondern aus einer einladenden, partnerschaftlichen Position heraus zu agieren. Schutz, Erlaubnisse/Ermutigungen sowie die Stärke des Therapeuten, sich nicht auf die häufig negative und kritische Haltung des Klienten einzulassen, sondern weiterhin in einer positiven OK-Grundhaltung zu verbleiben, tragen weiter dazu bei, dass der Klient sich verstanden und somit weniger isoliert und entfremdet fühlt, wie es bei Depressiven häufig der Fall ist. Die Konfrontation von Abwertungen, Passivität und Grandiosität kann nach Meinung von *Widdowson* ebenfalls hilfreich sein. Hierbei ist jedoch bei depressiven Klienten sehr behutsam vorzugehen, um nicht die ihnen vertrauten kritischen inneren Stimmen zu verstärken und somit ggf. skriptverstärkend zu agieren.

Stattdessen ist es effektiv, den Klienten dazu zu ermutigen, selbstfürsorgliche und -nährende Aussagen, also ein fürsorgliches EL-Ich, zu entwickeln. Gleichzeitig postuliert er die Stärkung des ER-Ich, indem der Klient zu realistischen und somit nicht skriptgebundenen Interpretationen seiner Erfahrungen angeregt wird. Während des therapeutischen Prozesses kann der Klient mittels sukzessiver Bearbeitung seiner Maschengefühle verdrängte Gefühle bearbeiten; ebenfalls hilfreich für den Prozess kann die Bearbeitung der Beziehung zu wichtigen Bezugspersonen mittels Identifizierung der Rollen des Dramadreiecks sein, um die damit verbundenen Gefühle zu identifizieren und zu verstehen und diese zukünftig nicht mehr einzunehmen.

Körperbezogene TA-Psychotherapie

Berne maß der Bedeutung der Körpersprache zwar große Bedeutung zu. Dies bezog sich jedoch hauptsächlich auf das Gebiet der Diagnostik. So war er z. B. der Ansicht, dass zum einen die Muskelbewegungen der Klienten, zum anderen die Beobachtung der Art der Sprache, der Gestik und Mimik und sonstige Bewegungen diagnostische Rückschlüsse zuließen

Klassisch ist hier die Fokussierung auf die diversen Schließmuskel – *Bernes* »Think spincter« –, die aus seiner Phase der Auseinandersetzung mit der Psychoanalyse herrührt.

Betrachtet man jedoch seine Theorie zur Entstehung und Einteilung des Skripts beginnend mit dem Protokoll, welches in der präverbalen Phase gebildet wird, so liegt es nahe, dass dies auch körperlich verankert, respektive gespeichert ist. Frühe Erfahrungen werden unbewusst körperlich abgespeichert und bilden so die Vorlage für das Skript.

Diagnostisch beschrieb er Skriptsignale als beobachtbare Verhaltenseigentümlichkeiten wie physiognomisch bedeutsame Körperhaltungen und Gebärden.

Der Ansatz, von *Lenhardt* (1992) integrierte den bioenergetischen Ansatz in seine therapeutische Arbeit, womit die Interpretation des Körpers eines Klienten auch ohne Sprache oder Bewegung möglich sei.

In seinen Ausführungen bezieht er neben der kognitiven, der Verhaltens-, der emotionalen auch die Körperebene als notwendig mit ein, um potenziell möglichen Veränderungen im Rahmen einer Therapie erreichen zu können.

Er selbst bezeichnete seinen Ansatz als bioenergetische Transaktionsanalyse.

Er entwickelte fünf unterschiedliche bioenergetische Skripte, welchen jeweils körperliche Merkmale zugeordnet werden können, die sich sowohl in der Körperform und -haltung als auch in Mimik sowie der Körperspannung unterschiedlich gestalten. Dabei ist nicht davon auszugehen, dass Klienten lediglich rein einem Typ zuzuordnen sind: es sind durchaus mehrere Ausprägungen möglich, wobei ein Typ der am stärksten ausgeprägte sein kann.

Indem dem behandelnden Therapeuten der Skripttyp bzw. die Skripttypen seines Klienten bekannt sind, kann er im Rahmen einer therapeutischen Einheit dies mittels Interventionen unter Einbezug der körperlichen Ebene einsetzen. *Lenhardt* hat dies parallel zum Arbeiten auf der geistigen Ebene praktiziert z. B. mittels Arbeit in einem Warmwasserbad und gleichzeitigem Massieren der entsprechenden Körperstellen der Klienten, um die Blockaden dort mit zu lösen.

Frohme und *Link* (2015) legen den Schwerpunkt auf die Atmung und die Lebensenergie. Während sich der Atem in Stress- und Belastungsreaktionen meist ändert, sehen sie hier einen entscheidenden Einflussfaktor im positiven Sinn: sofern es gelingt, die Atmung positiv zu beeinflussen – gleichmäßig, tief, ruhig – kann in Anlehnung an asiatische Praktiken die Lebensenergie im Körper in Fluss gebracht werden. Hier ist ein Berührungspunkt zu *Bernes* Auseinandersetzung mit den Energiepotenzialen anzutreffen, die er als Physis bezeichnete. *Frohme* und *Link* stellen Körperübungen aus dem Aikido vor, die sie mit Konzepten der TA verknüpfen, z. B. das freie Bewegen aus dem Aikido, mit welchen eigene Ressourcen genutzt werden mit dem TA-Passivitätskonzept – Aktivität statt Passivität –, Autonomie sowie Freiheit der Entscheidung. Mit den Übungen kann sowohl das psychische als auch das körperliche Verständnis für die Hintergründe von Skriptentscheidungen, Glaubenssätzen und Antreiberverhalten sensibilisiert werden.

Frohme (2017) beschreibt folgenden Ablauf: Ein Ereignis wird durch die jeweilige Person, die diese erlebt, bewertet. Damit verbunden sind Gefühle und/oder Körperreaktionen, die wiederum zu Reaktionen führen. Sie hat während ihrer Praxis eine Verbindung der bereits oben erwähnten Skriptsignale zu bestimmten Grundbotschaften herstellen können. So beobachtete sie z. B. bei Klienten mit der Grundbotschaft »Sei nicht« häufig vorkommende flache Atmung, oder bei »Fühle nicht, was Du fühlst« keinen Blickkontakt.

Rau (2018) schlägt vor, anhand der Analyse von Stresssituationen zunächst den eigenen Antreiber identifizieren und formulieren zu lassen. Diesem wird eine auf dem »extremen Gegenpol« liegende individuell entwickelte Erlaubnis gegenübergestellt. Dieser Erlaubnissatz wird im Rahmen einer Atemübung mit dem Atem beim Einatmen »in den Bauch versenkt« und damit körperlich verankert. Nach dieser Verankerung kann mit dem Ausatmen diese Erlaubnis auch »in die Welt ausgeatmet« werden, i. S. von: nach außen zu zeigen, diese Erlaubnis zu haben und leben zu dürfen.

Schmale-Riedel (2005) hat das Fünf-Schritte-Modell der Desomatisierung entwickelt und damit gute Erfahrung bei der Behandlung von an psychosomatischen Symptomen leidenden Klienten gemacht. In diesem Modell verbindet sie gestalttherapeutische Elemente mit TA-Grundkonzepten und psychosomatischen Konzepte von *Mentzos* (1996) und *Schur* (1955). Im Rahmen der fünf Schritte

1. Körper-Bewusstheit fördern, Wahrnehmung im Hier und Jetzt
2. Identifikation mit dem Symptom/Körperteil
3. Dialog mit dem Symptom/Organ
4. imaginative Problemlösungen suchen
5. Auswertung, Transfer, Abschluss

verwendet sie die TA-Modelle der Vertragsarbeit, das Ich-Zustandsmodell und das Skriptkonzept; des Weiteren sind Enttrübungs-, Erlaubnis- sowie Neuentscheidungsarbeit und punktuelles Beeltern (Osnes 1974) angewandte Konzepte.

Krieb und *Zoeppritz-Karle* (2015) postulieren, dass die TA persönliche Entwicklung auf kognitive Weise unterstützt. Da jedoch viele Erfahrungen körperlich gespeichert sind, ist für eine umfassende, ganzheitliche Veränderung auch die Ergänzung mit Körperarbeit erforderlich. Sie verknüpfen die Arbeit mit den TA-Konzepten mit der Rosen-Methode. Mit Hilfe dieser wird die Selbstwahrnehmung geschult, um Körpersignale zu bemerken, ggf. auch Grenzen, bevor diese überschritten werden. Der Therapeut berührt den Klienten insbesondere an verspannten Stellen bzw. vom Klienten benannte Stellen, um dort Entspannung herbei zu führen oder dort festgehaltene Emotionen zu lösen.

Des Weiteren praktizieren sie die Skript-Drama-Therapie, die in Anlehnung an die Pesso-Therapie vom Ehepaar *Gooss* (2001) entwickelt wurde. Hier wird die Skriptgeschichte wie ein Theaterstück inszeniert und – ähnlich der Aufstellung – mit anderen Teilnehmern besetzt. Interaktion und Kommunikation ist wie auf einer Bühne möglich. Ziel ist es, diese Szene in eine ideale Szene zu transferieren, damit der betroffene Klient – Protagonist – wahrnehmen und beobachten kann, was bei einem idealen Verlauf der historischen Szene erlebbar gewesen wäre.

Anhand der Forschungen und Entwicklungen der letzten Jahre wird deutlich, dass Lebenserfahrungen – insbesondere intensive emotionale Erlebnisse – auch körperlich abgespeichert sind. Körper und Geist bzw. Seele/Psyche können nicht unabhängig voneinander betrachtet werden; somit ist es zielführend, den Körper in eine Behandlung, eine Therapie, gezielt mit einzubeziehen.

Posttraumatische Belastungsstörung

Trotz bereits seit über 100 Jahren andauernder Forschung zu dieser Thematik fand die Posttraumatische Belastungsstörung erst 1980 mit dieser Bezeichnung Eingang in die Diagnosemanuale, damals in den DSM III (vorher, d. h. 1952 im DSM I »schwere Belastungsreaktion« bzw. 1968 im DSM II »vorübergehende situationsabhängig Störung«). Aktuell ist diese im derzeit aktuellen DSM V unter 309.81, im aktuellen noch gültigen ICD-10 unter F 43.1 zu finden und zählt somit zu den Reaktionen auf schwere Belastungen und Anpassungsstörungen: »Diese entsteht als eine verzögerte oder protrahierte Reaktion auf ein belastendes Ereignis oder eine Situation kürzerer oder längerer Dauer, mit außergewöhnlicher Bedrohung oder katastrophenartigem Ausmaß, die bei fast jedem eine tiefe Verzweiflung hervorrufen würde. …«.

Der ICD-10 ging davon aus, dass diese Störung selten nach einer Latenz auftrete, was sich in der klinischen Realität nicht bewahrheitet, da Störungen häufig auch erst nach Jahren oder Jahrzehnten auftreten. So wurde – initiiert durch die amerikanische Psychiaterin *Judith Herman* (1992) – der Begriff der »komplexen posttraumatischen Störung« vorgeschlagen. Diese Diagnose »komplexe posttraumatische Belastungsstörung« wird in den voraussichtlich ab 01.01.2022 in Kraft tretenden ICD-11 als separate Diagnose aufgenommen.

Dies ist insofern überfällig, da dieses Krankheitsbild in den letzten Jahren verstärkt auftritt, insbesondere traumatische Störungen verursacht durch sexuelle Gewalt, die in der Kindheit erlebt wurde und/oder schon viele Jahre zurückliegt.

Auch hier bieten die neuen Erkenntnisse der Neurobiologie weitere Erklärungsmodelle: auch das Erleben des Traumas ist – wie das Protokoll beim Skript – körperlich abgespeichert und führt zu den unbewussten Reaktionen wie z. B. wiederkehrende plötzliche Flashbacks, da die Großhirnrinde, wo das Bewusstsein verankert ist, nicht beteiligt ist.

Die Transaktionsanalyse bietet hier hinsichtlich der Diagnostik mit dem Einsatz der Ichzustands- und Skriptanalyse sowie der Spielanalyse hilfreiche Konzepte. Für das therapeutische Vorgehen ist auch hier eine zuverlässige, vertrauensvolle und tragende Beziehung zum Therapeuten ein wesentlicher Bestandteil des Heilungsprozesses (Brab 2004). Nach *Brab* bieten insbesondere das Konzept der drei P's Protection, Permission (Crossmann 1966) und die von *Steiner* (1982) ergänzte Potency sowie das Vertragskonzept eine hilfreiche therapeutische Vorgehensweise. »Schutz- und Erlaubnistransaktionen im Rahmen der therapeutischen Beziehung ermöglichen eine Veränderung der EL-Ichzustandsinhalte, der Informationen im Eltern-Ichzustand und eine korrigierende Erfahrung für den Kindheits-Ichzustand« (Brab 2004, S. 267). Klar definierte Vertragsarbeit mit der deutlichen Einbeziehung und Übernahme der Verantwortung gibt dem Betroffenen die Sicherheit, eigene Grenzen wahren und das Tempo des therapeutischen Prozesses mitbestimmen zu können, was insbesondere bei Traumata, die durch sexuellen Missbrauch verursacht wurden, eine antithetische Beziehungserfahrung darstellt. Von *Belke*, *Görres* und *Pernice* (2004) werden als spezielle Techniken im Rahmen des therapeutischen Vorgehens das »Selbstbeeltern« nach *M. James* (1974) und das Eltern-Interview nach *McNeel* (1976) eingesetzt. Körpertechniken sind grundsätzlich ebenfalls möglich, sind jedoch mit großer Achtsamkeit und Achtung sowie Wahrung der individuellen Grenzen zu wählen. Gemeinsam mit dem Konzept der Traumatherapie nach *Reddemann et al.* (2007) ist das transaktionsanalytische Vorgehen mit dem primären Fokus auf die Ressourcenaktivierung zu Beginn jeder Therapie – in TA-Worten ausgedrückt: zu Beginn der Therapie ist eine Entmachtung des kritischen EL-Ichs sowie eine Stärkung des fürsorglichen EL-Ich sowie des ER-Ich und damit insgesamt zunächst eine Stabilisierung des Klienten insgesamt von elementarer Bedeutung.

Persönlichkeitsstörungen (PS)

In den letzten Jahren ist vor allem durch *Rudolf* (2006) der Blick auf die strukturellen Störungen d. h. Menschen mit niedrigem Strukturniveau ihrer Persönlichkeit (siehe Kapitel 4.2 »Persönliche Stile und das Modell der Türen, Fenster und Fallen«) gerichtet worden. Die Begrifflichkeiten, die in diesem Störungsbereich verwendet werden, sind: frühe Störungen, strukturelle Störungen und Persönlichkeitsstörung. Diese Begriffe beschreiben Anteile der Entwicklungsstörung der Persönlichkeit, deren Ursache in einer Beziehungsstörung in der frühen Kindheit liegt.

Auch wenn die TA Konzepte wie z. B. Skript, Spiele oder auch Passivität uns Zugang zu diesen Störungen bieten und damit auch ein therapeutisches Vorgehen möglich machen, ist es sinnvoll, auch die in Veröffentlichungen und in der Kassenpsychotherapie verwendeten Diagnosen und Diagnosekriterien zu kennen. Persönlichkeitsstörungen (PS) werden nach der ICD-10 in der F60 Gruppe aufgeführt, z. B. die emotional instabile PS, die histrionische PS und die abhängige PS. Diese Diagnostik ist eine überwiegend symptomatologische Diagnose.

PS sind ein zunehmend an Bedeutung gewinnender Bereich in der Psychotherapie, da diese Störungen zunehmend häufiger auftreten und gut diagnostiziert werden können. Erfreulicherweise haben sich inzwischen auch Jugendtherapeutinnen dem Thema der PS zugewandt, denn je früher die Diagnose gestellt wird, desto früher kann eine spezifische Therapie eingeleitet und Chronifizierung vermieden und dadurch viel Leid erspart werden.

Wir betrachten hier nur einzelne TA typische Aspekte von PS, um Anregung zu geben.

Hüsgen-Adler hat (2017) sich in einem ausführlichen Artikel intensiv mit den PS und TA auseinandergesetzt, der Ihnen ans Herz gelegt wird, und daher hier nur einzelne Aspekte aus Diagnostik und Therapie aufgegriffen werden. *Hüsgen-Adler* hat folgende Gemeinsamkeiten der Sicht auf PS unterschiedlicher Therapierichtungen zusammengestellt.

1. Die Entwicklung des Selbst ist transaktioneller Art.
2. Sie ist eng verbunden mit der Bezogenheit zu primären Bezugspersonen.
3. Frühe Beziehungserfahrungen werden in einem förderlichen Entwicklungsprozess internalisiert oder zur Abwehr sonst unregulierbar hoher Spannungszustände abgespalten.

Im Kontakt mit diesen Patient_innen treffen wir primär auf Abwehrstrukturen wie die Antreiber (Kahler 1978) oder Gegeneinschärfungen (Goulding & Goulding 1981). Diese helfen den betroffenen Patient_innen oft über einen relativ langen Zeitraum unter großer Anstrengung funktionstüchtig zu sein, ehe die Problematik offensichtlich wird und sie Hilfe suchen. In der Kommunikation werden Spiele deutlich, die auch als Abwehrstruktur zu verstehen sind, da so die gewohnten Kommunikationsmuster, die Sicherheit bedeuten, gelebt werden. *Cornell* (2016b) stellte zu den verschiedenen Spielegraden Interventionsspezifika zusammen (siehe auch Kapitel 2.3 »Analyse kommunikativer Muster: ›Spiele‹):

- Spiele 1. Grades sind bewusstseinsnah und daher für das Erwachsenen-Ich gut zugänglich; es ist möglich auf der Verhaltensebene Alternativen zu erarbeiten aus einem Spiel auszusteigen.
- Die Ziele des Spiels 2. Grades sind nicht bewusst; es ist notwendig, die verdeckte Ebene bewusst zu machen, häufig ist dies laut *Berne* (1967) z. B. gut in einer Gruppentherapie möglich.
- Spiele 3. Grades beziehen sich auf die körperliche Ebene; es ist Arbeit an den Traumata oder frühen schwierigen Erfahrungen erforderlich.

Diese Abwehrstrukturen sind eine Pseudo-Coping Strategie, die häufig zu irgendeinem Zeitpunkt zusammenbricht.

Neben den Antreibern und den Spielen gibt es weitere Hinweise auf eine strukturbezogene Störung:

- Häufige Abwertungen auf den Ebenen T1, T2 und T3 von sich selbst, den anderen und der Situation
- Grandiosität mit Maximierung und Minimierung
- Hinweise auf einen dramatischen Skriptausgang (Spiele 3. Grades) wie: Sucht, Suizid, Gefängnis, Psychiatrie, Einsamkeit
- Deutliches Maschenverhalten und häufiger Ausdruck von Maschen
- Häufiges Herstellen von ungesunden symbiotischen Beziehungen (Abhängigkeit und Gewalt)
- Grundposition -/+ oder -/-

Die Situation der Patient_innen wird in der folgenden Grafik nach *Lee* »Ein ertrinkender Mensch« in *Tilney* 1998 deutlich: sie fühlen sich wie Ertrinkende, die sich an Luftballons festhalten.

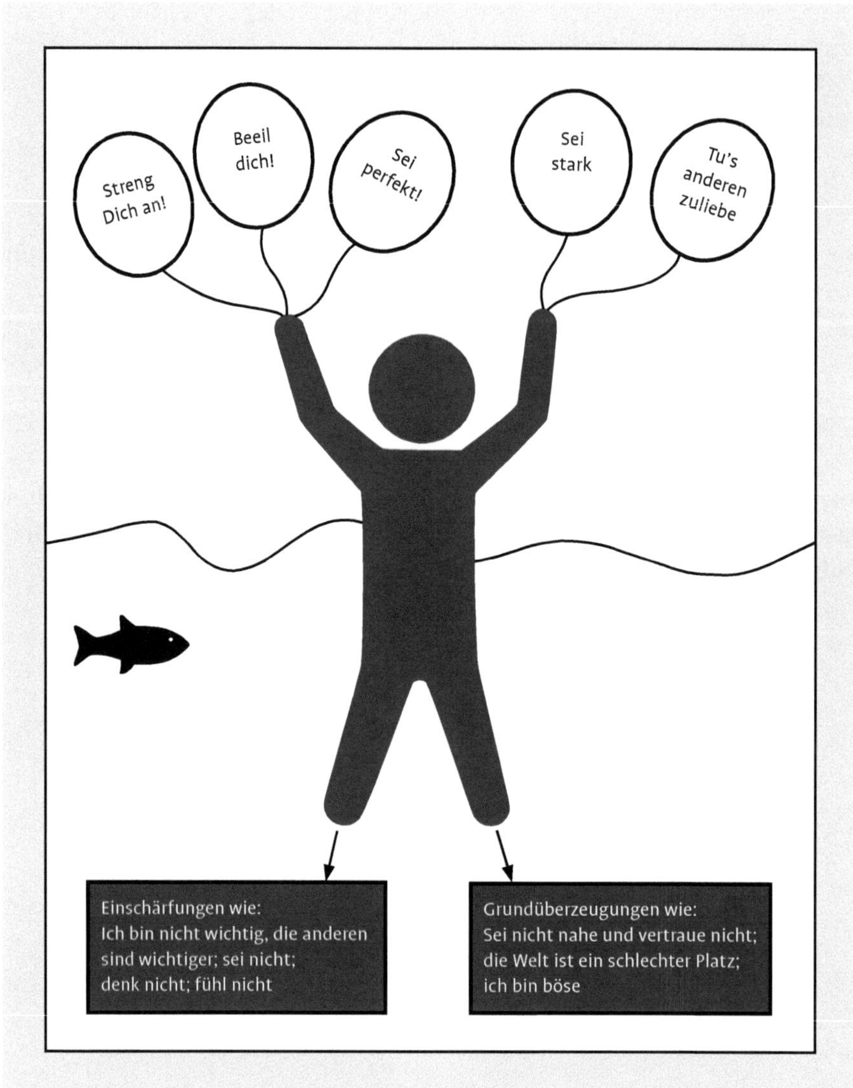

Skriptanalytisch ist diese frühkindliche Beziehungsstörung im Skript-Protokoll emotional und körperlich gespeichert. Die Schwerpunkte sind laut *Clark* (1991): Fehlende Bedürfnisbefriedigung, existentielle Ängste, Zurückstellen der eigenen Persönlichkeitsentwicklung, um die Beziehung zu den Eltern nicht zu gefährden. *Joines* und *Stewart* (2002) beschrieben diese Situation so, dass Menschen mit PS große Anteile ihres ›realen Selbst‹ aufgegeben haben. In der weiteren Skriptentwicklung, die von massiven einschränkenden Skriptglaubenssätzen und Einschärfungen geprägt ist, sind typische Einschärfungen bei der narzisstischen PS deutlich wie: ›Sei nicht Du selbst‹ (Entsprich dem idealen Bild, in meinem Kopf, wie du sein sollst); ›Sei nicht nahe und vertraue nicht‹; ›Fühl nicht, was Du fühlst, fühle, was ich fühle‹; ›Denk nicht, was Du denkst, denke, was ich denke‹. Die Bezugspersonen schwanken zwischen Idealisierung und Entwertung des Gegenübers, zwischen zu enger Bindung und totaler Zurückweisung.

Die Skriptglaubenssätze, die existentielle Ängste auslösen können, lauten: ›Ich bin nicht wichtig, die anderen sind wichtiger, es gilt deren Erwartungen zu erfüllen‹ oder ›ich darf nichts sagen über das, was ich fühle, denke, erlebe und beobachte. Das gibt schrecklichen Krach‹. In den Formulierungen der Grundüberzeugungen wird der Beziehungsaspekt schon deutlich, die ›anderen‹ sind mit einbezogen.

Ein spezifisches Element bei PS ist eine heftige emotionale Instabilität. Die Patient_innen leiden oft unter heftigen Ängsten und massiven aggressiven Impulsen, die sie sowohl gegen andere als auch gegen sich selbst richten z. B. Selbstverletzung, Drogengebrauch. Das bedeutet für die Anfangsphase einer Therapie, dass es notwendig ist, aus einem brüchigen Arbeitsbündnis eine vertrauensvolle Beziehung zu entwickeln. *Clark* (1991) betont, wie wichtig das Einfühlungsvermögen der Therapeuten ist. Sie beschreibt dies transaktional als empathische Transaktion, die zwei Bereiche beinhaltet: Verstehen und Verständnis für die Patient_innen sowie die Reaktion der Patient_innen, dass sie sich verstanden erleben. Diese Verbindung macht es möglich, dass sie sich sicher fühlen und sich somit auch trauen, sich mit ihren schwierigen Themen zu beschäftigen. Wichtig ist aus *Clarks* Sicht auch die Intensität der Transaktionen, ähnlich wie die ›potency‹ bei den drei P. Die angemessene Vertragsarbeit ist TA-typisch ein zentrales Element der Arbeit, da bei den Patient_innen eine starke Tendenz besteht, sich in Beziehungen abhängig zu machen. Klarheit mit Wahren der beidseitigen Grenzen ist ein wichtiger Punkt der Aufmerksamkeit.

In der ersten Phase der Therapie steht die Arbeit mit dem Erwachsenen-Ich im Vordergrund. Es besteht ein Mangel an zuverlässiger und klarer Sicht der Realität, sodass es wichtig ist, Fragen zu beantworten oder auch spontan Informationen zu geben. Damit beginnt die Enttrübung von Skriptfantasien und Skriptsätzen. Das Ziel ist der Aufbau sozialer Kontrolle wie auch der Affektregulierung. *Hüsgen-Adler* (2018) schildert dies am Beispiel einer Patientin mit Ängsten. Sie erreicht mit Hilfe der von *Rudolf* (2006) vorgeschlagenen, unterschiedlichen Positionen der Therapeutin in Bezug zur Patientin eine deutliche Stabilisierung und damit Zugang zu den zentralen Skriptthemen. Die Erfolge der Stärkung des Erwachsenen-Ichs bieten die Erfahrung von Selbstwirksamkeit der Patientinnen. Sie sind daher ein guter Motivator für die weiteren, anstrengenden und oft beängstigenden therapeutischen Schritte. Zusätzlich zur Stärkung des Erwachsenen-Ichs ist eine Nachbeelterung und dadurch eine Entwicklung positiver Eltern-Ich Anteile Ziel der weiteren Arbeit. Die Therapeuten geben ein Beispiel, wie eine wertschätzende, Bedürfnisse wahrnehmende Person präsent ist und wie sie sich verhält. Damit wird eine Internalisierung positiver Eltern-Ich Anteile möglich. Ein weiterer Schritt ist die ›Entschärfung‹ der negativen Eltern-Ich Anteile (siehe Kapitel 5.3 »Veränderung des Eltern-Ich-Zustands«).

Diese Stabilisierungsschritte ermöglichen die Arbeit an den hemmenden Skriptglaubenssätzen, denn sie helfen den Patient_innen, sich selbst zu verstehen und Verständnis für sich zu haben. Dabei ist es eine wichtige Aufgabe, den Patient_innen zu helfen, ihre Themen zu versprachlichen. Das trifft vor allem für die frühen Entwicklungsthemen und auf die Körperwahrnehmungen zu. Ebenso ist die Bewusstheit über Grundbedürfnisse notwendig, die in der Kindheit nicht erfüllt wurden. Daraus werden Themen für Neuentscheidungen deutlich. Dies ist oft ein langwieriger Weg, der Geduld von Patient_innen und Therapeut_innen erfordert.

Thunnissen (2016) betont die Bedeutung der Neuentscheidungen bei PS und sieht sie als entscheidendes therapeutisches Konzept der Veränderung. Sie praktiziert im stationären Setting vor allem Gruppentherapie und betont dabei die Bedeutung der kontinuierlichen Arbeit. Dabei nutzt sie mit den Patient_innen die TA Sprache zur Verständigung über interpersonelle und intrapsychische Prozesse. In Studien hat ihre Arbeitsgruppe die Wirksamkeit überprüft und deutlich nachgewiesen.

Störmer-Schuppner (2015) hat die Engpässe und die Neuentscheidungsarbeit mit Blick auf die Persönlichkeitsentwicklung beleuchtet. Da der Engpass dritten Grades aus der frühen Kindheit stammt – sie beschreibt ihn als Ich-Ich Konflikt – ist der Zugang, wie oben erläutert, von Angst und Unsicherheit begleitet. Neuentscheidungen sollten erst dann getroffen werden, wenn die Persönlichkeitsentwicklung so weit fortgeschritten ist, dass diese keine Überanpassung an den/die Therapeut_in darstellen, sondern eine klare, eigene Entscheidung möglich ist.

Knibe (2015) richtet den Blick in der Arbeit mit dem Engpass dritten Grades auf die Neurobiologie des Säuglings. Das Langzeitgedächtnis ist noch nicht ausgebildet, daher kann das Kind z. B. noch nicht vergleichen und einordnen. Aktiv ist das implizite oder Kurzzeitgedächtnis, es wird im Mandelkern angesprochen, daher kommt es immer wieder auch im erwachsenen Leben zu den »Schnellreaktionen« mit körperlichen Missempfindungen, Emotionen und körperlichen Reaktionen z. B. Fluchtreflexen. Sie sieht den Konflikt auch als Konflikt innerhalb des Kind-Ich und betont, dass eine sorgfältige Vorbereitung der Neuentscheidung erforderlich ist, um diese Themen zu lösen.

In *Berne*'schen (1961/ 2006) Begriffen ist dies die Entwirrung des Kind-Ich Zustandes. In der Zusammenfassung lassen sich die Therapieschritte mit den Begriffen von *Berne* so beschreiben, dass sich die erste Phase der Therapie auf die Reorganisation des Erwachsenen-Ichs und des Eltern-Ichs bezieht. Die Grenzen der

Ich-Zustände werden gefestigt, die Inhalte »sortiert und aufgefüllt«. In der zweiten Phase findet dann die Dekonfusion oder Reorganisation mit den Neuentscheidungen des Kind-Ichs statt.

Essstörungen

Auch bei Essstörungen ist es sinnvoll, die Diagnose in den bei Psychotherapeuten üblichen Diagnosekategorien zu spezifizieren. In der ICD-10 gehören sie in die Gruppe F50 wie Anorexie, Bulimie, Essattacken. Auf welchem Strukturniveau der Persönlichkeit sich diese Patient_innen befinden, ist sehr unterschiedlich: für die Patient_innen mit eher niedrigem Strukturniveau gelten die bei Persönlichkeitsstörungen beschriebenen therapeutischen Überlegungen. Bei Patient_innen mit Essstörungen ist in der Regel eine ärztliche Mitbehandlung erforderlich, da z. B. Gewichtskontrollen und regelmäßige Untersuchungen der Körperfunktionen erforderlich sind. Blieben diese in der Hand der Psychotherapeut_innen, würde dies die therapeutische Beziehung erschweren.

Im transaktionsanalytischen Bereich entwickelte und nutzt *Brab* (unveröffentlichtes Manuskript, Brab et al.) folgendes Behandlungsschema:

1. Aufbau einer tragfähigen therapeutischen Beziehung:
   Das bedeutet notwendigerweise die +/+ Haltung. Das Angebot der Patient_innen ist häufig -/+ oder -/-; diese Haltung wird oft von massiver Scham und Hilflosigkeit begleitet.
2. Aus der ›Heimlichkeit‹ holen:
   Ziel ist es, dass die Patient_innen sich selbst ihre Essstörung eingestehen; die Symptomatik wird häufig abgewertet und andere Probleme in den Vordergrund gestellt, es wirkt für die Patient_innen so, als käme das Problem von außen und sie hätten keine Kontrolle darüber. Diese Phase ist oft zeitaufwändig, wichtig ist die Enttrübung des Erwachsenen-Ichs.
3. In die eigene Verantwortlichkeit bringen:
   Dies ist die Phase der Vertragsarbeit; es werden Ziele eines Veränderungsvertrages erarbeitet und im Prozess immer wieder überprüft. Zusätzlich sind Schutzverträge erforderlich, mit welchen die Patient_innen sich festlegen, sich weder willentlich noch unbewusst zu schaden, z. B. zu erbrechen, Gebrauch von Laxantien, übermäßiges Sportprogramm. Eine Hilfe dabei ist das Führen eines Esstagebuches.
4. Metapherwert des Symptoms herausarbeiten:
   Hier geht es um ein Anfreunden mit dem Symptom und damit auch um die Akzeptanz. Es geht darum, die Geschichte des Skripts als Narrativ zu erzählen, oder die Geschichtenmethoden von *Berne* (2006) und *English* (1998) anzuwenden. Kreative Methoden wie Malen, Symbolisierung z. B. als Tier, sind weiter-

führend. Es geht darum, den »Sinn« des Symptoms zu erkennen z. B. ›Sicherheit durch Kontrolle‹.

5. Zugrunde liegende Konflikte identifizieren und benennen:
   In dieser Phase steht die konkrete Arbeit an den Skriptglaubenssätzen und den Skriptüberzeugungen im Zentrum. Glaubensätze wie: ›Andere sind wichtiger als ich‹› ›Wenn ich mich distanziere und kontrolliere, kann ich ›ich‹ sein, bin unabhängig, aber verhungere‹, ›In der Familie gibt es keine Grenzen‹. Häufige Antreiben sind: ›Sei perfekt‹; Tu's anderen zuliebe‹.
6. Konflikte bearbeiten zu: Gefühlen, Kontrolle, Körperbild:
   Hier ist ein Ziel, sich aus den symbiotischen, familiären Verstrickungen zu lösen, indem die eigenen Bedürfnisse wahrgenommen und zugelassen werden, statt für das Wohlergehen der Eltern zu sorgen. Dazu ist das Wahrnehmen der eigenen Grenzen und die Grenzen der anderen erforderlich. Erlaubnisse und Bestätigungen zusammen mit dem entsprechenden Schutz sind in dieser Phase besonders wichtig. Im Sinne von *Goulding* und *Goulding* (1981) sind Engpässe mit Bezug zu den Elternfiguren zu lösen. Wenn es sich um frühe Störungen handelt, geht es auch um Engpässe dritten Grades mit den Ich-Ich Konflikten. Zur Arbeit mit dem Körperbild ist eine schrittweise Annäherung an den Körper über Anschauen und Berühren wichtig. Das Ziel ist, die Akzeptanz des eigenen Körpers zu erreichen und diesen zu spüren.

Kinder- und Jugendtherapie

Die Arbeit mit Kindern und Jugendlichen hat in der Pädagogik, der Beratung und der Psychotherapie übereinstimmend als Ziel (Rudolph et al. 2021) die Entwicklung der Kinder und Jugendlichen zu einer jeweils autonomen Persönlichkeit zu fördern. Sie entwickeln sich aus der physiologischen Symbiose, der gesunden und notwendigen Abhängigkeit von den Bezugspersonen, kontinuierlich heraus in eine altersgerechte Selbständigkeit.

Es ist häufig ein Klärungsprozess notwendig, welche Art der Hilfe ein Kind, ein_e Jugendliche_r oder eine Familie benötigt. In den beiden Bänden ›Erwachsen dem Kind Eltern sein‹ (2014) kommen Pädagog_innen, Berater_innen und Therapeut_innen mit ihren Erfahrungen zu Wort; sie geben Einblick in ihre Arbeit und geben damit Hinweise, aus welchem Feld die passende Unterstützung für das Gegenüber hilfreich sein könnte.

Die Besonderheit der Psychotherapie ist die, dass der Hilfebedarf der Kinder und Jugendlichen über Störung bzw. Krankheit definiert wird. In den prinzipiellen Grundsätzen unterscheidet sich die TA-Therapie mit Kindern und Jugendlichen nicht von der mit Erwachsenen. Es gilt zu bedenken, dass Kinder und Jugendliche sich noch in ihrer Persönlichkeitsentwicklung, und damit in der Skriptentwicklung, befinden. Anders als bei Erwachsenen gibt es mehr männliche als weibliche Patienten, ab der Pubertät pendelt sich das Verhältnis auf das der Erwachsenen ein. Ein Hintergrund ist der, dass Jungen häufiger mit aggressiven Symptomen auffallen, es leiden nicht nur die Jungen, sondern auch die Bezugspersonen. Anders ist das bei den Mädchen, die eher depressive Symptome zeigen. Sie fallen weniger auf und werden oft von Lehrkräften geschickt. Das bedeutet, dass es entscheidend wichtig ist, auf ›stille‹ Symptome zu achten und nicht überwiegend auf die ›lauten‹ wie aggressives Verhalten nach außen oder Selbstverletzung (siehe Jecht/Kauka 2017).

Eine Besonderheit der Kinder- und Jugendtherapie ist, dass wir nicht allein mit den Kindern oder Jugendlichen zu tun haben:

- es besteht direkter Kontakt mit den Bezugspersonen und Eltern müssen bis zum Alter von 16 Jahren mit der Psychotherapie auch einverstanden sein
- die Vertragssituation ist oft ein Dreiecksvertrag, auch wenn die Eltern keine Auftraggeber sind und die Kosten in der Regel nicht tragen
- Elterngespräche sind regelmäßig vorgesehen

Vom praktischen Vorgehen sieht die Kindertherapie ganz anders aus als die Arbeit mit Erwachsenen: es wird gespielt, getobt, geschrieben, gebastelt, gehandarbeitet, geschraubt, gehämmert, gekickert – Es gibt eine lange Liste dessen, was möglich und sinnvoll ist (nachzulesen bei Jecht/Kauka 2017).

Ein wichtiger Aspekt ist das, was *Berne* (1966/2005) die geteilte Aufmerksamkeit nennt: einerseits sind wir beim Spielen im Spiel und im Kontakt mit dem Kind oder Jugendlichen, und auf der anderen Seite sind wir parallel bei diagnostischen und therapeutischen Überlegungen und Planungen.

Capoferri (2014) hat die Bedeutung der Zusammenarbeit der Erwachsenen, die mit einem Kind oder Jugendlichen zu tun haben, hervorgehoben. Sie nennt diese Zusammenarbeit das »Kollektive Eltern-Ich«. In dem Prozess der gemeinsamen Gespräche zu einem Kind oder Jugendlichen verändern oft einzelne Personen ihre Sicht auf den Betreffenden: aus einem »Störenfried« kann ein »Kreativer Aktiver« werden oder aus einem »gewalttätigen Jungen« ein Junge, der in bestimmten Situationen seine Aggression nicht kontrollieren kann. Aus der veränderten Grundposition +/+ heraus können dann wesentlich leichter Hilfsmaßnahmen entwickelt werden.

7.4 Literaturverzeichnis

Allen, J. R. / Allen B. A. (1995): Narrative Theory, Redecision Therapy, and Postmodernism. TAJ Vol. 25, 4

Belke, U. (2004): Transaktionsanalytische Therapie und Selbstbeelterungstraining mit einer sexuell missbrauchten Frau. In: Zeitschrift für Transaktionsanalyse 4, Paderborn Junfermann, S. 274–288

Berne, E. (1967): Spiele der Erwachsenen: Psychologie der menschlichen Beziehungen. 1. Auflage Reinbek Rowohlt

Berne, E. (1975/1972): Was sagen Sie, nachdem sie »Guten Tag« gesagt haben? 1. Auflage München: Kindler

Berne, E. (2005/1966): Grundlagen der Gruppenbehandlung. Paderborn Junfermann

Berne, E. (2006/1961): Die Transaktionsanalyse in der Psychotherapie. 1. Auflage Paderborn Junfermann

Brab, I. (2004): Sexuelle Gewalt, ihre Auswirkungen und transaktionsanalytische Traumatherapie. In: Zeitschrift für Transaktionsanalyse 4, Paderborn Junfermann, S. 262–273

Caizzi, C. (2012): Embodied Trauma: Using the Symbolic Mode to Access and Change Script Protocol in Traumatized Adults in TAJ 42 /3

Capoferri, C. (2014): The Collective Parent: Theory and process TAJ 44/2

Clark, B. D. (1991): Empathic Transactions in the Deconfusion of Child Ego States. In TAJ 21/2, S. 92–98

Cornell, W. F. (1988): Life Script Theory: a Critical Review from a Developmental Perspective. TAJ 18/4, S. 222–227

Cornell, W. F. / Hargaden, H. (2005): From Transaction to Relations: The Emergence of a Relational Tradition in Transactional Analysis. Chadlington, Oxfordshire: Haddon Press

Cornell, W. F. / Landaiche, N. M. (2008): Nonconscious Processes and Self-Development: key Concepts from Eric Berne and Christopher Bollas. TAJ 38/3

Cornell, W. F. (2010a): Whose body is it? Somatic relations in script and script protocol in Life Scripts London: Karnac Books Ltd

Cornell, W. F. (2010b): Aspiration or Adaptation? An Unresolved Tension in Eric Berne Basic Beliefs. TAJ 40/3–4

Cornell, W. F. (2016a): Kummer, Trauer und deren Bedeutung in persönlicher Sicht in ZTA, 4, S. 243 Paderborn Junfermann Verlag

Cornell, W. F. et al. (2016b): Into TA: A Comprehensive Textbook on Transactional Analysis, 1. Auflage, London Karnac Books Ltd

Cornell, W. F. (2020): Scham, Bindungsaffekt, Trübung und die Heilung durch Beziehung in ZTA 1/2020 Oldenburg Junfermann

Clark, B. D. (1991): Empathic Transactions in The Deconfusion of the Child Ego State in TAJ 2/21 S. 92–98

Cozolino, L. (2007): Neurobiologie menschlicher Beziehungen. VAK Verlag Kirchzarten

Eberwein, W. (2009): Humanistische Psychotherapie. Quellen, Theorie und Techniken. Stuttgart, New York, Thieme Verlag

Eberwein, W. / Thielen M. (2014): Humanistische Psychotherapie. Gießen Psychosozial-Verlag

Erskine, R. G. / Zalcman, M. J. (1979): Das Maschensystem. In: Neues aus der Transaktionsanalyse 3,11, S. 151–168

Erskine, R. G. (1993): Inquiry, Attunement, and Involvement. In: The Psychotherapy of Dissociation. TAJ 23/4, S. 168–190

Erskine, R. G. (1995): Scham und Selbstgerechtigkeit Transaktionsanalytische Sichtweisen und Interventionen. ZTA 12, 2, S. 29–60

Erskine, R. (2018): Lebensskripts und Bindungsmuster: ihre theoretische Integration und die therapeutischen Folgerungen. In: Zeitschrift für Transaktionsanalyse 1, Paderborn Junfermann, S. 5–30

Erskine, R. (2018): Die Psychotherapie unbewusst gebliebener Erfahrungen. In Zeitschrift für Transaktionsanalyse 4. Paderborn Junfermann, S. 251–275

Frohme, G. / Link, J. (2015): Zukunftsdenken – Der Körper in der transaktionsanalytischen Psychotherapie und Beratung. In: Zukunft denken – Wandel gestalten, Lengerich Pabst

Frohme, G. (2020): Wie die Seele den Körper heilt, 1. Auflage Stuttgart Trias Verlag

Frohme, G. (2017): Psychosomatik und Transaktionsanalyse. In: Zeitschrift für Transaktionsanalyse 1

Goos, B. (2001): Eric Berne meets Al Pesso. Pesso-Bulletin 2001, 5, S. 5–13

Görres, G. (2004): Arbeit mit einer Klientin mit posttraumatischer Belastungsstörung – ein Praxisbeispiel. In: Zeitschrift für Transaktionsanalyse 4, Paderborn Junfermann, S. 289–301

Goulding, M. / Goulding, R. L. (1981): Neuentscheidung: Ein Modell der Psychotherapie. Stuttgart Klett-Cotta

Hagehülsmann, H. / Hagehülsmann, U. (2008a): Beziehungsorientierte Transaktionsanalyse. In: Zeitschrift für Transaktionsanalyse 1, Paderborn Junfermann Verlag, S. 64–68

Hagehülsmann, H. / Hagehülsmann, U. (2008b): Beziehungsorientierte transaktionsanalytische Psychotherapie. In: Zeitschrift für Transaktionsanalyse 4, Paderborn Junfermann Verlag, S. 224–246

Hagehülsmann, U. (2013): Was der Wald von Compiéngne mit der Transaktionsanalyse zu tun hat ZTA, S. 181–200 Junfermann Paderborn

Hagehülsmann, H. / Hagehülsmann, U. (2015a): Burnout ein gesamtgesellschaftliches Phänomen mit unterschiedlichen Gesichtern in Zeitschrift für Transaktionsanalyse 1, S. 6–37, Paderborn Junfermann

Hagehülsmann, H. / Hagehülsmann, U. (2015b): Der Umgang mit dem Burnout Syndrom ZTA 1/2015, S. 83, Paderborn Junfermann

Hargaden, H. / Sills, Ch. (2005): Deconfusion of the Child Ego State: A Relational Perspective. In Cornell, W. F. / Hargaden, H. (2005): From Transaction to Relations: The Emergence of a Relational Tradition in Transactional Analysis. Chadlington, Oxfordshire: Haddon Press, S. 155–178

Herman, J. (1992): Complex PTSD: A syndrome in survivors of prolonged and repeated trauma. In: Journal of Traumatic Stress volume 5, S. 377–391

Huber, M. (2009a): Wege der Traumabehandlung, 4. Auflage, Junfermann Verlag, Paderborn

Huber, M. (2009b): Trauma und die Folgen, 4. Auflage, Junfermann Verlag, Paderborn

Hüsgen-Adler, M. (2017): Transaktionsanalyse und strukturelle Störungen in ZTA 1/2017, S. 6–25 Paderborn Junfermann

Hüsgen-Adler, M. (2018): Angststörungen in ZTA 1/2018, S. 31–42 Paderborn Junfermann

Hüther, G. (2004): Bedienungsanleitung für das menschliche Gehirn Göttingen Vandenhoek & Ruprecht

James, M. (1974): Self-reparenting: theory and process TAJ 4,3, S. 32–39

Jecht-Hennig, G. (2010): Kinder und Jugendliche in unserer Zeit in Leben und Arbeiten in der Zukunft. Lengerich: Pabst Science Publishers

Jecht-Hennig, G. / Kauka, E. (2015): Ein Schritt zurück – zwei nach vorne… Rechilding und Childing – Psychotherapie von Kind-Ich-Zuständen. In: Zukunft denken – Wandel gestalten. 1. Auflage. Lengerich: Pabst Science Publishers

Jecht, G. / Kauka, E. (2017): Spielerisch arbeiten. 1. Auflage Oldenburg Junfermann

Joines, V. / Stewart, I. (2002): Personality Adaptations. Kegworth Lifespace Publishing

Kahler, T. (1978): Transactional Analysis Revisited. 1. Auflage, Little Rock Arkansas Human Development Publications

Kessel, B. et al. (2021): Ressourcenorientierte Transaktionsanalyse. Göttingen Vandenhoek & Ruprecht

Knibe, S. (2015): Third-Degree Impasses from Neurophysiological Perspective. In TAJ 1/45, S. 38–47

Krieb, A. / Zoeppritz-Karle, K. (2015): Was beginnt, wo der Kopf aufhört? Die Intelligenz und Weisheit des Körpers nutzen. In: Zukunft denken – Wandel gestalten, Lengerich Pabst

Kriz, J. (2007): Grundkonzepte der Psychotherapie. 6. Aufl. Weinheim Beltz

Lenhardt, V. (1992): Kapitel B: Das bioenergetische Skript. In: Kottwitz, G. et al: Integrative Transaktionsanalyse, Band 1, 1. Auflage, Verlag Institut für Kommunikationstherapie, Berlin, S. 99–120

McNeel, J. R. (1976): The parent Interview. TAJ 6/1, S. 61–68

Müller, U. (2008): Die beziehungsorientierte Psychotherapie. In: Zeitschrift für Transaktionsanalyse 4, Paderborn Junfermann, S. 213–223

Mountain, A. (2015/2008): Milieu-Therapie in der TA. In: Erwachsen dem Kind Eltern sein. 1. Auflage, Konstanz dgta edition

Novellino, M. (2016): in Into TA A Comprehensive Textbook on Transactional Analysis. 1. Auflage London Karnac Books Ltd

Osnes, R. E. (1974): Spot Reparenting. TAJ 4/3, S. 40–46

Pernice, I. (2004): Therapie einer mehrfach traumatisierten Klientin. In: Zeitschrift für Transaktionsanalyse 4, Paderborn Junfermann, S. 302–315

Portele, G. (1980): Humanistische Psychologie und die Entfremdung des Menschen. in: Völker, H. (Hrsg.): Humanistische Psychologie. Ansätze einer lebensnahen Wissenschaft vom Menschen. Weinheim, Basel, Beltz, S. 53–75

Pelz, G. et al. (2014): Skript. Unveröffentlichtes Manuskript

Rau, C. (2018): Vom Kopf in den Bauch, Workshop am 38. Fachkongress der DGTA in Wien: Eric Berne trifft Sigmund Freud – Transaktionsanalyse in Bewegung

Reddemann, L. / Dehner-Rau, C. (2007): Trauma, Trias, Bielefeld

Rudolf, G. (2006): Strukturbezogene Psychotherapie Leitfaden zur psychodynamischen Therapie struktureller Störungen. Stuttgart Schattauer

Rudolph, P. / Dormann, S. / Jecht, G. (2021): Ich geh ein Stück des Weges mit Dir. Weinheim Beltz Juventa

Schäfer, I. et al. (2019): S3-Leitlinie Posttraumatische Belastungsstörung. Springer Verlag, Berlin

Schiff, J. L. et al. (1975): Cathexis Reader Transactional Analysis Treatment of Psychosis 1. Auflage New York: Harper & Row

Schmale-Riedel, A. (2005): Fünf-Schritte-Modell zur Desomatisierung. Zeitschrift für Transaktionsanalyse 1. Junfermann Paderborn, S. 56–70

Schmale-Riedel, A. (2016): Der unbewusste Lebensplan Das Skript in der Transaktionsanalyse. 1. Auflage, München Kösel Verlag

Schneider, J. (2013): Burnout vorbeugen und heilen. Paderborn Junfermann

Schulze, H. / Sejkora, K. (2015) Burnout – Psychodynamik und Behandlungsansätze. In: ZTA 1, S. 38–59, Junfermann Paderborn

Steiner, C. M. (1971): The Stroke Economy. TAJ 1 / 3, S. 9–15

Steiner, C. M. (1982): Wie man Lebenspläne verändert. 1.Auflage Paderborn: Junfermann

Störmer-Schuppner, A. (2015): Welche Selbstkompetenzen braucht das ICH, um neu entscheiden zu können? In ZTA 2/2015, S. 141–164

Summers, G. / Tudor, K. (2000): Cocreative Transactional analysis. In: TAJ 30 / 1, S. 23–40

Tosi, M. T. (2010): The lived and the nararted Script: an Ongoing narrative Construction in Life Scripts. London Karnac

Thunnissen, M. (2016): Transactional analysis in a hospital setting with patients with personality disorders. In: Into TA A Comprehensive Textbook on Transactional Analysis 1. Auflage London Karnac Books Ltd

Tilney, T. (1998): Dictionary of Transactional Analysis London Whurr Publishers

Tudor, K. (2014): Erwachsen dem Kind Eltern sein Band 1 und Band 2 Konstanz DGTA Edition

Widdowson, M. (2012a): TA treatment of depression: A hermeneutic single-case efficacy design study – «Peter", In: International Journal of Transactional Analysis Research. 3(1): S. 3–13

Widdowson, M. (2012b): TA treatment of depression: A hermeneutic single-case efficacy design study – case two: «Denise", In: International Journal of Transactional Analysis Research. 3(2): S. 3–14

Widdowson, M. (2012c): TA treatment of depression: A hermeneutic single-case efficacy design study – case three: «Tom". In: International Journal of Transactional Analysis Research, 3(2): S. 15–27

Widdowson, M. (2014): Transactional analysis psychotherapy for a case of mixed anxiety and depression: A pragmatic adjudicated case study – «Alastair". In: International Journal of Transactional Analysis Research, 5(2): S. 66–76

Widdowson, M. (2016a): Transactional analysis for Depression. A Step-By-Step Treatment Manual. 1. Auflage New York Rutledge

Widdowson, M. (2016b): Depression, In: Into TA: A Comprehensive Textbook on Transactional Analysis, 1. Auflage, London Karnac Books Ltd., S. 291–295

Woollams, S. / Brown, M. (1978): Transactional Analysis. 1. Auflage, Huron Valley, Institute Press

Vaitl, D. (2014): Neurobiologie der Emotionen. In: Schiepek, G. Neurobiologie der Psychotherapie. Stuttgart Schattauer

Völker, U. (1980): Grundlagen der Humanistischen Psychologie. In: Ders. (Hrsg.): Humanistische Psychologie. Ansätze einer lebensnahen Wissenschaft vom Menschen. Weinheim, Basel, Beltz, S. 13–37

8 Anwendungsfeld Beratung

Uta Höhl-Spenceley und Bettina Heinrich

Als Rahmen für unsere inhaltlichen Darstellungen haben wir die Beratungsdefinition der EATA gewählt. Formuliert im Handbuch für die Weiterbildung und Prüfung zum/zur Transaktionsanalytiker_in (2020), gibt diese Definition Ziel und Rahmen für das Erlernen transaktionsanalytischer Beratungskunst wieder.

- Transaktionsanalytische Beratung ist eine *professionelle Tätigkeit* innerhalb einer *vertraglichen Beziehung.*
- Der Beratungsprozess befähigt Klient_innen und Klientensysteme zur Entwicklung von Bewusstheit, Handlungsmöglichkeiten und Fertigkeiten zur Problembewältigung sowie zur persönlichen Entwicklung im Alltag, indem sie ihre Stärken und Ressourcen, ihr »Funktionieren« fördert.
- Sein *Ziel* ist die *Erhöhung von Autonomie im* sozialen, kulturellen und professionellen *Kontext.*

8.1 Der Prozess der Beratung

Der Beratungsprozess befähigt zur Entwicklung von Bewusstheit, Handlungsmöglichkeiten und Fertigkeiten. Gelingt dieser Prozess, ist die Person oder Gruppe fähig, das Problem, weshalb sie Beratung in Anspruch genommen hat, zu bewältigen. Ihre Autonomie bezogen auf dieses aktuelle, konkrete Anliegen ist gestärkt. Für das Gelingen eines Beratungsprozesses werden in der Beratungsliteratur häufig drei Wirkfaktoren als elementar und wesentlich benannt: die Gestaltung der Beratungsbeziehung, die bewusste Steuerung des Beratungsprozesses und die Bewusstheit der Berater_in über die eigene Beratungspersönlichkeit, den eigenen Beratungsstil.

Hilde Anderegg (2007, S. 347) beschreibt das so: »Das Erste ist die menschliche Begegnung, die Beratungsfachleute zu schaffen in der Lage sein müssen. Das Zweite ist das bewusste Steuern des Beratungsprozesses. Das Dritte dessen Formgebung.«

Beratung geschieht in der Begegnung – die Gestaltung der Beratungsbeziehung

Die Bedeutung der Beziehung bringen *Summers* und *Tudor* (2000) in den Prinzipien der Co-creativen Transaktionsanalyse zum Ausdruck. Das Wir-Prinzip (»We'ness«) »stellt das unterstützende Kraftfeld der beraterischen Beziehung zwischen zwei erwachsenen Menschen in den Mittelpunkt. Es fördert und unterstützt co-creative menschliche Entwicklung und Veränderung [...]. Im schöpferischen Dialog kann aus den Wirklichkeiten A und B eine neue Wirklichkeit C entstehen.« (Kessel/Raeck/Verres 2021, S. 22–23). Das geschieht in geteilter Verantwortung und legt den Fokus auf die Unterstützung der Entwicklung im Hier und Jetzt.

Wesentliche TA-Konzepte für die Gestaltung der Beratungsbeziehung seitens der Berater_in sind die Grundpositionen und die Psychologischen Grundbedürfnisse (*Hungerarten* nach *Berne*: Strokes, Struktur und Stimulation), sowie die Beziehungsbedürfnisse nach *Erskine* (2008). Das Einnehmen der OK-OK-Position, sowie die Beachtung und Erfüllung der psychologischen Grund- und Beziehungsbedürfnisse ermöglichen Momente der Begegnung, in denen sich der Klient in seinem So-Sein gesehen, angenommen und wertgeschätzt erlebt. Gelingt dies, ist der Beziehungsraum offen, das Kraftfeld wirkt und ermöglicht Wachstum, Entwicklung und Veränderung. Die OK-OK-Haltung zu entwickeln, ist ein Lernprozess, der während der Ausbildung gefördert wird.

Erskine (2008, S. 288) sieht Beziehungsbedürfnisse als »Teil des urmenschlichen Wunsches nach Beziehung«, die den Sinn für den eigenen Wert in Beziehungen fördern. Sie bestehen lebenslang und sind alltäglich gegenwärtig. *Erskine* beschreibt acht Beziehungsbedürfnisse. Diese sind Ergebnis einer Studie, in der Klienten zu entscheidenden Faktoren in bedeutsamen Beziehungen befragt wurden.

1. Bedürfnis nach Sicherheit
2. Bedürfnis sich wertgeschätzt, bestätigt und bedeutsam (für die andere Person) zu fühlen
3. Bedürfnis Schutz zu erhalten und angenommen zu sein
4. Bedürfnis nach Bestätigung persönlicher Erfahrungen
5. Bedürfnis in der eigenen Einmaligkeit akzeptiert zu werden (Selbstdefinition)
6. Bedürfnis auf den anderen Einfluss zu haben
7. Bedürfnis, dass auch der andere die Initiative ergreift
8. Bedürfnis Liebe (und Dankbarkeit) auszudrücken

Die einfühlsame Wahrnehmung der und die Reaktion auf die in der Beratungsbeziehung auftretenden Beziehungsbedürfnisse gehört für *Erskine* zur Einstimmung. »Einstimmung ist hier zu verstehen als ein Prozess von Verbundenheit und Einklang (communion and unity) im zwischenmenschlichen Kontakt.« (Erskine

2008, S. 287). Das ist ein beidseitiger Prozess. Von der Berater_in erfordert das Präsenz im Kontakt und korrespondierende Antworten, die eine Erfüllung des im Vordergrund stehenden Beziehungsbedürfnisses ermöglichen.

Beispiel

Eine Klientin will in der Beratung ihre Zuversicht und Überzeugung stärken, dass sie ihren eigenen beruflichen Weg gehen darf, statt den Wünschen und Vorstellungen ihres Vaters zu entsprechen. Für die Klientin war es bestärkend, der Beraterin gegenüber auszusprechen »Ich will meinen eigenen Weg gehen« und dafür Wertschätzung und Bestätigung zu erfahren (2. Beziehungsbedürfnis). Bedeutsam waren für sie zudem Gesprächspausen, in denen sie sich eingeladen fühlte, ihre eigenen Gedanken zu entwickeln und zu äußern ohne auf etwas Vorgegebenes zu reagieren (5. Beziehungsbedürfnis).

Die Steuerung des Beratungsprozesses

Beratung ist ein dynamischer Prozess, der einer inneren Ordnung folgt. Beratung erfolgt damit geplant und spontan, orientiert am Inhalt und auf den Prozess. Beratende steuern dieses »sowohl-als-auch« bewusst. Dafür ist die Kenntnis von Modellen hilfreich, die wie Landkarten, der beratenden Person beim Finden und Gehen des Weges Orientierung geben. Im Folgenden zwei Modelle, die für die Steuerung genutzt werden können.

Schulz-Wallenwein (2007, S. 104) beschreibt den Beratungsprozess in der sozialen Arbeit als einen dynamischen Prozess, der von seinem Ablauf her einem »*Beratungsdreischritt*« folgt: »vereinbarte Förderung von (1.) Klärungsprozessen, (2.) Entscheidungshilfen und (3.) Handlungen.« *Schulz-Wallenwein* erläutert Ziel und Inhalt jedes Schrittes und stellt Bezüge zu transaktionsanalytischen Konzepten her.

Im Prozess der *Klärung* nennt Schulz-Wallenwein das Verstehen und Einsicht gewinnen in die Problemlage des Klienten und wie dieser seine Lage emotional erlebt als zentral. Sowohl die Beraterin versteht zunehmend die Situation und das Anliegen des Klienten, als auch der Klient sich selbst. Dabei geht es beim Erheben der aktuellen Problemsituation darum, herauszufinden, inwieweit die Klienten selbst und wie die äußeren Umstände, wie z. B. gesellschaftliche und kulturelle Einflüsse oder andere beteiligte Personen, Teil der Schwierigkeiten sind. Wie *Schulz-Wallenwein* empfehlen wir dazu die »Befragung des Bezugsrahmens«. *Schlegel* (1996) definiert Bezugsrahmen als »Realität, in der jemand lebt:« Er bringt zum Ausdruck, dass sowohl die aktive Mitwirkung des Individuum als auch gesellschaftliche Einflüsse bei der Bildung des Bezugsrahmens eine Rolle spielen. *Glöckner* (2011) hat für die Arbeit mit dem Bezugsrahmen in Therapie und Beratung Hinweise und hilfreiche Fragen formuliert, die das »Ankoppeln« zwischen den Wirklichkeiten von Klient und Beraterin fördern. Rückkopplungsfragen, wie »Verstehe ich das richtig, dass...?«, Wie sehen Sie das?«, »Können Sie diese Sicht teilen?«, Fragen zur Exploration: »Was verstehen Sie unter...?«, »Was bedeutet es für Sie, wenn ...?«, »Wie machen Sie sich einen Sinn aus den Dingen XY ...?« (Glöckner 2011, S. 10).

Der Klärungsprozess führt zu einer Stärkung des Erwachsenen-Ichs und fördert die Autonomie des Klienten. Dieser Prozess erfordert Zeit und ggf. weitere Klärungen in nächsten Beratungsschritten, wenn »das ›Eigentliche‹, worum es geht, noch nicht gefunden ist« (Schulz-Wallenwein 2007, S. 105).

Im Schritt *Entscheidung* geht es um die autonome Entscheidung des Klienten, was er oder sie tatsächlich verändern, entwickeln, lernen will. Bezogen darauf werden Maßnahmen, Absprachen und Ziele konkretisiert. Es ist wesentlich, dass in dieser Phase alle Ich-Zustände des Klienten an der Entscheidung beteiligt sind (das Ziel ist realistisch, vertretbar, es ist Energie und Lust vorhanden). Die Beraterin prüft ebenso, ob die Entscheidung nicht aus der Haltung der Überanpassung heraus getroffen wurde. Hinweise darauf sind »eine allzu schnelle Übernahme von Begriffen des Therapeuten/Beraters, berichtete Erfolge ohne Konsequenzen oder die Bevorzugung von Randthemen oder Lieblingsthemen des Therapeuten/Beraters.« (s. Kapitel »Das Modell des passiven Verhaltens«)

Im dritten Schritt, der *Handlung*, geht es um die Umsetzung der Entscheidung. Die Klientin probiert in ihrem Alltag neues Verhalten aus. Die Beratung bietet Zeit und Raum, die dabei gemachten Erfahrungen zu berichten und zu reflektieren. Dieser Lern- und Entwicklungsprozess ist mit Verunsicherung für die Klientin verbunden. Der Berater begleitet den Prozess mit Kompetenz, Schutz und Erlaubnis (3P – potency, protection, permission). Zudem werden in dieser Phase Skriptthemen deutlich, für deren Lösung die Beraterin Interventionen anbietet (siehe dazu *Förderung der Autonomie als zentrales Thema der Beratung*).

Heinrich (2019) hat für die Gestaltung des Supervisionsprozess das *Rauten-Modell* entwickelt, das sich auch auf den Beratungsprozess übertragen lässt. »In diesem Modell besteht der Prozess aus zwei Abschnitten:

- Raute 1 – vom präsentierten Problem zum Vertrag
- Raute 2 – vom Vertrag zur Vertragserfüllung

Jeder Abschnitt enthält in sich die Dynamiken Ausweitung und Reduktion (Zuspitzung) der Komplexität des Themas. Daher hat jeder Abschnitt die Form einer Raute. Die Kriterien der C4/P4-Checkliste von Landy Gobes (1993) lassen sich den einzelnen Abschnitten zuordnen.« (Heinrich/Mohr 2019, S. 158–159).

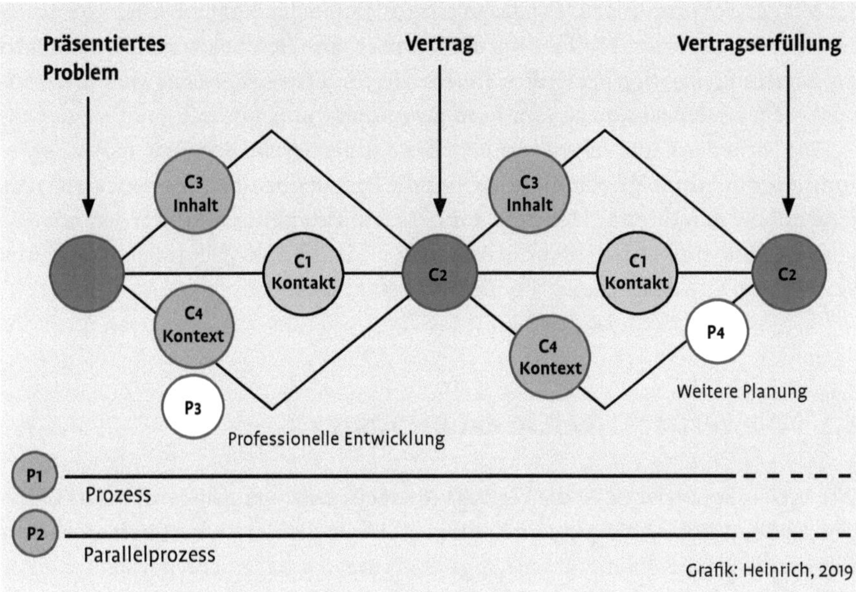

Zentrales Strukturelement transaktionsanalytischer Beratung ist der *Vertrag* (C2). Beratung wird hier als dynamischer Prozess der Vertragsfindung und Vertragserfüllung dargestellt und beschrieben. Bei einer gelungenen Beratung ist dieser Prozess nachvollziehbar. Er beinhaltet die Identifikation und Bearbeitung eines zentralen Themas, das dem Anliegen der oder des Klient_in zugrunde liegt (unter *Die Vertragsarbeit in der Beratung* gehen wir detaillierter darauf ein).

Wenn der Klient seine Geschichte erzählt, die ihn in die Beratung führt, ist neben der Erfassung des Inhaltes (C3), das Hören auf oder Erfragen des *Kontextes* (C4) bedeutsam. Beispiele: »Was sind problemverstärkende oder lösungsfördernde Bedingungen?«, »Wie ist der Einfluss von Menschen aus dem sozialen Umfeld des Klienten?« »Welche Personen unterstützen die Klientin in ihrem Anliegen?« »Wie ist die soziale und kulturelle Herkunft?«, »Kommt die Klientin von selbst oder ist sie ›geschickt‹?«

Die Beraterin gewinnt auch eine Einschätzung über den *persönlichen Entwicklungsstand* (P3) des Klienten in Bezug auf die Problemlösung. »Hat er ausreichend Informationen?«, »Wie ist der Grad der Bewusstheit?«, »Was hat er schon probiert?«, »Mit welchem Ergebnis?«

Bedeutsam ist auch, dass die Beraterin, den eigenen Kontext und die eigenen Möglichkeiten berücksichtigt, z. B.: »Passt das Anliegen des Klienten in den institutionellen Auftrag?«, Zeitliche Kapazitäten, Psychische und Physische Verfassung; Feld- und Methodenerfahrung, für Supervision sorgen.

Mit der Achtsamkeit für *Parallelprozesse* (P2) kann der Berater Bezüge von der Situations- und Problemschilderung des Klienten zum Geschehen im Hier und Jetzt der Beratungssituation herstellen. Tauchen in der Sitzung ähnliche Muster auf wie im Alltag? Lassen sich diese Parallelen für die Beratung nutzen?

Die Form der Raute zeigt die innere Bewegung, der die Beraterin in der Begleitung der Klientin folgt. Raum geben, um die Person und das Thema zu verstehen. Eine offene, gewährende Haltung, aufmerksam zuhörend, dabei sortierend , Hypothesen bildend. Dann leitet die Beraterin aktiv die Fokussierung ein, hin zum Vertrag. Um sich dann wieder auf die Weite einzulassen.

8.2 Die Vertragsarbeit in der Beratung

Wie bereits beschrieben ist die Vertragsarbeit ein zentraler Baustein für das Gelingen der Beratung. Abhängig vom Kontext gibt es in der Beratungsarbeit erhebliche Unterschiede in Hinblick auf die Länge des Prozesses, das Klientensystem, die Anzahl relevanter direkt oder indirekt Beteiligter und dem Fokus der Arbeit. Dies gilt es in der Vertragsarbeit zu berücksichtigen.

Der Vertragsprozess

Nach Abschluss eines administrativen Vertrages, der die Rahmenbedingungen festlegt (siehe Kapitel »Festlegung der Rahmenbedingungen« und »Was meint der Begriff ›Vertrag‹«), ist die Zielsetzung einen inhaltlichen Beratungsvertrag abzuschließen, in welchem der/die Klient_in die »persönlichen Veränderungen, die er anstrebt, das Problem, das er zu lösen gedenkt, die Entscheidung, die er zu treffen bereit ist, etc. benennt und der Berater seine Bereitschaft erklärt den Klienten dabei sachkompetent, schützend und erlaubnisgebend zu unterstützen,« (Hagehülsmann 2007, S. 68)

Am Anfang der Beratung wird von dem/der Klient_in jedoch oft nicht klar benannt, was er/sie konkret verändern will, was das »eigentliche Problem« ist. Hier zügig auf einen Veränderungsvertrag zu drängen, wird dem/der Klient_in nicht gerecht und birgt die Gefahr das Anliegen des/der Klient_in auf der »Oberfläche« zu behandeln, anstelle auf die zugrundeliegende Problematik zu fokussieren.

Die Vertragsarbeit ist dabei ein prozesshaftes Geschehen, das Charlotte Sills in ihrer Vertragsmatrix (2006) darstellt.

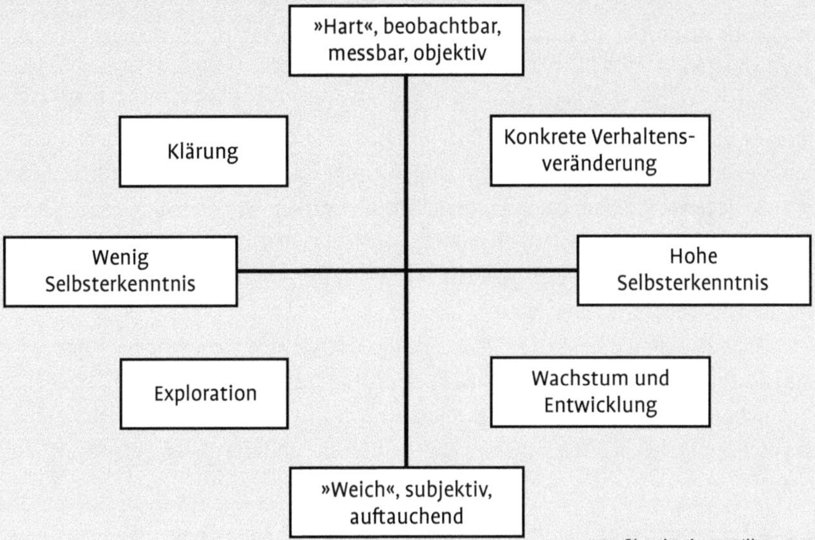

Grafik: Charlotte Sills, 2006

Die horizontale Achse der Vertragsmatrix bildet den Grad der Selbsterkenntnis ab, den der/die Klient_in bezüglich des Problems und der gewünschten Veränderung hat. Die vertikale Achse beschreibt den Grad der objektiven Überprüfbarkeit des Vertragsziels.

Ein Explorationsvertrag steht am Anfang der Beratung. Er beinhaltet die Erkundung relevanter Problemfaktoren, sowie innerer und äußerer Prozesse mit dem Ziel, den Klient_innen zu helfen, »Verständnis für Ihre Erfahrungen zu entwickeln (Monin 2017, S. 216). Er beinhaltet auch diagnostische Aspekte.

Bei »Klärung« ist der Fokus wie das vom/von der Klient_in erkannte Problem und die erwünschte Veränderung erreicht werden kann. Dies kann im Laufe der Beratung in einem klar definierten und an klaren Kriterien überprüfbaren Veränderungsvertrag münden.

Einige Klient_innen entscheiden sich nach Erreichen des ursprünglichen Beratungszieles, die dabei angestoßene persönliche und/oder professionelle Entwicklung in der Beratung weiter zu verfolgen (Vertrag zu Wachstum und Entwicklung).

Beispiel

Eine Klientin kommt in die Beratung, sie ist erschöpft und hat immer weniger Energie und Lust zu arbeiten.
Der Explorationsvertrag ergibt, dass durch den Weggang von Kollegen eine hohe Arbeitsbelastung besteht. Durch Befragung, Spezifizierung und Konfrontation (Interventionstechniken, siehe »Die acht therapeutischen Operationen« nach Berne) wird deutlich, dass das zugrunde liegende Problem ist, dass sie sich verantwortlich für den reibungslosen Arbeitsablauf in der Abteilung fühlt und ihren Kollegen nichts zutraut.
Die Klärung ergibt, dass sie sich bewusst macht, wofür sie Verantwortung hat und wofür nicht, und dem entsprechend agiert.
Dies mündete in einem konkreten Veränderungsvertrag: »Ich werde meine Aufgaben und Verantwortungen ernst nehmen. Wenn ich einen Auftrag erhalte, der nicht zu meinen Aufgaben gehört, leite ich diesen an den/die zuständige/n Kolleg_in weiter. Ich nehme die Kompetenzen und Fähigkeiten meiner Kollegen ernst und lasse deren Verantwortung bei ihnen.«

Die Klientin erreichte ihr Ziel und dadurch eine merkliche Entlastung. Ihr wurden persönliche Themen deutlich (Überverantwortlichkeit, eigene Bedürfnisse hintenanstellen). Sie entschied sich die Beratung fortzuführen, mit dem Ziel auf eigene Bedürfnisse zu achten und Zeit und Energie für sich zu haben (Vertrag zu Wachstum und Entwicklung).

Problem- und Ressourcendiagnostik als Teil der Exploration

Teil des Explorationsvertrages ist die Problem- und Ressourcendiagnostik. *Petra Gegusch* (2013) hebt deren Wichtigkeit in der Beratungsarbeit hervor. Ausgehend vom »Anlassproblem«, erfolgt im Dialog mit dem/der Klient_in eine Situationsanalyse.

Ziele sind:

- das Problembewusstsein des/der Klient_in zu fördern,
- relevante Themen/Probleme zu identifizieren, die gelöst werden müssen,
- Ideen zu entwickeln, wie Ressourcen zur Veränderung genutzt werden können.

Für die Problem- und Ressourcendiagnostik kann als Orientierung der Kompetenzquadrant von *Höhl-Spenceley* und *Marona* (2012) genutzt werden.

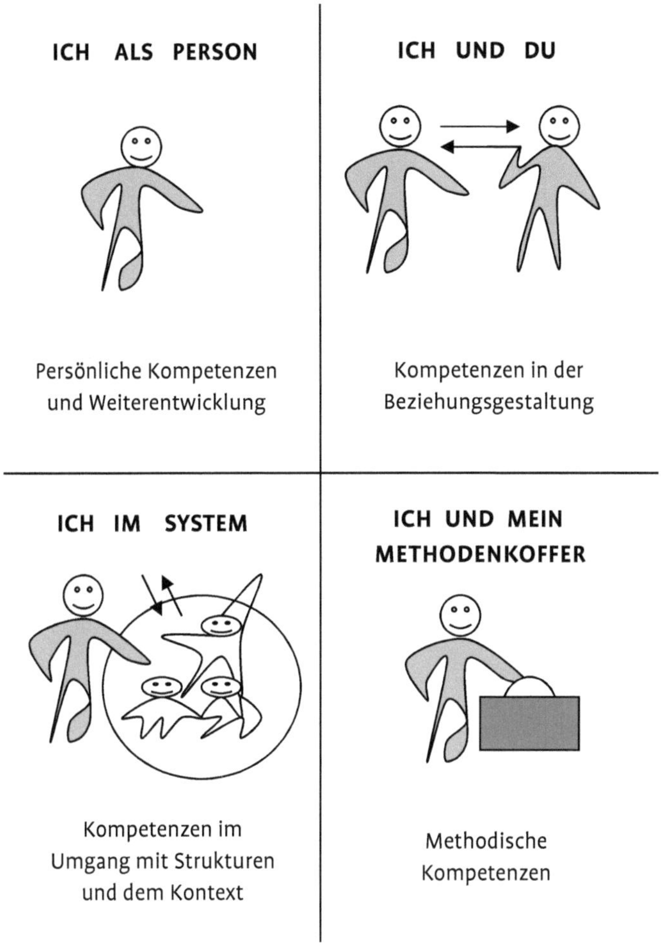
ICH ALS PERSON
Persönliche Kompetenzen und Weiterentwicklung
ICH UND DU
Kompetenzen in der Beziehungsgestaltung
ICH IM SYSTEM
Kompetenzen im Umgang mit Strukturen und dem Kontext
ICH UND MEIN METHODENKOFFER
Methodische Kompetenzen

Grafik: Marona / Höhl-Spenceley, 2012

Im Quadranten »*Ich als Person*« fokussiert der/die Berater_in z. B. auf die Exploration relevanter Aspekte des Skripts Ich-Zustandsanalyse, Passivität – Autonomie (bei der Klientin im Beispiel z. B. ihre Neigung zu Überverantwortung und hohe Fähigkeit der Selbstreflektion).

»*Ich und Du*« beinhaltet die Analyse von Beziehungsmustern des/der Klient_in, z. B. psychologische Spiele, symbiotische Beziehungsmuster, Stärken und Schwächen in der Kommunikation (bei der Klientin z. B. psychologische Spiele, in welcher sie erst die Retter-Rolle einnimmt und am Ende in die Opferrolle wechselt).

»Ich im System« beinhaltet z. B. die Analyse des Lebensraums des/der Klient_in, systemische Einflüsse (Familie, Organisation), Rollenkonflikte (bei der Klientin die aktuell hohe Arbeitsbelastung).

Im Quadranten *»Ich und mein Methodenkoffer«* werden z. B. Skills zur Problemlösung exploriert.

Im Beratungssetting ist es wichtig Aspekte aller vier Quadranten zu explorieren, bevor sich der Fokus auf eine zentrale Problematik richtet und die vorhandenen Ressourcen genutzt werden.

Motivationsarbeit

Die Motivationsarbeit ist Bestandteil der Vertragsarbeit und geht dem Veränderungsvertrag voraus.

Für einen erfolgreichen Veränderungsprozess ist es nach *Woolams* und *Brown* (1995) erforderlich, dass der/die Klient_in den Wunsch zu Veränderung hat eine Veränderung auch für möglich hält.

Die Motivationsarbeit beinhaltet, u. a.:

- Dissonanzen zu erzeugen, die dem/der Klient_in die negativen Auswirkungen des bestehenden Problems bewusstmachen, z. B. durch Konfrontation nach *Berne* (siehe Kapitel »Die acht therapeutischen Operationen«).
- Den Nutzeffekt des Problems herauszuarbeiten z. B. die Bestätigung von Skriptglaubenssätze (»Ich muss mich um alles (und Alle) kümmern«)
- Mit dem/der Klient_in eine Zielvision zu entwickeln, die attraktiv ist
- Realistische Teilziele formulieren, deren Erreichung der/die Klient_in für möglich hält
- Abwertungen zu konfrontieren (z. B. eigener Kompetenzen, Erfolge)
- Dysfunktionale Bezugsrahmen bezüglich des Problems und der Veränderung zu explorieren und diese zu erweitern (z. B. »Ich bin verantwortlich, dass alles in der Abteilung reibungslos funktioniert« – ausblendend, dass sie keine Leitungsposition hat)

Die Motivation des/der Klient_in unterliegt während des Beratungsprozesses Schwankungen und muss immer wieder überprüft werden.

Dreiecks- und Vieleckverträge in der Beratung

Im Anwendungsfeld Beratung ist das gegenseitige Einverständnis, die Freiwilligkeit, die *Claude Steiner* als Voraussetzung für den Vertrag betrachtete (Steiner 1982, S. 275), oft nicht gegeben. Ein Beispiel ist die Bewährungshilfe, aber auch ein Coaching, dass vom Arbeitgeber »verordnet« wird. Der/die Klient_in stimmen einer

Beratung oft erstmals nur aus dem K-Ich zu, um negative Konsequenzen durch einen sogenannten »Mächtigen« zu vermeiden z. B. eine Inhaftierung. In diesem Zusammenhang ist Abschluss eines Dreiecksvertrags nach *English* (1974) bzw. eines Vieleckvertrages sinnvoll.

Um psychologische Spiele zu vermeiden müssen »zu Beginn einer Zusammenarbeit [...] Erwartungen, Ziele, Sanktionen offengelegt werden.« (Burke 2007, S. 125ff). Sie betont, dass dies allen Beteiligten gegenüber transparent sein muss. Aus ihrer Sicht ist es vorteilhaft, Absprachen und Bedingungen auch schriftlich festzuhalten. In einem Vertragsgespräch ist es zudem wichtig »unausgesprochene«, verdeckte Motive und Erwartungen der Beteiligten zu klären.

Micholt (1992) hat den Dreieckvertrag um den Aspekt der psychologischen Distanz zwischen den Beteiligten erweitert. Sie definiert psychologische Distanz in diesen Zusammenhang als »die wahrgenommene Nähe (oder Distanz) und Klarheit der Beziehungen zwischen den drei Parteien, den Mächtigen bzw. Auftraggeber, den/die Klient_in und den/die Berater_in. »Es ist eine subjektive Erfassung soziometrischer Herkunft und wird unterschiedlich von jeder Person erlebt« (Micholt 1992, S. 228). Probleme entstehen, wenn die psychologische Distanz nicht ausgewogen ist, d. h. das Dreieck »verzerrt« ist.

Ein Ungleichgewicht der psychologischen Distanz kann vermieden werden, durch:

- Klären der wechselseitigen Erwartungen
- Transparenz in Hinblick auf bestehende Absprachen
- klare Definition der Rollen und Verantwortungen
- Reflektion und Bewusstheit als Berater_in bezüglich der eigenen inneren Haltung gegenüber aller Beteiligten und eigener Anteile, die sich auf die psychologische Distanz auswirken. Supervision ist hierfür unabdingbar
- Falls erforderlich sollten Vertragsziele, die nicht sinnvoll sind, in einem offenen Dialog angepasst werden

Beispiel aus der Supervision einer Beraterin durch eine TA-Lehrende in der Weiterbildungsgruppe:

Der Klient hat die gerichtliche Auflage sich einer Suchtberatung zu unterziehen. Die Beraterin hat den Eindruck, dass bei ihm keine Abhängigkeit besteht und die Auflage unsinnig ist. Sie »verbündet« sich psychologisch mit dem Klienten (»Wir« sind OK – »die« sind nicht OK). In der Supervision wird ihr deutlich, dass sie Aspekte der Situation ausblendet (den Fakt, dass es auch destruktiv ist, wenn der Klient Haschisch konsumiert, trotz rechtlicher Folgen). Es gelingt ihr innerlich wieder eine ausgewogene Distanz einzunehmen.

Vieleckverträge sind notwendig, wenn z. B. der/die Berater_in im Auftrag einer Beratungsfirma handelt. Hier sind mehrere »Mächtige« beteiligt und

Konflikte können z. B. bei unterschiedlichen Erwartungen der beteiligten »Mächtigen« entstehen.

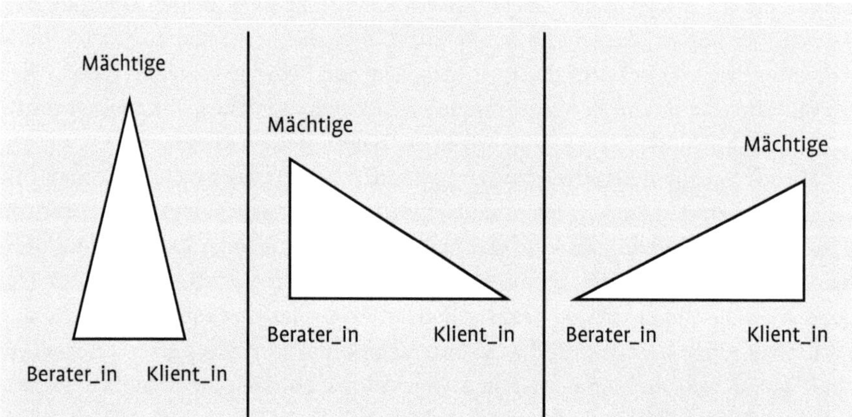

Grafik: Nelly Micholt 1992

8.3 Förderung der Autonomie als zentrales Thema der Beratung

Autonomie

Der letzte Satz der Definition für Transaktionsanalytische Beratung aus dem Handbuch für die Weiterbildung und Prüfung zum/zur Transaktionsanalytiker_in (2020) lautet: »... Ziel ist die Erhöhung der Autonomie im sozialen, kulturellen und professionellen Kontext.« *Stewart* und *Joines* (1990, S. 382) beschreiben Autonomie als »Verhalten, Denken und Fühlen, dass eine Reaktion im Hier und Jetzt darstellt und nicht eine Reaktion auf Skriptüberzeugungen.« Begibt sich eine Person in professionelle Beratung können wir davon ausgehen, dass ihre Autonomie für die Lösung des aktuellen Problems/Anliegens eingeschränkt ist. Beratung unterstützt die Person dabei ihr Denken, Fühlen und Verhalten so zu steuern, dass es ihr möglich ist, das aktuelle Problem zu lösen, angemessen für die Situation und stimmig für die Person und bezogen auf andere beteiligte Personen. Ob die entwickelte Lösung angemessen und stimmig, heißt autonom ist, zeigt sich nach *Berne* »durch das Freiwerden oder Wiedergewinnen von drei seelischen Vermögen: Bewusstheit, Spontanität und Intimität« (1964/1966). Die Person ist bezogen auf den aktuellen Anlass in der Lage, die äußere und innere Realität so wahrzunehmen wie sie ist (Bewusstheit) und aus einer Anzahl möglicher Fühl-Denk-Verhaltensweisen frei auszuwählen (Spontaneität), sowie Menschen offen ohne Vorbehalte zu begegnen und mit anderen Gefühle und Wünsche auszutauschen (Intimität).

Stärkung und Veränderung des Erwachsenen-Ichs

Diese Interventionen zielen auf die Stärkung und Veränderung des Erwachsenen-Ichs der zu beratenden Person. Dabei orientiert sich die Beraterin an deren Ressourcen und Stärken. Kenntnisse der Skripttheorie und deren Anwendung im Kontext von Beratung sind dafür erforderlich.

Sich an Ressourcen orientieren

Sich an Ressourcen zu orientieren bedeutet, auf die in der zu beratenden Person vorhandenen Kräften zu fokussieren, die diese für die aktuelle Situation noch oder gerade nicht zur Verfügung hat. »Auch Berne sah das Erwachsenen-Ich als eine Ressource zur Lösung von Problemen, auf die zwar häufig noch nicht der volle Zugriff möglich ist, die jedoch durch Übung verfügbar werden kann.« (Kessel/Raeck/Verres 2021, S. 18). Wege, um den »vollen Zugriff« zu ermöglichen, die Funktionen des Erwachsenen-Ichs zu üben und die Energie im Erwachsenen-Ich zu stimulieren, stellen wir unter »Ressourcenorientierte Interventionen zur Stärkung und Veränderung des Erwachsenen-Ichs« dar.

Der Titel des Buches von *Goulding* (1978) »The power is in the patient« bringt die Haltung von Beraterin oder Therapeut zum Ausdruck, die die Hauptquelle zur Veränderung in der Kraft des Klienten sieht. Als bedeutsam in diesem Zusammenhang sehen wir das Konzept der Physis. *Jecht* und *Kauka* (2017) widmen der »Physis-Quelle für Wachstum und Entwicklung« ein eigenes Kapitel. Schon von *Berne* erwähnt, hat dieses Konzept in den letzten Jahren deutlich an Beachtung gewonnen. »Cornell (2010, S. 249, übers. G. J.) stellt die fördernden Elemente – die Physis, die Bedürfnisse und die eigenen Strebungen – deutlich in den Vordergrund, um die individuellen eigenen Kräfte zu fördern.« (Jecht/Kauka 2017) Die Wirksamkeit der Ressourcenorientierung in Beratungsprozessen wird zudem durch die Ergebnisse der neurobiologischen Forschung bestätigt.

Sich an Ressourcen zu orientieren bedeutet ebenso, die Ressourcen im sozialen Umfeld des/der Klient_in wahrzunehmen und in die Beratung einzubeziehen.

Dazu gehören auch Kenntnisse des Beraters über die »Hilfelandschaft«, um ggf. andere Dienste zu empfehlen, die für die Lösung des Problems des Klienten unterstützend sind.

Ressourcenorientierte Interventionen zur Stärkung und Veränderung des Erwachsenen-Ich

Das Kapitel »Die Veränderung des Erwachsenen-Ich-Zustands« dieses Lehrbuchs ist der Veränderung des Erwachsenen-Ichs gewidmet. Ziel der Arbeit mit dem Erwachsenen-Ich ist die Entwicklung des *integrierten Erwachsenen-Ichs*, wie von Clarkson beschrieben (1996, S. 81): »Der integrierte Erwachsenen-Ich-Zustand stellt deshalb eine biologisch reife Person dar, deren erwachsenen Intelligenzfunktionen voll entwickelt sind, die emotional über ein breites Reaktionsspektrum (Pathos) verfügt und sich an einem überprüften Wertesystem (Ethos) orientiert und so ihre Bedürfnisse mit den Möglichkeiten ihrer Umgebung in Einklang bringt.«

Keith Tudor (2005) hat den Begriff des *integrierenden Erwachsenen-Ich* verwendet, um Veränderung und Entwicklung des Erwachsenen-Ichs als lebenslangen Prozess zu beschreiben. »Es ist diese Fähigkeit, über uns und andere nachzudenken, relevante Erfahrungen oder Introjekte von solchen zu trennen, die nicht mehr relevant sind, und die Vergangenheit in den Dienst der Gegenwart zu stellen, die den integrierenden Erwachsenen-Ich Zustand definiert.«(Tudor 2005, S. 179)

In Kapitel »Stärkung des Erwachsenen-Ichs« haben Hennig und Pelz Aufgabe und Funktionen des integrierten Erwachsenen-Ichs benannt. Die *Übung dieser Funktionen* während der Beratungsgespräche *stärkt allgemein* das Erwachsenen-Ich. »Der Klient lernt, genaue Beobachtung von der Interpretation zu trennen, Schlussfolgerungen zu ziehen, Konsequenzen zu bedenken, sich klar zu entscheiden und danach zu handeln.« (Hennig/Pelz 2022) Der Klient gewinnt Klarheit und Sicherheit für die Lösung seines Problems.

Das Erwachsenen-Ich kann in seiner Funktion durch eine *Trübung des Erwachsenen-Ich* gestört sein. Die Person nimmt dann das Hier und Jetzt nicht vollständig wahr, was eine Lösung ihres Problems erschwert oder verhindert. Die Urteilskraft und Entscheidungen des Erwachsenen sind gemindert, durch die unreflektierte Wirkung vergangener Erlebnisse (Trübung aus dem Kind-Ich) und/oder eine ungeprüfte Übernahme erlernter oder anerzogener Meinungen (Vorurteile) (Trübung aus dem Eltern-Ich).

Beispiel

Die Klientin kommt in die Beratung, um für sich zu klären, ob sie in ihrer aktuellen Beziehung bleiben oder sich trennen will. Darüber denke sie schon 1 ½ Jahre nach und drehe sich dabei im Kreis. Gleich zu Beginn der Beziehung zu diesem Mann ist sie schwanger geworden. Die gemeinsame Tochter ist 4 Jahre alt. Die Klientin bezeichnet diese Beziehung als »Vernunftpartnerschaft«. Für ihren Partner empfinde sie nichts. Zudem erzählt die Klientin, dass ihre Mutter die Familie verlassen hat, als sie 6 Jahre alt war. Kontakte zur Mutter waren selten und wenn, dann hat sie die Mutter als nicht erreichbar für sich erlebt. Das empfindet sie auch heute noch so. Da ihr Vater beruflich viel unterwegs gewesen sei, ist sie bei der Großmutter väterlicherseits aufgewachsen, die die Trennung der Schwiegertochter von ihrem Sohn missbilligt und negativ bewertet hat. Aus den Erzählungen der Klientin wird die Trübung ihres Erwachsenen-Ich deutlich. Trübung aus dem Eltern-Ich »Wenn man sich trennt, ist man eine schlechte Mutter« und Trübung aus dem Kind-ich, die eigene (unreflektierte) Erfahrung des verlassen Werdens, als sich ihre Mutter von ihrem Vater getrennt hat. Mit dieser Trübung ist es der Klientin nicht möglich eine für sie stimmige Entscheidung zu treffen.

Das Erkennen von Trübungen und die Stimulation der *Enttrübung* des Klienten ist eine wesentliche Intervention transaktionsanalytischer Beratung. *Berne* (1985/1966) benennt acht therapeutische Interventionen, die aufeinander aufbauend Enttrübung ermöglichen. In Kapitel »Stärkung des Erwachsenen-Ichs« sind die einzelnen Operationen ausführlich dargestellt. *Jecht* und *Pelz* beschreiben zudem weitere Methoden, die den Enttrübungsprozess unterstützen. *Kessel*, *Raeck* und *Verres* (2021, S. 116 ff) stellen die Methode des stärkenden inneren Dialogs der Ich-Zustände vor. Unter Nutzung der konstruktiven Qualitäten des Eltern-Ichs und des Kind-Ichs der Klientin entwickelt und etabliert die Klientin ermutigende Selbstgespräche. Die kognitiven Erkenntnisse werden dabei emotional verankert und damit eine nachhaltige Wirkung erzielt.

Für die Klientin im Entscheidungskonflikt Bleiben oder Gehen gelang die Enttrübung zum einen dadurch, dass sie sich ihre Qualitäten als gute Mutter ihrer Tochter bewusst machen und anerkennen konnte. Sie konnte dann sehen, dass sie im Falle einer Trennung Einfluss darauf nimmt, wie sie die Beziehung zu ihrer Tochter gestaltet (Enttrübung des Eltern-Ichs). Die Enttrübung im Kind-Ich gelang über Erinnerungen an die Zeit, als sich ihre Eltern getrennt haben. Sie erinnerte Situationen, in denen ihre Mutter ihre Bedürfnisse wahrgenommen und erfüllt hat. Sie erinnerte Kontakte mit Vater und mit Mutter und spürte dabei, dass »es gut war, beide gehabt zu haben, auch der Wechsel war nicht schlecht, nur das Reden der Erwachsenen darüber.«

Fassbind-Kech (2014) versteht Beratung als Entdeckungsreise, bei der die Klienten auf der Suche nach unentdeckten Schätzen begleitet werden. Die Autorin ist überzeugt, dass jeder Mensch über eine Schatztruhe an individuellen Ressourcen verfügt. Sie geht von der Vorstellung aus, die gesamte Lebensspanne der Klienten als virtuelle Zeitachse zu sehen. Ressourcensuche erfolgt in der Vergangenheit, der Gegenwart und der Zukunft.

Fassbind-Kech ordnet den Erwachsenen-Ichzustand den Ressourcen (neben weiteren anderen) der Gegenwart zu, ein besonderer Schatz im Hier und Jetzt der Beratungssituation. Aufmerksam für Umdeutungen, Abwertungen, Redefinitionen in der Erzählung der Klientin, wird die Klientin zu einem Perspektivwechsel eingeladen und besetzt dabei den Erwachsenen-Ichzustand.

In der Vergangenheit liegen auch die *Skriptressourcen*. Auf die Skriptarbeit gehen wir im Folgenden ausführlicher ein.

8.4 Skriptarbeit in der Beratung

Fokus und Intervention

Die Arbeit am Skript ist ein wesentlicher Bestandteil von psycho-sozialer Beratung.

Dabei ist es wichtig, sowohl problematische Aspekte als auch förderliche Aspekte in die Beratungsarbeit mit einzubeziehen. Eine schwerpunktmäßige Betrachtung des Skripts unter seinen einschränkenden Aspekten würde, aus unserer Sicht, eine defizitäre Wirklichkeitskonstruktion unterstützen und der Förderung von Autonomie entgegenstehen. Die Skriptdefinition von *Georg Pelz* (2019) ist Basis für eine beraterische Sicht auf Skript. Lesen Sie dazu die Ausführungen zum Skript im Beitrag zu Psychotherapie in diesem Buch.

Der Einbezug förderlicher Aspekte des Skripts in der Beratung ist wesentlich beim narrativen Ansatz. Dieser sieht die Lebensgeschichte eins Menschen als Quelle von Ressourcen. Der Fokus beim Arbeiten liegt auf Möglichkeiten und der Zukunft. Klienten erzählen in der Beratung ihre Geschichte. Dabei konstruieren sie das in der Vergangenheit Erlebte in der Gegenwart und rekonstruieren ihre Erfahrungen, ihr Leben. Aufgabe der Beraterin ist es, sich zuhörend auf diese Geschichte einzulassen. Sie nimmt Einfluss auf die Erzählung durch Betonung der Stärken und Möglichkeiten im Gehörten, sowie durch Fragen, die die Erzählung fördern. Hierbei verweist Pelz (2014, S. 17) auf Bernes acht Interventionen »als Hilfestellungen auf dem Weg zu guten, konsistenten und damit hilfreichen Geschichten.« Dialogisch wächst das Verstehen, sowohl bei der Beraterin als auch beim Klienten. Der Klient wird bei der Neu- und Weiterentwicklung seiner Geschichte in Richtung seiner Hoffnungen, Wünsche, Bestrebungen unterstützt.

Mehr zum narrativen Ansatz in der TA-Literatur finden Sie bei Allen und Allen (1997), Tosi in Erskine et al. 2011 und Pelz 2014.

Der Soziologe *Hurrelmann* (2002) unterstützt in seiner Forschung diese Sicht. Menschen sind produktiv die Realität verarbeitende Subjekte. In Interaktion mit der Umwelt verarbeitet und deutet jeder Mensch die innere und äußere Realität subjektiv und konstruiert damit ein eigenes, individuell einmaliges Bild von der Welt und sich.

Sozialisation ist dabei ein lebenslanger Prozess der Verarbeitung von inneren und äußeren Anforderungen an die Persönlichkeitsentwicklung. Die Graphik von *Uta Höhl-Spenceley* stellt die Faktoren der Skriptentwicklung dar.

Legt man diesen Ansatz zugrunde sind alle Veränderungen der äußeren Realität (z.B. neue Arbeitsstelle, Umzug oder Migration) oder der inneren Realitäten (z.B. Alterungsprozesse oder Schwangerschaft) Impulse zur »Neuorientierung« des Skripts. Diese werden in der Beratung aufgegriffen. Sie sind eine Möglichkeit für Klient_innen, sich einschränkender Skriptglaubenssätze bewusst zu werden und diese zu verändern, neue Erfahrungen zu machen, Optionen zu entwickeln und im Alltagsleben zu integrieren.

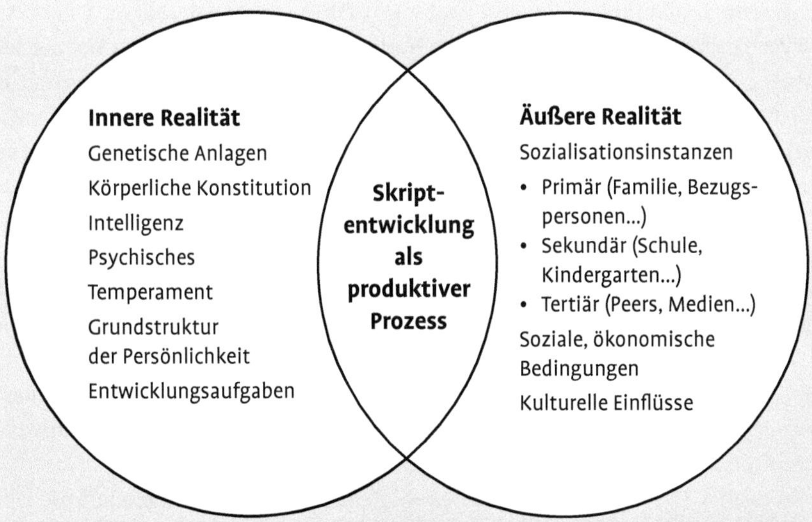

Faktoren der Skriptentwicklung, U. Höhl-Spenceley 2005

Gelingt zudem das Bewusstwerden und die Würdigung von früher getroffenen Überlebensentscheidungen, entwickelt der/die Klient_in Respekt für sich selbst und ist gestärkt neue Strategien zu erfinden. Fassbind-Kech (2014) benennt die im Hier und Jetzt der Beratungssituation aufkommenden Gefühle, wie Trauer und Wut über die damals erlebte Situation, als Grundlage für die Würdigung der Fähigkeit des Kindes. Das Zulassen der Gefühle und das rückblickende Verstehen ermöglichen die Würdigung. Besonders bei Blockaden im Veränderungsprozess, beim »Festhalten« an dysfunktionalen Mustern kann dieser Blick zurück sinnvoll sein.

Insgesamt kommt dem Prozess in der Beratung eine besondere Bedeutung zu. Der Beratungsprozess wird antithetisch zum Skript gestaltet, so dass er dysfunktionalen Skript- und Beziehungsmustern entgegenstehen und Autonomie fördern kann.

Das kulturelle Skript

In vielen Beratungskontexten arbeiten Berater_innen mit Menschen, die eine andere kulturelle, religiöse Sozialisation durchlaufen haben, als sie selbst. Der Ansatz des kulturellen Skripts ist hilfreich, um daraus resultierende Herausforderungen zu verstehen und damit umzugehen.

Das kulturelle Skript ist tief in uns verwurzelt. Das sogenannte kulturelle »Skripting«, bestimmt wesentliche Aspekte des Bezugsrahmens, die Einstellungen, Werte und Verhaltensmuster und somit alle Aspekte des Lebens. Unser eigenes Verhalten, wie auch das Verhalten anderer Menschen, zum Beispiel die nonverbalen Signale in der Kommunikation, werden, basierend darauf, interpretiert. Sich dies bewusst zu machen und in der Beratung mit einzubeziehen ist zentral für den Erfolg der Beratung. So können kulturelle Unterschiede Teil des Problems sein (z.B. in interkulturellen Partnerschaften oder Teams). Unterschiede im kulturellen oder religiösen Hintergrund zwischen Berater_in und Klient_in beeinflussen sowohl den Beratungsinhalt als auch der Beratungsprozess und der/die Berater_in muss sich auf den »kulturell anderen« Bezugsrahmen seines/ihres Klient_in einstellen und umgekehrt.

Jerome und *Terry White* definieren kulturelles »Skripting« als »ein Set von Bestätigungen oder Einengungen, die auf Eltern-Werte gründen und in der Institution einer Kultur verkörpert sind.« (1975, S. 12, Übersetzung: Uta Höhl)

In der TA Theorie wird kulturelles »Skripting« primär bezogen auf die Übermittlung von Werten, Vorurteilen, Haltungen über EL-Ich 2 Introjekte und der korrelierenden Einschärfungen auf EL-Ich1 Ebene betrachtet (siehe Kapitel 2.1 »Persönlichkeitsanalyse: ›Ich-Zustände‹ – Modelle, die sich auf den inneren Prozess beziehen«). Kulturelles Skripting geschieht jedoch auch auf K-Ich1 Ebene und beinhaltet wichtige sinnliche Erfahrungen des Sehens, Riechens, Schmeckens und Berührens, die körperlich verinnerlicht sind.

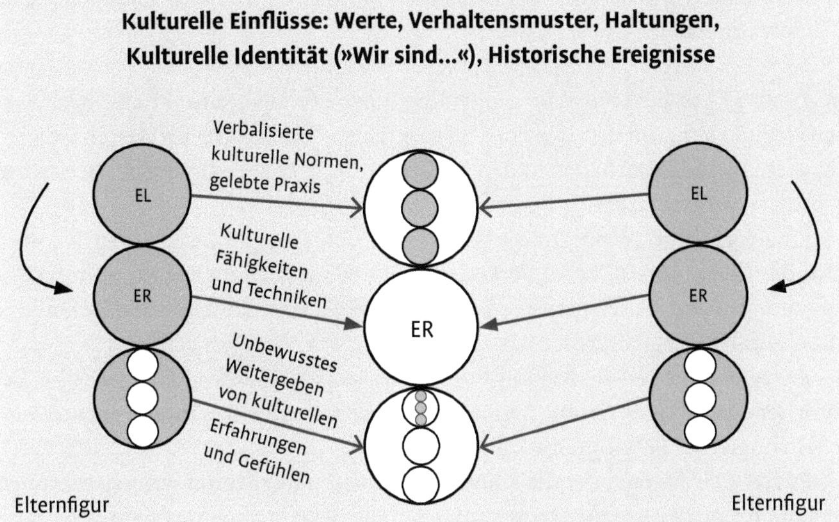

Elternfigur Kulturelles Skripting, Grafik: Uta Höhl-Spenceley 2021

Marco Mazzetti (2010) beschreibt, dass es in der Arbeit mit Menschen aus anderen Kulturen wichtiger sei sich der eigenen »exotischen Mentalität« bewusst zu sein, als die andere Kultur zu kennen, oder wie *Peter Rudolph* schreibt: »erst die Bewusstheit des eigenen Bezugsrahmens befähigt uns, andere in ihrer anderen Art des Bezugsrahmens zu sehen, zu respektieren und sie zu unterstützen… (2015, S. 230)

Ein stimulierender Austausch der verschiedenen kulturellen Bezugsrahmen hilft Unterschiede zu verstehen, zu schätzen und als Bereicherung in der Beratung zu nutzen.

8.5 Beendigung der Beratung

Üblicherweise endet die Beratung mit Erreichung des Vertragszieles. Dabei achtet die Berater_in auch darauf, ob der Klient innere Sicherheit gewonnen hat, das aktuelle Problem jetzt und zukünftig bewältigen zu können. Das entspricht der achten therapeutischen Intervention nach *Berne* (1985/1966), die er als Festigung bezeichnet. »Festigende Interventionen« sind:

- Bestärkung des Klienten in der Sicherheit, Probleme selbst zu bewältigen
- Hinweise auf das mögliche Ende der Beratung
- Unterstützung selbständiger Entscheidungen
- Anerkennung geben für das Erreichte.« (s. Kapitel »Die acht therapeutischen Operationen«)

In dieser Phase benennt oder zeigt der Klient oft noch einmal alte oder neue Schwierigkeiten, um den Abschied zu vermeiden. Für den/die Berater_in ist wichtig, dieses bewusst zu haben und in die Gestaltung der Beendigung des Beratungsprozesses einzubeziehen.

Eine vorzeitige Beendigung kann erforderlich sein, wenn z. B. deutlich wird, dass der Klient aktuell keine Veränderung will, sondern die Beratung nutzt, um Spannungen abzubauen und so z. B. besser in einer unbefriedigenden Lebenssituation verbleiben zu können.

Ein relevanter Teil des Beendigungsprozesses ist die Rückschau, in welcher der/die Klient_in als auch der/die Berater_in reflektiert und ein offener Austausch der Erfahrungen der Beteiligten erfolgt.

Es ist wichtig, dass der/die Klient_in bewusst wahrnimmt was er/sie erreicht hat und neben der Anerkennung durch den/die Berater_in dieses auch selbst würdigt. Sollten Themen offen sein, ist es wichtig diese zu benennen und zu besprechen, wie diese versorgt werden. Das gilt besonders auch bei Beratungsangeboten mit einer begrenzten Anzahl von Sitzungen und klar definiertem Ziel oder Vorgaben. Informationen zu und Unterstützung bei der Vermittlung weiterführender Angebote und die Klärung des nächsten Schrittes für den/die Klient_in, sind hier wichtig. Auch die Reflektion der Beratungsbeziehung – die Betrachtung produktiver und schwieriger Phasen, sowie die Bedeutung der Beziehung für den/die Klient_in ist Thema in dieser Phase.

Bei langfristigen und intensiven Beratungsprozessen ist es oftmals bedeutsam das Thema Abschied/Trennung als eigenständiges Thema zu bearbeiten. Insbesondere dann, wenn der/die Klient_in ungelöste Trauerprozesse in der Vergangenheit hatte, die bei Beendigung einer intensiven Beratungsbeziehung aktiviert werden können. Ein guter Abschiedsprozess hat hier heilende Wirkung.

8.6 Literaturverzeichnis

Anderegg, H. (2007): Liebeserklärung an eine Profession oder: Was mich als beratende Transaktionsanalytikerin ausmacht. In: Hagehülsmann, H. (Hrsg.): Die Kunst Transaktionsanalytischer Beratung. Vielfalt in Theorie und Praxis. Bd. I Beratung zu professionellem Wachstum. Paderborn: Junfermann, S. 343–353

Berne, E. (1966): Principles of Group Treatment. New York

Berne, E. (1985): Grundlegende Therapeutische Techniken. Zeitschrift für Transaktionsanalyse, 2, 2, S. 67–87

Burke, D. (2007): »Beratung in Kontext sozialer Arbeit mit unfreiwilliger Klientel«. In: Hagehülsmann, H. (Hrsg.): »Beratung zu professionellem Wachstum« Junfermann-Verlag

Clarkson, P. (1996): Transaktionsanalytische Psychotherapie. Grundlagen und Anwendung – Das Handbuch für die Praxis. Freiburg: Herder

EATA Prüfungs- Handbuch (DGTA) für Weiterbildung und Prüfung zum/zur Transaktionsanalytiker*in (2020). über www.dgta.de

English, F. (1985): »Der Dreiecksvertrag« in: Zeitschrift für Transaktionsanalyse 2–1985, S. 88–92

Erskine, R. (2008): Beziehungsbedürfnisse. Zeitschrift für Transaktionsanalyse 4–2008, S. 287–297

Erskine, R. G. (Hrsg.) et al. (2011): Life scripts. Definitions and points of view. Transactional Analysis Journal (TAJ), 41, S. 255–264

Fassbind-Kech, L. (2014): Beratung als Schatzsuche. In: Borris, N. (Hrsg.): Einblicke in die Transaktionsanalytische Beratung. dgta.edition

Glöckner, A. (2011): Der Bezugsrahmen und sein praktischer Nutzen. https://angelika-gloeckner.de/images/stories/Bezugsrahmen_2011.pdf [Zugriff 09.08.2021]

Gobes, L. (1993): C4 P4: A consultation checklist. Transactional Analysis Journal, 23, 1, S. 42–44

Goulding, R. (1978): The Power is in the patient: A TA/Gestalt Approache to Psychotherapie. Trans Pub

Gregusch, P. (2013): »Auf dem Weg zu einem Selbstverständnis von Beratung in der Sozialen Arbeit« Social net 2013

Heinrich, B. / Mohr, G. (2019): Transaktionsanalytische Supervision als dynamischer Prozess. Zeitschrift für Transaktionsanalyse 36, 2, S. 156–170

Höhl-Spenceley, U. / Marona, K. (2012): »Sozialmanagement – Praxisanleitung« 2. Auflage Cornelson

Höhl-Spenceley, U. (2021): »Cultural Scripting« Handout Vortrag Link-Centre 2021

Höhl-Spenceley, U. (2005): »Skripttheorie heute aus dem Blickwinkel von Beratung« Info der DGTA 1/2005

Hurrelmann, K. / Ulich, D. (2002): »Handbuch der Sozialisationsforschung«, Beltz Weinheim und Basel

Jecht, G. / Kauka, E. (Hrsg.) (2017): Spielerisch Arbeiten. Transaktionsanalytische Therapie mit Kindern und Jugendlichen. Paderborn: Junfermann

Kessel, B. et al. (2021): Ressourcenorientierte Transaktionsanalyse. Impulse für eine inspirierte Coaching- und Beratungspraxis. Göttingen: Vandenhoeck & Ruprecht

Mazzetti, M. (2010): »Eric Berne and Cultural Script«, TAJ Vol. 40 No. 3–4, July-October 2010

Micholt, N. (1992): »Psychological Distance and Group Interventions«, TAJ vol 22, number 4, S. 228–233

Monin, S. (2017): »Langzeitberatung«, ZTA 3/2017

Rudolph, P. (2015): »Kulturelle Identität – zwischen Autonomie und Anpassung«, ZTA 3–2015, S. 222 ff

Sills, C. (2006): »Contracts in Psychotherapy and Counselling«, SAGE Publications Ltd

Schlegel, L. (1996): Handwörterbuch der Transaktionsanalyse. Sämtliche Begriffe der TA praxisnah erklärt. Freiburg: Herder

Schulz-Wallenwein, U. (2007): Die Transaktionsanalytische Beratung in der sozialen Arbeit. In: Hagehülsmann, H. (Hrsg.): Die Kunst Transaktionsanalytischer Beratung. Vielfalt in Theorie und Praxis. Bd. I Beratung zu professionellem Wachstum. Paderborn: Junfermann, S. 97–114

Stewart, I. / Joines, V. (1990): Die Transaktionsanalyse. Eine neue Einführung in die TA. Freiburg: Herder

Summers, G. / Tudor, K. (2000): Cocreative Transactional Analysis. Transactional Analysis Journal, 30, S. 23–38

Tudor, K. (2005): Die Neo-Psyche: der integrierende Erwachsenen-Ichzustand. Zeitschrift für Transaktionsanalyse, 22, 3, S. 168–186

White, J. / White, T. (1975): »Cultural scripting« Transactional Analysis Journal Jan. 1975

9 Anwendungsfeld Bildung

Wolfgang Kausler und Christine Behrens

Das Anwendungsfeld ›Bildung‹ ist entstanden aus den Bedürfnissen nicht-therapeutisch arbeitender Professioneller, die sich mit dem Lernen und der Entwicklung von Menschen beschäftigen. Sie arbeiten in vorschulischen, schulischen sowie fach- und hochschulischen Bereichen ebenso wie in allen Bereichen der außerschulischen Arbeit mit Kindern und Jugendlichen und, immer wichtiger werdend, im Bereich der Erwachsenenbildung.

9.1 Transaktionsanalyse und Pädagogik

Wolfgang Kausler

Bildung – darunter ist der lebenslange Entwicklungsprozess des Menschen zu verstehen. Ziel ist die Entwicklung und ständige Erweiterung aller Fähigkeiten und Kompetenzen (vgl. Barrow/Newton 2016, S. 1). Dazu gehören kognitive und kulturelle Fähigkeiten und Kompetenzen ebenso wie soziale, emotionale und persönlichkeitsprägende Kompetenzen. Um diese zu erreichen sind pädagogische und sozialpsychologische Modelle die Basis der Arbeit.

»Bildung so verstanden macht deutlich, was den Wert der transaktionsanalytischen Weiterbildung für Pädagog_innen ausmacht. Neben der wie auch immer gearteten pädagogischen Erstausbildung erschließt sich mit der Transaktionsanalyse als Sozialpsychologischer Schule ein Wissensfeld, das es den Professionellen erlaubt, mit erweiterten Augen auf die Menschen zu blicken, mit denen sie arbeiten, andere Verständniswege für Probleme zu entwickeln, Entwicklungspotentiale anders und vertieft wahrzunehmen, Entwicklung zu begleiten und auch sich selber und die eigenen Reaktionen besser verstehen zu lernen.« (Kausler in ZTA 2/2018). *J. Schneider (2003)* sieht die Transaktionsanalyse als umfassende Basis, die sowohl Soziologie wie auch Sozialpsychologie und Psychologie einbezieht.

Der Auftrag für Pädagogen ist Wissensvermittlung *und* Erziehung oder anders und weitaus treffender ausgedrückt: »Sachlernen und Persönlichkeitslernen« (Raeck 2007, S. 140) und ich möchte es hier um den Begriff des ›sozialen Lernens‹ erweitern. Damit gemeint sind die Fähigkeiten und Fertigkeiten, die ein Mensch benötigt, um in guter Bezogenheit zu seiner Mitwelt (Familie, Peers, Berufswelt, Gesellschaft) leben zu können. Alles drei kann nicht getrennt voneinander gesehen werden, keiner der Bereiche ist mehr oder weniger wert als der andere. Wichtig ist dabei auch noch der Gedanke, dass Professionelle im vorschulischen Bereich mit Kindern in so frühem Alter arbeiten, dass sie im Prozess der Skript*entwicklung* als wesentliche Bezugspersonen anzusehen sind (z. B. Krabbelgruppen mit Kindern ab 1,5 Lebensjahren).

Grundsätzliches

Grundlage des Denkens und Handelns von Transaktionsanalytiker_innen ist das humanistische Menschenbild der Transaktionsanalyse (s. Kapitel »Menschenbild und ethische Haltungen«). Als transaktionsanalytische_r Pädagog_in gehe ich davon aus, dass jeder Mensch im Rahmen ihrer/seiner Möglichkeiten denken, lernen und sich entwickeln kann. Jeder Mensch ist in der Lage, sich zu entscheiden im Rahmen seiner Möglichkeiten (optimal) für sich zu sorgen und Verantwortung für sich und sein Leben zu übernehmen. Ebenso gehen Transaktionsanalytiker_innen von einer OK-OK - Haltung den Menschen gegenüber aus (vgl. Hagehülsmann 2007 und siehe dazu auch die Grundpositionen und das OK-OK realistisch (English) im Kapitel »Grundpositionen, das ›OK-Konzept‹« dieses Buches.

Pädagogen haben die Aufgabe, Lern- *und* Entwicklungsprozesse (Sachlernen, Persönlichkeitslernen und auch soziales Lernen) anzuregen, zu strukturieren und Räume dafür zu schaffen. Das *Befriedigen der Entwicklungsbedürfnisse* ist die Basis für die Motivation, um Aufgaben [Sachlernen, Persönlichkeitslernen, soziales Lernen] anzugehen (Hagehülsmann 2007, S. 33).

Die pädagogische Beziehung

In der transaktionsanalytische Pädagogik ist die **Beziehungsorientierung** als die wichtigste Grundlage der alltäglichen Arbeit anzusehen. Der Aufbau einer vertrauensvollen professionellen Beziehung ist als Voraussetzung für Sachlernen und Persönlichkeitslernen von überragender Bedeutung, da erst durch Beziehung und Zuwendung die Grundlagen geschaffen werden, die Lernen im kognitiven wie sozialen Sinne möglich machen. Eine wertschätzende Beziehung ist die Grundlage für die Entwicklung der uns anvertrauten Kinder und Jugendlichen unabhängig von ihrem Alter und dem jeweiligen Kontext (so z. B. Kindergarten, Schulkontexte oder Jugendhilfe), für das Möglichwerden von Lern- und Entwicklungsprozessen. Werden Kinder und Jugendliche in ihren Beziehungen zu nahen und bedeutsamen Bezugspersonen (Eltern, Verwandten) enttäuscht, entwickeln sie ein unsicheres, gestörtes Bindungsverhalten. Hier ist es Aufgabe der Professionellen, im Rahmen ihrer Arbeit und ihrer Möglichkeiten im jeweiligen Kontext den Kindern/Jugendlichen neue und andere Bindungs- und Beziehungsangebote zu machen. Aus einer

OK-OK-Position heraus ermöglichen sie den Kindern/Jugendlichen neue Erfahrungen im Umgang mit einer erwachsenen Person und damit auch Veränderungen ihrer jeweiligen Skripte und Bezugsrahmen.

Beziehungsorientierung beinhaltet das genaue Beobachten der Beziehung(-en) zwischen dem/der Professionellen und den Menschen, mit denen er/sie arbeitet. Was geschieht hier zwischen ihnen? Wie kann er/sie dieses Geschehen nutzen für seine/ihre Arbeit (z. B. Übertragungen und Gegenübertragungen)? Beziehungsorientierung bedeutet deshalb weit mehr als freundlicher zugewandter Umgang der Professionellen mit ihrer jeweiligen Klientel.

»Der Klient ist Partner, nicht Objekt noch so gut gemeinter Bemühungen eines Experten…« (Wandel/Wandel 2016, S. 103). *Ingrid* und *Fritz Wandel* beziehen sich auf therapeutische Kontexte. Es ist bedeutsam, diese Auffassung auch für den Bereich der Bildung, angepasst an den jeweiligen Kontext und in Respekt vor den jeweiligen Aufträgen der Institutionen (siehe dazu auch Kapitel »Der Vertrag – Anfang und roter Faden der Behandlung«) zu sehen. In pädagogischen Beziehungen begegnen sich Professionelle (ebenso Eltern) und ihr jeweiliges Klientel (ihre Kinder) nicht gleichberechtigt oder ›auf Augenhöhe‹, es gibt formale Ungleichheiten und Macht- bzw. Autoritätsstrukturen. Der dänische Familientherapeut Jesper Juul benennt in Kenntnis all dessen ›Gleichwürdigkeit‹ (z. B. Juul 2009) als das entscheidende Momentum der Beziehung in Familien. Das entspricht der OK-OK- Grundhaltung in der Transaktionsanalyse.

In den Beziehungen von Eltern und ihren Kindern wie auch in professionellen Beziehungen in allen Bereichen der Bildung bezogen auf Kinder und Jugendliche hingegen ist keine formale Gleichheit, Gleichberechtigung oder Augenhöhe gegeben. Auch (transaktionsanalytische) Pädagog_innen bewegen sich in »hierarchisch strukturierten Beziehungen und vielfach innerhalb eines Zwangsverhältnisses« (F. Wandel 2002, S. 68) wie z. B. Schul*pflicht*, Sozialpädagogische Familienhilfe auf *Wunsch/Forderung* eines Jugendamtes u. ä. »Die Frage ist daher nicht, ob die Erwachsenen bzw. die Professionellen die Macht besitzen, sondern wie sie diese zu nutzen gedenken, und an dieser Stelle erweist sich die Gleichwürdigkeit als die konstruktivste aller Wertvorstellungen« (Juul 2007, S. 26).

Die **Wertschätzung** (OK – OK- Position) ist ein Baustein, ohne den gleichwürdige Beziehungsgestaltung nicht erfolgen kann. Die OK – OK- Grundhaltung gilt den Kindern und Jugendlichen und dem Pädagogen / der Pädagogin selbst, sie gilt für seine/ihre Gegenwart und Vergangenheit, seine/ihre Herkunft und seinen/ihren kulturellen Kontext. Das bedeutet für Transaktionsanalytiker_innen, den Bezugsrahmen (siehe Kapitel »Der kognitive Bezugsrahmen« in diesem Buch) des Gegenübers zu (er-)kennen und zu respektieren, ohne ihn damit zwangsläufig in allen Punkten zu teilen (z. B. wenn es um Feindlichkeit gegenüber anderen Menschen und Gruppen geht) und eine Bewusstheit über den eigenen Bezugsrahmen zu erlangen.

> Der Bezugsrahmen ist dabei die Brille oder der Filter, durch den ein Mensch, zunächst erlernt und übernommen von den wesentlichen frühen Bezugspersonen, die Welt betrachtet und ›einsortiert‹.

Ein wesentlicher Baustein für diesen Punkt des ›Sich-selbst-Kennenlernens‹ ist die verpflichtende Selbsterfahrung im Rahmen der transaktionsanalytischen Weiterbildung. OK-OK heißt auch, sich selbst in der eigenen Rolle, mit den eigenen Bedürfnissen, Grenzen, usw. zu (be-)achten, zu respektieren und ernst zu nehmen.

9.2 Wichtige Transaktionsanalytische Modelle im Bereich der Bildung

In der Transaktionsanalyse sehen wir die drei Grundbedürfnisse ›Stimulation‹, ›Strokes‹ und ›Struktur‹ und ihre Befriedigung als wesentliche Triebfeder für das Handeln von Menschen. Näheres zu diesem Modell findet sich im Kapitel »Motivationsanalyse«. Die Befriedigung dieser drei Grundbedürfnisse ist wesentliche Voraussetzung für das Freisetzen von Motivation zum Lernen und zur Veränderung.

Nach Hagehülsmann und Hagehülsmann (2014, S. 53) muss die Fähigkeit des Standing analog den Grundbedürfnissen nach Struktur, Stimulation und Strokes als Grundbedürfnis angesehen werden. (Hagehülsmann/Hagehülsmann 2014, S. 53). Zum ›Standing‹ gehört ihnen zufolge nicht nur eine authentische, verantwortliche und vertrauenswürdige Persönlichkeit, sondern auch, dass Professionelle im Bereich Bildung die Fähigkeit besitzen, Bindungen herzustellen. Erst dadurch kommt es zu einer gesunden Lebendigkeit in Familien, Gruppen und in Organisationen (vgl. Hagehülsmann/Hagehülsmann 2014, S. 47–53).

Eine wichtige Grundlage für kraftvolle positive Zugewandheit (›Standing‹), gerade in Bezug auf Pädagogik, findet sich bei *Muriel James* (1981, S. 16). Sie setzt sich dort mit der Frage nach ›guten Eltern‹ auseinander und schreibt:

- Gute Eltern sorgen in der Regel für die grundlegenden körperlichen und Sicherheitsbedürfnisse eines Kindes
- Gute Eltern lieben ihr Kind und das Kind entwickelt als Antwort darauf ein Gefühl der Zugehörigkeit
- Gute Eltern schätzen und respektieren das Kind
- Gute Eltern ermutigen zu Freiheit und Selbstverwirklichung
- Gute Eltern bieten einen [...] Ort der Zuflucht und des Trostes.
- Gute Eltern bieten [...] eine Problemlösungssituation ...

Auf Pädagog_innen übertragen heißt das, dass sie für eine gesunde Bindung folgendes Verhalten gegenüber den Kindern und Jugendlichen zeigen sollten:

- für die grundlegenden körperlichen Bedürfnisse sorgen
- für die grundlegenden mentalen Bedürfnisse (Schutz, Trost) sorgen
- wertschätzender und respektvoller Umgang
- Raum geben für die Freiheit und Selbstverwirklichung
- Grenzen aufzeigen und konsequent – jedoch auch zugewandt - durchsetzen

Auch bei *Erskine* (2002, S. 287 ff) finden sich in seiner Ausführung über die Beziehungsbedürfnisse unter anderem die Bedürfnisse geschützt zu sein / zu werden, sich wertgeschätzt, angenommen, bestätigt und bedeutsam zu fühlen und Einfluss auf andere zu haben (Selbstwirksamkeit).

Im Bereich der Bildung kann gesagt werden, dass ein/e Professionelle/r mit Standing oder ›guten‹ elterlichen Fähigkeiten ein wesentliches und bedeutsames Bedürfnis von Kindern und Jugendlichen nach ›personaler Sicherheit‹ befriedigt, und darüber hinaus ein Klima schafft, in dem sie sich innerlich und äußerlich auf eben diese Kraft mit Standing beziehen können (vgl. Erskine 2002, S. 49–53).

Damit schaffen sie ein Klima, in dem unabhängig vom konkreten Setting die Kinder und Jugendlichen, mit denen sie arbeiten, sich einbringen und öffnen können, sich sicher und angenommen fühlen und damit einen sicheren Ort erleben können. Darüber hinaus erlaubt diese Sicherheit, um Hilfe fragen zu können, ohne sich als ›inkompetent zu erleben‹, ohne abgewertet zu werden, und erfüllt damit eine wesentliche Grundbedingung für positive Beziehung, persönliche Entwicklung und in der Folge erfolgreiche kognitive und persönliche Lernprozesse mit einer konstruktiven und stärkenden Fehlerkultur.

In allen Bereichen, in denen mit Kindern und Jugendlichen gearbeitet wird, treffen pädagogisch arbeitende Professionelle zunehmend auf Kinder, die, aus welchen Gründen auch immer, solche haltgebenden Figuren in der Person von Mutter oder Vater oder einer anderen früher Bezugspersonen nicht oder nur sehr eingeschränkt erleben. *Ingrid* und *Fritz Wandel* schrieben dazu: »Vater und Mutter haben an Autorität und Bedeutung verloren und bieten nicht mehr wie bisher Anlass zu intensiver Auseinandersetzung in Liebe und Hass. Sie sind nicht mehr wie früher die bedeutsamen personalen Vorbilder« (Wandel/Wandel 2013).

Solchen Personen mit ›Standig‹ in anderen Kontexten (Kindergarten, Schule, Jugendhilfe…) zu begegnen ist daher von hoher Wichtigkeit für Kinder und Jugendliche.

Ebenfalls bedeutsam bei der Arbeit mit Kindern und Jugendlichen ist die Beachtung des Bedürfnisses nach Zugehörigkeit (Hagehülsmann 2007, S. 38 und Bauer 2013, S. 17). »Bindung, Akzeptanz und Zugehörigkeit sind überlebenswichtig. Sind sie bedroht, reagieren die Alarmsysteme des menschlichen Gehirns. Als unmittelbare Folgen zeigen sich Angst und Aggression« (Bauer 2013, S. 61). Ein Gehirn, das sich im Zustand der Angst und Aggression befindet, ist verschlossen für Entwicklung und Wachstum.

Der Begriff der ›Gemeinschaft‹ (z. B. im Wort Klassengemeinschaft in der Schule) scheint etwas aus der Mode gekommen zu sein. Jedoch gilt: ›Gemeinschaft‹ – dazugehören zu einer Gemeinschaft – ist etwas, was viele auffällige Kinder und Jugendliche nicht mehr kennen, da sie, aus welchen Gründen auch immer, eine Gemeinschaft, ein Dazugehören in ihrer Herkunftsfamilie nicht oder nur unsicher und eingeschränkt erleben. Hier liegt für transaktionsanalytische Pädagog_innen die Aufgabe, eine Gemeinschaft mit den Kindern zu bilden und jeweils altersangemessen den Gedanken und das Gefühl der Zugehörigkeit zu einer bedeutsamen Gruppe zu stärken.

In Erweiterung des Models der drei Grundbedürfnisse, der drei ›S‹, komme ich so zu einem Model von vier Grund- oder Entwicklungsbedürfnissen. Bedeutsam ist, dass alle Grundbedürfnisse nur auf einer Basis von Zugehörigkeit befriedigt werden können.

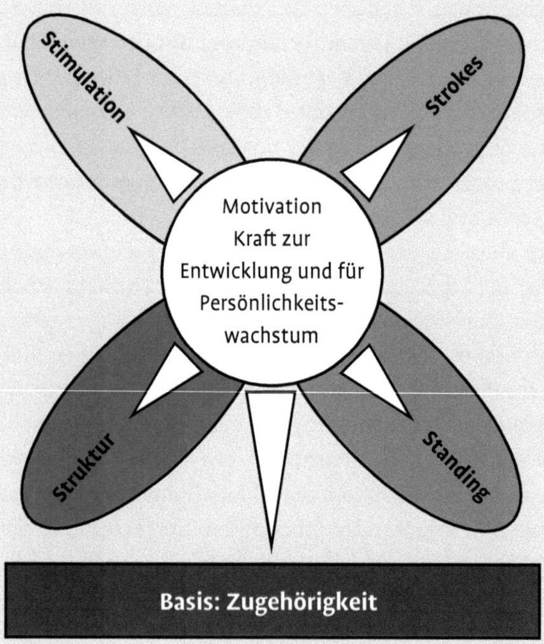

Grafik: Kausler nach Hagehülsmann/Hagehülsmann/Schuld, 2014

Der Wunsch nach einer Person mit ›Standing‹ ist, hier aus der Sicht von Kindern und Jugendlichen, ein wesentliches Grund- bzw. Beziehungs-Bedürfnis (s. o.), dessen Befriedigung sie einfordern. Bezogen auf Eltern würden wir von ›starken‹ Eltern sprechen, Eltern-Trainingsprogramme wie STEP zielen auf diese Stärkung.

Bezogen auf Professionelle, die mit Kindern und Jugendlichen arbeiten ist es ein Strauß an Fähigkeiten und Kenntnissen, die es als Professionelle_r zu erlangen gilt. In Anlehnung an Hagehülsmann (2014) sind dabei wesentlich:

- Arbeit an der persönlichen, bezogenen Autonomie, um authentisch, verantwortlich und als vertrauenswürdige ›starke‹ Person agieren und klare Werte vertreten zu können.
- Arbeit an der Fähigkeit, angemessene professionelle Bindung herstellen und eingehen zu können und diese zu halten, auch wenn es Probleme gibt. Dazu gehört eine konstruktive Kultur der Auseinandersetzung mit allen Möglichkeiten des integrierenden Erwachsenen-Ichs.
- Halt bieten können (das beinhaltet Schutz wie Begrenzung angemessen und zugewandt geben zu können) und
- Räume schaffen, in denen Kinder und Jugendliche sich angenommen und sicher fühlen, in die sie sich einbringen und öffnen können und die Ermutigung erfahren, Fehlen machen zu können, um daraus zu lernen.

In Anlehnung an Erskine (2002) und seine Beziehungsbedürfnisse sind noch die folgenden Punkte wesentlich:

- Befriedigung des Bedürfnisses von Kindern und Jugendlichen, geschätzt, bestätigt und bedeutend innerhalb einer Beziehung zu sein
- Stärkung der ›Selbstwirksamkeitserfahrung‹ von Kindern und Jugendlichen
- Anerkennung der Einzigartigkeit der eigenen Person und Anerkennung und Akzeptanz durch andere (hier die Professionellen).

›Standing‹ oder, analog zu dem Begriff der ›starken‹ Eltern, ein_e ›starke_r‹ Pädagog_in zu sein, ist somit eine wesentliche Voraussetzung, um die Grundbedürfnisse (Stimulation, Struktur und Strokes) von Kinder und Jugendlichen in der pädagogischen Arbeit befriedigen zu können. Die Professionellen, unabhängig vom jeweiligen Kontext ihrerseits, sind dabei ebenso auf das ›Standig‹ z. B. ihrer jeweiligen Leitungen angewiesen, um sicher arbeiten zu können.

Beispiel

Ein Praxisbeispiel:
Paul ist ein elfjähriger Schüler einer 5. Klasse einer ›Förderschule für Emotionale und Soziale Entwicklung‹. Klein, charmant und gewalttätig. Zwei große Fenster und zwei Klassenraumtüren hatte er in den ersten vier Schuljahren zerstört, unzählige verbale und körperliche Auseinandersetzungen geführt.
In seinem Fall war es wichtig, seine Impulsdurchbrüche nicht länger zum Anlass von Sanktionen, Disziplinierungsversuchen und anderen Formen negativer bedingter Strokes zu machen, die seine Grundüberzeugungen über sich selbst und Einschärfungen verstärken.
Aufgrund seines überlangen stressigen Schulweges habe ich ihn zunächst immer erst einmal eingeladen, anzukommen, sich zu setzen, habe gefragt, ob er etwas essen möchte und ihm oft einen Tee gekocht. Auch die anderen Jungen wurden dabei in das ›Teeritual‹ mit einbezogen und mit Ansprache versorgt (fEL+ aus dem integrierenden ER). Dieser Moment des ›Genährt-Werdens‹ entwickelte sich zu einem wichtigen Ritual (als Teil von Struktur), das die Jungen auch begannen, einzufordern (»Gibt es heute keinen Tee?«).
Bei Impulsdurchbrüchen war es wichtig, soweit möglich bei dem Schüler nicht auf den Impulsdurchbruch direkt zu reagieren (bedingt negative Zuwendung), sondern zu warten, bis er sich (einigermaßen) beruhigt hatte. Ein kurzes Ansprechen, z. B. »Na, geht's wieder« ermöglichte es ihm, ›schamfrei‹ wieder in der Gruppe zu sein. Wenn er wütend aus der Klasse rausgerannt war, wurde zunächst sein Wiederauftauchen gewürdigt: »Gut, dass du wieder da bist, ich habe mir Sorgen gemacht« (bedingt positiver Stroke), nicht sein Weglaufen. Ziel dabei war die bewusste Vermeidung von Negativ-Strokes. Anfangs fragte er oft (erstaunt) zurück: »Wieso das denn?«. Ziel hier war es, dem Schüler die Rückkehr in den ER-Modus zu ermöglichen und eine Bezugsrahmenerweiterung anzuregen.

Schüler X	Schüler Y
Ich habe ...	Und ich habe ...

Bei Eskalationen, die er mit Mitschülern hatte, lag der Fokus anschließend nicht auf dem Versuch, einen oder mehrere ›Schuldige‹ zu finden und zu sanktionieren, sondern immer auf der Feststellung: »Ok, ihr habt euch gezankt (gestritten, geprügelt...). Das finde ich nicht gut. Was braucht ihr beiden, damit ihr wieder respektvoll miteinander in der Klasse sitzen könnt« (Einladung ins ER, Schaffung eines ›Schutzraumes (drei ›P‹ [siehe folgenden Absatz]), um eine Atmosphäre für das Gespräch zu schaffen). Das waren für die Jungen zunächst schwierige Fragen. Für den Schüler war es wichtig, nicht schuld zu sein, darum kämpfte er mit wütendem, verzweifeltem Elan, mit Geschrei und Toben. Die Erkenntnis, dass es (mir)

nicht um individuelle (seine) Schuld ging, sondern darum, klar zu kriegen, dass an einem Streit zwei (oder mehr) Personen die Verantwortung haben, war neu, entlastete ihn und ermöglichte nach und nach einen Blick auf das eigene Verhalten. Die Ergebnisse wurden an der Tafel (oder einem großen Papier) festgehalten. Dabei wurde immer wieder auch thematisiert, was es an alternativen Möglichkeiten gegeben hätte, die Eskalation zu vermeiden. Dabei konnten auch unbeteiligte Jungen Ideen einbringen. Auch hier war wichtig: es war kein nur und ausschließlich auf den Klienten angewendete Verfahren, es wurde zum Standard in der Klasse. Bei dem Klienten war, nach einer kurzen Phase, in der er durch verstärkte Eskalationen mein ›Standing‹ austestete nach ca. einem halben Jahr eine Veränderung spürbar, nach einem Jahr hatten sich seine wildesten Ausbrüche gelegt, er schloss Freundschaften, entwickelte fürsorgliche soziale Verhaltensweisen und wurde mehr und mehr integrierter Teil einer Gruppe.
Die drei ›P‹ – Permission, Protection und Potency – finden sich in der transaktionsanalytischen Literatur als wesentliche Idee für die Arbeit von Professionellen. Ins Deutsche mit ›Erlaubnis, Schutz und Stärke‹ übersetzt, stehen sie für eine Form der Intervention, in der ein_e Professionelle_r mit seiner/ihrer Stärke einen Schutz(-raum) eröffnen und das Gegenüber ermutigen kann (Erlaubnis), Möglichkeiten der Veränderung wahrzunehmen und zu wachsen (s. Schlegel 1995, S. 266 ff).

Ein weiteres wichtiges Model zum Verstehen menschlicher Entwicklung ist das Model der ›Kreisläufe der Kraft‹ von *Pamela Levin* (1988 und Kessel et al. 2021). Sie beschreibt darin die Entwicklung des Menschen über sieben Stufen, jeweils bestimmten Altersstufen zugeordnet. *Levin* spricht dabei als wesentlichen Punkt ›Affirming Messages‹ (S. 28) an, im deutschen oft als ›Erlaubnis‹ übersetzt. Die richtige Übersetzung ist ›Bestätigende Botschaften‹ oder sinngemäß, wie *Kessel*, *Raeck* und *Verres* es übersetzt haben, ›Ermutigungen‹. Der Begriff der ›Erlaubnis‹ erhebt die/den Erlaubende_n in eine überhöhte Position, etwas, das hier nicht gemeint und auch nicht hilfreich ist. Die Frage von Kindern oder Jugendlichen »Wir möchten da mal etwas ausprobieren, geht das?« mit einer Erlaubnis zu beantworten: »Ja, ihr dürft das« ist etwas anderes als die Ermutigung: »Ja, macht das mal, das ist spannend, was dabei herauskommt«.

Wesentlich ist auch die Ermutigung – nicht Erlaubnis – an ein Gegenüber, zu fühlen, was das Gegenüber fühlt. Es ist nicht angemessen, einem Gegenüber zu ›erlauben‹, Angst, Freude oder andere Gefühle zu empfinden. Sie benötigen Ermutigung, das zu fühlen, was sie fühlen, Gefühle als gut, richtig und angemessen und damit sich selbst mit ihren Gefühlen als OK zu erleben.

Als letztes sei hier noch kurz auf Lernkreis-Modelle wie das Modell von *Kolb* (siehe folgenden Absatz über Erwachsenenbildung) oder von *Rosemary Naper* und *Trudi*

Newton (2000) verwiesen. *Kolb* bezieht sich dabei auch auf *Piaget* und seine Schriften über Psychologie und Pädagogik.

Lernen knüpft nach diesen Modellen als erfahrungsorientiertes Lernen immer an Vertrautes/Bekanntes an. Das eröffnet den Raum, weiter zu erkunden und zu entdecken (dazu braucht es die Ermutigung) und dieses neu entdeckte dann zu erkennen und in Veränderung zu überführen. Zu verstehen ist es als Modell der Ermutigungen: »Schau, was Du kannst/weißt und denke weiter!« In der Idee der ›Lernwerkstatt‹, wie sie von *Celestine Freinet* erdacht wurde, wird, vor allem in den romanischen Ländern, diese Idee sehr praktisch in Sach-, Persönlichkeits- und soziales Lernen umgesetzt.

9.3 Transaktionsanalyse in der Erwachsenenbildung

Christine Behrens

Lernen zu ermöglichen und gute Bedingungen dafür zu schaffen, das ist die Hauptaufgabe der Erwachsenenbildung. Erwachsene sind im Allgemeinen zum Lernen bereit, wenn ihre Lebenssituation ein entsprechendes Wissensbedürfnis schafft. D. h. je besser die Lehrenden die Lebenssituation und Lernbereitschaft Erwachsener verstehen, desto effektiver können sie vorgehen – dazu gehört auch, grundsätzlich eine Lernbereitschaft vorauszusetzen. »Je älter ein Mensch ist, desto mehr resultiert Wissen rekursiv aus früherem Wissen. Während beim Kind das Neulernen überwiegt, ist Erwachsenenbildung vor allem ein *Anschlusslernen.*« (Siebert 2012, S. 26).

Menschen versuchen Neues zunächst durch die Brille ihrer bisherigen Erfahrung zu betrachten. Kommen sie mit ihren Erfahrungen nicht weiter, sind sie zum Umlernen in der Lage – und zwar jeder und jede einzelne auf seine und ihre Weise. Nach Auffassung des Hirnforschers Gerhard Roth ist Umlernen eine »Eigenleistung des Subjekts« und geschieht nicht durch die Lehrenden.

Es geht in der Erwachsenenbildung also darum, Fachinhalte so zu vermitteln, dass das Erlernte mit der eigenen Lebensentwicklung verknüpft werden kann. Wenn Lernende selbstgesteuert, problemlösend und aktiv in der jeweiligen Situation und im sozialen Austausch ihre Lernbewegungen gestalten können, dann unterstützt das den Lernprozess. Ganzheitliches Lernen will alle Ich-Zustände der Lernenden erreichen, denn das steigert die Chance auf nachhaltige Verankerung erheblich.

Lernen in der Erwachsenenbildung verstehe ich als einen wechselseitigen Lernprozess, ein *co-kreatives* Vorgehen. Der co-kreative Prozess beruft sich auf den »konstruktivistischen Grundsatz, dass Bedeutung nur im dialogischen Austausch entsteht und nur der Diskurs zum Aufbau von Systemen entsteht.« (Tudor 2000, S. 46). D.h. Lehrende und Lernende inspirieren sich gegenseitig in ihrem Lernen und kreieren ein gemeinsames Feld der Begegnung. Die Verantwortung des Lehrenden bezieht sich auf die Ermöglichung des Lernraumes in dem sich die Lernenden austauschen können, neue Erfahrungen machen, neue Lernmuster bilden. Um eine Übereinstimmung zwischen Lernenden und Lehrenden zu erzeugen, erfordert es eine tiefe Beteiligung und ein hohes Engagement aufseiten der Lehrenden. Lernen und Lehren gehören also zusammen. Die Voraussetzung für erfolgreiches Lernen ist eine gelingende Beziehung – das ist ein *relationaler Ansatz*. Dazu schreibt *Rosemary Napper* (2016, S. 200): »Meine Überlegungen regen oft die Überlegungen der Lernenden an, und es ist dieses Verweben unserer verschiedenen Bedeutungsstränge, unsere Entdeckung verschiedener Nuancen und Unterschiede in der Art, die zu einer tiefgreifenden Bedeutungsgebung führen.«

Sell: Relationalität. 2018

Tudor/Summers: Co-Creative Transactional Analysis: Papers, Responses, Dialogues, and Developments. 2014

Dieses Verständnis von Erwachsenenbildung basiert auf der »Bejahung von der Gleichwertigkeit der Menschen, auf der Akzeptanz ihrer unterschiedlichen Wirklichkeiten und dem Anspruch, im Umgang mit einander sich adäquat zu verhalten«, wie *Reinhold Miller* (2003, S. 63) es ausdrückt. Das zeigt sich durch die Auswahl der Lehrkonzepte und die jeweilige Haltung, die Lehrende in ihrer Rolle einnehmen. Lernende können ihre Erfahrungen mit kreativen Prozessen verbinden und neue Potenziale und Talente entwickeln. Die zeitgenössische Transaktionsanalyse liefert detaillierten Karten, die diesen neuen Prozess unterstützen. Einige von ihnen werden hier vorgestellt:

1. Rollentheorie
2. Erfahrungsorientiertes Lernen
3. Lernstile
4. Gruppenimago

9.4 Die Rollentheorie

Ziel der Aus- und Weiterbildung ist unter anderem, das Lernen und die Entwicklung einer Person in Bezug auf eine bestehende oder neue Rolle zu initiieren:

- In »Train the Trainer«-Ausbildungen geht es um die Entwicklung einer professionellen Rolle als Lernexperte.
- Bei der Entwicklung von Führungskräften liegt der Schwerpunkt auf der Erweiterung der Führungskapazität und der Annahme der (neuen) Rolle innerhalb einer Organisation.
- Beim Yoga oder in der Elternschule kann es sowohl um berufliches Know-how als auch um private Rollen in der Familie gehen.
- Im Training eines/einer TA-Beratenden gibt es eine Reihe an Rollen: Berater_in, Mentor_in, Coach_in, Unterstützende_r etc.

Um die Entwicklung von Menschen in einem ausgewählten Anwendungsfeld professionell zu begleiten, braucht es auch die Fähigkeit, sich selbst vorzubereiten – hinsichtlich der privaten Rolle und der in größeren Systemen. Die *Rollentheorie* von Bernd Schmidt (1990) ist hilfreich, um Menschen für ihre unterschiedlichen Rollen zu sensibilisieren. Schmidt definiert eine Rolle als ein konsistentes Muster von Gefühlen, Gedanken und Verhaltensweisen – unter Berücksichtigung der Realität und der Beziehungen. Diese Definition bietet eine Struktur für die Gestaltung eines Seminars und die Ausbildung der eigenen Rolle der Trainerin/des Trainers – in Abgrenzung zu den Rollen der Lernenden.

Schmidt: Wo ist der Wind, wenn er nicht weht? – Professionalität & Transaktionsanalyse aus systemischer Sicht. 1994

9.5 Erfahrungsorientiertes Lernen

David Kolb (1984) ist einer der führenden Befürworter des erfahrungsorientierten Lernens. Er definiert das Lernen als »einen Prozess, bei dem Wissen durch die Transformation von Erfahrung aufgebaut wird« (Knowles et al. 2006, S. 184).

Für Kolb bedeutet Lernen weniger der Erwerb oder die Vermittlung von Inhalten als vielmehr die Interaktion zwischen Inhalten und Erfahrung – wobei sich beide gegenseitig umwandeln: Das Wissen wird zu Erfahrung und die Erfahrung wird zu Wissen. Die Aufgabe der Lehrenden besteht seiner Ansicht nach nicht nur darin, Wissen zu vermitteln oder neue Ideen zu generieren, sondern auch darin, alte Vorstellungen, die neue behindern könnten, zu verändern. Die vier Schritte in seinem Zyklus (s. Abb. unten) bilden einen wertvollen Rahmen für die Gestaltung von Lernerfahrung. »Auf der Makroebenen können Programme und Kurse so strukturiert werden, dass sie alle vier Komponenten umfassen. Auf der Mikroeben lassen sich diese Komponenten in Form von Lerneinheiten oder Lektionen einbringen« (Knowles et al. 2006, S. 184).

Kolb (1984) geht davon aus, dass erfahrungsorientiertes Lernen einem Zyklus aus vier Schritten folgt.

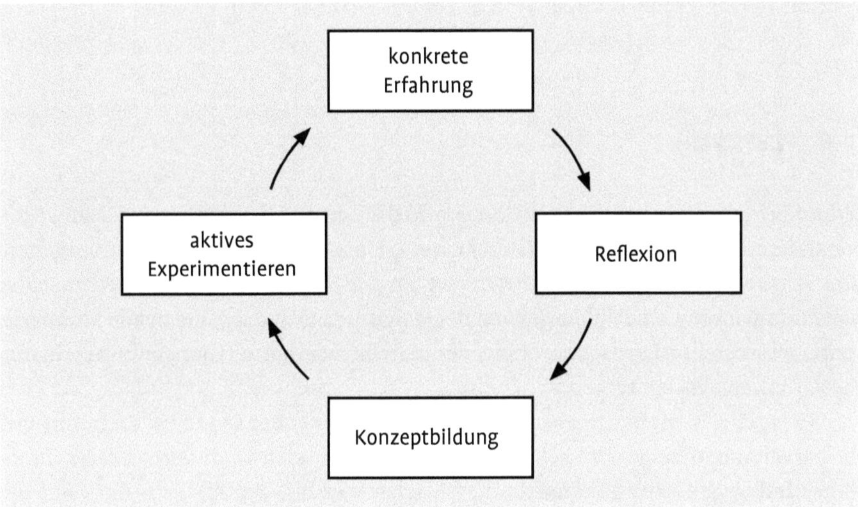

Konkrete Erfahrung	Arbeit mit konkreten Erfahrungen; Begleitend i. d. Gruppe: Rollenspiele, Selbsterfahrung, Übungen
Reflexion	Beobachtung des Geschehens, Denken, Fühlen, Handlung, Verbindung mit Vorerfahrung
Abstrakte Konzepte	Analytische Abstrahierung, Theorie-Inputs, Modelle
Prüfung neuer Konzepte	Aktives Einsetzen der gewonnenen Erkenntnisse, Übungen, Berichte, Intervisionen

Unser Verhalten ändert sich, wenn wir über die Erfahrung nachdenken und Schlussfolgerungen daraus ziehen. »Geändertes Verhalten führt zu einer neuen Erfahrung – und so beginnt der Zyklus von neuem von ›*tun*‹ (etwas), ›*schauen*‹ (auf das, was passiert ist), ›*denken*‹ (über die Auswirkung) und ›*ändern*‹ (was man das nächste Mal tut).«, so der australische Transaktionsanalytiker Jan Grant (2016, S. 208).

Erwachsene sind stärker zum Lernen motiviert, wenn ihnen das neue Lernen hilft, ihre aktuellen Probleme zu lösen. Das geschieht, wenn das Erwachsenen-Ich aktiviert ist und sowohl die intrapsychische als auch die äußere Realität zur Kenntnis nimmt. Die neuen Schlussfolgerungen aus den Überlegungen, dem Aufstellen von Hypothesen, der eigenen Erfahrung und der Bezug zu neuen Konzepten, all das unterstützt nachhaltiges Lernen. »Dieser Prozess beinhaltet eine tiefe Anerkennung der Existenz und der Bedeutung der Selbsterfahrung und des Potenzials zur Analyse – sowie der eigenen Fähigkeit des Lernenden, auf die erarbeitete Option zu reagieren.« (Napper 2016, S. 200). Das ist Lernen in Aktion.

9.6 Lernstile

Wenn Lehrende die Lebenssituationen und die Lernbereitschaft von Erwachsenen verstehen, können sie diese Aktion besser unterstützen und effektiver vorgehen. Erwachsene haben typische Schwankungen der Lernbereitschaft, denn viele der Lernerfahrungen sind abhängig von der jeweiligen Situation: Lernende können in unterschiedlichen Lernsituationen oder institutionellen Settings sehr verschiedene Verhaltensweisen zeigen.

So ist es z. B. nicht ungewöhnlich, dass ein Lernender in einem Fach sehr viel Selbstvertrauen zeigt und selbstgesteuert vorgeht, sich in einem anderen Lernbereich dagegen sehr abhängig und unsicher verhält. Die Aufgabe des oder der Lehrenden ist, zu erkennen, wo die jeweiligen Lernenden am Anfang ihrer Lernerfahrung stehen und aufmerksam zu verfolgen, wie sich ihr Bedarf an Steuerung und Unterstützung im Verlauf der Lernerfahrung verändert. Während der oder die eine Lernende Anleitung bei der Lerntechnik braucht, ist es bei dem einem oder der anderen die emotionale Unterstützung. Bei einer Person liegt der Fokus auf der Persönlichkeitsbildung, bei einer anderen geht es um Fachkenntnisse.

Fällt den Lehrenden die fehlende Bereitschaft zum andragogischen Lernen auf, dann müssen sie herausfinden, in welcher o. g. Dimension der oder die betreffende Lernende konkreten Unterstützungsbedarf hat. Die entsprechende Anleitung oder direktive Steuerung bezieht sich einerseits aus der fachlichen Kompetenz der/des Lernenden in einem bestimmten Themenbereich und andererseits aus dem allgemeinen Bedürfnis nach Begleitung und Sicherheit (Erskine 2008). Erlernen Erwachsene ein neues Fachgebiet und haben darin noch geringe Kenntnisse, dann brauchen sie möglicherweise eine strukturierte Anleitung (vgl. liberale Ausbildung). Andere lernen von den anderen Gruppenmitgliedern und brauchen nur eine moderierte Lernbegleitung (vgl. radikale Ausbildung).

Die Lernimagines

Napper/Newton (2000, Kap. 1, S. 11–13) haben ein Modell entwickelt, das die bei Erwachsenen typischen Schwankungen der Lernbereitschaft erklärt. Mit diesem greifen sie zwei Dimensionen auf, in denen sich Erwachsene in jeder Lernsituation unterscheiden: die Steuerung und die Unterstützung.

Der Entwicklung dieses Modells lag die Idee zugrunde, dass sowohl die Bildungseinrichtung als auch der Kontext die eingesetzten Lehr- und Lernaktivitäten stark beeinflussen. Nur selten können wir mit der Erwartungshaltung in ein Seminar gehen, dass wir entweder Informationen bekommen oder unterstützt werden, die Dinge selbst herauszufinden. Lehrende und Lernende können ganz unterschiedliche Ideen dazu haben, warum sie in einem Training sitzen und welche Erwartungen sie an das Ergebnis haben. Mit ihren sechs Bildungstheorien liefern uns *Napper/Newton* einen interessanten Einblick in die Funktion von Bildung und deren Beziehung sowohl zum Individuum als auch zur Gesellschaft.

Liberale Ausbildung

... betont die Rolle des Lehrenden und die Bedeutung des Lernstoffes und schenkt der *Erfahrung der Lernenden relativ wenig Aufmerksamkeit.* Hier ist Vermittlung von *Wissen das Ziel.* Verschiedene Aspekte eines Themas werden erforscht und *unterschiedliche Ansichten* der Lernenden berücksichtigt. Dem Denken, dem Intellekt und der Vernunft wird ein hoher Wert zugesprochen. Diesen Lehrstil findet man in der akademischen Forschung.

Praxisbeispiel: Bei der Methode »Diskussion« liegt der Fokus auf dem Vergleich von Ideen.

Vertrag: »Ich erkläre es dir und gebe dir Informationen«.

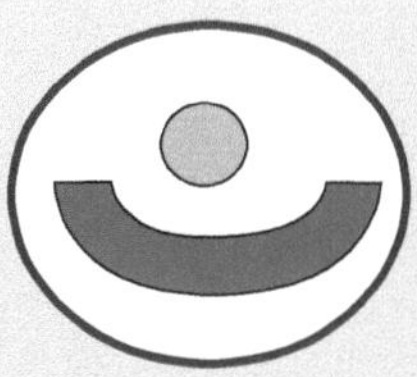

Diese Grafik zeigt die Lernenden undifferenziert als langgezogenes »U« und den Lehrenden als Punkt. Der Lernstoff ist wichtiger ist als die Erfahrung der Lernenden.

Progressive Ausbildung

Die Lehrenden sind in der Rolle des Lernbegleiters. Die *persönlichen Erfahrungen und Ressourcen* des Einzelnen führen zur Lösung eines Problems. Gleichzeitig gepaart mit dem Wunsch nach persönlichem Wachstum seitens des Lernenden. Hier steht das *»Wir« und die Gruppe* im Vordergrund. Es wird viel Engagement von den Lehrenden erwartet und impliziert die Erlaubnis gegeben, Fehler zu machen und daraus zu lernen.

Praxisbeispiel: Die Diskussion ist die Hauptmethode, um eine Lösung zu finden.

Vertrag: »Wir bauen auf unsere Erfahrung und wir lösen das Problem nur miteinander.«

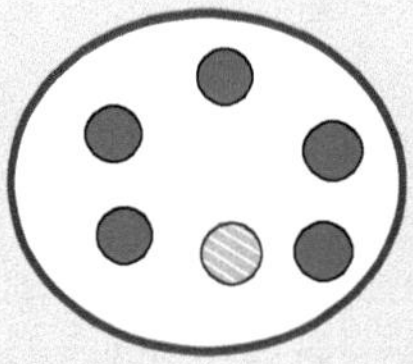

Die Grafik für dieses Modell zeigt die Lernenden differenziert. Der Lehrende ist in der Rolle des Lernbegleiters den anderen Teilnehmenden gleichgestellt.

Humanistische Ausbildung

... richtet sich sehr auf Unterstützung aus. Die Rolle der Lehrenden ist es, die lernende Person bei ihrer Suche nach Antworten zu unterstützen. Das Hauptziel ist den Lernenden in seinem *persönlichen Wachstum und seiner Entwicklung* zu fördern. Der Fokus liegt hier auf der Entwicklung der *Ganzheit des Einzelnen.*

Praxisbeispiel: Bei der Methode »Diskussion« steht die eigene Entwicklung des Individuums im Fokus. Die anderen Teilnehmenden dienen der Unterstützung und lernen gleichzeitig.

Vertrag: »Ich unterstütze dich in Deiner Ganzheit.«

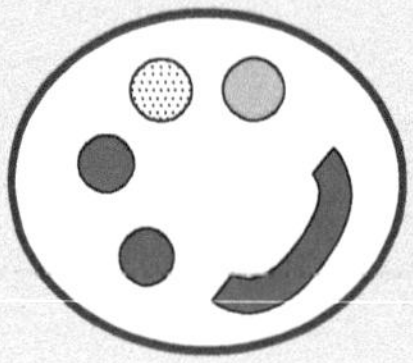

Diese Grafik zeigt die Unterscheidung zwischen den Lehrenden und dem einzelnen Individuum, das jeweils im Fokus steht. Der Rest der Gruppe ist undifferenziert als langgezogenes »U« dargestellt.

Technologische Ausbildung

Der Lehrende entscheidet, an welchem Punkt der Lernende die *nötige Kompetenz für eine definierte Aufgabe* erreicht hat. Der Schwerpunkt liegt auf Ergebnisse und Evidenz. Der Lernende muss die Kriterien dieser Aufgabe erfüllen. Hier fehlt die Vision für eine offene Bildung, in der es um des »lernen willens« geht. Dieser Stil wird häufig vor Prüfungen und Abschlüssen gewählt.

... Praxisbeispiel: Bei der Methode »Diskussion« liegt der Fokus auf der Kompetenz und der Argumentation des Lernenden. Der Lehrende entscheidet anhand dieser beiden Kriterien.

Vertrag: »Ich erkenne Dich an, wenn Du die Kriterien erfüllst. Ich entscheide, wann Du kompetent bist.«

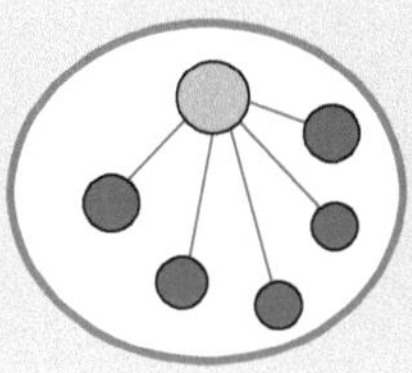

Diese Grafik zeigt keinen Lehrenden-Platz – nicht weil es keine Lehrenden gibt, sondern weil die Lehrenden ihre Rolle aufgeben, um Animateur_in zu werden, der oder die die Bedürfnisse der Gruppe bedienen kann; diese Rolle kann sich zwischen den Mitgliedern verschieben.

Radikale Ausbildung

... betont das *gegenseitige Lernen* in einem Kontext, in dem die persönliche und gruppenbezogene Autonomie geschätzt wird. Der Schwerpunkt liegt auf *Bildung als Mittel zur Veränderung* und nicht auf der Vermittlung von Informationen.

Praxisbeispiel: Bei der Methode »Diskussion« übernehmen die Lernenden und auch der Lehrende abwechselnd die Moderation, um sich anschließend Feedback zu geben.

Vertrag: »Wir verändern uns gemeinsam.«

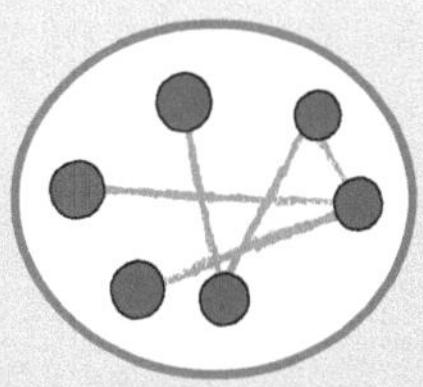

Diese Grafik zeigt keinen Lehrenden-Platz – nicht weil es keine Lehrenden gibt, sondern weil die Lehrenden ihre Rolle aufgeben, um Animateur_in zu werden, der oder die die Bedürfnisse der Gruppe bedienen kann; diese Rolle kann sich zwischen den Mitgliedern verschieben.

Dogmatische Ausbildung

... legt den Fokus auf die »Autorität des Kanons« und das Informationsbedürfnis der Lernenden. Heute kaum noch im Bildungswesen anzutreffen, hat sie immer noch Nachhall und Assoziationen zum »richtigen« Lernen. Obwohl es im Grunde ein »Top-Down«-Modell ist (ähnlich wie bei dem liberalen Stil, mit dem Unterschied das hier keine Individualität und neue Ideen zugelassen werden), ist es attraktiv für Lernende/Studierende, die Gewissheit und Struktur wollen. In jedem gegebenen Kontext beruht die Autorität dieses Modells auf dem, *was »überliefert« wurde* – dem Korpus der traditionellen Lehre – und ist nicht sehr empfänglich für neue Ideen. Dieser Ausbildungsstil ist häufig noch an konservativen Universitäten zu finden.

Praxisbeispiel: Bei der Methode »Diskussion« ist das Ziel eine vorher festgelegte Schlussfolgerung.

Vertrag: »Ich belohne Konformität und Anpassung.«

Die Grafik für dogmatische Erziehung soll verdeutlichen, dass Lernende ihre individuellen Lernziele aufgeben und den gegebenen Lernstoff als Ziel haben. Diejenigen, die es nicht tun werden als »widerspenstig« abgewertet.

	Liberal (traditionell)	Progressiv (Probleme lösend)	Humanistisch (unterstützend)	Technologisch (behavioristisch)	Radikale (verändernd)	Dogmatisch (top down)
Imago	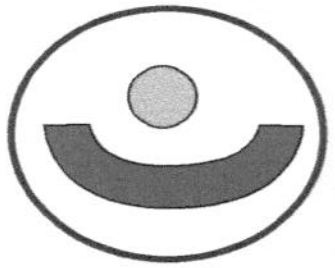	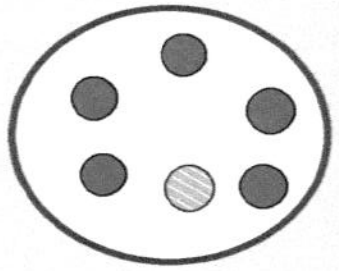	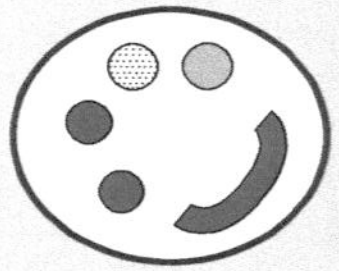	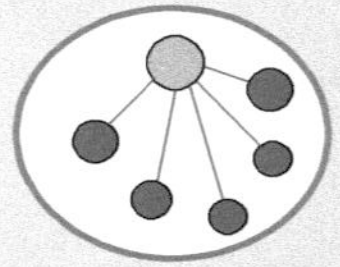	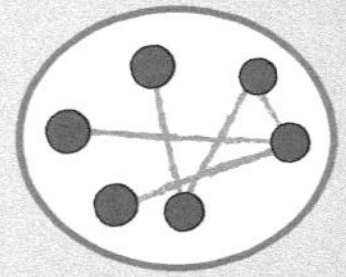	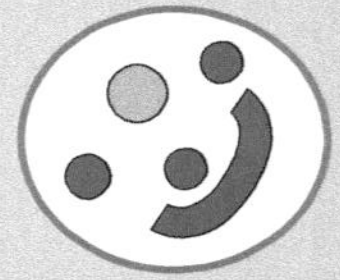
Vertrag	Ich erkläre es dir, ich gebe dir Informationen, du lernst von mir.	Wir bauen auf unsere Erfahrung und wir lösen das Problem miteinander.	Ich unterstütze dich in deiner Suche nach Ganzheit.	Ich erkenne Dich an, wenn du die Kriterien erfüllst. Ich entscheide, wann du kompetent bist.	Wir verändern uns gemeinsam und gegenseitig. Vertragserfüllung.	Ich belohne Konformität und Anpassung.
Strokes für	Denken, Wissen, Vernunft	Persönliche Erfahrung, Mitgefühl, Problemlösung	Werte, Wachstum, Entwicklung	Kompetenz für eine definierte Aufgabe, Spitzenleistung, Effizienz	Persönliche und gruppenbezogene Autonomie,	Informationsbedürfnis der Lernenden, Struktur, Tradition
Discount	Eigene Erfahrung des Lernenden	Eigene Bedürfnisse des Lernenden und Lehrenden	Sozialen Bedürfnisse und andere Wahrnehmungen in der Gruppe	Kreativität, Flexibilität, Lernen um des Lernen Willens.	Vermittlung von Information, persönliche Ressourcen und Stärken	Individualität, neue Ideen.

Bei den Lernimagines (Napper 2014) handelt es sich um Theorien, die von einer bestimmten Vorstellung geleitet sind, wie sich Menschen in Lernsettings verhalten. Sie geben Aufschluss darüber, an welchen Punkten der oder die Lehrende und die Lernenden discounten (abwerten) und wofür sie Anerkennung geben und bekommen. Lehrende können Vorlieben für einen dieser sechs Unterrichtsstile entwickeln und auch Ideen, wie man sie untereinander kombinieren kann. Zu verschiedenen Zeiten und Anforderungen kann man auch auf alle sechs zurückgreifen. Aber Vorsicht: Es sind keine Methoden – auch wenn wir den einen oder anderen Lernstil bevorzugen. Der Nutzen dieses Modell liegt in der Chance es als *Checkliste im Training* einzusetzen, so können sich die Stärken der einzelnen Stile auszahlen.

9.7 Gruppenimago

Die beiden Standardwerke »Grundlagen der Gruppenbehandlung« und »Die Struktur und Dynamik von Organisationen und Gruppen« von *Eric Berne* enthalten tiefe Erkenntnisse über das Führen von Gruppen. Aus heutiger Sicht bedeutet das Leiten einer Lerngruppe, dass die Gruppenleitung ihre Rolle einsetzt, um die Gruppe zusammen zu halten, zu stärken und die unbewussten Prozesse der Teilnehmenden innerhalb der Gruppe zu erkennen. *Bernes* Begriff »imago« bezieht sich auf unsere unbewusste Vorstellung, wie jede Gruppe, der wir betreten – oder der wir angehören – sein wird. Es basiert auf frühere Erfahrungen, von unserer primären Gruppe in der Familie bis hin zu jüngeren Gruppenerfahrungen. Typischerweise enthält unsere Imago zunächst einen Platz für den Leiter und für uns selbst, während der Rest nur grob unterschieden wird.

Das Bild der Gruppe, die Gruppenimago, verläuft in vier Phasen und wird von Phase zu Phase differenzierter und realistischer. Der Lernprozess eines einzelnen Gruppenmitglieds wird von der Entwicklung seiner Gruppenimago am stärksten bestimmt.

Die Phasen der Gruppenentwicklung nach Berne zeigen anschaulich, welche Merkmale ein Setting für selbstwirksames Lernen aufweisen kann.

Provisorische Gruppenimago

Das innere Bild besteht aus einem unklaren Muster, indem zunächst nur der Leiter/die Leiterin und die eigene Position deutlich sind. Es bestehen Erwartungen an die Gruppe, die auf Vorerfahrungen in der eigenen Familie oder auf früheren Erfahrungen in anderen Gruppen beruhen (vgl. »Allgemeine Merkmale von TA-Gruppenbehandlung«).

Angepasste Gruppenimago

Die Gruppenmitglieder beginnen auch andere Gruppenmitglieder wahrzunehmen und einzuschätzen. Gruppenmitglieder kommen mit »individuellen Neigungen« (Berne 1962, S. 126) in die Gruppe. Es ist wertvoll für die weitere Lernentwicklung, wenn diese Neigungen erkannt und geschätzt werden. Die Gruppenleitung wird getestet, ob man ihr auch zutrauen kann, die Gruppengrenze zu halten. Der Schlüssel für eine produktive Lernkultur nimmt hier seinen Anfang: Es liegt an der Gruppenleitung die Übertragungen der Teilnehmenden aufzunehmen und zu erkennen, sie sanft zu konfrontieren und zu würdigen.

Operatives Gruppenimago

Das eigene Bild der anderen Gruppenteilnehmenden wird weiter ausdifferenziert. Es entsteht ein Gruppenzusammenhalt. Familienkonstellationen werden wiederholt. Die Herausforderungen der Gruppenleitung nehmen zu und die Teilnehmenden möchten wissen, was das Imago der Gruppenleitung ist und wie nah oder fern sie diesem sind. Es bilden sich Loyalitäten und Subgruppen.

Viele Gruppen bleiben auf dieser partiellen Stufe stecken – nur wenn die Übertragungen gut gehandhabt wurden und die Imago der Leitung sich als gleichwertig und doch unterschiedlich entpuppt, kann es einen Wechsel zur nächsten Stufe, der sekundär angepassten Imago geben.

Sekundär angepasste Gruppenimago

Auf dieser Stufe gibt es eine professionelle Nähe, individuelle Neigungen werden aufgegeben, um mit der Gruppenaufgabe des tiefen Lernens weiterzukommen. Der Gruppenzusammenhalt wirkt stärker als die persönlichen Einstellungen. Die Gruppe ist arbeitsfähig. Petruska Clarkson erweiterte die Gruppenimagines noch um das »geklärte Gruppenimago«: das anfänglich provisorische Bild der Gruppe hat sich gewandelt und bezieht sich jetzt auf die gegenwärtige, reale Gruppe. Die Kohäsion der Gruppe wird beim Abschied aufgelöst. (Clarkson, P. 1996, S. 326.)

Lernen in der transaktionsanalytischen Erwachsenenbildung ist ein co-creativer Prozess, der neben Fachwissen auch die Persönlichkeitsentwicklung unterstützt, die Potenziale von Lehrenden und Lernenden entfaltet und einen Raum zur Verfügung stellt in dem alles das zur Reife gebracht wird, was Transaktionsanalytiker_innen auszeichnet.

9.8 Literatur

Bauer, J. (2013): Schmerzgrenzen – Vom Ursprung alltäglicher und globaler Gewalt Blessing

Barrow, G. / Newton, T. (2016): Educational Transaktional Analysis. Routledge

Berne, E. (1963): Grundlagen der Gruppenbehandlung; Paderborn

Berne, E. (1979): Struktur und Dynamik von Organisationen und Gruppen; München

Clarksen, P. (1996): Transaktionsanalytische Psychotherapie, Freiburg, S. 326

Erskine, R. G. (2002): Relational needs, EATA newsletter, Nr 73 Februar 2002, S. 5ff, ZTA 4–2007. Deutsch: Erskine, R. (2008): Beziehungsbedürfnisse, ZTA, Heft 4, S. 287–297

Grant, J. (2015): Revisiting Transactional Analysis in Adult Education, in: Barrow, G. and Newton T., (2016) Educational Transactional Analysis, Routledge, S. 204

Hagehülsmann, H. (Hrsg.) (2007): Beratung zu professionellem Wachstum, Band 1, Junfermann

Hagehülsmann, U. / Hagehülsmann, H. (2014): »Standing« – das vierte »S« neben Stimulation, Struktur und Strokes. Zeitschrift für Transaktionsanalyse (ZTA) 1/ 2014

Hagehülsmann, H. / Hagehülsmann, U. / Schuld, K.-H. (2014): Transaktionsanalyse - ein humanistischer Ansatz? In: Eberwein, W. / Thielen, M.: Humanistische Psychotherapie. Theorien, Methoden, Wirksamkeit. Psychosozial-Verlag

Hargarden, H. / Sills, C. (2002): Transactional Analysis, A Relational Perspective, London, Brunner-Routledge

James, M. (1981): Breaking Free, Self-Reparenting for a New Life. Addison-Wesley Publishing Company

Juul, J. (1979/2009): Dein kompetentes Kind: Auf dem Weg zu einer neuen Wertgrundlage für die ganze Familie. Rowohlt Taschenbuch

Juul, J. (2007): Was Familien trägt, Werte in Erziehung und Partnerschaft. Kösel

Kessel, B. / Raeck, H. / Verres, D. (2021): Ressourcenorientierte Transaktionsanalyse-Bausteine für eine inspirierte Coaching- und Beratungspraxis. Vandenhoeck & Ruprecht

Knowles, M. (2006): Lebenslanges Lernen, Andragogik und Erwachsenbildung, Spektrum Akademischer Verlag; Edition (3. November 2006)

Kolb, D. A. (1984): Experiential Learning: Experience as the Source of Learning and Development, Englewood Cliffs, NJ: Prentice-Hall

Levin, P. (1988): Cycles of Power – A User's Guide To The Seven Seasons Of Life. Health Communications, Inc. 1988

Miller, R. (2003): Beziehungsdidaktik, 4. Auflage, Beltz., S. 63

Napper, R. / Newton, T. (2000, 2nd edn 2014): Tactics: Transctional analysis concepts for all trainers, teachers and tutors + insight into collaborative learning strategies, Ipswich, UK: TA Resources

Napper, R. (2016): Learning to lead learning, in: Barrow, G. and Newton T., (2016) Educational Transactional Analysis, Routledge, S. 189–202

Newton, T. (2003): Identifying educational philosophy and practice through imagoes in TA training groups. Transactional Analysis Journal, 33, S. 321–331

Rudolph, P. / Dormann, S. / Jecht, G. (2021): Ich gehe ein Stück Deines Weges mit Dir. Transaktionsanalytische Pädagogik zwischen Heilung und Bildung. Belz Juventa

Schlegel, L. (1995): Die Transaktionale Analyse. Franke (4. Auflage)

Schmidt, B. (1990): The role Concept of Transactional Analysis and Other Approaches to Personality, Encounter, and Cocreativity for All Professional Fields, Transactional Analysis Journal, S. 38

Schmidt, B. (1994): Wo ist der Wind, wenn er nicht weht? – Professionalität & Transaktionsanalyse aus systemischer Sicht, Junfermann

Schneider, J. (2003): Rollenintegrierte Transaktionsanalyse (RiTA) – ein psychologisches Transaktionsmodell. Active Books

Sell, M. (2018): Relationalität, Inita

Siebert, H. (2012): Didaktisches Handeln in der Erwachsenenbildung, 7. Auflage, Ziel, Augsburg

Summers, G. / Tudor, K. (2000): Co-Creative transactional analysis, TAJ 30/1, S. 23–40

Tudor, K. (2008): HRSG. Erwachsen dem Kind Eltern sein, Transaktionsanalyse mit Kindern und Jugendlichen, Band 1, Dgta-Edition

Tudor, K. / Summers, G. (2014): Co-creative transactional analysis: Papers, dialogues, response, and developments. London: Karnac Books

Wandel, F. / Schlegel, L. (2002): Handwörterbuch der Transaktionsanalyse. www.DSGTA.ch

Wandel, I. / Wandel, F. (2013): Zukunft und Skript der Transaktionsanalyse. https://www.dgta.de/fileadmin/user_upload/TAFF_Artikel/Zukunft_und_Skript_der_Transaktionsanalyse.pdf [03.11.2021]

Wandel, I. / Wandel, F. (2016): Die Transaktionsanalyse im Wandel: ein Rück- und Vorblick. ZTA2/ 2016

10 Anwendungsfeld Organisation

Rolf Balling

10.1 Einleitung und Rahmung

Die Bildung von vier Fachgruppen innerhalb der Deutschen Gesellschaft für Transaktionsanalyse (DGTA) vor ca. 20 Jahren kann man als typische Struktur-Intervention im Anwendungsfeld Organisation sehen. Bei dieser Entscheidung stellte sich die Frage: »Wird uns diese Maßnahme in unserem Zusammenhalt als DGTA schwächen, oder wird das Bilden von Unter-Identitäten die Entwicklung und die Bedeutung des Gesamtverbandes stärken«? Meine Einschätzung ist, dass unsere Hoffnungen berechtigt waren, denn diese Ausdifferenzierung hat tatsächlich Wachstum und Weiterentwicklung ermöglicht.

Mit diesem Beitrag möchte ich zentrale Denk- und Vorgehensweisen der TA im Anwendungsfeld-Organisation darstellen und Konzepte erwähnen, bzw. kurz darstellen, mit denen wir uns in diesem Fachbereich orientieren. Die leitende Frage wird sein: »Was ist in Theorie und Praxis der TA im Bereich Organisation speziell?«

Speziell ist auch der Arbeits-Kontext »Organisation«, was hier in seinen Grundzügen implizit und explizit verdeutlicht werden soll.

Das Betonen des Speziellen steht natürlich auf der gemeinsamen Basis der Transaktionsanalyse, mit ihren Konzepten, Werthaltungen, ihrem Menschenbild und der Betonung transparenter Absprachen, auf Augenhöhe zwischen TA-Berater_innen und ihren Klient_innen. Dazu gehört auch die Frage an uns selbst: »Wie tragen unsere Konzepte und Vorgehensweisen – abgesehen von der Lösung aktueller Probleme – zur Stärkung der Autonomie und Resilienz unserer Klienten bei?«

10.2 Der weite Kontext des Anwendungsfeldes Organisation

Die Personen, denen wir im Bereich Organisation begegnen, sind Menschen und gleichzeitig Träger von Organisationsrollen. In diesen Rollen sind unsere Klienten Repräsentant_innen und Sprachrohr ihrer Organisation.

Die Organisation selbst konzeptualisieren wir – wie auch andere Beratungsmethoden – als lebendes System mit eigener Identität/Persönlichkeit. Die Organisation erhält damit Klienten-Status. Bei Beratungs-Projekten in Teilbereichen einer Organisation, behalten wir neben der Wirkung auf diesen Bereich, die Auswirkungen auf die Gesamtorganisation im Auge (siehe Literaturverzeichnis, »Organizational-Core-Competencies« der europäischen TA-Gesellschaft (EATA).

Anders als bei einem Menschen, auf dessen Persönlichkeit hin Transaktionsanalytiker_innen intervenieren, dessen körperliche Grundstruktur allerdings als gegeben genommen wird, ist bei einer Organisation sowohl ihre »Persönlichkeit« (ihre Organisationskultur) als auch ihre Trägerstruktur (Rechtsform, Organigramm, interne Regeln, Eigentümer) veränderbar und damit Teil des Interventionsraumes.

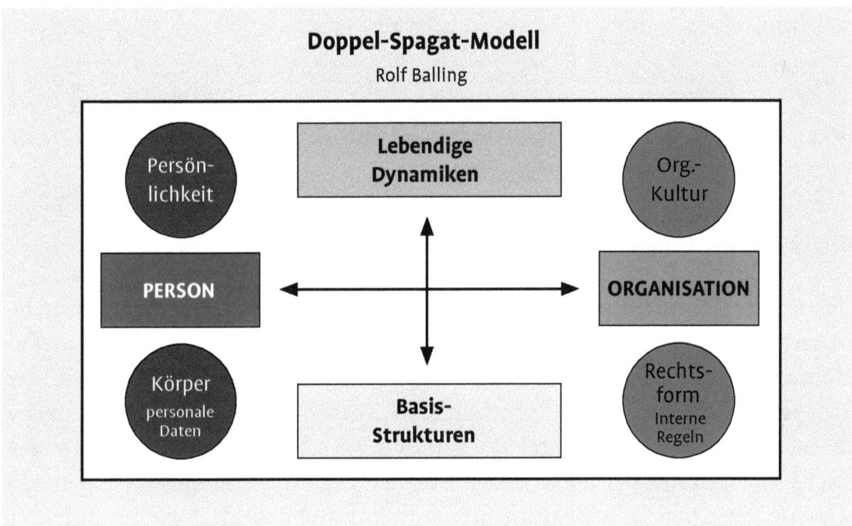

Typischerweise fokussieren Transaktionsanalytiker_innen im Anwendungsfeld Organisation auf die Persönlichkeit und Rolle von Organisationsmitgliedern, und gleichzeitig über diese auf die Organisationskultur. Professionalität in diesem Bereich erfordert, dass die relevanten Wechselwirkungen, z. B. zwischen der Persönlichkeit eines Vorstandes und der Organisationskultur der Firma, oder zwischen dem Entlohnungs- und Beförderungssystem und der Organisationskultur, diagnostiziert und in einer Interventionsstrategie berücksichtigt werden.

Die Macht zu Strukturänderungen liegt bei der Geschäftsführung / dem Vorstand, evtl. bei den Eigentümer_innen, allerdings nicht bei den Berater_innen. Schon daraus ergibt sich für das Anwendungsfeld Organisation, dass in der Regel unsere Klienten nicht nur Klient_innen sind, sondern gleichzeitig Ko-Intervenierer_in. In dieser Rolle führen sie wichtige Aufgaben, bei Kommunikation, Prozessplanung und Struktursetzungen mitgestaltend durch. Das Zusammenspiel beider Rollen im Beratungsprojekt erfordert Rollenklarheit und Rollenkompetenz bei allen Beteiligten und macht die TA-typische Vertragsarbeit zu einer komplexen Aufgabe.

Die Voraussetzung für verantwortliche, wirksame Arbeit in Non-Government-Organizations, oder in Wirtschaftsunternehmen ist auch, dass Berater_innen ihren jeweiligen Klienten, in einer wohlwollenden TA-OK-OK-Haltung begegnen können.

Wenn also Berater_innen eine Organisation nicht angesichts z. B. deren Produktspektrum oder deren Umgang mit Mitarbeitern bzw. Lieferanten als im Prinzip OK sehen können, kann kein Beratungsvertrag abgeschlossen werden.

10.3 Spezielle Fokussierungen bei der Arbeit mit und in Organisationen

Organisationskultur

Eine Organisationskultur pragmatisch als Persönlichkeit der Organisation zu definieren, ist eine mutige Analogie. Tatsächlich geht es in einer Organisationskultur um Gewohnheiten des Denkens, Fühlens und des Verhaltens, die wenig hinterfragt werden, weil sie den Mitgliedern als selbstverständlich erscheinen, und in der Selbstverständlichkeit ihrer Wiederholung wiederum Kontinuität erzeugen. Solche Muster zeigen sich z. B. dabei, wie eine Organisation mit Problemen oder Misserfolgen umgeht, wie Mitarbeiter entlohnt und befördert werden, oder wie man mit Lieferanten und Kunden kooperiert. Kultur-Kontinuität wird auch damit erzeugt, dass intuitiv kompatible Mitarbeiter eingestellt werden, und nicht (mehr) kompatible Mitarbeiter die Organisation wieder verlassen.

Für die Beratung ist es wichtig, schnell eine grobe Diagnose der Organisationskultur eines potenziellen Klienten zu generieren. Dazu habe ich ein einfaches Schema entwickelt, das mit drei Leitfragen die TA-Verhaltensdiagnose von Ich-Zuständen auf Organisationsebene benutzt:

- **Orientierend-elterlich**: »Wie wichtig ist einer Organisation die klare, differenzierte und widerspruchsfrei geregelte Organisation in Strukturen und Leistungserstellungs-Prozessen. Wie groß ist der Anspruch, dass diesen Regeln gefolgt wird, und wie lückenlos wird dies kontrolliert?«
- **Fürsorglich-elterlich**: »Wie wichtig ist einer Organisation bei ihren Mitgliedern emotionalen Zusammenhalt, Treue und Identifikation mit den Orga-

nisations-Werten und Zielen zu etablieren. Und wie geschieht dies in einem Klima von Vertrauen und Wertschätzung zwischen Leitung und Mitarbeitenden?«

- **Kindhaft frei und kreativ**: »Wie wird eine Organisation dadurch geprägt, dass kreative und professionell ambitionierte Mitarbeitende, die Organisation als Plattform sehen, um ihre Ideen und Ziele mit inspirierenden Kolleg_innen in Szene zu setzen?«

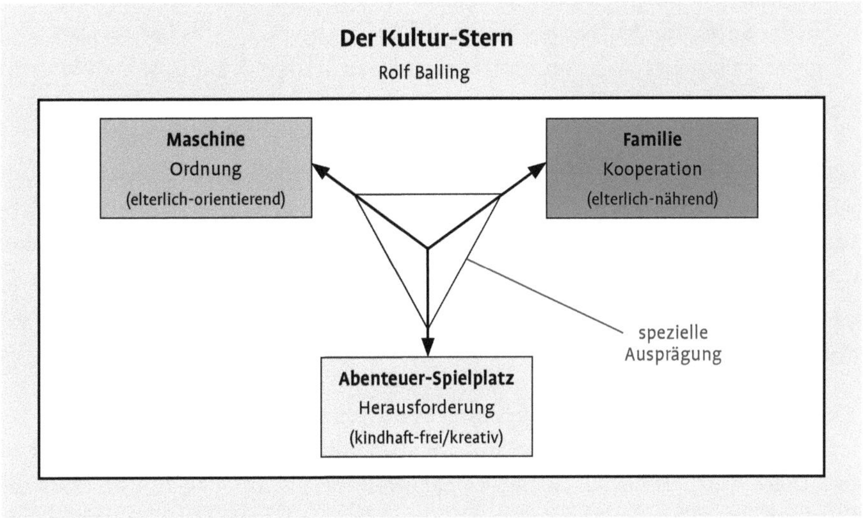

Wetterfest wird eine Organisation, wenn sie zu diesen drei Leitfragen kreativ – und zur eigenen Art passend – Antwort gibt und sich dem entsprechend organisiert. Manchmal wirkt allerdings zumindest eine der drei Valenzen übertrieben und/oder eher dysfunktional organisiert:

- Eine Organisation mit dem vorherrschenden inneren Bild einer Maschine wird dann wahrscheinlich technokratisch kontrollierend, und die Mitarbeitenden werden zu Zahnrädern.
- Eine Organisation mit dem vorherrschenden inneren Bild einer Familie, wird dann nach außen über-abgegrenzt, und die Treue der Mitarbeitenden wird wichtiger als deren Leistung.
- Eine Organisation mit dem vorherrschenden inneren Bild eines Spielplatzes, entwickelt dann wenig verbindliche Ausrichtung und Ordnung, erfindet das Rad immer wieder neu, und verbraucht viel Energie in internen Auseinandersetzungen.

Mit diesem Kultur-Diagnose-Modell können insbesondere zwei Aspekte beleuchtet werden:

- In der Auftrags-Verhandlungs-Phase checkt ein Klientensystem intuitiv, ob das Beraterteam kompetent und zur eigenen Kultur passend erscheint. In dieser Phase braucht die **Maschinenkultur** von den Berater_innen Zahlen, Daten, Fakten, gerne auch als PowerPoint-Präsentation.
- In der **Familienkultur** wird man als Berater_in viele persönliche Gespräche mit den Kulturträgern führen, um damit Vertrauen aufzubauen. Empfehlungen von in der Organisation geschätzten Personen können Türöffner sein.
- In der **Spielplatzkultur** hofft man auf ein kreatives, buntes Beraterteam, das gerne mitspielen will, und mit neuen Ideen lästige Organisations-Probleme löst, ohne dabei elterlich zu werden.

Bei allem respektvollem Eingehen auf die vorgefundene Organisations-Kultur, wird das Beraterteam letztendlich offen machen und diskutieren, in welche Richtung – aus ihrer Sicht – eine Kulturentwicklung weiterführend wäre, und wie man diese angehen könnte.

Organisationsstruktur

Viele Berater_innen kommen, von ihrer Ausbildung her, aus dem personalen Bereich. Sie sind deshalb gewohnt, mit der Persönlichkeit eines Klienten zu arbeiten. Diese Aufmerksamkeits- und Denkgewohnheit kann dazu führen, dass die Struktur einer Organisation als gegeben und für die Interventionsgestaltung als uninteressant gesehen wird. Tatsächlich haben Organisations-Strukturen großen Einfluss auf die sich darin entwickelnde Organisationskultur, und damit auf die darin arbeitenden Menschen. Und Strukturen können relativ schnell von den Instanzen der organisationalen Macht an veränderte Ziele angepasst werden.

Die Evolution braucht Jahrtausende, um die menschliche genetische Grundstruktur signifikant zu verändern. Unsere gesellschaftliche Kultur entwickelt sich – damit verglichen – relativ schnell.

Bei einer Organisation ist es andersherum. Hier lassen sich die Basis-Strukturen (Organigramm, Entlohnungs- und Beförderungssystem, usw.) schnell verändern, wogegen Veränderungen in der Organisationskultur, langsam, und manchmal unter Schmerzen, von statten gehen. Ich erinnere an die Privatisierung der Post oder der Bahn.

Ein Verein tickt anders als eine AG, und ein freies Forschungsinstitut – als GmbH aufgestellt – folgt anderen Werten als eine interne Forschungsabteilung.

Man kann ein Organigramm auch als »intuitive Aufstellung« sehen, wie aktuelle organisationale Themen und Dilemmata gesehen und dem entsprechend aufeinander bezogen werden. Durch deren »Inszenierung« in Zusammengehörigkeiten, Zuständigkeiten und Macht-Teilhabe wird die vorherrschende Organisationsdenke sichtbar inszeniert.

Die Wechselwirkungen zwischen Person und Organisation

Die personale und die organisationale Perspektive sind wie zwei Sichtgeräte, die auf das gleiche Objekt gerichtet, unterschiedliche Kontraste bilden. Etwa wie eine Operationslampe, die je nach Einstellung, entweder Blutungen oder Gewebearten kontrastreich hervorhebt. Das hat zur Konsequenz, dass, wenn man die organisationale Perspektive einnimmt, die zugehörigen Personen in den Hintergrund treten. Oder, vice-versa mit der personalen Perspektive, die Dynamiken der Organisation. Eine kompetente TA-Beraterin im Organisations-Bereich wird zwischen beiden Perspektiven leicht und schnell wechseln können, und sich jeweils bewusst sein, auf was sie gerade fokussiert.

Dies kann z. B. auch für eine mit TA arbeitende Personalmanagerin wichtig sei, wenn sie überlegt, ob ein Bewerber für eine Leitungsposition zur Organisationskultur passen könnte. Und auf der anderen Seite, wie sein dort ungewohnter Führungsstil – unterstützt von einem Transition-Coaching – die bestehende Organisations-Kultur positiv stimulieren könnte.

Organisationen, die sich gerne als »gut geölte Maschine« sehen, und damit in einem technokratischen Weltbild verhaftet sind, verlieren leicht die grundlegenden menschlichen Bedürfnisse der Mitarbeiter aus dem Blick. Und wenn die Mitarbeiter dann mit eher wenig Engagement und Kreativität die geforderten Ergebnis-Zahlen abliefern, fällt die Firma zurück. Häufig wird dann gewohnheitsmäßig verstärkt an der technokratischen Schraube gedreht, was diese Abwärts-Spirale »überraschend« beschleunigt.

Aber auch andersherum kann man Wechselwirkung beobachten, z. B. wenn eine Zentrale einen der ihren mit dem Auftrag: »Bring den Laden da auf Linie!« in eine Tochterfirma schickt. Häufig vertritt der Neue dann nach schon einem halben Jahr die für die Zentrale nervige Meinung, dass tatsächlich bei dieser Tochter vieles anders ist, was von der Zentrale mehr berücksichtigt werden sollte.

Die Wechselwirkung zwischen Organisations-Struktur und Organisations-Kultur

Einige Beispiele:

Predigt der Vorstand die Wichtigkeit von Kooperation und zahlt aber Boni nur für individuelle Zielerreichung, dann lädt das die Mitarbeiter dazu ein, ein Jahr im Voraus sicher erreichbare personale Ziele zu verhandeln, die dann – relativ unabhängig davon, was gerade für das Team oder die Firma aktuell wichtig wäre – am Jahresende erfolgreich abgeliefert werden können. Kooperiert wird in dieser Organisation meist nur, solange damit auch das Erreichen der persönlichen Ziele unterstützt wird.

Auch das Initiieren von risikoreichen Projekten wird sich ein Mitarbeiter genau überlegen, wenn am Ende nur das Projekt-Gelingen bonusrelevant wird, und nicht der bei einem Scheitern – bei professionellem Vorgehen – erzielte Lerngewinn.

Und natürlich geht es wieder auch andersherum. Hat sich ein Eigentümer nach Jahrzehnten erfolgreicher Aufbauarbeit aus dem Management zurückgezogen, reicht dennoch sein kurzer Anruf bei einem Mitarbeiter, der dann sofort den Anweisungen des »Alten« folgt.

Hat eine Firma im Sozialbereich ein modernes Controlling eingeführt, werden die neuen Daten dennoch ein Zahlenfriedhof, wenn die unangenehmen Fakten – im Befolgen einer »Konfrontations-Verbots-Kultur« – nicht zum Aufzeigen von Schwachstellen benutzt werden und Veränderung nachdrücklich eingefordert wird.

Für TA-Berater_innen bedeutet dies, dass sie die Wechselwirkung zwischen Struktur und Kultur einer Organisation in ihre Diagnose einbeziehen. Auch bei der Vereinbarung von Interventionsstrategien werden sie darauf bestehen, dass – wenn zum Beispiel mehr Eigenverantwortlichkeit und Risikobereitschaft »gelernt« werden soll – die Belohnungs- und Beförderungsprozesses an diese Haltungen angepasst werden.

Bei den agilen Arbeitsformen des »New Work« hat das Zusammenspiel von Strukturen, Prozessen, Organisationskultur und persönlicher Motivation eine zentrale Bedeutung. Deshalb braucht man hier erfahrene Berater_innen, welche diese Wechselwirkungen im Blick haben und – zusammen mit dem Management – in professioneller Experimentiermentalität entdecken, was in einer konkreten organisationalen Situation tatsächlich funktioniert.

Das Arbeiten mit den Systemdynamiken in und im Kontext einer Organisation

Der Systemische Beratungsansatz hat in der Beratung von Organisationen weite Verbreitung gefunden, mit der Transaktionsanalyse ist er leicht vereinbar und gut kombinierbar. Hier einige grundlegende Aussagen systemischen Denkens:

- Da man komplexe Systeme letztendlich nicht wie eine mechanisch determinierte Maschine exakt verstehen kann (und soziale Systeme sind immer komplex), und da sich komplexe Systeme auch aus sich selbst heraus verändern (emergieren), macht eine aufwändige (mechanistische) Diagnose wenig Sinn. Man arbeitet hier besser mit vorläufigen (intuitiven) Hypothesen, die dann im intervenierenden Kontakt mit einem System erhärtet oder falsifiziert werden. Diesen Rhythmus behält man im Beratungsprozess bei.

- Da klassisches Ursache-Wirkungs-Denken in komplexen Systemen zu kurz greift, wird die Aufmerksamkeit besser auf Wechselwirkungen gelenkt. Eine wichtige Wechselwirkung entsteht z. B. zwischen Berater- und Klientensystem. Und bei seiner Wahrnehmung das Klientensystems ist das Beratersystem – in Wechselwirkung – immer selbst mit im Bild.
- Unsere Konzepte und Erklärungsmodelle sind nicht gefunden, sondern erfunden (Konstruktivismus). Gleichwohl können diese Modelle sehr nützlich sein, wenn sie Wahrnehmungs-Kontraste bilden, mit denen man erfolgreich Interventionen auswählen und steuern kann. Da wir als Berater_innen auch Verantwortung dafür haben, was die implizite Wirkung unserer Konzepte angeht, ist es wichtig diese immer wieder kritisch zu hinterfragen und professionell auf ihre Wirkung hin zu evaluieren. Gleichzeitig ist es erforderlich, eine offene Wahrnehmung für Zwischentöne und Ambivalenzen aufrecht zu erhalten.

Mohr (2020) hat ein differenziertes systemisches Modell entwickelt, mit dem man die Systemdynamiken einer Organisation beschreiben und analysieren kann.

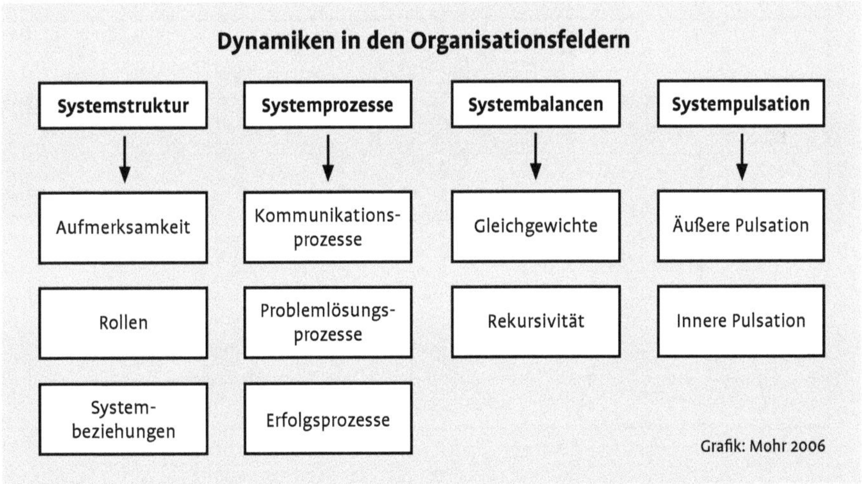

Auf der Grafik sind die zehn Aspekte eines Ansatzes dargestellt.

10.4 Die Adaption von TA-Konzepten im Anwendungsfeld Organisation

Die Vertragsarbeit

Kompetente Vertragsarbeit ist der Schlüssel zu guter Arbeit im Anwendungsfeld Organisation. Und auch erfahrene Organisations-Berater_innen, die sich anderen Beratungs-Schulen verbunden fühlen, profitieren, wenn sie sich die TA-Philosophie und Methodik der Vertragsarbeit zu Eigen machen.

Von *Fanita English* stammt eines der ersten Organisationskonzepte, nämlich das Vertragsdreieck, mit dem man mehrseitige Verträge in den Blick nehmen kann. Häufig entsteht sogar ein Polygon, etwa wenn ein Teamleiter, dessen Teammitglieder, der Chef des Teamleiters und die interne Organisations-Entwicklungs-Funktion vom Berater zu berücksichtigen sind. Hier integrierend zu denken und zu handeln, braucht auf der Beratendenseite eine spezielle Kompetenz, und manchmal begleitende Supervision, um nicht auf ungute Koalitionsangebote einzugehen.

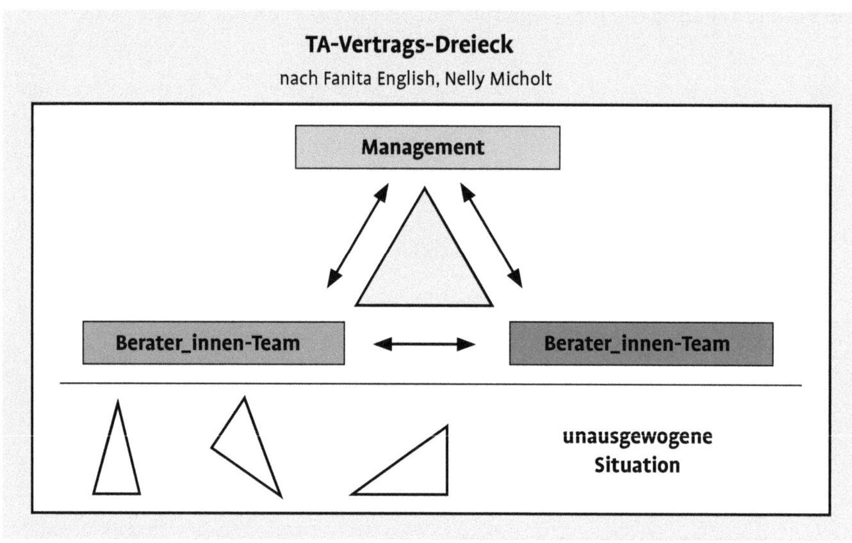

Nelly Micholt hat hier das Vertragsdreieck von *English* anschaulich um unausgewogene Situationen erweitert. Es ist Beratendenkompetenz und Verantwortung, Un-Ausgewogenheiten im Vertrags-Dreieck zu erkennen und auszugleichen.

Häufig zeigt sich schon im ersten Gespräch, dass der potenzielle Kunde zwar ein berechtigtes Ziel äußert (etwa: ich möchte, dass meine Leute kooperativ und kreativ mit mir zusammenarbeiten), dass aber seine Idee davon, wie das erreicht werden könnte, recht mechanistisch und manipulativ erscheint. Hier dessen Zielwunsch und dessen Mut, etwas zu unternehmen, ausdrücklich wertzuschätzen, und dann aufzuzeigen, was tatsächlich funktionieren könnte, erfordert von der Beraterin viel Wohlwollen und Klarheit. Die fachliche und menschliche Qualität dieser ersten Konfrontation, bereitet dann häufig die Basis für eine gute Zusammenarbeit.

In der Arbeit mit Organisationen ist es wichtig damit zu rechnen, dass ein gemeinsam erarbeitetes Maßnahmendesign mehrmals im Verlauf neu positioniert werden muss. Das liegt dann nicht unbedingt an einer unzureichenden Anfangs-Diagnose, sondern an überraschenden Kontext-Einwirkungen, wie sie im Bereich von Organisationen normal sind. »Aiming at a moving Target« heißt die passende Metapher dazu.

Auch einsichtsvolle Manager, die gerne auf einem spektakulärem Projekt-Kick-off-Workshop mitwirken, wenden sich schnell anderen »Baustellen« zu, wenn sich im Projekt erste Erfolge zeigen. Die kritischen Situationen im Projekt zeigen sich allerdings meist erst später, wenn es ans »Eingemachte« geht. Um hier das Management in seiner – weder an Berater noch an untere Ebenen delegierbaren – Entscheidungs-Funktion präsent zu haben, sollte dessen schnelle Verfügbarkeit schon im Projektdesign besprochen und eingeplant werden.

Das Management der Rollen

TA-Rollen-Modell

nach Bernd Schmid

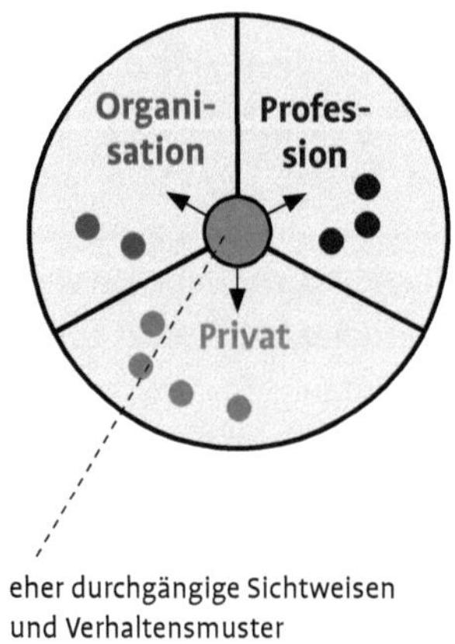

Jede Rolle hat eine eigene Identität die definiert:
- was erstrebenswert ist (Werte-/Zielsystem)
- wie man typischerweise vorgeht
- jede Rolle hat auch Spielraum für die eigene Art

Zwischen Rollen gibt es Dilemmata/Konflikte:
- die dürfen nicht persönlich genommen werden
- zwischen den Rollenwelten, aber auch innerhalb einer Rollenwelt
- für deren Bearbeitung braucht es Strukturen/Regeln Pers. Reife und eine förderliche Organisationskultur

Rollen müssen gelernt und ausgefüllt werden:
- hier ist Coaching/Mentoring und PE hilfreich
- wie man authentisch und rollenkonform agiert
- Unterrollen kann man in einer Leitrolle organisieren
- es ist wichtig die gerade aktive Rolle zu kommunizieren
- der Könner ist bewusst, authentisch und flexibel in seinen unterschiedlichen Rollen

Bernd Schmid definiert Organisations-Rollen als personal, und als im Rahmen der Organisations-Struktur und Organisations-Kultur gestaltet. Somit stellen Organisations-Rollen das verbindende Element im Spagat zwischen Person und Organisation dar. Rollen geben Orientierung und Spielraum für eine eigene Interpretation. Falls jemand Schwierigkeiten in einer Rolle hat, kann das an mangelndem Training, an einengenden Skript-Überzeugungen, oder auch daran liegen, dass die Rolle zu weit weg von den eigenen Talenten liegt. Coaching ist generell das Mittel der Wahl, um hier eine Klärung herbeizuführen.

Häufig tritt in Organisationen das Problem auf, dass eine Führungskraft mit ihrer fachlichen Rolle hoch-identifiziert ist, aber ihre Organisations-Rolle, mit Verantwortung für Mitarbeiter, Budget, Change und Strategie, als eher unangenehmes Beiwerk sieht. Und tatsächlich wird z. B. gerne der beste Ingenieur Entwicklungsleiter, ohne zu prüfen, ob dieser diese Organisations-Rolle ausfüllen kann und will. Schnell wird bei aller Beförderungsbegeisterung auch vergessen, dass die neue Organisations-Rolle gleichzeitig Verzicht im Ausüben von lieb gewordenen Tätigkeiten in der Professionsrolle bedeutet.

Auch Konflikte bzw. Dilemmata, die zwischen den Rollen entstehen sind ein spezielles Thema, z. B. wenn eine Abteilungsleiterin in der Entwicklung entscheiden muss, ob sie bei einem Entwicklungsprojekt eine Lösung anstrebt, die ihr Entwicklerinherz höherschlagen lässt, oder eine Variante, welche die Kundenanforderungen erfüllt, aber langweilig und billig ist. Es kann dann sein, dass ihre Entscheidung zur Billiglösung – aus ihrer Organisationsrolle – von ihren Ingenieuren, die eher mit ihrer Professionsrolle identifiziert sind, als Verrat an ihrer Ingenieurehre gesehen wird.

Ein Prinzip aus der Kybernetik lautet, dass eine Steuerungseinheit mindestens so differenziert sein muss, wie das System, dass sie steuern soll. Das erscheint plausibel und macht deutlich, welche Kompetenz bei der Supervision von Leitungs-Rollen in Leitungs-Teams gefordert ist. Denn hier wird man auftauchende Konflikte nicht nur auf der Personen- und Rollen- Ebene interpretieren dürfen, sondern – in einem Parallelprozess – auch als Ausdruck aktueller Konflikte, Unstimmigkeiten und Dilemmata der gesamten Organisation.

Das Zusammenspiel der Rollen von Organisationsleitung und Beratung

Langfristiger Erfolg in der Beratung von Organisationen hängt auch davon ab, dass das Leitungssystem der Organisation mit dem Beratersystem ein kooperatives Beratungssystem etabliert.

Mitarbeitende in Leitungsfunktionen können in ihrer Organisationsrolle Anordnungen treffen, sie verfügen über Macht. Dies tatsächlich zu tun, ist meistens nicht nötig, denn allein die Bewusstheit, dass diese Möglichkeit besteht, verschafft ihren Äußerungen, und noch mehr ihrem Verhalten Aufmerksamkeit und Bedeutung.

Auch TA-Berater_innen können und sollen mächtig sein, dies allerdings in ihrer Expertenrolle, wenn es darum geht, Prozess- und Workshopdesigns zu definieren. Oder in ihrer moderierenden Prozessbegleitungsrolle, wenn sie mit Ideen und Interpretationen Impulse setzen und wenn sie destruktive Kommunikation konfrontieren. Wenn Beratende in Organisationen insgesamt – berechtigt oder unberechtigt – als übermächtig erlebt werden, droht eine Gegenreaktion aus der Organisationskultur, die ihre Autonomie dann gegenüber einem »Eindringling« verteidigt.

Dass neue, gewünschte Verhaltensweisen, die bisher im Betrieb eher suspekt waren, tatsächlich vermehrt in einer Organisation gezeigt werden, wird nur möglich sein, wenn anerkannte Führungspersönlichkeiten in klaren Aussagen, und speziell in ihrem Verhalten, dazu Erlaubnis und Ermutigung geben.

Personale Konzepte analog auf Organisationsebene anwenden

Bei der Arbeit mit Organisationen werden viele TA-Konzepte, die für Menschen entwickelt wurden, in analoger Weise für die Persönlichkeit – die Kultur – einer Organisation verwendet. Damit dieser pragmatische Ansatz funktioniert, ist allerdings Bewusstheit über die fundamentalen Unterschiede wichtig.

- Mit Organisationen kann man nicht direkt reden, sondern nur mit ihren Mitgliedern/Funktionsträgern, die in dieser Eigenschaft auch Ausdruck der Organisationspersönlichkeit sind. Man kann einer Organisation nicht die Hand schütteln.
- Organisationen haben keine Menschenrechte, ihr Bestehen muss mit ihrer Nützlichkeit für ihre Stakeholder, und für die Gesellschaft insgesamt, gerechtfertigt werden. Sie gehören sich nicht selbst, sondern sind Sache bzw. Eigentum, wenn auch in gesellschaftlicher Verantwortung.
- Organisationen können sich gezielt verändern. Und dies nicht nur in Lernprozessen zur Kulturveränderung, oder in Form einer strategischen Neuausrichtung, sondern auch in ihren Rechtsformen, in Strukturen, Regeln und Prozessen. Sie können somit mit sich selbst »Gentechnologie« betreiben.
- Ihre Schuldfähigkeit ist eingeschränkt, allerdings entstehen immer mehr Gesetze, die es erlauben, eine Organisation direkt zu verklagen. Damit sind nicht nur ihre Funktionsträger, sondern die Organisation selbst, Rechtssubjekt.

Unter Berücksichtigung dieser fundamentalen Unterschiede zwischen Menschen und Organisationen, kommt hier eine Beschreibung der TA-Konzepte, die mit Gewinn in analoger Weise in Organisationen benutzt werden können.

Etwa das Passivitätskonzept der TA-Schiff-Schule, das einen nüchternen Blick auf den Umgang einer Organisation mit ihren Problemen erlaubt.

- Etwa wenn Organisationen neue Technologien im **Nichtstun** »verschlafen«
- Oder sich in trotziger **Überanpassung** bei Forderungen aus der Gesellschaft, oder vom Betriebsrat, verweigern »weil die ihr ja nur schaden wollen«
- Oder wenn sie mit dem wiederholten Beauftragen von Studien **agitieren** und damit risikoreiche Entscheidungen verschieben bzw. vermeiden
- Und auch, wenn die Organisation – als Form von **Gewalt** – in Selbstausbeutung das Burn-Out vieler Mitarbeitenden in Kauf nimmt, anstatt sich das Scheitern seines Geschäftsmodells einzugestehen

Das TA-Spielekonzept beschreibt in – vielen Fällen erhellend – die Dynamik zwischen Funktionen, Bereichen, oder auch zwischen Zentrale und Niederlassungen. Zum Beispiel, wenn eine Niederlassung die »Verbesserungsideen« der Zentrale immer wieder als »schon interessant, aber leider nicht durchführbar« bezeichnet.

Auch das Skriptkonzept funktioniert gut mit und in Organisationen. Dies in dem Sinne, dass in der Vergangenheit erworbene Gewohnheiten im organisationstypischen Denken, Fühlen und Verhalten wie in einem Skript automatisch perpetuiert werden. So reagieren Organisationen bei finanziellen Problemen manchmal stereotyp, mit der Suche nach Schuldigen, oder dem Austausch des Managements, oder der Forderung nach staatlicher Hilfe. Das Verstehen, unter welchen Umständen diese »Skript-Gewohnheiten« erworben wurden, kann hilfreich sein, um die innere Erlaubnis für das Entwickeln neuer, Strategien zu fördern, die sich für aktuelle Situationen als effektiver erweisen.

So scheiterte z. B. eine Geschäftsleitung mit der Einführung eines neuen Produktes, weil sie rigide (in ihrem Organisations-Skript) der alten Strategie des – inzwischen pensionierten – Gründers folgte. Erst die Konfrontation des Beraters damit, dass sie zwar den Verfahren des Gründers treu wären, aber nicht seinem kreativem Gründergeist, gab ihnen die Erlaubnis, eine neue Einführungsstrategie – die dann tatsächlich erfolgreich war – zu entwickeln.

Georg Hauser (1997) hat einen Aufsatz zum Organisationsskript geschrieben, der auch einen Fragebogen zu einer ersten Analyse beinhaltet.

Werner Vogelauer (1999) hat in einem ZTA-Artikel beschrieben, wie man das für Personen gedachte **Autonomie-Konzept** der TA auf Organisationen transformieren kann.

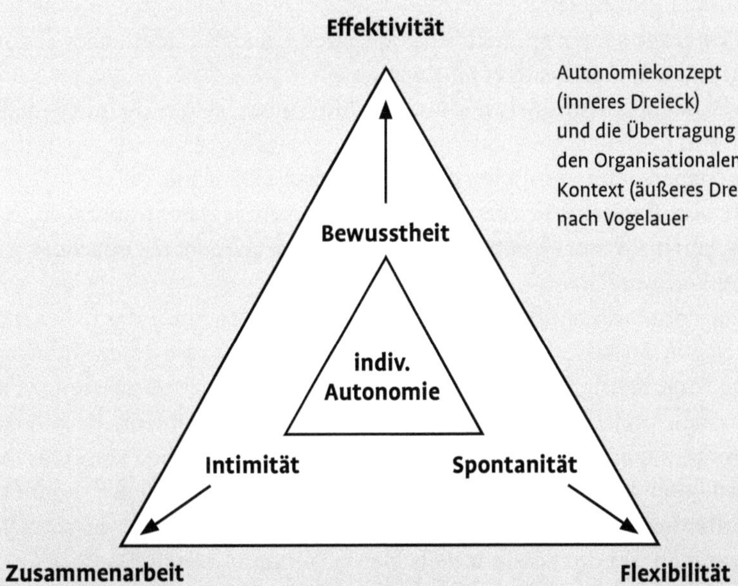

Autonomiekonzept (inneres Dreieck) und die Übertragung auf den Organisationalen Kontext (äußeres Dreieck) nach Vogelauer

10.5 Typische Beratungs-Fokusse und Beratungs-Formen in Organisationen

Das Prozessdesign als grundlegende Intervention

Das Prozessdesign für Beratungsprojekte in einer Organisation ist mehr als eine Hülle für Einzelinterventionen (Gespräche, Workshops, Großgruppen, Arbeitsgruppen, Coachings, Reflexion und Steuerung). Denn im Prozessdesign spiegelt sich die zentrale Idee eines Beratungsvorhabens und an ihm entscheidet sich, ob sich die Einzelmaßnahmen bündeln und damit in ihrer Wirkung potenzieren.

Die Transaktionsanalyse bietet eine Reihe von Konzepten an, um ein Organisationsentwicklungsdesign unter diesem Gesichtspunkt zu durchleuchten.

- Die **Analyse der Transaktionen** ist z. B. bei Einladungen und Protokollen wichtig, um einerseits ins ER einzuladen und gleichzeitig Emotionen wie Angst oder Zuversicht anzusprechen.
- Mit dem Konzept der **Kuturdiagnose,** kann geklärt werden, wie weit entfernt das Vorhaben von der gegenwärtigen Kultur erscheint und wie stimmig das Prozess-Design die Zielkultur inszeniert.
- Mit dem **TA-OK-OK-Konzept**, fällt der Blick auf klare, erwachsene und wertschätzende Konfrontation und auf eine Begegnung auf Augenhöhe, unabhängig von Unterschieden in Fachkompetenz, Rollen-Verantwortungen oder in der Dauer der Zugehörigkeit.
- **Klare Verträge** sorgen speziell für Transparenz in Zielen, Methoden und Abläufen, und laden zu kreativer Ko-Kreation ein.
- Auch die **Berücksichtigung der Grundbedürfnisse** ist wichtig, mit dem Etablieren eines geschützten Rahmens, transparentem Vorgehen, Pausen, Nähe in Untergruppen und Stimulation durch spielerische Elemente.
- Das **Drama-Dreieck** hilft als Konzept, um ein Auge darauf zu haben, dass nicht schon im Prozess-Design-implizit verfolgerische oder retterische Prozesse stimuliert werden.
- Das Konzept **abwertender Symbiosen** bildet wichtige Kontraste in der Richtung, ob alle Mitwirkenden ihre jeweilige Kompetenz angemessen einbringen können. Und häufig, ob Mitarbeitende kindlich-regressive Erwartungen auf den Vorstand projizieren. Und umgekehrt, ob der Vorstand meint, die Mitarbeitenden von unangenehmen Wahrheiten oder dem Eingestehen von Fehlschlägen fernhalten zu müssen.
- Das **Rollenkonzept** lädt alle Mitwirkenden dazu ein, sich ihrer situativen Rolle bewusst zu sein und diese jeweils klar zu kommunizieren. Die Vielfalt der in einem Organisationsentwicklungsprozess beteiligten Rollen macht es nötig

zu definieren, ob eine Rolle die Funktion als Resonanzgeber oder als kreativer Ideengeberin oder als Entwickler von Prozess- und Strukturoptionen oder als Beraterin oder als Entscheider haben soll.

Der Umgang mit Widerstand in organisationalen Veränderungsprozessen

In den letzten Jahren ist es üblich geworden, bei größeren Veränderungsvorhaben externe Berater/Trainerinnen/Coaches/Moderatorinnen hinzuzuziehen.

Und häufig befürchtet das Management, dass die Mitarbeitenden bei solchen, eventuell krisenbedingten, Veränderungsvorhaben in Widerstand gehen könnten. Hier hofft man dann, dass externe Berater_innen gelassen/kompetent agieren, und auch mal Empörung abfedern, die zwar von einer bedrohlichen Situation im Organisationskontext hervorgerufen sein mag, aber dann auf das Management projiziert werden könnte.

Und natürlich gibt es in größeren Veränderungs-Prozessen Widerstand, egal wie elegant und professionell das Prozessdesign und die Moderation der Workshops verläuft. Deshalb ist es dabei wichtig, eine engmaschige Prozess-Reflexionsebene zu etablieren, auf der die Steuerungsfunktion den Prozessstatus regelmäßig reflektieren und das weitere Vorgehen abstimmen kann. Hier stelle ich ein einfaches Konzept zur Diagnose der Widerstände dar.

Drei Arten von Widerstand bei Change-Projekten

Rolf Balling

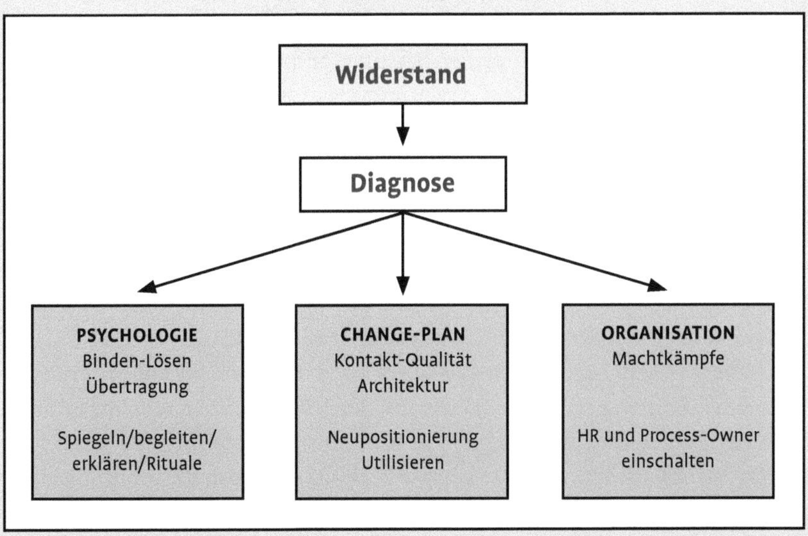

- **Zum ersten** kann Widerstand unabdingbarer Teil eines Trauerprozesses sein, wenn klar wird, dass die Veränderung persönliche Verluste mit sich bringt, auch wenn es nur das Verlieren des Gewohnten wäre. Hier muss das Management einfühlsam und ehrlich Klartext reden, und Beratende können geeignete Inszenierungen moderieren, in denen Trauer artikuliert und der Abschied vom Gewohnten über Rituale gelebt werden kann.
- Auch die emotionale Verbindung (Bonding) mit einem neuen Ziel, einer neuen Vision, muss organisationspsychologisch in geeigneten Szenen unterstützt werden. (hierzu siehe Kohlrieser 2012)
- **Zweitens** kann man erkennen, dass sich eine durchgeführte Maßnahme nicht als kulturkompatibel erweist oder von Hypothesen ausging, die sich als unpassend erwiesen haben. Hier ergibt sich die Gelegenheit für das Management und die Beratung, dies öffentlich einzugestehen, sich eventuell zu entschuldigen. Eine solche Utilisierung einer im Widerstand eskalierenden Situation kann sehr effektiv zur Etablierung einer Kultur beitragen, in der gegenseitige Ehrlichkeit, Auseinandersetzung auf Augenhöhe und Wertschätzung einen neuen Stellenwert erhalten. Diese Chance zu nutzen, erfordert allerdings meist ein intensives Erklären und Briefing des Managements seitens der TA-Beratenden.
- **Drittens** bleibt mancher Widerstand dem Beraterteam rätselhaft. Hier wäre zu prüfen, ob nicht verdeckte Positionskämpfe im Führungskreis der Organisation diese Phänomene plausibel erklären können. Denn Führungskräfte, die viele Jahre für das Erreichen ihres Ranges hart gearbeitet haben, spüren im Change-Prozess schnell, was ihren persönlichen Interessen entgegenlaufen könnte. Das ist dann allerdings kein Feld für direkte Beraterintervention, denn hier muss das Management und die Personalfunktion der Organisation klärende Gespräche mit einzelnen Personen führen, und auf das Einhalten von Kooperation zum Vorteil der Gesamtorganisation bestehen.

Coaching als personales und organisationales Lernen

Der Begriff des Coachings hat sich in den letzten 30 Jahren als Beratung von Einzelpersonen im Organisationskontext etabliert. Hier bewährt sich der breitgefächerte Konzeptatlas der Transaktionsanalyse und die Trainingskultur der TA, die in der Professionalisierung personaler Beratung entwickelt wurde.

Was hier im Feld Organisation hinzukommt, ist die Berücksichtigung des organisationalen Kontextes, um die Wechselwirkungen zwischen den Verhaltensweisen einer Klientin und den Reaktionen in ihrem Arbeits-Umfeld einzuschätzen. Denn diese entscheiden, ob neu gezeigte Verhaltensweisen dauerhafte, produktivere Kommunikationsmuster erzeugen können. Manchmal besteht das Coachingziel auch darin, einen Klienten darin zu unterstützen, eine Kulturveränderung in der Zusammenarbeit einer Abteilung zu erreichen. Das beinhaltet dann personales und gleichzeitig organisationales Lernen, was eine weite Coaching-Kompetenz erfordert.

Ein Beispiel: Ein hochkompetentes Entwicklungs-Team weigerte sich, »sich von Zeitkorsetts gängeln zu lassen« (klassische Spielplatz-Kultur) und war damit wiederholt Anlass für Vertragsstrafen wegen Terminüberschreitung. Auch ein in das Team integrierter Projektspezialist wurde weitgehend ignoriert und daraufhin von einem Coach begleitet. Der Coach unterstützte den Projektspezialisten mehrere Monate damit, emotional stabil zu bleiben und jede Möglichkeit zu nutzen, um kulturverändernd im Team zu wirken. Und tatsächlich konnten – als eine existenzielle Vertragsstrafe drohte – sich seine neuen Projektmanagement-Methoden und Denkweisen dann als hilfreich bewähren und nun endlich als Teil der gelebten Team-Kultur integriert werden.

10.6 TA-Literatur im Anwendungsfeld Organisation

Balling, R. (2005): Diagnose von Organisationskulturen, Zeitschrift für Transaktionsanalyse, Junfermann, 2005–4

EATA Training Handbook The four Fields, Section 5, Organizational Core Competencies, Europäische Gesellschaft für Transaktionsanalyse, https:/eatanews.org / transactional analysis /4 fields of application / Handbooks /4 fields 5.3.3. organizational core competencies, edition July 2014 [01.11.2021]

English, F. / Micholt, N. (1991): Vertragsdreieck: Zeitschrift für Transaktionsanalyse, Junfermann, 1991–4

Hagehülsmann, H. / Hagehülsmann, U. (2007): Der Mensch im Spannungsfeld seiner Organisation, Junfermann

Hauser, H.-G. (1997): Unternehmenskultur aus transaktionsanalytischer Sicht, Zeitschrift für Transaktionsanalyse, Junfermann, 1997–3

Kohlrieser, G. (2012): Care to Dare, Jossey-Bass-Book, John Wiley & Sons

Korpiun, M. (2020): Relational Organizational Development, Transactional Analysis Journal, 50–3

Kreyenberg, J. (2004): Konfliktmanagement, Cornelsen-Verlag

Kreyenberg, J. (2005): Transactional Analysis in organizations as a systemic constructivist approach, TA-Journal 35–4

Mohr, G. / Steinert, T. (Hrsg.) (2006): Growth and Change for Organizations, selected articles ITAA 1995–2006, Kulturpolitische Gesellschaft e. V. Hagen

Mohr, G. (2020): Einführung in die systemische Transaktionsanalyse von Individuum und Organisation, Carl-Auer Verlag

Schmid, B. (2003): Systemische Professionalität und Transaktionsanalyse, EHP-Verlag

Schulze, H. / Sejkora, K. (2015): Positive Führung, Haufe-Lexware

van Poelje, S. J. / Steinert, T. (Hrsg.) (1996): Transactional Analysis in Organizations, selected articles ITAA 1974–1994, Kulturpolitische Gesellschaft e. V. Hagen

van Poelje, S. J. / de Graaf, A. (Hrsg_innen) (2021): New Theory and Praxis of Transactional Analysis in Organizations), Routledge

Vogelauer, W. (1999): Organisations-Veränderung, -Entwicklung, -Erstarrung, Zeitschrift für Transaktionsanalyse, Junfermann, 1999-3

Weigel, S. (Hrsg.) (2014): Theorie und Praxis der Transaktionsanalyse in der Mediation, Nomos Verlagsgesellschaft

Über die Autor_innen

Christine Behrens, Dipl.-Theologin, Lehrende Transaktionsanalytikerin im Anwendungsfeld Bildung. Leiterin des Hamburger Instituts CB Bildung & Beratung; Schwerpunkte: Führungskräftetraining, Transaktionsanalyse und Persönlichkeitsentwicklung. *info@c-behrens.de*

Kerstin Sperschneider ist Diplom-Psychologin und Diplom-Verwaltungswirtin. Sie arbeitet seit 2006 psychotherapeutisch (nach dem HeilPrG) in eigener Praxis mit Erwachsenen und Paaren sowie im IT-Systemhaus der Bundesagentur für Arbeit. Sie ist lehrende und supervidierende Transaktionsanalytikerin (unter Supervision) im Bereich Psychotherapie und mit TA-Kolleginnen aktiv organisiert in der TA-WEGE GbR. Außerdem engagiert sie sich als stellvertretende Vorsitzende der Fachgruppe Psychotherapie der DGTA. *info@psychotherapie-herzogenaurach.de*

Dr. phil. Georg Pelz, Diplompsychologe, Lehrtherapeut und Lehrsupervisor für TA (TSTA), war bis zu seinem Ruhestand 2019 psychologischer Psychotherapeut in freier Praxis und Dozent in der Erwachsenenbildung. *dr.georg.pelz@t-online.de*

Dr. med. Gudrun Jecht (früher Hennig) Kinderärztin, Ärztin für Psychosomatische Medizin und Psychotherapie, Lehrtherapeutin und Lehrsupervisorin für TA (TSTAP), vor dem „Unruhestand" Praxis für Psychotherapie und Supervisorin. *jecht-henning@online.de*

Rolf Balling, Diplom-Kaufmann und lehrender Transaktionsanalytiker im Bereich Organisation, arbeitet freiberuflich als Management-Coach und Fallsupervisor für Organisationsberater. Seinen beruflichen Weg startete er als Leiter Planung/Analysen in einem Konzern, wo er dann 10 Jahre als Leiter der Organisationsentwicklung arbeitete. Danach baute er geschäftsführend die Professio GmbH (Akademie für Trainer und Berater) auf. *mail@balling-professionalisierung.de*

Wolfgang Kausler, Lehrer und zertifizierter Transaktionsanalytiker im Bereich Bildung. Mitgesellschafter des Instituts Oliw-Oldenburger Institut für Weiterbildung, Beratung und Psychotherapie. Schwerpunkte: Psychologische Beratung für Einzelpersonen und Paare und Einzel- wie auch Teamsupervision im psychosozialen Feld (Schulen, Jugendhilfe etc.). *kausler-oliw@ewe.net*

Uta Höhl-Spencely, Dipl. Sozialpädagogin (FH), Heilpraktikerin (Psychotherapie), Supervisorin (DGTA), Lehrtrainerin und Lehrsupervisorin für Transaktionsanalyse (TSTA).
Seit 1989 freiberuflich tätig. Schwerpunkte: Beratung und Supervision, Weiterbildung in TA (in Nürnberg, Prag und Bukarest), Coaching und Konfliktmanagement für Teams. Mitglied der WEGE-GbR. *uta@ta-beratung.de*

Bettina Heinrich, Diplompsychologin, Supervisorin BDP und DGTA, Lehrsupervisorin und Lehrtrainerin für Transaktionsanalyse im Bereich Beratung. Arbeitet seit 1995 in eigener Praxis mit den Angeboten Supervision, Coaching und Psychologische Beratung. Aus- und Weiterbildungsangebote in Transaktionsanalyse mit TA-Kolleginnen der WEGE GbR in Dresden, Hof und Nürnberg.
heinrich.bettina@t-online.de